訳者一覧

監訳者

上杉雅之　神戸国際大学リハビリテーション学部理学療法学科

訳　者（翻訳順）

上杉雅之	前掲	：献呈～本書の活用方法
山川友康	大阪人間科学大学人間科学部理学療法学科	：第1～3章
成瀬　進	神戸国際大学リハビリテーション学部理学療法学科	：第4～5章
森田正治	国際医療福祉大学福岡保健医療学部理学療法学科	：第6～8章
藪中良彦	大阪保健医療大学保健医療学部リハビリテーション学科理学療法学専攻	：第9～11章
烏山亜紀	社会福祉法人芳友にこにこハウス医療福祉センターリハビリテーション科	：第12，15章
友枝美樹	神戸国際大学リハビリテーション学部理学療法学科	：第13，18章
中野尚子	杏林大学保健学部理学療法学科	：第14章
加藤雅子	神戸学院大学総合リハビリテーション学部作業療法学科	：第16章
横山美佐子	北里大学医療衛生学部リハビリテーション学科理学療法学専攻	：第17章
辛島千恵子	名古屋大学大学院医学系研究科	：第19章（共訳）
五十嵐　剛	名古屋大学大学院医学系研究科	：第19章（共訳）
中　徹	群馬パース大学保健科学部理学療法学科	：第20章
吉田勇一	九州看護福祉大学看護福祉学部リハビリテーション学科	：第21～22章
浪本正晴	九州中央リハビリテーション学院理学療法学科	：第23～24章
井上由里	神戸国際大学リハビリテーション学部理学療法学科	：第25～27章
横井裕一郎	北海道文教大学人間科学部理学療法学科	：第28章，付録1～5

Finnie's Handling the Young Child with Cerebral Palsy at Home

Fourth Edition

Edited by

Eva Bower
PhD FCSP
Honorary Senior Lecturer, School of Health Professions and Rehabilitation Sciences, University of Southampton, Southampton, UK

Illustrated by

Annabel Milne

ELSEVIER

ELSEVIER

Higashi-Azabu 1-chome Bldg. 3F
1-9-15, Higashi-Azabu,
Minato-ku, Tokyo 106-0044, Japan

FINNIE'S HANDLING THE YOUNG CHILD WITH CEREBRAL PALSY AT HOME

ISBN: 978-0-7506-8810-9

This translation of ***Finnie's Handling The Young Child with Cerebral Palsy at Home, Fourth Edition*** edited by ***Eva Bower*** was undertaken by Ishiyaku Publishers, Inc. and is published by arrangement with Elsevier Ltd.

本書，**Eva Bower** 編者：***Finnie's Handling The Young Child with Cerebral Palsy at Home, Fourth Edition*** は，Elsevier Ltd. との契約によって出版されている．

脳性まひ児の家庭療育　原著第４版，edited by **Eva Bower**.

ISBN: 978-4-263-21490-9

注　意

医学分野での知識と技術は日々進歩している．新たな研究や治験による知識の広がりに伴い，研究や治療，治療の手法について適正な変更が必要となることがある．

医療従事者および研究者は，本書に記載されている情報，手法，化合物，実験を評価し，使用する際には自らの経験と知識のもと，自身と職務上責任を負うべき患者を含むほかの人の安全に留意すべきである．

医薬品や製剤に関して，読者は（i）記載されている情報や用法についての最新の情報，（ii）各製剤の製造販売元が提供する最新の情報を検証し，投与量や処方，投与の手法や投与期間および禁忌事項を確認すべきである．医療従事者の経験および患者に関する知識のもとに診断，適切な投与量の決定，最善の治療を行い，かつ安全に関するあらゆる措置を講じることは医療従事者の責務である．

本書に記載されている内容の使用，または使用に関連した人または財産に対して被害や損害が生じたとしても，法律によって許容される範囲において，出版社，著者，寄稿者，編集者，および訳者は，一切の責任を負わない．そこには製造物責任の過失の問題，あるいはいかなる使用方法，製品，使用説明書についても含まれる．

監訳者の序

監訳者が本書に最初に出会ったのは，無学ながら療育園に就職が決まり，少しでもわかるような書籍を探しているときでした．青い本で手書きのイラストがたくさんあり，とても親しみを覚えました．また，内容では「脳性まひをもつ子ども（以下，CP 児）を抱えた母親からの言葉に耳を傾けることの大切さ」が一番印象に残っています．そして，その言葉は臨床で多くのことを経験したいまでも，簡単なようで難しいことだと実感しています．それゆえ，本書は CP 児を抱えた母親に対して執筆されたものですが，専門家に対してもとても大切なことを伝えてくれる，いわば“バイブル”のような書籍であると思います．

新版になり，内容がより専門的になり，イラストもよりシャープになりました．しかし，本書の CP 児への介入などの基本は変わらないと思います．第 3 版と比べて少し難しくなり心配になった読者もおられると思いますが，本書は実践書であるため最初から最後まで読む必要はありませんし，難しいと思った内容についてはあまり気にせず，いま，あなたにとって必要な内容を読み，すぐに実践することをお勧めします．また，わからないところは専門家に尋ねることで，本書は専門家と家族を結ぶ橋渡しにもなるでしょう．専門家でも一人前になるのに長い期間が必要な分野ですので，どうか焦らず，できるところからスタートしていただければ幸いです．

本書はこれまで著名な先生方により翻訳されておりましたので，その後監訳者が引き継ぐことになり，その重責を感じながらの作業でした．監訳にあたりできるだけ従来の読みやすさを継続するように心がけました．不適切な用語がありましたらご教授いただければうれしく思います．最後に，ご多忙のところ監訳者のお願いをこころやすくお聞き入れてくださいました訳者の先生方，出版の労をいとわずにご尽力くださった医歯薬出版株式会社編集部に深くお礼申し上げます．

2014 年 8 月
監訳者　上杉雅之

献呈

Nancie Finnie は，実践的で機能的な広い観点から脳性まひの問題を捉えた最初のセラピストの1人です．1968年に出版された初版は，脳性まひをもつ子ども（以下，CP児）のマネジメントに関する書籍として歴史的名著となりました．Nancie は，CP児が両親や家族と生活をともにする環境，すなわち家庭におけるニーズを理解していました．そして，本書が時代の流れとともに風化されなかったことは彼女の偉大な貢献によるものであり，今日においても広く読まれ，多くの国々の言葉に翻訳されています．

私は第4版の編集を任された
この仕事に誇りを感じ，
それが正しく行われたことを願っています．

本書を晩年のNancie Finnie に捧げます．

Nancie Finnie 慈善団体（慈善登録番号 1082707）

Nancie Finnie 慈善団体評議委員は，脳性まひのリハビリテーション分野の研究を希望する適切な資格のあるセラピストを募集しています．そして，英国の研究を支援するだけでなく，多くの学術的なプロジェクトをも支援しています．

申請用紙は 18 Nassau, Road, Barnes, London, SW13 9QE にある事務所から入手できます．

共同著者

J Bavin **MB BS BSc FRC Psych DPM**
Former Consultant Psychiatrist to Leavesden Hospital, Charing Cross Hospital, Hammersmith Hospital and Gloucestershire Area Health Authority

Jasia Beaumont **RGN HVcert**
Specialist Nurse, Southampton Children's Sleep Disorder Service, Southampton, UK

Eva Bower **PhD FCSP**
Honorary Senior Lecturer, School of Health Professions and Rehabilitation Sciences, University of Southampton, Southampton, UK

Mark Bower **PhD FRCP FRCPath**
Professor of Medical Oncology, Chelsea and Westminster Hospital, London, UK

Helen Cockerill **BSc(Hons) MRCSLT**
Consultant Speech and Language Therapist, Guy's and St Thomas', NHS Foundation Trust, London, UK

Caroline Fitzgerald **RGN RSCN BSs(Hons)**
Children's Community Nurse, Team Leader, Kensington and Chelsea Primary Care Trust, London, UK

Mary Gardner **BSc (Econ) DipEd DipPsych**
Honorary Child Psychologist, Charing Cross Hospital, London

Julia Graham **MCSP MSc**
Paediatric Therapy Services Manager, The Basingstoke and North Hampshire Hospital, Basingstoke, UK

Dido Green **PhD MSc DipCOT**
Research Training Fellow, NIHR GSTFT/KCL Biomedical Research Centre and Clinical Expert Paediatric Occupational Therapist, Newcomen Centre, Guy's Hospital, London, UK

Renzo Guerrini **MD**
Professor, Division of Child Neurology and Psychiatry, Director, Paediatric Neurology Unit and Laboratories, Children's Hospital A. Meyer-University of Florence, Italy

Rosie Kelly **RSCN MSc Nursing**
Paediatric Outreach Nurse, Evelina Children's Hospital, London, UK

Tara Kerr Elliott **RN(Child) BSc(Hons) PGDip**
Children's Palliative Care Nurse Specialist, Kensington and Chelsea Primary Care Trust, London

Ingeborg Krägeloh-Mann **MD**
Professor of Paediatrics, Director, University Children's Hospital, Director, Department of Paediatric Neurology and Developmental Medicine, Tübingen, Germany

Cathy Laver-Bradbury
SRN RSCN HV cert MSc Nursing
Consultant Nurse, Module Leader CAMHS, School of Nursing and Midwifery, University of Southampton, Southampton, UK

John F McLaughlin **MD**
Professor of Pediatrics, University of Washington and Children's Hospital and Regional Medical Center, Seattle, Washington, USA

Christopher Morris **MSc DPhil**
Principal Orthotist, Madigan Army Medical Center; MRC Training Fellow in Health Services Research, Department of Public Health and Junior Research Fellow, Wolfson College, University of Oxford

Simona Pellacani **MD**
Associated Researcher, Children's Hospital A. Meyer, Florence, Italy

Dinah Reddihough **MD BSc FRACP FAFRM**
Director of Developmental Medicine, Royal Children's Hospital, Victoria, Australia

Peter Rosenbaum **MD FRCP(C)**
Professor of Paediatrics, McMaster University, Canada Research Chair in Childhood Disability, CanChild Centre for Childhood Disability Research, Director, McMaster Child Health Research Institute, Hamilton, Ontario, Canada

Daniel S Roy **MD**
Fellow, Developmental and Behavioural Pediatrics, Madigan Army Medical Centre, Fort Lewis, Washington, USA

David Scrutton **MSc MCSP**
Former Honorary Senior Lecturer, Department of Neurosciences, The Institute of Child Health, University College London and Department of Paediatrics, Guy's, King's College & St. Thomas' Hospitals' Schools of Medicine, Dentistry & Biomedical Sciences, King's College, London, UK

Marko Wilke **MD**
Research Associate, University Children's Hospital, Tübingen, Germany

Anne J Wright
MBBCh MRCPCH MSc Community Paediatrics
Consultant Paediatrician, Evelina Children's Hospital, St Thomas Hospital, London, UK

序文

Nancie Finnie の『脳性まひ児の家庭療育（原著名：Handling the Young Cerebral Palsied Child at Home）』（1970 年代初期に出版）は，私が障害児の親になったときに最初に読み，その後宝物となった書籍です．障害児の誕生と診断は家族全体の挑戦となります．私たちは，Philip Larkin が新しい名づけ娘のために書いた詩のように「ただの普通の子」になってほしいとだけ望みました．しかし，中央アフリカで生活するようになり，生活は普通ではなくなりました．Nancie の本が私たち家族のバイブルとなると，突然，私たちの子どもは理解されるようになりました．私たちは，私たち家族を助けたいと思い，しばしば困惑していた多職種の専門家たちを支援する本書を手に入れ，その将来に価値を見出すようになりました．

サイモンの誕生以降 30 年間，私たち家族の人生は変わりました．晩年の Sheila Wolfendale 教授の著書『家族と専門家の専門的同等性（原著名：the equivalent expertise of families and professionals）』にあるように，すべての子どもの未来にとって両親と協力することが重要であると考えられています．英国には，障害児の成長と発達のために重要な彼らの能動性や，両親の受け入れ/かかわり方を重要視した「Early Support Programme（早期支援プログラム）」があります．公共政策において，障害児は可能性を秘めているとみなされ，今の障害者を対象としたサービスと支援は，私の息子が幼いときに受けた多くの早期治療よりもむしろ，一般的に「Life chances（訳注：障害児・者の個人の人生の質を改善するための政治理論）」と結果を重要視しています．

英国の大蔵省と教育・科学省（現・子ども・学校・家庭省）の "Aiming high*"（訳注：障害児と家族への支援を提供する政府のプログラム）に関する刊行物で紹介されているように，英国議会の公聴会のなかで，両親はサービスの一部を語っています．さまざまな評価のなかで，1 人の母親は言います．「障害児の親になると，子どものことをジグソーパズルのように感じるものなのです．ピースはいつも組み合いません．もはや Lily や John の話ではなく，将来にわたって子どものすべてが家族にのしかかってきます」．だからこそ，私はこの最新版の出版を心より歓迎しています．本書は，脳性まひをもつ子どものケアと発達に親が参加する大切さを強調し，さらにその家族の生活に深くかかわるスタッフや学術的専門家に対しても貴重な情報を提供しています．

前・障害児協会会長，前・障害者人権理事，そして現・英国首相常設委員会議長として，私は実践的かつ情動的なニーズを把握して家族をサポートする公共政策が推し進められることをうれしく思っています．私たちはいま，障害児が「Every Child Matters（訳注：2003 年に開始された，英国政府による，障害児とその家族へのサービスに関する開発プログラムと重要な政策イニシアティブの 1 つ）」の 5 つの重要な成果を達成することができるだろう，そして達成するべきであると期待しています．しかし，

---

*「Aiming High for Disabled Children：Better Support for Families〔障害児たちのエイミング・ハイ 家族のより良い支援（2007 年 5 月）〕」参照．これは，英国の大蔵省と教育・科学省（hm-Treasurys.gov.uk）にて入手可能である．

診断を受けにきている家族や，「愛する子どもには期待しない」と語る家族にとって，このような美辞麗句がときどき現実とはかけ離れていることにもまた，私たちは気づいています．

Aiming high が始まってから，英国政府はすべての子どもたちの最高の人生の始まりと，障害児とその家族の可能性を引き出すための継続したサポートを保証することを重要視するようになりました．「障害児とその家族は，その境遇固有の難しい状況に直面することがあり，彼らをサポートする公共サービスと特定のサービスの両面からその要望に沿った専門的な解答が求められる」ことを政府は認めています．初期のサービスが展開されているなかで，この最新版は非常にタイムリーです．両親は，自身の障害児がより良い結果を得るために率先して行動することを切望していますが，同時に個人的もしくは感情的な障壁ももっていて，高い質のサポートを得ずに行動することに躊躇しているかもしれません．

本書初版が私自身や多くの人々にもたらしたように，最新版が多くの家族と専門家の生活を変える新しい“バイブル”となることを心より願っています．特別な子どもたちと，その両親・介護者らの“an ordinary life”（普通の生活）のための「National Service Framework's Standard 8 ambition（訳注：英国の国民保健サービスのなかでもとくに老人や子どもを対象に，“普通の生活”を営むことを保証する保健サービスの８つの大事な指針）」を推し進める本書の序文の著者として，お招きいただいたことをうれしく思います．

2008年7月
Philippa Russell

謝辞

初めに，本書の新しい章の執筆にあたり快く専門知識と時間を提供してくださったすべての方々に感謝します．

次に，出版にいたるまで辛抱強くサポートしてくれたエルゼビア社のHeidi Allen，Siobhan Campbell，Veronika Watkins，Glenys Norquay，Sukanthi Sukumarと，イラストを担当してくれたAnnabel Milneに感謝します．最後になりますが，執筆活動を助けてくれた孫娘Jessicaと継続的にサポートしてくれた夫Johnに感謝します．

序論

本書は，脳性まひをもつ子ども（以下，CP 児）があらゆる活動をできるだけ容易に自立して行えるよう支援する両親のために書かれています．そして，子どもを発達させるために，どのように子どもを導くか，どのように子どもに接するかを，経験則から一般的な育児方法を用いて紹介しています．本書はまた，専門家，あるいは CP 児やその家族を支援・奨励する，この分野をよく知らない介護者をも支援するでしょう．

本書は何も規定していませんし，あなたの子どもによくかかわるさまざまな専門家の介入に置き換わるものではありません．

本書は，診断による分類にはこだわらず，用語の説明より，両親に対する子どもの表現方法や，よく出くわす困難なことを重要視しています．家族内や家族同士に起こる問題はさまざまです．私は子どものニーズを受け入れると同時に，家族のニーズも考慮するようにしています．

早期の子どもの時期（本書では 0～5 歳児までを対象としています）はあの万華鏡によく似ていて，子どもの感情，社会，知能，コミュニケーション，そして運動機能は絶えず変化します．良いことがたくさん起こっていても，子どもの問題に隠れてしまって，わかりにくい時期もあります．必要とする専門的な支援を受けることができなくて，何時間も自宅に閉じこもっているときは単純な課題にさえ怯えることもあります．

多くの両親にとって，子どもの脳が何らかのダメージを受けていることや，「脳性まひ」という診断名を認めることは耐えがたいことであるだけでなく，パニックをも引き起こします．彼らは「脳性まひとは？」「どうしたら子どもを助けられるのか？」「脳性まひについて何もわからない，何を期待できるのか？」と自問自答します．子どもの診断，評価，治療，マネジメントのために，信頼できるさまざまなスタッフに会いに病院を訪れることは，安堵とともに幾ばくかの怖さをもたらすことがあります．私は，まず読者が孤独ではないと安堵すること，次にチームのメンバー全員が彼らの疑問に答え，子どもの管理に責任を負うことを期待しています．

CP 児の治療とマネジメントは，変わりやすい障害のために幅広い問題への取り組みとなります．CP 児すべてが効率的で目的通りに動くことは困難ですが，子どもは個々に違い，同じ障害のある子どもはいません．たとえば，

1. 高緊張*（姿勢筋緊張が高い）の子どもは動きが定型的で，動く量も少なくなります．
2. あるときは高緊張で，あるときは低緊張（姿勢筋緊張が変動する）の子どもは，動くことはできますが，不随意運動があり，姿勢の安定とコントロールが不足しています．
3. 低緊張（姿勢緊張が低い）の子どもは随意運動を協調させることが非常に難しく，運動の時間的な調整と段階付けが困難です．

---

*訳注：本書では，「痙縮」「高緊張」「筋緊張の亢進」は同義語となっている．

上述した障害が混在する子どももいます．成長に伴い進行する筋骨格系の変形を引き起こすかもしれません．視覚，聴覚，言語，学習，行動の障害と，てんかんを伴うこともあります．

CP 児の知的障害は，正常なものから非常に重度のものまで幅広い範囲に及びます．発達年齢と修正年齢は一致しない子どもが多く，すべての発達の面で低い子どももいれば，発達にばらつきがみられる子どももいるでしょう．たとえば，生後 9 カ月の発達レベルに達していない 4 歳児もいれば，歩行時に下肢をうまく動かせず視覚障害を有している一方で，素晴らしいスキルをもっている子どももいます．

しかし，ここで紹介したすべての問題がどの子どもにも当てはまるということではありません．

すべての子どもたちに摂食，抱っこ，入浴，整容，トイレといった同じような日常のケアが必要となります．子どもが赤ちゃんのときに母親に求められるこれらの課題は，母親にとっての育児として展開されていきます．母親と子どものあいだで徐々に強くなる温かい絆によって母親は報われ，両親は子どもが何か新しいスキルを獲得するたびに喜びを感じます．CP 児の母親にも同じ喜びがありますが，子どもの障害は日常の課題を行うことを困難にして，母子でともに学ぶことの障害となります．

章をまたいで繰り返し述べられている内容もありますが，それは必要なものです．なぜなら，同じ問題でも各執筆者により見方が異なるからです．また，発達の過程において活動が重複して出現するのは当然なことなのです．たとえば，出生後早期の母子の介入と，視覚と聴覚の発達で果たす母親の役割については第 9 章で書かれていますが，これらは「粗大運動（第 19 章）」と「コミュニケーション（第 18 章）」に関する章でも登場します．読者にいかなる状況でも学んだことを展開できるということを気づかせるために，私は読者にとって読む必要のない重複する箇所をあえて編集していません．

初版が出版されてから月日がたち，適切な治療に対する考え方は変化・発展してきました．同様に早期介入の考え方も変わり，サービスを提供する中心はセンターから家族や地域に移行しました．しかし，一人ひとりの子どもから大人になるまでの全体的な発達に関連する問題に着目しながら，子どものニーズに対する全人的アプローチを重要視していることは，いまも変わりません．本書は誕生から 5 歳までの早期の子どものみを対象としていますが，ここで述べられている課題と活動は最終的に大人として独り立ちをする基本となります．

本書の活用方法

本書を手に取られた読者は，おそらく最近，脳性まひをもつ子ども（以下，CP児）の問題に直面されたのではないかと思います．この分野をよく知らない親，介護者，または専門家にとっては，病院の予約と入院に関する情報，さまざまな医療と親が経験する問題，両親と専門家の双方向のコミュニケーションの必要性について説明されている，本書冒頭にある各章が最も役に立つかもしれません．

子どもたちがどのように学習し行動するか，あるいは情動の問題と早期の学習戦略の支援について書かれている章はすぐに役立つことでしょう．そして，理解すべきCP児の動きや，Nancieが“ハンドリング”と呼んだ特別なテクニック（子どもの抱き方と扱い方），よく出くわす問題を考慮したさまざまなケアといった，より実践的なことについて述べられている章があとに続きます．

彼女は初版のなかで，CP児のためのハンドリングとして多くの方法を説明しました．しかし，そのなかにはいくら効果的であっても，もはや社会的には受け入れられていないものもあります．たとえば，座位がとれない子どもを入浴させるときの方法として，子どもと一緒にバスタブに入り，自分の両下肢のあいだに子どもをもたれかけさせて座らせるというものがあります．私は子どもたちの身体的・性的な虐待問題に関する現時点（2008）での見解をすべて取り入れるように努力したつもりですが，今回紹介した方法のいくつかは，時がたつとこれらと同じの運命をたどる可能性のあることを，常に心にとめておく必要があります．

読者のみなさんは自身のこれまでの知識や経験に応じて，本書の内容をそのままに読まれるかもしれません．しかし，より適切な情報や，必要となる詳しい情報を得るために部分的に何度も読み返すことで本書はより有益なものになるでしょう．

コミュニケーション，粗大・巧緻運動，椅子，移動器具，遊びとレジャー，フイットネスについて書かれている各章は，子どものケアとして重要な情報を提供し，あなたを助けるでしょう．

変形，装具，痙縮に関する各章は子どもが成長するにつれて，両親にとって有益なものとなるでしょう．しかし，転ばぬ先の杖として，高緊張（姿勢筋緊張が高い）の子どもをもつすべての親には，これらの章，とくに変形について説明されている第25章をあらかじめ読んでおくことをお勧めします．

補完・代替医療に関する最終章は，従来の一般的な医療以外の療法を考えている両親にお勧めします．

付録1，2では，健常児の初期の発達のアウトラインと，粗大運動の簡単な概要を理解することができます．付録3では，医師やセラピストがよく使用する粗大運動と機能の尺度について説明されています．付録4では，粗大運動能力分類システム（GMFCS）を使用した介入計画の考え方（第20章参照）を提案しています．付録5では，本文でもたびたび触れている，医師やセラピストが使用する専門用語について説明しています．

最後に，あなたの子どもが限られた範囲でも1人で何かできるようになるために，コミュニケーションをとる，両手を使う，運動する機会を彼ら彼女らに与えること，そして励ますことをいつも忘れないでいてほしいと思います．

目次

第1章

1

両親と専門家間のコミュニケーション

Eva Bower による改訂

章の内容

私は，脳性まひをもつ子ども（以下，CP 児）のための，どのような療育プログラムも，最初から両親と専門家のあいだのコミュニケーションの基本がしっかりとしていれば成功すると感じています．このようなコミュニケーションが，子どもや家族のニーズ，変化する優先事項に対処する唯一の方法です．

コミュニケーションとは，どういうことを意味するのでしょうか．少なくとも，コミュニケーションは，「話す」ことと「傾聴する」ことの2つの要素からなっています．しかし，これだけで理解し合うことはもちろんできません．療育の関係者は，伝達された意見やメッセージの意味を読み取るために，同じ言葉を使用する必要があります．両親と専門家のあいだには，理解したと思っても，ときどき間違った思い込みがみられることがあるので，両者の関係ではとくに重要になります．両親も専門家も，CP 児の療育プログラムにおいて，多くの貢献をするのは事実です．しかし，もしもコミュニケーションに大きなギャップがあるならば，子どもの療育プログラム全体を損なうことになります．だからこそ，相互理解という協力体制を達成するように取り組み，それぞれの立場から子どものケアに貢献できるよう，互いに尊重する気持ちをもつことが大事になります．

数年前，私があるセミナーに参加したとき，CP 児の母親が，聴衆である医学生に対して，定期検査と次回の予約のために，子どもと一緒に病院の外来部門とクリニックを訪れたときの経験を話しました．説明の終わりごろに座長が，聴衆である将来の医師たちに向けて最後に一言いただけませんかと母親に頼みました．母親は「どうか，私たち親の声に耳を傾けてください」といいました．その言葉は，私たちが心に留めておかなければならない言葉でした．

情報の交換

子どもが脳性まひであるという診断を初めて受

けたときの両親の反応は，実にさまざまです．これらの反応は，その後，年月が経過するにつれて，いくつもの段階を通過していきます．多くの親は，もっと多くの情報や詳しい説明が欲しいという段階に達し，数え切れないほどの疑問をもつようになります．そのような疑問の多くは，診断や臨床の検査の意味などについてですが，もっと重要なことは，わが子の病気が今後どうなっていくのか（予後）を知りたいという思いです．

私はすべての両親に，小児科医，セラピスト，あるいはほかの専門家に質問をするように勧めています．親自身または家族内で不安や心配を抱え込んだり，家族や友人に質問をして回答を見つけ出そうとしたりするよりも，専門家から回答を受け取って，理解できるまで質問を続けるように勧めています．予約したクリニックで，疑問を忘れずに正確に尋ねるためには，質問を書き留めた“質問リスト”を携帯しておくことです．これらの質問に対する回答のなかには，家族全員に影響を与えるものも含まれるでしょう．たとえば，子どもの予後についてもっと明確な臨床像を示してほしい，ということかもしれません．また，療育プログラムには，あなたがほかの人と交わした約束（家族のほかのメンバーと一緒に行う作業・活動など）と，療育プログラムがバランスよく計画できるように，自分に合った時間を作ってくれることを望むかもしれません．その質問への回答は，就職の機会，または家屋の選択・タイプ・場所に関連して，これから先の決定にも影響を与えるかもしれません．

あなたの友人や家族のほかのメンバーが，奇跡を起こす治療ではないにしても，劇的な効果を発揮すると公言するような新しい治療を聞きつけて，善意からあなたに提供する助言について，警告したいと思います．あなたが新しいプログラムに取り組む前に，それらを書き留めておいて，次回の予約検診のときに小児科医と話し合ってみましょう．専門家は普通，新しいアプローチの利点と欠点について，喜んであなたと一緒に話し合うでしょう．そのほうが，「自分でいろいろ見て回る」よりも，納得することができます．

セラピストは，子どもの問題を分析するためのスキルを備えているので，子どもの将来的な発達の可能性を見極めることができます．セラピストは，継続的な評価によって，変化する子どものニーズを明らかにします．そのためには，両親に積極的かつ最大限に参加してもらう必要があります．この過程では，変化する子どものニーズを継続して監視し，明らかにする必要があります．セラピストの役割の１つは，毎日の両親の介護活動が楽になるように手助けすることです．子どもと介護者が，食事の摂取，入浴，着替えをより簡単にできるようにします．もっと年長の子ども*の場合では，子どもが難しいと感じる自助的な課題と特別なスキルを明らかにしたうえで，学習しやすいように小さな段階に分けて，うまくできるように働きかけます．専門家の役割は，両親に手引きや援助を与えることであり，両親を熟練した専門のセラピストにするとか，自分が親としての役割に取って替わるとかいったことではありません．

重要なことは，子どもの療育に関連するあらゆる意思決定に，両親が最初から参加することです．これには両親と専門家間における双方向コミュニケーションの流れが重要であることを，もう一度強調しておきます．

治療を受け始めた最初のころとその後の治療場面で大切なことは，両親が知っている子どもについての豊富な知識をセラピストと分かち合うことです．必要とされる情報は，以下のような質問に対する回答に示されます．

1. 子どもの発達で「遅れている」または「どこか違いがある」とあなたに思わせるものは何ですか？

* 訳注：本書では，“old child” などを「年長の子ども」とし，“young child” などを「年少の子ども」としている．

2. 子どもの主要な問題は何だと思いますか？

3. 子どもには無理だと考えていたことで，子どもが能力を超えて成し遂げたことがいままでに何かありましたか？

4. さほど手を貸さなければ，子どもがもっと自分で達成できたかもしれない，といったようなことがあなたの気持ちに思い浮かんだことはありますか？

CP 児の能力を評価します

療育プログラムが効果的であるためには，まず，それらを使用するための基準が明確に理解されていなければなりません．評価の過程では，セラピストが，子どもの行動のさまざまな側面を記録していることに気づくでしょう．評価の過程で重要な要素は，やさしい単純な観察によって，子どもの行動を知ることです．母親が，子どもと一緒に遊んだり，子どもに話しかけたりしているときの，子どもが自発的に動く場面や，親子が相互に交流している場面は，子どもの能力のレベルを雄弁に物語っています．両親は，セラピストから説明されて，子どもは動くことにそれほど難しさはないが，目的に応じた効率的な動き方ができないということを認識し理解します．運動がうまく協調されないので異常な動き方になり，異常な姿勢や運動がほかの発達領域に影響して，効果的に機能することを妨げてしまっているということが観察されるでしょう．

子どもの生活における一般的な１日

どの療育プログラムでも，両親に特別な時間や努力が求められるのは避けられないことです．この理由から，子どものケアに参加する専門家にとっては，あらゆる計画を行動に移す前に，次のことを行うことが重要になります．すなわち，いかに家族としての時間を組織化するのか，どのように親の今日１日を計画するのかを知っておかなければならないということです．子どもと作業することが両親に押しつけとならないために，療育プログラムは親の１日を中心に組み立てられるはずです．これを実施する最善の方法は，両親に「家族の生活の一般的な１日」を記述するように依頼することです．私たちは，子どもや家族のニーズに取り組みながら，親には最少のストレスで済むような療育プログラムを一緒になって立案することができます．家族や子どもの日課，子どもの自己表現の仕方，好き嫌い，子どもが作業を遂行するために最も適した時間帯など，セラピストに語った親からの情報は，計り知れないほど貴重なものです．

このアプローチを説明するために，以下にいくつかの例を示します．

どのように，1 日は始まるのでしょうか

多くの家族にとって，とくにほかの兄弟がいる家族にとって，１日のスタートは一般的に，“mad rush”（猛烈なあわただしさ）と形容されます．母親は自分の衣服を整えながら，子どもには食事を摂らせて，ほかの家族にも忙しく目を配ります．たぶん，朝食の準備をしながら，ほかの兄弟には学校に行く準備をさせ，父親を仕事に送り出します．この時間帯は，家族のニーズが優先される時間であり，母親またはほかの家族が，CP 児に一心に注意を向けるように期待される時間ではありません．

多くの赤ちゃんは，生後数カ月間は，授乳後に眠ってしまいます．しかし，CP 児のなかでも未熟な発達のために１人遊びで楽しむことができない子どもは，このパターンが変化し始めたときにすぐに飽きて欲求不満になり，注意を向けてくれるように要求するようになります．このような場合では，なぜ子どもが苦しんでいるのか，自問自答する必要があります．そして，１日のこの時間をうまく乗り切るために，組織化する方法を見つ

け出すことが必要です．すなわち，私たちが監視したり参加したりしなくても，子どもが自分の能力を発揮して，見たり，反応したり，探索したり，練習したり，あらゆる機会がもてたりするように確実に準備します．私たちが，子どもに期待する活動や，選択するおもちゃは，必ずしも年齢に合わせるのではなく，発達レベルまたは機能レベルに合わせるようにします．そうすることで，子どもの身体の一部でなされたすべての努力が，成功によって報われ，子どもを活気づけて，子どもの興味を持続させます．

たとえば，介助によって両手を一緒に合わせることや，感じること，見ること，それらを口に持っていくことなどの経験を楽しむことができた子どもは，脇を支えられるか，くり抜きウェッジを使ったときには，自分でこれらの練習に取り組むことができます．あるいは，動く物体を注視し，追視するような視覚刺激を楽しむこともあります．そのときは，色彩，動き，形が変化して子どもの注意を引きつけるような，お気に入りの動くおもちゃを提供すれば，1人のときも視覚的に敏活になり，喜び，満足することでしょう．物に手を伸ばして把持することができる子どもには，興味を刺激すると同時に，手のスキルを練習する機会を与えてくれるおもちゃが必要です．子どもが両手を使用することが上手になっても，さらにそれらを探索するために，多くの時間が，おもちゃを口に持っていくことに費やされることを忘れないでください．したがって，子どもがおもちゃを自分に近づけたり，吸ったり，噛んだり，探索したりできるように，子どものそばに数個のおもちゃを置いておくこと，ベッドに取り付けておくことには意味があります．

与えるおもちゃや遊び用具が，子どもの発達的または機能的年齢と照らし合わせて，安全で危害のないものであることを確認することはきわめて重要です．

子どもの日課

両親が話す一般的な1日の様子は，子どもの日課や，自己表現の方法，好き嫌いについて，貴重な情報を与えてくれます．以下のことを知ることは有用です．

1. 子どもが最も覚醒していて，反応が良好な時間はいつですか．
2. 日中満足していて，夕方精神的に不安定になる子どもですか，あるいはその反対の子どもですか．
3. 入浴や授乳のあとに反応性が上がる時間が長く続く子どもですか，あるいは授乳後すぐにうとうとする子どもですか．

これらを知ることによって，子どもが楽しめる活動は取り入れて，激しく嫌がる活動は避けることができるようになります．多くの子どもは，治療中，やりたいと思う以上のことをやらされることを歓迎しません．これは治療の開始時において，とくに大事なことです．

幸運なことに，おむつ交換などのほとんどの日課活動は，1日を通じて繰り返されるものです．これは，子どもが治療に最も反応しやすい時間帯を選ぶことができることを意味します．たとえば，もしも母親が，「夕方になると子どもはイライラが募り，落ち着かなくなります．また，子どもはおむつを交換しているときに最も活動的です」と話しているなら，次のことを知ることができます．

1. おむつを交換する時間帯に，治療の機会を提供します．
2. 午前中は，子どもが最も刺激を受け入れやすい時間です．

同じように，もしも子どもがスプーンを手に持って，1人で食べ始める段階に到達したのなら，また，昼食時間が唯一，戦いというよりは食べ物を本当に楽しめる食事の時間であるのなら，子どもの反応性が高いことが確かな1回の食事に集中することは，母親にとって賢明な対応といえます．あとになってから，ほかの食事時間でも，徐々に，そして確実に自己摂取を導入することができます．

1つの特定の活動に使われていた同じ基本的なスキルは，ほかの課題でもしばしば使われます．これらは発達を促進するために繰り返し練習されるべきものです．

優先順位の設定とコミュニケーションの目的

子どもの短・長期目標や，治療における当面の優先事項について話し合うときには，常に危険なことがあります．それは，子どもの発達のある一側面に集中するあまり，ほかの活動やスキルをやり遂げるための機会も同時に子どもに与えられるべきであるということを説明し忘れてしまうからです．子どもの療育では，一側面だけでなく発達の全領域が考慮されるべきであると強調することが大事です．

ここからは，専門家の責任についての話に変わります．折りに触れて，子どもの1日の過ごし方を両親と話し合い続ける必要があります．それは，両親とのコミュニケーションが成功しているかどうかを知るための優れた方法だからです．たとえば，座位で子どもが両手を使用するのを助けることが目標であったので，子どもは1日の大半を座位で過ごすことになります．床上で過ごすことや，遊んでいるあいだ動き回るように励まされることも重要ですが，そのことは説明されていなかったのです．もしも子どもが，あまりに多くの時間を座位で過ごしているならば，股関節前面や膝関節後面にある筋群は硬くなり，変形は進行します．動き回る能力に制限のある子どもは子ども用のハイチェア，コーナーシート，または特製の改造椅子で，ある子どもはゆりかごで，外出するときは折りたたみ式ベビーカーやカーシートで1日中座位姿勢をとっている，いわゆる「コンテナ赤ちゃん」とよばれるようになってしまいます．子どもが座位の姿勢ではない唯一の時間は，おむつを交換されているときか，ベッドにいるときであることに私は気づきました．さらに，母親に指導した子どもを支える方法や子どもを動かすときの技法が十分に伝わっていなかったので，衣服を着せているときの子どもとの活動がまだ実践されていませんでした．子どもが1日をどのように過ごしているかを調べることは，どの場面で，どれぐらいの頻度で器具が使用されているのかを明らかにする助けにもなります．

コミュニケーション手段としてのビデオ録画の使用

観察と問題の分析

子どもがどのように動作を行っているのかを観察することは決して簡単なことではありません．ビデオ録画は，子どもの発達経過を観測できるので，初回時および継続的な評価を記録するためには有効な手段です．ビデオ録画は，両親と専門家間，および専門家同士のコミュニケーションを促進する，もう1つの方法を提供します．さらに，親による子どもの能力評価よりも子どもはずっと自立していることや，困難さが生じている身体の部位について正しく理解するように親に仕向けるなど，親自身が子どもから距離をおき，子どものことを客観的にみえるようにします．

新たな技法を習得します

両親が治療場面に参加できないときには，両親に，家庭での子どもの動作を見直す機会や，治療プログラムのあらゆる変更を見直す機会を提供するので，ビデオ録画はとても価値があります．両親と一緒に討議することをとおして，理解できない点，賛成できない点，あるいは明らかにしたい点について解決することができます．

短い連続フィルムはまた，両親への支援にも役立てることができます．たとえば，指導を受けた特別な技法を両親に思い出させてくれますし，専門家が特定のスキルを習得させるために必要なさまざまな過程を説明したり，両親がその確認をしたりする助けにもなります．

ビデオ録画は，両親が，特別な子どもを支える方法やハンドリングを習得するときにも利用できます．たとえば，新たなハンドリングを親に示すときには，親が子どもを支えたり，動かしたりしている場面をビデオ撮影しておきます．そのあとに，一緒に一連の流れをビデオで見て，必要であれば変更を追加することもできます．

同様に，慣れ親しんだ家庭環境で，子どもが自発的に動いたり，家庭で新しい器具を使用していたりする場面を撮影したビデオは，クリニックといった特異な環境でしか子どもを観察していない医師やセラピストに新しい所見を提供するかもしれません．

療育プログラムにおける双方向コミュニケーション

子どもの身体的・社会的発達，言葉とコミュニケーションの能力，学習への反応を多くの専門家が評価します．これらの評価に基づいて，すべての領域を網羅した総合的な療育プログラムが立案されます．時間の経過とともに，子どもと家族のニーズや優先事項は変化するので，その療育プログラムは変化を余儀なくされます．療育プログラムが相互の協力関係において展開されることは，いくら強調してもしすぎることはありません．専門家は，子どもの発達に関する基本的な知識，子どもの問題点の理解，治療のスキルを提供します．他方，両親は，子どもに関する詳しい情報，家族のほかのメンバーのニーズや協力できる能力についての情報，親自身のニーズや優先事項についての情報を協力関係にもちこみます．協力関係とは，いつでも完全に両者が合意することを意味するものではありません．効果的なコミュニケーションとは，相違点を解決して，合意に到達するために対話の扉が開かれていることを意味します．それは，優先事項や特殊な技法の使用に関するものであり，発達に対する潜在能力の長期予測が早い段階では不可能であることを受け入れることでもあります．

要約すると，子どものニーズの評価や治療計画の立案を行い，療育プログラムを実施する際には，両親と専門家間，およびさまざまな教育を受けた専門家同士の効果的なコミュニケーションが最も不可欠であるということです．

コミュニケーションの二方向の流れが必要なこと，この過程において親の貢献が重要であることを，上述の文章のなかで明らかにできていれば幸いです．

第2章

2

病院の予約・評価・入院に対処するための準備

Caroline Fitzgerald・Tara Kerr Elliott

章の内容

本章の目的は，家族や子どもが病院を受診する際の準備と対処を手助けするために，考え方と助言を提供することです．入院について，大変きめ細かく述べられていますが，その多くの助言は，病院での評価や予約の際にも利用できます．また，介護の専門家，教員，あるいは社会福祉サービスの専門家が自宅を訪問する際にも適用できます．

予約と評価

数多くのさまざまな専門家が，あなたの子どもに会いたがっているように見えるでしょう．多くの予約と評価に威圧されるように思うかもしれません．日記帳やカレンダーは，多くの予約の記録を残せるので，大変役に立ちます．また，子どもにかかわる，すべての人の名前と連絡先を記録するために，日記帳やカレンダーを使用したいとも考えるでしょう．不可能かもしれませんが，同一病院における予約は，同一日中に調整できるかどうか，いつも尋ねてみる価値はあります．

あなたが子どもの予約をした医師には専門の領域が存在します（**ボックス 2.1**）．予約した先は，地方病院，小児発達センター，学校または保育所，地域病院の専門医などです．それぞれの予約について，目的を理解し確かめておくことは良い考えですが，区別がつかないこともあるので，一般開業医（general practitioner：GP），保健師，地域の小児専門の看護師らに遠慮なく質問してください．

ボックス 2.1

医学的専門家（医師）の領域

- 一般小児科医（病院の小児科医師）
- 地域小児科医（地域の小児科医師）
- 神経科医（脳）
- 耳鼻咽喉科医
- 胃腸病専門医（消化器系）
- 眼科医
- 聴覚機能訓練士（聴力）
- 整形外科医（骨，筋肉，関節）
- 呼吸器科医（呼吸）

ボックス 2.2

子どもの評価，治療，療育にかかわる専門家

- 保健師
- 特殊なニーズに対応する保健師
- 地域の小児専門看護師
- 専門看護師
  （たとえば，神経系の看護師，排泄専門看護師）
- 言語聴覚士（コミュニケーション）
- 言語聴覚士（栄養補給）
- 栄養士
- 理学療法士（運動）
- 英国作業療法士（健康，機能）
- 英国作業療法士（社会サービス，器具）
- 臨床心理士（行動）
- 教育心理士（認知）
- 巡回教員（たとえば，視覚障害児のための）
- 運搬業者または家庭学習指導者
- レスパイトコーディネーター
- レスパイト介護者
- ソーシャルワーカー（一般）
- ソーシャルワーカー（障害チームの子ども）

その日のうちに忘れてしまうことがあるので，予約をする前に，話し合いたい問題の核心や質問を書き留めておくことは役に立ちます．記憶しておく必要がある情報の量は，ときに大変と感じるほど多いので，病院には家族や友達に付き添ってもらうことは助けになります．自宅に戻ってから，もう一度思い出してみるとき，病院に滞在しているあいだに記録をしてくれた人に尋ねることができます．

連絡先の一覧表を手に入れておくと，報告書や文書をクリニックに送付したいときに役に立ちます．そうしないと，一般開業医などの数少ない専門家には，送った文書が回覧されるだけになります．

英国では，多くの病院または地域社会委託事業に，セラピストやほかの専門家から成る多職種チームがあり，障害児を評価し，検査し，治療します．チームの構成員には，理学療法士，作業療法士，言語聴覚士，臨床心理士，専門看護師，保健師が含まれます（**ボックス 2.2**）．

評価には時間がかかり，何回も繰り返す必要があり，ときにはうっとうしく感じますが，子どもの能力やニーズ，さらに子どもを援助するための管理の方法，または治療を立案するための手立てを得るために必要な過程です．しかしながら，子どものために計画された特別な評価の目的があまり理解できないときには，説明を求めることが大事です．

数人のセラピストが出席する，子どものための多職種による評価をもちかけられる機会に出合うかもしれません．この評価の利点は，セラピストが機能的に異なる多くの領域を評価して，子どもの管理プログラムまたは治療を展開させるために，協力しながら業務を進めることができるということです．評価は長々しいものではありますが，多くのそのほかの評価や予約の数を減らすことができます．

在宅訪問

専門家は家庭を訪問して，治療やセラピーを継続します．治療や療育プログラムを再検討し，修正して，助言や支援を提供します．いったん子どもが保育所や学校に通い始めたときには，セラピストはその生活の場を訪問して，ふたたび，その施設の職員に助言や支援を提供します．また，子どもに役立つような治療技術，または特別な姿勢の保持についても職員に指導します．

在宅訪問は，いくつかの理由から有益であると考えられています．家族が一緒にいる環境では，子どもは要求された課題に，リラックスしながら，よりうまく取り組むことができます．親にとっても，予約の時間に駆り立てられることがないので，より快適かもしれません．いつもの自分自身の環境で，セラピストの質問に気持ちよく応じることができるかもしれません．しかしながら，多くの専門家が家庭を訪問するので，ストレスが多くなることもあります．たいていの親は在宅訪問を好んでいますが，年少の子どもの時期に多くの人が訪問するので，圧倒されてしまうという報告もあります．子どもの親であり，友人であり，養育者であるために，親に，自由や余暇時間，生活の空間が与えられて，親が自分のための自由な時間を確保できるようになると，子どもやほかの家族も，いつもの生活を維持しながら生き生きと生活するようになります．ある親は，子どもも家庭も自分自身のものであることを確認するために，少なくとも週に1日か2日は家庭を閉鎖する必要があったと暗にほのめかしています．

ボックス 2.2 で示すように，子どもにかかわる専門家のリストは，数限りなく多いように思えます．誰がどこの所属で，何を，なぜ，さらにもっと重要なのは，子どもや家族にとってどのように役に立つのか，といったことを理解しようとすると困惑してしまいます．彼ら専門家が，なぜ自分の子どもに会う必要があるのか，彼らは何を提供してくれるのか，遠慮なく質問してください．ある専門家は，国民健康（医療）保険事業（NHS．前述したように，彼らは子ども発達センターの多職種専門家チームのメンバーです）からで，ほかの専門家は，あなたの地域で働いている社会サービス事業，教育機関，またはボランティア仲介所からの派遣者であるかもしれません．専門家が，予約なしで在宅訪問することはめったにありません．訪問を受けるときには，身分証明書を見せるように要求して確かめてください．より現実的な期待がもてるようにするためには，今回の訪問の目的を質問してみましょう．あるいは，もしも子どものニーズにぴったり合っていないと感じるならば，もっと適切な専門家を紹介するように申し出てください．ある専門家には，非常に似かよった名称の職種がありますが，さまざまなサービスを提供します．たとえば，英国では，国民健康（医療）保険事業から派遣された作業療法士は，機能，認知，知覚に携わりますが，他方，社会サービス事業から派遣された作業療法士は，トイレまたは入浴や，家屋の適合などの日常生活活動・機能を援助するための器具一式を提供するか，推奨するような業務に携わります．

専門家には，子どもと会っているそれぞれの時間で，個人的な健康記録（PCHR．保健師から与えられる赤色の手帳）に記載するように依頼することを忘れないでください．これが，専門家同士のコミュニケーションを助けることになりますし，重要な出来事を継続して追跡することにも役立ちます．英国では，子どもの出生後，約10日になると，保健師からすべての子どもにPCHRが交付されます．これには，成長や発達，予防接種，専門家への連絡先，役に立つ助言，大変重要な情報などを記録するためのページがあります．もしも英国に住んでいないならば，同じような手帳を準備して，同じ内容で記録を付けるとよいでしょう．

入院

両親や子どもとともに働く専門家のチームは，常に，入院する必要性をできるだけ避けようとします．これは，入院しなければならない子どもらへの，否定的な影響を示す多くの調査があるからです（Ministry of Health 1959, Department of Health 1991, 2003）．両親から分離されたことで，何かが起ころうとしているという恐怖感が，子どもに大きな不安を生じさせます．全児の50%は，ある時期には入院しなければなりませんが，この数字は障害児にとってはより高いものになります．近年では，子どもが入院するときに子どもの生活が180度完全にひっくり返ってしまうこと，またそれが非常に長い期間であると親と子どもが受け止めていることを，保健師らは理解するようになってきました．

なぜ，入院するように提案されたのか，それには多くの幅広い理由があります．これらには，検査，病気の治療，手術，あるいはレスパイトなど

ボックス 2.3

入院前に両親や子どもに役立つ図書

Adamson J, Adamson G. Topsy and Tim go to hospital（トプシィとティム，病院に行く）. London, Ladybird/Penguin, UK, 2003

Barbour J. People who help us in hospital（病院で援助する人々）. East Sussex, Wayland, UK,1998

Church D. Operation fix-it（手術，固定する）. London, British Heart Foundation, UK, 2003

Hunter R. My first visit to hospital（私の初めての病院訪問）. London, Evans Brothers, UK, 2000

が含まれます．入院するときに，もしも二者択一を選択する機会があるのなら，たとえば，子どもは検査のために外来患者として病院を訪れることは可能なのか，あるいは地域の看護師が在宅で必要な治療を提供することができるのかなどを，常に確認してみるように心がけてください．

レスパイトケアは，介助が必要な子どもや大人の世話をしている，家族や介護者を支援するためのシステムです．障害児を世話することは，計り知れない時間とエネルギーが必要です．レスパイトケアは，両親にとっては休息の時間をとることであり，ほかの兄弟のために時間を費やすことです．子どもにとっては，家族から離れて社会性を育む機会が与えられることになります．最善なことは，レスパイトケアが障害児や家族のメンバーのニーズに合うように整備されて，多くの方法で供給されることです（Department of Health 2004）．供給の量は地域によって大きく変わりますが，サービスには在宅訪問によるケアと，自宅から離れた場所での短期休暇が含まれ，後者には家族のほかのメンバーと一緒に滞在する方法と，専用のレスパイトユニットで過ごす方法があります．レスパイトケアホームまたはレスパイトユニットは，ボランティアセンター，慈善事業サービス，あるいは社会サービス事業から提供されています．歴史的には，サービスが限定されていたときは，入院がレスパイトの形態として利用されていました．子ども病棟は，レスパイトケアを受けるには，親にとっても子どもにとっても最善の場所ではありませんでした．院内感染のリスクがあり，子どもの社会化の機会が得られず，適切な遊具が不足するからです．ソーシャルワーカー，保健師，あるいは地域の小児看護師に相談して，住んでいる地域で得られる最善のサービスを探してくれるように援助を求めてください．

入院の準備

入院が明らかに避けられない場合には，子どもが，入院の準備をしたり，入院の体験をうまく処理できたりするように，子どもを援助する多くの方法があります．子どものあらゆる年齢層や理解力に応じて，病院の日課，病院のスタッフのこと，手術の方法などを説明したり，図示したりしている多くの図書があります．入院が予定されているユニットに子どもがなじめるように，病院がツアーを準備しているかどうかを調べてみたり，不安感や恐怖感が和らぐように，子どもと一緒に遊ぶ遊戯リーダーと交流ができるように要求したりすることも必要です．遊戯リーダーは，子どもが入院する前に，両親に図書や遊具を貸し出すことができるかもしれません．あるいは地域にある図書館には，たぶん，幅広い領域の図書が所蔵されていて，利用できるはずです（具体例は**ボックス 2.3** を参照してください）．年齢や障害度により，子どもが与えられた説明を理解できない場合は，入院期間中，またはある種の手術のあいだで，子どもがよりリラックスできるように援助できるか，遊戯リーダーに相談してみることも意味があります．気晴らしの手法にふさわしい例として，マッサージを使用する，手術中に子どもに歌を歌ってあげる，シャボン玉を飛ばす，音楽を流す，音や光線などの多感覚刺激のおもちゃを使うなどがあります．

子どもの能力がより高い場合は，入院準備に子どもを参加させることが適切です．たとえば，家からお気に入りのものを持っていくための小さなかばんを準備することなどで，子どもは荷造りに協力できるかもしれません（**ボックス 2.4**）．

また，病院を訪問する前に，親から子どもに，入院と手術について正直に伝えることにより，心の準備を手助けすることができます．子どもが無作法に振る舞ったときのおどしとして，医師または看護師，あるいは入院や治療を決して利用してはいけません．これらが必要なときには，子どもがそれらを罰として受け止めないように配慮することが大変重要です．

ボックス 2.4

入院時に配慮したい品目

- コミュニケーション補助器具
- お気に入りのおしゃぶり，またはおもちゃ
- おむつ
- 日中用と夜間用の衣服
- 特別な食事用器具（スプーン，コップ）
- 特製のミルク，または食事用の添加剤
- 薬剤
- 睡眠補助具（特製の枕，ウエッジ，装具）
- 入浴補助具
- トイレ補助具
- スリング（昇降機を使用している場合）
- 親向けの図書または雑誌
- 電話用の小銭（病棟で，携帯電話の使用が禁止されているとき）

入院期間中

入院した当日に，おそらく医師も看護師も子どもの評価を行います．この時点で，子ども自身の好き嫌い，ニーズ，1日の生活について，両親は看護スタッフに情報を提供します．子どもは，不快感，空腹，のどの渇きを知らせるために，ジェスチャーや目のポインティングを使うなど，子どもからの伝達の方法を説明しておくことはきわめて大事なことです．もしも，子どもがシンボルや写真を使用して伝達しているならば，“看護師”，“薬”，あるいは“苦痛”など，入院中にふさわしい，新しい領域の用語を準備する必要があります．子どもにかかわる情報が，病院のほかの部門やスタッフにまで行き渡るには時間が必要であり，そのために，スタッフには何回か説明する必要があることに気づくかもしれません．

難しいことですが，子どもに正直であることは大切なことです．たとえば，親が手術には痛みを伴うことを知っているのであれば，痛くないと子どもに話すよりも，疼痛について前もって予告するほうがよいでしょう．もしも親が，子どもに十分正直でなかったならば，将来，人を信用することや，安心によって慰められることが困難になるのは明らかです．子どもが痛みや不快を感じたときは，気分が楽になるように薬が与えられます．言葉，ジェスチャー，あるいは合図などによって，自分の意思を伝えることができない子どもの場合には，子どもが不快な状態を示している場面に応じた親の適切な援助を，看護スタッフは喜んで受け入れてくれるはずです．痛みに対する子どもの反応には，みんな違いがありますから，不快そうであると感じた子どもの徴候に誰も気づいていないときには，自分（親）が間違っていると判断しないことです．ある子どもは，大変落ち着いているか，内向的なのに対して，またある子どもは大声で叫ぶか，非常に落ち着かないようにみえるかもしれません．子どもの表情，呼吸パターン，筋緊張，顔面の青白さ，または皮膚の色の変化に気づくこと，また，心配なときには，疼痛の軽減，あるいはほかの援助を願い出てください．

可能であれば，どこにおいても，手術が必要な理由や手術に伴うことがらを理解する機会が子どもに与えられることは重要です．その例として，手術によって歩行が改善すること，あるいは片側または両側の下肢にギプスを装着するために目を覚ましたときに起き上がれなくなることについて，事前に説明を受けていれば，子どもは，気分の落ち込みやイライラなどの，あらゆる要因を受け入れることができます．できるときにはいつで

も，要望や感情を表出するように，選択するように，あるいは質問するように，子どもを励ましてください．

もしも子どもが学校に通っているならば，入院する前も入院中も，子どもが院内学級から病院スタッフと連絡がとれるように，教員に依頼しておきます．院内の教員が，子どもの能力や，好き嫌いについての情報を共有することにより，病院に入院期間中も子どもが楽しめるように，適切なさまざまな活動を提供することができるようになります．

英国の子どもらは，病院内で家族と宿泊する権利が保障されています（Department of Health　2003）．これは政府の方針ですが，子どもの入院が許可される前に，両親のための宿泊施設や設備があるかどうかを確かめてください．必ずしも両親が子どもと宿泊できるとは限らないといった，家族の事情があることは認識されています．しかしながら，もしも親が病院に滞在するつもりであれば，この時点で同じように，ほかの兄弟のために準備したり，調整したりする必要があります．障害児または病弱児の兄弟は，当該児に嫉妬を感じたり，親の保護からの阻害感を味わったりするといった，多くの証言があります（Miller　1996）．ほかの兄弟のために，入院している子どもを訪問するように調整してみることは名案です．これは，家族の幸福感を促し，一体感を強めます．そのうえ，障害児本人のためにも有益です．

何回も診察を予約したり病院に入院したりすると，費用がかさむことは明らかです（Department of Health　2003）．もしも，両親が働いているなら，給料からの支払いになります．運搬にかかる特別な出費や，病院の食事にかかる費用が，経済的な問題を生じさせる要因になることにも気づくはずです．このような事例の場合は，担当のソーシャルワーカーか，子どもが入院するユニットに所属するソーシャルワーカーに話をして，相談をもちかけてください．

子どもに急に予期しない治療が必要になったときは，入院の計画を立てることや，入院の準備をすることができないことがあるかもしれません．このような場合は，いったん入院して落ち着いてから，あらゆる必需品やおしゃぶり，あるいはお気に入りのおもちゃなどの特別な持ち物を，誰かに持ってきてもらうように頼むことができます．もしも，入院が頻回で，子どもの状態が予測できないようであれば，子どもがよく知っているスタッフが治療するという利点があるので，救急病棟を利用するのではなく，病院の自由入院の受け入れサービスと交渉してみてください．

退院

子どもが病気，手術，あるいは治療から回復し始めるのに伴って，病院スタッフは，在宅に復帰する計画を立てるための援助を開始します．これは，できるだけ早く実施されるべきであり，一般開業医，地域の小児看護師，セラピストなどの在宅で子どもの介護や看護にかかわる専門家を巻き込むことになります．両親が，氏名や連絡先の電話番号をいくつか紹介できると大変役に立つので，決して忘れないでください．

子どものニーズが在宅で問題なく満たされることがなくても，子どもが臨床的に改善すれば，できるだけ早く退院すべきである，というのが英国政府の方針です．退院する前に，在宅で継続する必要がある新しい治療法または医薬を十分に理解し，確実に自信をもつことができるようにしてください．また，フォローアップの調整では何が必要なのか，たとえば，子どもの次の外来の予約はいつか，などを明らかにしておいてください．代わりに，もしも新しい予約が在宅訪問であるなら，誰が，いつ訪問する予定であるのかを確かめておいてください．

注意深く配慮して準備したにもかかわらず，入院や治療を受けた子どもは，ずっと心的外傷を抱えているかもしれません．たとえば，予期しないまたは特別な長期入院の期間，あるいは子どもが長く病気がちである場合などです．子どもは特異な方法で苦痛のサインを示すかもしれません．これは，言葉で不安または心配を表現することができない，とくに年少の子ども，あるいは障害児に当てはまります．自宅に帰ったあとも，しばらくのあいだは継続することがあるので，これらの行動について知っていると役に立ちます．以前に獲得したスキルを喪失したようにみえるときや，子どもが早期の発達段階に後退したようにみえるときには，慌ててしまうかもしれません．これは一般的に，一時的なものです．ほかには，うなされる，不機嫌になる，引きこもりの傾向になる，などのサインがみられます．夜尿症や，食事を拒絶することなどを伴った睡眠の問題もみられます．これらの行動は，単に経験についての不幸な感情を表現する子どもの手段である，ということを忘れないでください．そして家庭で子どもがふたたび落ち着いてくると，その行動は消失していきます．しかしながら，もしも心配なときには，一般開業医，保健師，地域の小児看護師，あるいは臨床心理士と，このことについて話し合うとよいでしょう．

病院での子どもの治療や介護，またはスタッフによる在宅訪問でのあらゆる面で不満を感じるときは，助言を求めて患者擁護連絡サービス（PALS）に連絡することができます．英国のすべての病院と一次医療機関（小児の在宅訪問に取り組む多くの地域基盤スタッフ）は，家族が経験するあらゆる問題を調査し対処できるように，援助の手を差し伸べるためのサービスを提供しています．**ボックス 2.5** では，いくつかの有益なウェブサイトを一覧にしています．

ボックス 2.5

さらに参考になる有益なウェブサイト

- www.goshkids.nhs.uk
  （病気と病院に関する小児のためのウェブサイト．5歳以下，小児，10 代の部を含む）
- www.dh.gov.uk（病院における小児の基準をダウンロードしたもの．両親と介護者のためのガイド）
- www.healthcarecommission.org.uk
  （小児病院サービスの詳細な現況調査．経験をフィードバックする機会）
- www.audit-commission.gov.uk/disabledchildren/factsheet6.asp（「障害児」と表題のついた両親向けの情報印刷物．最善の入院を準備する）
- www.familyfund.org.uk
- www.cafamily.org.uk/hospitals.html
- www.ccaa.org.uk/disability_benefits.htm
  （利用可能な経済援助を含めた，病院治療と入院に関する実際的な助言を提供する）

参考文献

Audit Commission Fact Sheets. Available online at：www.audit-commission.gov.uk/disabledchildren/factsheet6.asp

Department of Health. Getting the right start：the National Service Framework for children, young people and maternity services-standard for hospital services. Department of Health, London, 2003.

Department of Health. Disabled child standard, National Service Framework for children, young people and maternity services-disabled children and young people and those with complex health needs. Department of Health, London, 2004.

Miller S. Living with a disabled sibling：a review of the literature. Paediatric Nursing 1996；8：21-24.

Ministry of Health. The welfare of children in hospital-report of the committee, chaired by Sir H Platt. HMSO, London, 1959.

追加図書

Conners C, Stalker K. The experiences and views of disabled children and their siblings : implications for practice and policy. Jessica Kingsley, London, 2003.

Department of Health. The welfare of children and young people in hospital. HMSO, London, 1991.

Department of Health. What should a really good hospital look like? [A booklet for children.] Department of Health, London, 2003.

Department of Health . Disabled child standard, National Service Framework for children, young people and maternity services-disabled children and young people and those with complex health needs . Department of Health, London, 2004.

第3章

3

脳性まひの医学的側面：原因，関連する問題，管理

Dinah Reddihough

章の内容

運動は，複雑な過程をたどります．椅子から立ち上がる，自転車に乗る，本のページをめくる，電子レンジのスイッチを入れる，猫の動きを目で追って身体を回旋するなど，すべての動作は脳から始まる伝導路を巻き込みます（**図3.1**）．脳は，私たちが行動する，すべてを制御しています．脳から送られたメッセージは，脊髄神経を下降し，脊髄神経から伸びた神経を介して，身体の各部の筋肉に到達します．筋肉は，運動を遂行する責任を負っています．熱いものに触れたときに，すぐさま手を引っ込めるような運動は反射的なものです．他方，寒い雨降りの朝にベッドから抜け出るための運動には，多くの思考が必要になります．

脳，脊髄神経，神経自体または筋肉に何らかの問題があるなど，多くのさまざまな疾患または体

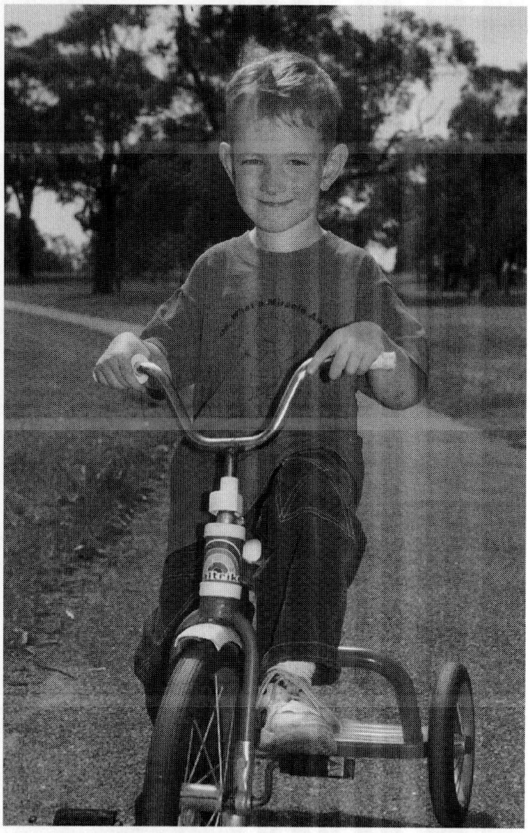

図 3.1　三輪車を運転する過程は，脳から始まる伝導路を巻き込みます．

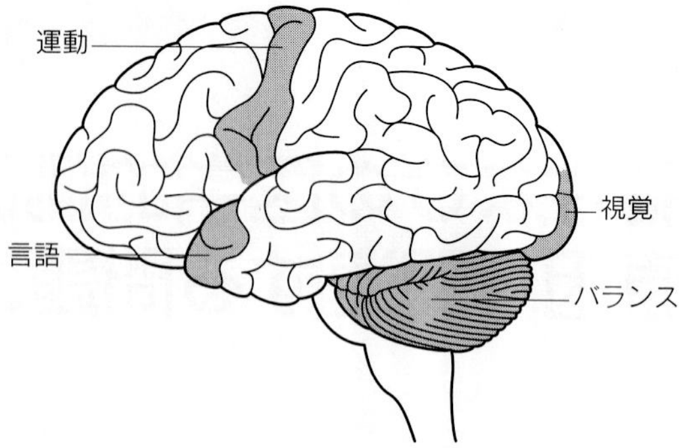

図 3.2　さまざまな領域が記された脳の概略図．

調は，この伝導路に影響を与えます．脳性まひでは，脳の１カ所またはそれ以上の領域に損傷があり，脳の発達が不十分になります．

それでは「脳性まひ」という用語は，何を意味するでしょうか．「脳性」とは，脳に関連することを意味し，「まひ」とは，弱化，または力の欠落，あるいは筋制御の欠如を意味します．それゆえに脳性まひは，脳のある領域への損傷から，結果的に生じる運動の障害のことを指します（**図 3.2**）．交通事故や脳卒中などの異なる問題から，人は人生のどの時期においても脳に損傷を受けることがあります．しかし，「脳性まひ」という用語は，問題が出生前，周産期，出生後（約５歳まで）に生じたときに使用されます．この時期は，脳が急速な発達を経験する時期です．すべての脳性まひをもつ子ども（以下，CP 児）は異なっていて，子どものさまざまな問題すべての範囲を包括するために，ある人は「脳性まひ群」という用語を使用するように勧めています．運動の問題は，運動・筋・神経系の構造の問題でもあるともいわれます．その問題の範囲は，軽度から重度まで広がっています．軽度の CP 児には，一側の腕または脚にやや不器用さがみられますが，その問題はかろうじて気づく程度です．より重度の CP 児には，毎日の課題や運動を遂行するときに，多くの困難が生じます．CP 児は弱々しく，筋肉に硬さがあり，不器用で，ゆっくりとした，あるいはよろけるような動きを示します．バランスの困難さも加わります．

脳性まひの異なるタイプは？

CP 児のために使われる定義の説明で，かなりの混乱がみられます．運動の問題は，とくに出生から２歳までのあいだに変化する可能性があります．運動の問題を分類するとき，次の３つの異なる方法があります．

1. 運動障害のタイプ．
2. 障害された身体部位．
3. 運動の問題の重度さ．

図 3.3 脳性まひの障害部位別タイプの概略図．(a) 片まひ (b) 両まひ (c) 四肢まひ．四肢まひ児は，頭部や頸部にいくらかの障害を示すことに注意します．

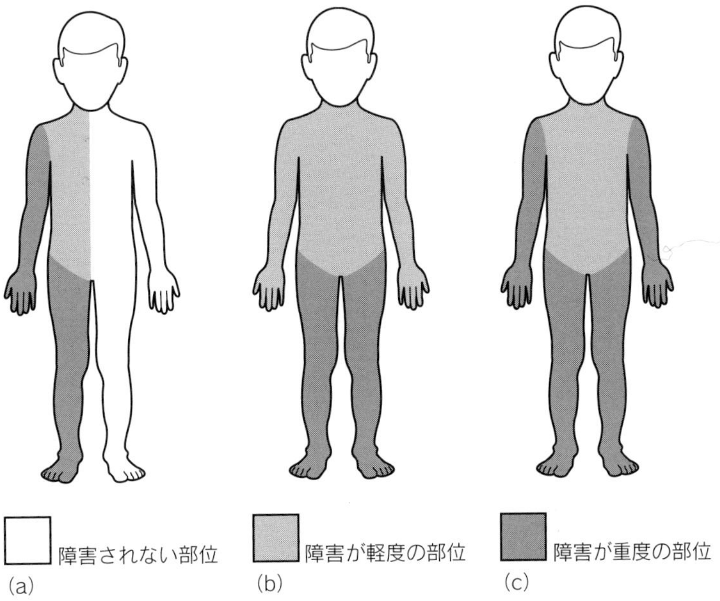

運動障害のタイプ

痙直型脳性まひは，脳性まひのなかで最も一般的なタイプです．痙縮は，関節のこわばりや筋肉の硬さを生じさせます．筋肉群が硬いのは，損傷した脳の部位から筋肉群に誤ったメッセージが伝達されるからです．健常者が運動を遂行するときには，反対側の拮抗筋群はリラックスする一方で筋肉群が収縮します．痙直型 CP 児では，両側の筋肉群が同時に収縮するために，運動が困難になります．

異常運動型（アテトーゼ型）脳性まひは，不随意運動を伴う脳性まひのグループをいいます．このグループの特徴は，全身にみられる筋緊張の異常です．いくつかの用語が，このグループに使用されます．

1. ジストニアは，不随意的な筋収縮に使用される用語です．ジストニアの子どもの多くは，まったくの弛緩か低筋緊張ですが，そのすぐあとには，急激に，硬さまたはスパズムに変化します．

2. アテトーシス（または，アテトーゼ型脳性まひ）は，このタイプの脳性まひに生じる，無秩序な運動を表す言葉です．このコントロールの欠如は，子どもが運動し始めるときに最も多く目立ちます．たとえば，子どもが，おもちゃやスプーンを把持しようとしたときです．加えて，多くのアテトーゼ型 CP 児では，筋肉の弱化がみられたり，抱っこしたときに弛緩状態を感じたりします．

失調型 CP 児は，脳性まひのタイプのなかでは最も少数です．失調は，不安定でぐらつく動きや，振戦*を意味するために使われる言葉です．失調型 CP 児も，バランスの問題をもっています．

多くの子どもは，たった1つのタイプを有しているのではなく，これらの運動の問題をいくつか複合しています．

障害された身体部位

子どもによって障害の部位には違いがあります．障害された身体の部位を表すためにさまざまな用語が使用されます（**図 3.3**）．

1. 片まひ—片側の上肢と下肢が障害されます（片側不全まひともいわれます）．一般的に片まひ児は，独歩できます．上肢は，軽度か中等度，または重度に障害されます．

---

* 訳注：身体の一部または全身に現れる機械的振動で，律動的な不随意運動をいう．

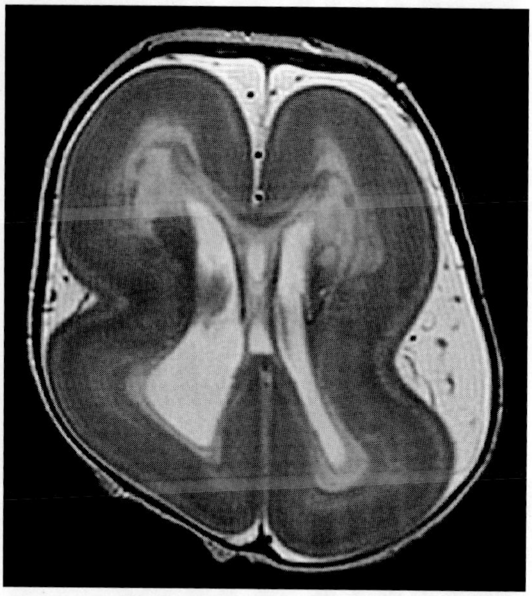

図 3.4 脳奇形を伴う子どもの脳スキャン．脳の表層は正常より平滑で，正常でみられる多くの襞を欠きます．

2. 両まひ―両下肢がおもに障害されます．一般的に両まひ児は，上肢や手の運動もいくらか困難です．独歩か，歩行用の杖または歩行補助具を使って歩きます．少数ですが，車いすに依存する両まひ児もいます．

3. 四肢まひ―左右両側の上肢と下肢が障害されます（四肢不全まひともよばれます）．顔面や口腔，咽頭の筋群も障害されます．多くの四肢まひ児は，移動のために車いすが必要です．

ほかには，三肢まひ（三肢が障害される）や，まれに単まひ（一肢のみが障害される）といった用語が使われます．

運動の問題の重度さ

粗大運動能力分類システム（GMFCS）とよばれる分類システムは，機能的能力や，歩行補助具，車いす，ほかの移動補助具の必要度に基づいて，CP 児の運動の問題に関する情報を提供します（Palisano ら　1997）．これには 5 つのレベルがあります．レベル I と II の子どもは自立して歩行し，レベル III の子どもは一般的に歩行器や松葉杖を必要とし，レベル IV と V の子どもは車いすを必要とします．さらなる情報は第 20 章を参照してください．

脳性まひの発症頻度は？

脳性まひの登録は，オーストラリアの全州，イギリスや北アメリカの一部，スカンジナビアなどを含めた世界の多くの地域で確立されています．登録によって，脳性まひの発生率の傾向や発生の原因が，年月の経過に伴ってどのように変化するのかについて，理解を促すことに役立ちます．脳性まひは，世界のあらゆる地域で，1,000 人の出生につき約 2.0～2.5％発生しています（Stanley ら　2000）．

脳性まひの原因は？

妊娠中や周産期，出生後の数日～数週間，また脳が急速に発達する約 5 歳の年齢までのあいだに生じた問題に由来する，多くの異なった原因があります．

胎児期

1. 妊娠の早期に，もしも脳が成長していないか，適切に形成されないと脳に奇形が生じるかもしれません．これらの奇形は一般的に，妊娠 12～20 週のあいだに生じ，脳スキャン（脳走査）でさまざまなタイプが認められます．磁気共鳴画像診断*（MRI）は，優先的に選択されるスキャンです．これらの奇形の多くは，脳回**欠損や全前脳胞症，小脳形成不全症といった珍しい名前がつけられています．そして，いくつかは遺伝性の素因をもっています（図 3.4）．

* 訳注：高磁場で電波を体内に照射すると，組織から弱い電波が共鳴発信される．この磁場を受信してコンピュータ処理し撮像される．腫瘍や梗塞，出血などの検出に有用である．
** 訳注：脳の表面にある襞（ひだ）のこと．

2. もしも母親が，妊娠の早期に，風疹またはサイトメガロウイルスのようなある種の感染症にさらされると，脳の発達の初期に異常が生じる可能性があります．風疹もサイトメガロウイルス感染も母親にはまったくの軽度で，風邪かインフルエンザのようにやがて症状は消えていきます．いまでは，風疹には免疫処置が利用できますが，サイトメガロウイルスには利用できません．

3. 妊娠中に，「脳卒中」の発作を発症したようにみえる子どももいます．これは，出生後に脳スキャンが実施されると明らかになります（図 3.5）．

4. まれに，代謝性の問題が脳の損傷を引き起こすことがあります．

周産期と出生直後

1. ある新生児は，陣痛や出産時には十分な酸素を受け取ることができません．これには多くの要因があります．たとえば，母体の胎内で出血しているときや，臍帯（さいたい）が子宮から脱出しているとき，あるいは出産に何らかの困難を伴うときです．もしも酸素が不足すると，出産後に，低酸素性虚血性脳症*，または新生児脳症などの病気になります．これは，過覚醒や病的な刺激過敏性，摂食困難，てんかん発作などに関連した状態を生じさせます．

2. 脳の損傷は，新生児が出生後数日間～数週間に，髄膜炎などの重度の感染症を発症したときに結果的に起こります．

出生後の数カ月～数年

1. 子どもが，出生から早期に，自動車事故または溺水などの事故に遭った結果として，脳に恒久的な障害が生じることがあります．

2. 髄膜炎や脳炎などの重篤な脳の感染によって，この期間に脳が損傷を受けることになります．

注意深い検査や各種の評価にもかかわらず，脳性まひの原因が不明のままの子どももいます

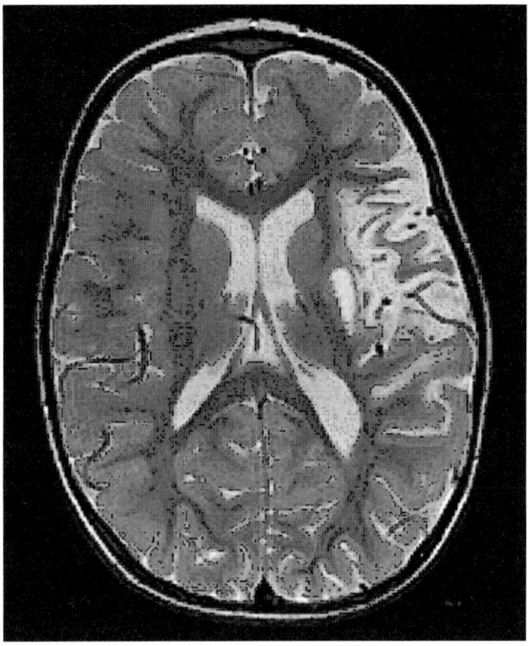

図 3.5 中大脳梗塞を伴う子どもの脳スキャン．暗い部分は脊髄液を示し，正常な脳細胞にとって代わります．

（Nelson 2003）．MRI による脳スキャンや，高性能な血液検査などの新たな技術を駆使して，より確かな原因が，少しずつですが明らかにされています．多くの CP 児は，いまでは，これらの特殊な放射線医学の検査を受けるべきです（Ashwal ら 2004）．さらなる情報は第 4 章を参照してください．

最近の研究は，CP 児の約 75％が妊娠中に生じた問題で発生すること，また 10～15％は出生時か新生児期に，さらに 10％は出生後の数週か数カ月，数年における事故や疾病から発生することを示唆しています．5～6 歳までの，恒久的な神経学的損傷に導くような問題が，脳性まひのグループには含まれています（Stanley ら 2000）．

脳性まひの多くのリスク因子が明らかにされてきました．とくにリスクの高い子どもは，極度の早期に未熟な状態として生まれた子どもです（**図 3.6**）．未熟であるために生じた問題が，子どもの脳性まひに責任があるのかどうか，あるいは神

* 訳注：動脈血の低酸素と血流の低下による脳障害で，新生児死亡，脳性まひ，精神遅滞の原因となる．

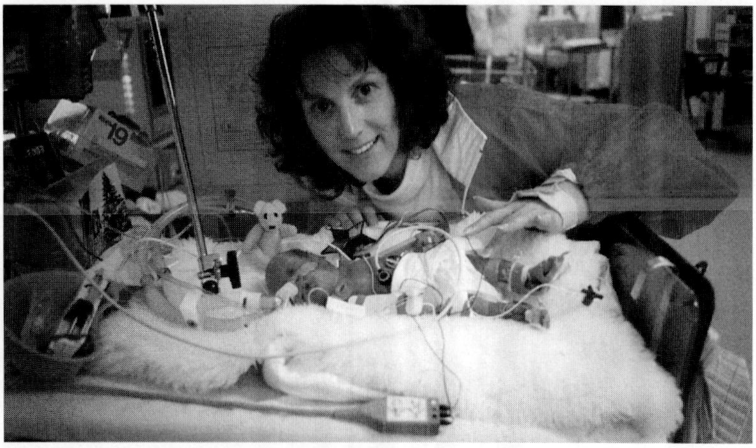

図 3.6　未熟児の母親.

経学的問題が未熟児出産をより早めたのかどうかを確定するのは困難なことです．未熟児にたびたびみられる特殊な脳障害は脳室周囲白質軟化症*（periventricular leukomalacia：PVL）とよばれます．この用語は，脳室（inner cavities）に近接する脳の白室にみられる変化を説明します．

多くの親は，脳性まひの原因について絶えず苦しみます．なぜそれが発症したのかを悩みながら，多くの時間を費やすことがあります．これは自然な反応であり，理解することができます．妊娠中や出産時にしたこと，しなかったことに対して，自分自身を責めることがあります．家族が自分自身を責める出来事は，一般的に，その原因でもないし，予防して防げるようなものでもありません．家族がその問題を話し合って，彼ら彼女ら自身の懸念を，子どものケアにかかわる人々とともに共有し合うことは助けになります．

診断

脳性まひの診断は，とくに未熟児の場合は，必ずしも簡単ではありません．神経学的徴候は，生後1年以上にわたって進行します．たとえば，痙縮は，一般的に生後数週間ではみられません．対照的に，別の異常な神経学的徴候は，この時期には消失しているかもしれません．この時期に，子どもが脳性まひであるか否かを知るのは，心配する家族にとっては困難です．脳性まひは，一般的に以下に示す状態のときに注意が向けられます．

1. 未熟児，または新生児脳症などの生育歴のある「リスク児」のフォローアップ．
2. 運動の発達指標の遅れ．とくに座る，立つ，歩くことの遅れ．
3. 左右両側のつり合いの取れない運動パターンの発達．たとえば，生後数カ月でみられる，片方の手の顕著な優位性．
4. 異常な筋緊張．とくに痙縮（筋肉の硬さ）または弛緩性（フロッピー）．

医師は，妊娠や出生，新生児期の病歴を注意深く確認してから子どもを観察します．そのような観察は，しばしば，実地の検査よりも，もっと多くの情報を提供します．この観察によって，年齢相応の運動スキルが出現しているか欠落しているか，あるいは運動の質についての情報が得られます．これには，筋緊張や反射の異常に対する検査も伴います．脳性まひに対しては，たった1つの検査といったものはありません．診断は出生歴，

* 訳注：脳の側脳室周囲の白質が，さまざまな原因によって，低酸素および血流・血圧低下の状態となり，壊死を起こすもの．

子どもを観察すること，身体的検査を実施することから構成されます．脳スキャンなどの検査は，原因を確定するときの助けとなります．

合併症には何がありますか？

ある子どもには脳性まひに関連する障害があり，ほかの子どもでは特別な健康上の問題があり，加えて運動障害と何らかの因果関係があります．すべての子どもが，これらの問題を抱えているわけではありませんが，その合併症のリストは驚くほど多様です．しかしながら，多くの問題に対して特別な治療があります．

聴力の問題

子どもは，新生児期はおろか出生する前ですら耳が聞こえます．乳児は，まばたきしたり，びっくりしたり，さらには普通の範囲の高さや強さの声で泣き出したりします．発達が進んでいくと，子どもはいろいろな音の方向に両眼を回転し，そのあとに頭部を動かします．子どもは，人間の話し言葉をほかの音から区別することを学習していきます．

聴力は，言葉やコミュニケーションの発達にとってきわめて重要です．聴力に困難を抱える子どもはまれですが，すべてのCP児は，保育所に入所する前，あるいは，もしも何らかの心配があるときは，すぐに聴覚機能訓練士（聴覚の専門家）に聴力をチェックしてもらうべきです．聴覚機能訓練士は，防音室の中で乳児に各種の音を聞かせて，それらの音の方向に子どもが適切に顔を向けるかどうかを観察します．あとになってから，ヘッドフォンを使った，より精巧な検査が可能になります．

聴力障害には，さまざまなタイプがあります．排液チューブを配置して，中耳の分泌液を排出させる手術が有効なこともあります．補聴器は，ある種の聴力障害に適用されます．重度または最重度の聴力障害児が増えつつありますが，これらの子どもには蝸牛（かぎゅう）の移植が実施されます．言語を発達させることが困難な重度の身体障害児に蝸牛を移植すると，環境をより認識しやすくなり，行動面で落ち着きが得られるので，結果として生活の質（quality of life：QOL）が改善されることになります．

視力の問題

視力の発達は，生後数カ月で急速に進みます．乳児は，出生時に光に反応します．物体の周辺，とくに母親の顔に焦点を合わす能力は，生後数週間で発達します．乳児は生後約3カ月までに，成人と同じように，物体の周辺に正確に焦点を合わせることができるようになります．

視力に心配があるときは，できるだけ早く検査をして，本気で取り組まなければなりません．CP児には，視力に伴う多様な問題があります．年少の子どもに視力の検査をすることは，かなり難しいことです．CP児で視力に心配があるときは，生後数週間で目の専門家（眼科医）の検査を受けて，その後数年間は，定期的に検査を受ける必要があります．

視力の問題には，眼帯や点眼剤，または手術が必要な斜視も含まれます．近視または遠視などの屈折のエラーは，眼鏡を使用すると改善するかもしれません．さらに，視力を制御する脳の一部に生じた問題のために，うまく見ることができない子どももいます．これは皮質性の視力障害とよばれています．

てんかん発作

てんかん発作は，CP児3人につき1人が発症します．てんかん発作にはさまざまなタイプがあり，発作のタイプに関する慎重な診断のもとに薬剤が処方されます．医師は，てんかん発作のコントロールに良好な結果をもたらし，しかもより副作用が少ない薬剤を処方しようと試みます．非常

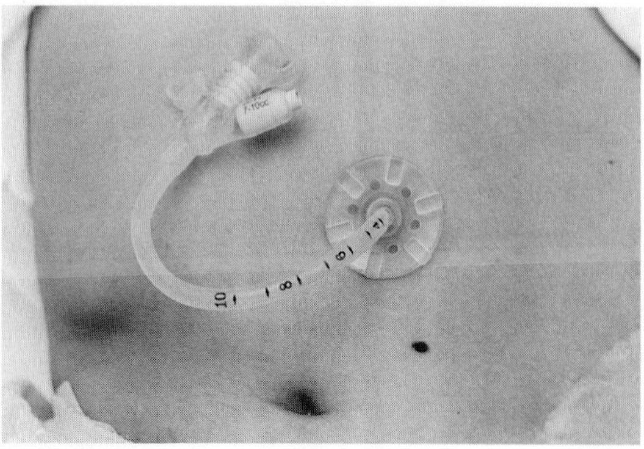
図 3.7　胃瘻造設の管の配置場所.

にまれな発作のみの子どももいれば，問題がより継続する子どももいるので，小児神経科医の助言が必要になります．さらなる情報は第 5 章を参照してください．

知的または学習障害

CP 児には，幅広く知的障害がみられます．年少の子どもの時期の学習障害を評価するのには困難を伴いますが，心理学者は知的能力に関する情報を提供してくれます．重度の身体障害児が，知的に正常な場合もあります．

話し言葉と言語の問題

理解言語と表出言語の遅れとともに，構音の問題がしばしば生じます．さらなる情報は第 18 章を参照してください．

認知の困難

物の形状や大きさを判断するなどに関する問題は認知障害と名づけられていて，就学までは明らかにならないかもしれません．

健康の問題

CP 児は，同年代の健常児と同じように健康の問題があります．咳や風邪，水痘のような，子どもに共通する病気を発症することがあります．一般的な予防注射がきわめて重要です．CP 児には，ある種の特別な健康の問題があります．

発育不全（低栄養）

重度の CP 児は，噛むことや嚥下を調整することが難しいために，食事時間が長びいたり，食事自体に困難な状態が生じたりします．これでは，食事摂取が不適切になり，成長が不十分な状態に陥ることになります．カロリー摂取は適切であるにもかかわらず，体重の増加が不十分な CP 児もいます．栄養士は，栄養摂取についての適切な助言，さらには栄養摂取の補助食についての助言も行います．重大な摂食困難や，呼吸のリスクがある子どもには，経管摂取または胃瘻（いろう）造設チューブの使用などの，食事に代わる栄養摂取の方法が考慮される必要があります(**図 3.7**)．胃瘻造設チューブの設置では，小さな手術を伴い，胃の腹壁から直接に管を挿入します．誤嚥（後述の説明を参照してください）のリスクが高くないときは，経口で，液状のものや多少の食物を摂取させます．

肥満

食事摂取の能力が正常な子どもは体重が増える傾向にあります．これは，身体活動が減少することが原因です．体重が過度に増加すると，とくに歩行を練習中の子どもには不利になります．

便秘症

便秘症は，CP 児に共通するものです．原因は明らかではありませんが，正常な移動能力が欠如していること，高繊維食を摂取することが困難なこと，水分摂取が不十分なことが主要因です．便秘症は，食事療法（より多くの繊維食と水分の摂取）によってうまく対処できます．食事療法が不適切な場合は，一般的に緩下剤を注意深く使用することが有効です．また，場合によっては座薬や浣腸剤が使用されます．さらなる情報は第 15 章を参照してください．

胃食道逆流症

CP児には一般的なのですが，食物が胃から食道（咽頭と胃の間の通路）に逆流するものです．症状は，食事中の嘔吐や不快感です．胃食道逆流症の合併症は，食道下部の炎症（いわゆる食道炎）です．この問題のある子どもは，不安定または過敏で，食欲不振がみられます．子どもが，食事や濃縮液を摂取したあとに，しっかりと支えられて垂直姿勢を保持する保存的な方法が有効です．ときには，酸化した胃の内容物を減少させるために薬剤が使用されます．この問題をほかの方法でコントロールできないときは，逆流症の手術（いわゆる胃底皺襞形成術）が必要になることもあります．さらなる情報は第13章を参照してください．

再発性胸部感染症

これが問題になるのは，CP児のなかでもきわめて少数です．咀嚼や嚥下が困難な子どもに非常に発症しやすいものです．食物や飲み物の一部が偶然に肺を通過するもので，誤嚥とよばれます．食事中または食後に咳をしたり，ゼーゼーといったりすることがあります．これらの症状は，喘息の症状とよく似ています．誤嚥は，ほかの子どものように，肺炎や喘息を引き起こすことがあります．

慢性肺疾患

誤嚥が継続するときには，再発性の肺炎発作や慢性肺疾患が進行することがあります．誤嚥には，決め手となる検査といったものはありませんが，バリウムのビデオ透視嚥下造影検査*が有効です．誤嚥が現れているときには，胃瘻造設を実施するなど，代替の食事療法を考えるべきです．

* 訳注：水分や食物の取り込み，送り込み，嚥下などの状態を直接に画像で確認する検査法．VF検査法ともよばれる．

歯の健康

子どもには歯科的なリスクがあり，定期的な検診が必要です．

骨粗鬆症

多くのCP児は，ほかの子どもと比較すると不動であり，ある程度の骨粗鬆症を発症します．非常にわずかな外傷で骨折することがあり，おむつを交換しているときや，袖に腕を通しているときなど，普通の活動中にこれが生じることもあります．骨のミネラル化を増進するために，特別な薬剤が必要な場合もあります．

情緒的問題

情緒的な問題がしばしば生じます．これは，学校の課題またはセルフケアの両面でうまく遂行することができないことに原因があるかもしれません．CP児には，ほかの多くの子どもと同じように，あるいは健常児以上に，愛情やケア，受容が必要です．子どもの発達の進歩については楽観的であり続けながら，問題が深刻になったときには，実際的な対応をすることが大切です．これを遂行するには，楽観視することと実際に対応することにおいて，しばしば難しいバランスが必要になります．子どもや家族が直面した困難がどのようなものであれ，最大の達成目標は子どもが人生に適応することができて，成熟した人間に発達することであることを忘れないでください．

運動障害の結果

唾液のコントロール不全（よだれを垂らす）

新生児はよだれを垂らしますが，CP児は口周辺の筋肉群のコントロールに問題があるために，よだれが長く続くことがあります．よだれを垂らすと，衣服や書物が傷みやすくなり，保育園や学校，家庭や地域社会への参加がうまくいかなくなることがあります．食べることや飲むことが困難なこと，発語の遅れや欠損なども関連しています．

利用できる治療法は数多くあります（Johnson, Scott 2004）．よだれの問題に対しては言語聴覚士が重要な役割を担い，それを改善するための方策を指導します．たとえば，口唇を閉じるように促したり，顎の部分の湿っぽい分泌液を子どもが認識して，それらを拭き取れるように学習することを援助したりします．

これらの方策が効果的でない子ども，とくに6歳以上の子どもに対しては，ときに，口からの分泌物を乾燥させるための薬剤が使用されます．よだれの問題が継続する子どもには手術的治療が実施されますが，これは，唾液管の方向を変更すること，唾液腺を取り除くことなどの方法で対応します．多くのさまざまな手術法がありますが，共通して使用される方法の1つは，顎下腺管を移動して舌下腺管を除去する手術です．一般的に，手術はよだれを減少させますが，口腔内を過度に乾燥させることにはなりません．この手術を実施した子どもでは虫歯のリスクが高くなるので，定期的に歯科のフォローアップを続けることが重要です．

よだれに対する一般的な介入ではありませんが，さまざまな矯正装置の使用や，唾液腺へのA型ボツリヌス毒素（botulinum toxin A）の注射などが実施されることもあります．

失禁

子どもは，学習の困難さや身体的な障害のために，トイレ器具にアクセスすることができなかったり，相手に言葉で伝えることができないために，排尿や排便のコントロールを獲得するのが遅れてしまったりすることがあります．たまに子どもには，膀胱括約筋の過剰活動によって，尿意切迫*，頻尿，失禁が生じます．排泄の抑制能力が獲得されないときは，排泄指導の看護師が，さまざまなパッドや保護装置を使用するように援助します．さらなる情報は第15章を参照してください．

CP男児では，停留睾丸が共通にみられますが，問題を認識されないことがあります．睾丸は出生時には陰嚢にありますが，次第に腹腔内の上方に引き込んでいきます．手術についての判断が求められます．

痙縮

関節のこわばりや筋肉の硬さは，子どもが成長して発達するにつれて増強します．痙縮のマネジメントは，機能，快適さ，ケアを改善することが目的であり，チームアプローチが必要です．いくつかの介入，たとえば，スプリント，ギプス，A型ボツリヌス毒素の使用などは，身体の各部位に分布する痙縮（局所的な痙縮）に有効です．ほかの介入としては，経口薬剤，髄腔内バクロフェン投与療法（intrathecal baclofen），選択的脊髄後根切断術（selective dorsal rhizotomy）などがあり，全身（広範囲の痙縮）に及ぶ痙縮を軽減するために実施されます．小児領域の理学療法士や作業療法士は，最善の運動パターンや機能を促進することに加えて，痙縮の管理においても，鍵となる重要な役割を担います．さらなる情報は第27章を参照してください．

局所的な痙性への治療

装具/スプリント

多くの子どもは，発達のある段階で，両下肢に対して補装具（装具としても知られています）を使用します．軽量の材質からなり，それぞれの子どもにぴったりと適合するように作製されます．腓腹筋の痙縮をコントロールすることも含めて，多くの機能が十分に発揮できるようにします．上肢には，運動の範囲を維持すること，より上手な把握を促進すること，上肢や手の全体の機能を改

* 訳注：非常に強い尿意を感じること．

善することなどを目的にスプリントが作製されることがあります．一般的に，これらのスプリントはプラスティック素材から作られています．

ギプス療法

ギプス療法は，歩行中の足部の位置を改善し，腓腹筋を伸張するために下肢に適用されます．ギプスは1～2週ごとに巻き換えられ，子どもはギプスを着けたまま歩行します．ギプスは，一般的には約6週間にわたって使用します．これらのギプスは「抑制ギプス」とよばれることもあります．

A型ボツリヌス毒素

A型ボツリヌス毒素は，CP児の管理において非常に有効です（Boyd, Graham　1997）．硬さや痙縮のある筋肉に注射すると，神経ブロッカー* として作用するので，神経から緊張した筋肉への信号の伝達を妨げます．結果的には，筋肉が弛緩して，痙縮が軽減し，約3～6カ月間，効果が持続します．これは，筋肉に正常な成長の期間を与えるので，子どもの運動能力における発達が促されます．腓腹筋またはハムストリングスの痙縮が，動くことを学習するのを妨害しているときに下肢に注射されるのが一般的です．欠点は，A型ボツリヌス毒素の治療で多数の注射が必要なこと，薬剤の効果が完全には予測できないこと（ときには良好に作用し，ときにはほとんど効果がありません），短期間の効果であること，ボツリヌス毒素が高価であることなどです．さらなる情報は第27章を参照してください．

全身の痙縮の治療

経口筋弛緩剤

経口の薬剤は，全身の痙縮のために使用されますが，ときに効果的でないこと，あるいは望まない多くの影響を引き起こすことが問題です．

髄腔内バクロフェン投与療法

髄腔内バクロフェン投与療法では，バクロフェンとよばれる薬剤の管理が必要です．薬剤は，腹壁の皮下に埋め込まれたポンプを通じて投与されます（**図3.8**）．ポンプは脊髄周囲の空間で，薬剤を運ぶ管に繋がれています．投与量は，外部コンピュータによって調節されます．ポンプは，ほぼ7年にわたる長い期間，体内に設置されます．この治療法は，快適さやQOLを阻害するような重度の痙縮のある少数の子どもに向いています．

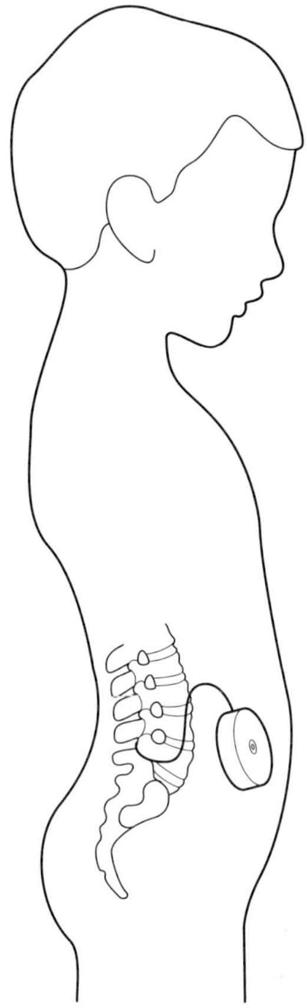

図3.8　バクロフェンポンプの設置部の概略図．

選択的脊髄後根切断術

選択的脊髄後根切断術は，脊椎への主要な手術です．痙縮を軽減するために，神経根が切除されます．痙直型両まひ児（約4～6歳）で最も成功率が高くなります．手術に引き続いて，少なくとも1～2年の，きわめて長いリハビリテーション期間が必要です．

* 訳注：神経の伝導を遮断するもの．

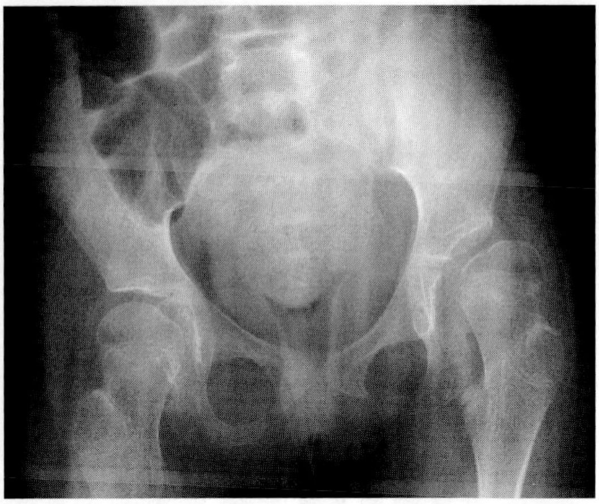

図 3.9 股関節レントゲン写真．右股関節は正常位置にありますが，左股関節は亜脱臼しています（股関節窩から部分的に外れています）．

整形外科的問題

子どもが成長し発達するにつれて，痙縮や硬さを伴う筋肉は，より短縮するようになり，筋肉または関節に変形を引き起こします．これは足部や膝関節，股関節，肘関節，手関節で最も生じやすくなります．手術はおもに下肢に実施されますが，ときには上肢に有効な場合もあります．歩行の分析は，歩ける子ども，または杖や歩行器で歩ける子どもの手術プログラムを計画するときに有効です．理学療法士は，手術後のリハビリテーションの段階で重要な役割を担います．

股関節

CP 児には，臼蓋から大腿骨頭が偏移する股関節の亜脱臼や脱臼が進行するリスクがあります（**図 3.9**）．これは，自立歩行を獲得していない子どもに発生する傾向がみられます．レントゲン検査による検診を定期的に受けることが大切です．股関節に脱臼のリスクがあると明らかにされたときは，整形外科医を紹介されます．股関節の問題が早期の段階で発見されたときには，軟部組織の手術，すなわち筋肉の解離がしばしば効果的です．したがって，定期的なレントゲン検査が必要です．もしも亜脱臼が脱臼に進行しているならば，股関節の骨に対する大規模な手術が必要です．股関節が脱臼すると，疼痛が出現して清潔を保つことが困難になります．

膝関節

ハムストリングスの延長術は，膝を伸展位にしやすくさせて歩行パターンを改善します．筋肉を膝関節の前方から後方に移行する手術も実施されますが，これには膝関節周囲の硬さを減少させる効果があります．

足関節

足関節の尖足痙縮や，爪先による立位姿勢は，CP 児に最も共通する整形外科的問題です．年少の子どもの場合は，保存的に補装具，抑制ギプス，A 型ボツリヌス毒素で治療します．年長の子どもでは，変形を完全に矯正するための手術が有効です．

複数箇所手術

ときには，数カ所（たとえば，股関節，膝関節，足関節）の手術が必要になる子どもがいます．これは 1 回の入院を伴い，「複数箇所同時手術」とよばれます．歩ける子どもや，歩行器または杖を使って歩ける子どもに最も有効です．一般的な手術の年齢は 8～12 歳です．手術の目的は，変形を矯正して，外観および歩行の効率を改善することです．歩行の問題については，歩行分析室で正確な評価が実施されます．手術効果を最大にするために，注意深く計画された集中的な理学療法プログラムが 1 年以上にわたって継続されます．

上肢

上肢の機能を改善することと外観を良くすることを目的に，多数の手術法が上肢に適用されます．手術後には，多くの場合で，集中的な作業療法プログラムが必要です．

脊柱

CP児では，脊柱側彎が進行するかもしれません．脊椎のカーブを矯正するために手術が必要になります．さらなる情報は第25～27章を参照してください．

両親から受ける共通の質問

子どもは良くなりますか？

「脳性まひ」は恒久的な状態をいいます．この状態に関連した，筋力低下，関節の硬さ，好ましくない運動などの問題は，脳性まひ者の生涯を通じて残存します．しかし，子どもは，成長とともにその状態にうまく対処することを学んでいきます．治療によって，治癒ではありませんが，しばしば改善がもたらされます．

子どもの状態は悪化しますか？

答えは「いいえ」です．新生児期に脳に与えられた損傷は悪化することはありません．しかし，子どもの状態は，ときに悪化することがあります．これらの原因は，筋肉が硬くなる，ほかの病気を伴う，てんかん発作がうまくコントロールされない，薬物療法の副作用がある，精神的ストレスなどです．もしも，以前に獲得した子どもの運動スキルが失われているようなら，医師に相談することをお勧めします．

子どもは歩くことができますか？

脳性まひと診断されたすぐあとに，たいていの両親は，この質問に対する答えを知りたがります．かなりの期間，子どもが小児科医やセラピストによって観察されたあとでも，残念ながら確定することができないこともあります．多くの努力によって成長運動曲線が考案された結果，子どもの運動機能がどのように推移していくかについての理解が大きく前進しました（Rosenbaumら 2002）．これについては第20章で述べます．

子どもは言葉を獲得できますか？

言葉の発達は，口腔周囲の運動制御を学習すること，必要な学習のスキルに到達していることなど多くの要素がかかわってきます．CP児のなかでも，話すことを学習するのに何ら困難がない子どもがいます．他方，言葉を発達させるために，言語聴覚士の援助が必要な子どもや，あるいは代替コミュニケーションが必要な子どももいます．

子どもは自立して生活ができますか？

介入の目的は，子どもを励まして，できるだけ自立させることです．軽度のCP児は，自立を獲得するのに何ら問題がありません．ほかのケースでは，この獲得の過程がゆっくり進むこともあります．重度の障害児では，常に，他者からの多大な援助が必要なこともあります．両親にとって重要なことは，できるだけ多くのことを子どもが自分でできるように励ますことです．

子どもは将来，普通の生活が送れますか？

多くのCP児は健康ですから，一般の寿命に到達することができます．てんかん発作などの合併症を伴う，きわめて重度の脳性まひのなかでも，ごくわずかな子どものグループで，寿命が短くなるリスクを伴うことがあります．たとえば，再発性胸部感染症を発症する場合，または，てんかん発作が長期に続く場合です．

第二子も脳性まひですか？

これはめったに生じることはありませんが，このことに関しては医師に相談すべきでしょう．遺伝学的カウンセリング*や，将来の妊娠と出産に

---

* 訳注：遺伝病の問題に悩むクライエントに対して，専門医や専門カウンセラーが適切な情報を提供し，各種の援助を行う医療関連行為．

関連するケアについて，両親は医師から助言や説明を自由に求めることができるはずです．

子どもを援助するのに適切な人は誰ですか？

多くの専門家が，CP 児およびその親とともに業務を遂行します．ニーズを拠り所にしながら，ほかの子どもには専門家が 1 人か 2 人のみであるのに，ある子どもには多くの専門家が担当し見守るかもしれません．さまざまな専門家が，子どもの発達をいろいろな段階で援助します．家庭医（一般医），小児科医，看護師，セラピスト，ソーシャルワーカー*，心理療法士，特別支援教育の教員，整形外科医，義肢装具士らが専門家として参加します．

どのような研究が実施されていますか？

世界の多くの地域で，脳性まひの原因を究明する研究がなされています．研究は，療育や治療，または最善の治療方法を発見する手助けをするために実施されます．研究について，より正確な情報を入手するには，小児科医またはセラピストに話してみることです．また，次の団体のウェブサイトは，有益であることが理解できると思います．米国脳性まひ財団（www.UCP.org），SCOPE［英国］（www.scope.org.uk），米国脳性麻痺・発育医療学会議（www.aacpdm.org），Canchild（www.canchild.ca），CP Australia（www.cpaustralia.com.au）です．

参考文献

Ashwal S, Russman B, Blasco P et al. Practice parameter：diagnostic assessment of the child with CP. Neurology 2004；62：851-863.

Boyd R, Graham HK. Botulinum toxin A in the management of children with cerebral palsy：indications and outcome. Eur J Neurol 1997；4：15-S22.

Dobson F, Boyd RN, Parrott J et al. Hip surveillance in children with cerebral palsy：impact on the surgical management of spastic hip disease. J Bone Joint Surg（Br）2002；84-B：720-726.

Johnson H, Scott A. A practical approach to the management of saliva, 2nd edn. Pro-ed, Arizona, 2004.

Nelson KB. Can we prevent cerebral palsy? N Engl J Med 2003；18：1765-1769.

Palisano R, Rosenbaum P, Walter S et al. Development and reliability of a system to classify gross motor function in children with CP. Dev Med Child Neurol 1997；39：214-223.

Rosenbaum P, Walter S, Hanna S et al. Prognosis for gross motor function in CP-creation of gross motor curves. JAMA 2002；288：1357-1363.

Stanley FJ, Blair E, Alberman E. Cerebral palsies：epidemiology and causal pathways. Clinics in Developmental Medicine no. 151. MacKeith Press, London, 2000.

* 訳注：クライエントの環境，心理的な調整，社会資源の活用などにより，問題の解決を援助することを業務とする．医療領域では「医療ソーシャルワーカー」とよばれる．

第4章

4

脳性まひ診断における種々の脳画像技術の役割

Ingeborg Krägeloh-Mann・Marko Wilke

章の内容

私たちは，脳画像によって，とくに脳性まひの痙攣性，運動障害，失調性運動障害などの子どもに特有の神経的異常に対する責任脳病変の機序を解明するにあたり，理解しやすくなりました．また，脳性まひをもつ子ども（以下，CP児）の多くに存在するさらなる問題（たとえば，学習障害や，てんかん，視覚の障害）についても，より理解しやすくなるでしょう．映像技術が利用できるようになる以前は，脳性まひの背景にある脳障害に関するおもな知識源は，死亡後の脳検査（死後の神経病理学）でした．しかしながら，これはいくつかの例で利用できるだけでした．そして，そのような研究から得られる知識には限りがありました．

高度な神経画像処理方法の開発で，人が生きているあいだに（生体内で），生体の脳に関する情報を得ることができるようになりました．脳画像は連続的に撮影することができ，したがって，脳に起こっている有害なプロセスの発達を示すことができます．本章の目的は，臨床診療で一般的に使われるさまざまな脳画像技術を提示して，脳性まひの診断に関して述べることです．

1. 画像診断によって示すことができることと，示すことができないこと．
2. 画像診断が有効な時期と，有効でなくなる時期．

神経画像処理方法

脳構造を調査するには3つの主要な方法があります．それは，(1) 超音波（US），(2) コンピュータ断層撮影（CT），(3) 磁気共鳴画像診断（MRI）です．次項では，各アプローチの非常に簡単な概要を述べ，それぞれの利点と欠点について検討します．本章では，神経画像処理技術〔たとえば，現在，一般にCP児に対して使われないポジトロン断層撮影（PET）と単一光子放射断層撮影（SPECT）〕については述べません．

超音波検査（US）

原理

超音波検査は，手で持てる小さいサイズのプロープで送受信する，文字通りヒトの耳に聞こえない高周波音波を発生させることによります．信号は付属のコンピュータで分析されて，リアルタイムにスクリーン上で視覚化されます．これらの像の基本原理は，異なる組織型が異なる方向で超音波を反響するということです．たとえば，脳組織〔灰白質（ニューロン）と白質（神経線維）〕と脳脊髄液（CSF．脳室内の脳髄液など）とを明確に区別することができます．

手順

検査者は，頭部の開いた泉門の上に直接，超音波の導子を置きます（一般に，子どもは仰向けになります）．検査は，被検者が眠っていても覚醒していても行うことができ，およそ10分を要します．造影剤は使われません．

利点

超音波は無害です．それは速く，そしてリアルタイムに像を示します．また，広く利用できます．熟練すると，ベッドサイドで繰り返し，迅速に検査することが可能で，とくに新生児集中治療室においては，非常に小さい年少の子どもに有用です．

欠点

画質とその解釈は，術者の経験に大きく依存しています．そして，像部はほかの画像診断法と比べて標準化するのが難しく，それがより主観的な方法であるとされる理由です．したがって，ほかの画像診断法（たとえば，CT またはMRI）で超音波の診断を確認することがしばしば必要になります．脳の中央の構造は，皮質（灰白質からなる脳の外側の部分）に比べ，よく視覚化することができます．開いた泉門は，高解像度超音波脳画像の必要条件です．約1歳半～2歳で頭蓋骨が融合すると使用不可能になります．**図 4.1** は，超音波検査によってみられる正常な年少の子どもの脳です．

コンピュータ断層撮影（CT）

原理

CT は，X 線を基礎とした技術です．それは，さまざまな角度から多数の独立像を撮るために，頭部の周りを回る回転 X 線エミッタ/検出器を有しています．そして，コンピュータによって後処理され，3 次元に骨を詳細に描写して，軟部組織を良好に明視化します．

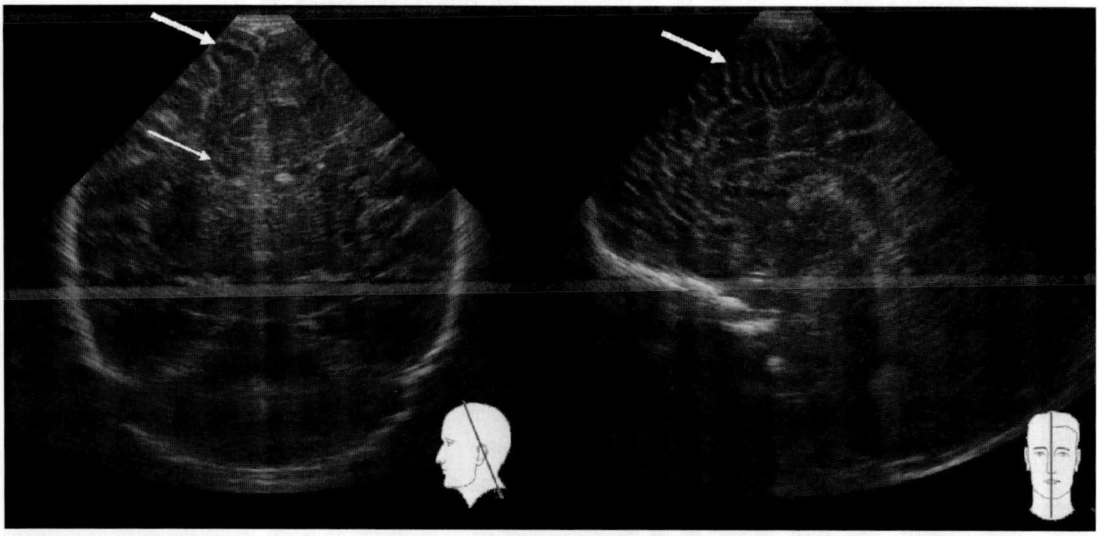

図 4.1　5 カ月健常児の脳の超音波画像（スライスの方向は右下に示します）．太い矢印は皮質を，細い矢印は側脳室を指しています．

手順

子どもは，可動式テーブルの上で，円形の検出器の中央に頭部を置いて仰向けになります．必要な像の範囲によっては，検査に最大20分かかることがあります，しかし，速いスナップショットはわずか数分で得ることができます．画像診断は無音です．必要な場合には，造影剤が使われます．

利点

CTは，依然として，骨構造を評価することと，軟部組織において血液と石灰化を検出することでは“ゴールドスタンダード”です．それは，MRIに比べて，より迅速に，広く活用できます．したがって，緊急の場合や，長時間じっと横たわることが苦手な子どもには，より好都合です．また，CTは，高感度金属インプラントが体内にある場合に唯一活用できる，高度な画像診断オプションである場合もあります．

欠点

CTはX線吸収に依存するため，被検者は常に放射線に曝(さら)されます．成人患者のプロトコルが，改良されずに子どもにも使われています．軟部組織描写は，MRIほど良好ではありません，とくに脳の下部において，骨からのアーチファクトが解釈を難しくする可能性があります．

磁気共鳴画像診断（MRI）

原理

磁気共鳴とは，特定の原子が強磁場に曝されて，それからラジオ波パルスによって励起されるときに起こる現象です．臨床状況では，0.5～1.5テスラ（T）のあいだの強さの磁石が使われます．画像は，基本的には脳内の水の分布を反映しています．すなわち，信号の大部分である水のほとんどを構成している水素を反映しています．現在では，多くの改良によって，構造だけでなく機能と生化学情報の評価も可能になりました．画像は異なる信号（高信号と低信号）が導くシーケンスによって得られ，画像上は明暗によって表れます．

基本的なシーケンスは，以下の通りです．

1. いわゆるT1強調像（T1w．水は暗く，脂質は明るく見えます）では，CSFは暗く，神経単位は灰色です．有髄白質は白色です．

2. T2強調像（T2w．水は明るく，脂質は暗く見えます）では，CSFは明るく，神経単位は灰色です．有髄白質は暗く見えます．例を**図4.2～4.7**に示します．**図4.3**は，T2強調像だけでみられる病変を例示しています．

手順

子どもは検査のために磁石の中心に入ります．大きな機械内の圧迫されたスペースのため，成人では閉所恐怖症が問題になる場合がありますが，子どもではそれほどではありません．有害な放射線が発生しないので，両親は一般的に部屋に留まることができます．脳の検査時には，宇宙飛行士のヘルメットのような特別なコイルで頭部を囲みます．一般的に，検査には30～45分かかります．機器から出る騒音が大きいため耳栓が必要です．造影剤が必要である場合があります．

利点

MRIでは，被検者が有害な放射線に曝されることなく，また周囲の骨からの干渉を受けることなく，軟部組織の画像コントラストが良好で，非常に解像度が高い画像を得られます．それは脳組織評価のために有用です．とくに，炎症性であるか悪性であるかが疑われるときに有効です．脳卒中患者の臨床で革命をもたらした特別な利点は，阻血が原因の組織損傷を非常に早期に検出できることです．ほかの画像診断法とは対照的に，MRIは髄鞘形成（神経線維周囲の絶縁）のプロセスを示すことができます．髄鞘形成は，妊娠後期に始まって，生後24カ月のあいだで急増します（**図4.4**）．

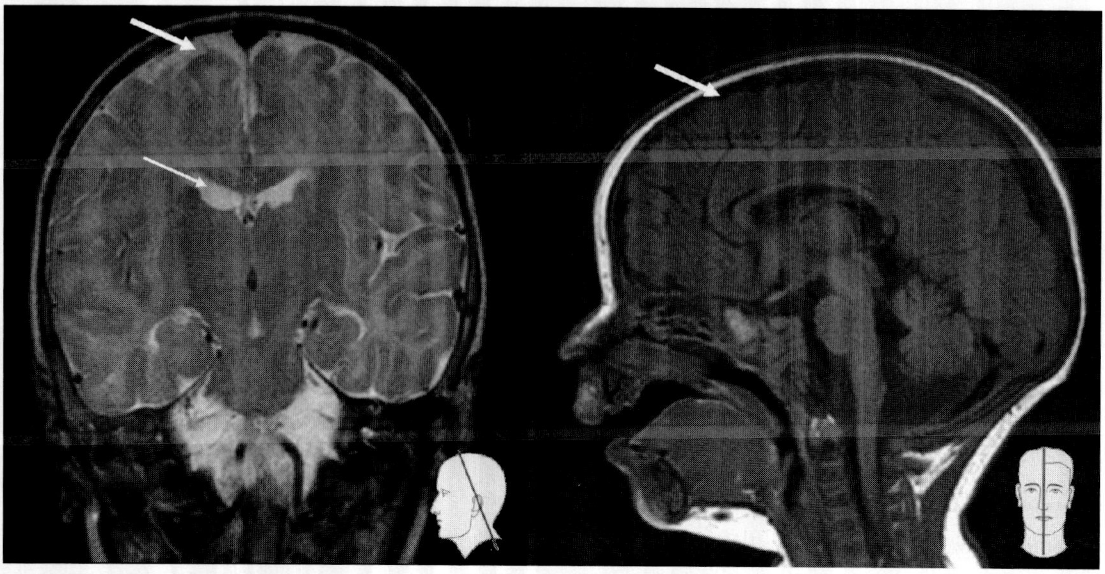

図 4.2　**図 4.1** と同じ子どもの MRI（左：T2 強調像，右：T1 強調像．両方とも，**図 4.1** の超音波画像に対応しています）．MRI は超音波検査に比べ，解像度とコントラストにおいて優れています．

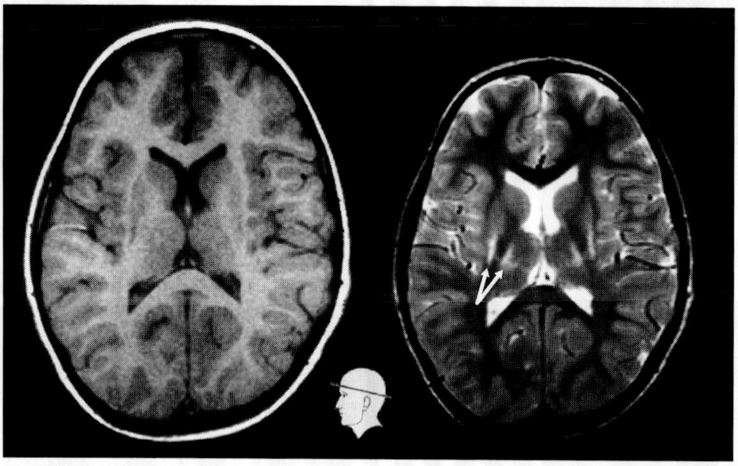

図 4.3　この画像は，MRI シーケンスが異なることで病変検出の感度がどのように違うのかを表しています．左の T1 強調像は明白な異常を示していませんが，右の T2 強調像は基底核と視床（矢印）に明白な病変を示しています．それは，重度の機能障害性の運動障害（運動障害脳性まひ）を引き起こします．

欠点

良い効果を得るためには非常に強い磁場が必要なため，構造的にも技術的にもとても大きな努力が必要です．このために，MRI はより高額になります．したがって，可用性は CT スキャンよりも劣るかもしれません．強磁場内では，特定の金属インプラント（たとえば心臓ペースメーカ）を有する患者は検査できません．骨と血液は，高度な信頼性で検出することができません．大きな機械は年少の子どもを恐がらせる可能性があります，そして，走査時間は CT スキャンより長い傾向にあるため，モーションアーチファクト*の危険性が高くなり，年少の子どもにおいては，しばしば鎮静剤の投与または全身麻酔を行ってから撮影する必要があります．

図 4.2 に，MRI（**図 4.1** と同様の）によってみられる健常児の脳を示します．

* 訳注：患児が検査時に動いて，正確に検測できない状態のこと．

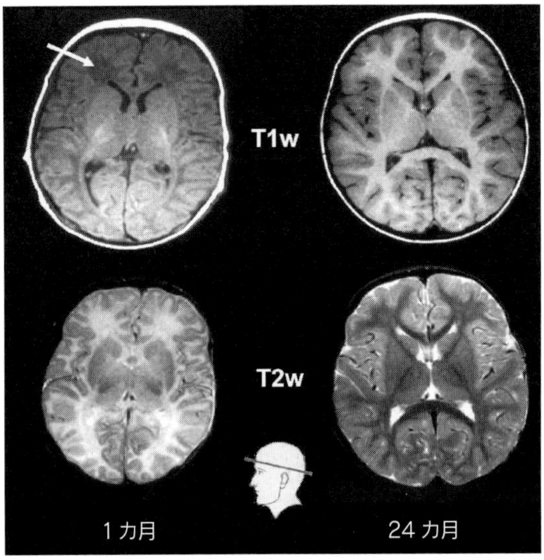

図 4.4　1 カ月と 24 カ月の髄鞘形成の異なる段階を例示する MRI（上図：T1 強調像，下図：対応する T2 強調像）．髄鞘形成がちょうど始まる 1 カ月では，すべての白質（矢印）は T1 強調像で暗く，T2 強調像で明るく見えます．髄鞘形成がほとんど完了している 24 カ月では，白質は一様に T1 強調像で明るく，T2 強調像で暗く見えます．

脳性まひの診断における神経画像処理技術

どんな神経画像処理が CP 児において有効かを理解するためには，正常と異常な脳発達についての若干の基礎知識をもつことが役に立ちます．

正常と異常な脳発達

発達過程において，子どもの脳は複雑に変化します．そしてそれは，出生時でもまだ完了していません．有害な何かが脳に起こるとき，その結果は，生じたことの性質より，それが生じたタイミング（時期）に依存する可能性があります．たとえば，酸素の欠乏や感染，または毒のようなさまざまな要因は，早期の脳発達時に生じる形成異常や，のちに生じる障害の原因となりえます．形成不全の理由としては，脳構造形成そのものが阻害されることがあげられます．すなわち，異常発達し，「異なる間違った構造」が完成されることです．一方，後天的な障害の場合は，脳構造は完成されていますが，有害な現象が脳の一部を破壊し障害を残します．

正常な脳の全体の構造は，妊娠の最初の約 24 週のあいだ（第 1 および第 2 三半期ともよばれています．三半期は 3 カ月をカバーします）に確立されます．この期間はおもに脳細胞（すなわち，ニューロンとそれらの前駆体）の産生によって特徴づけられ，増殖の段階とよばれています．そして，これらの細胞（ニューロン前駆体）は，脳内で将来行くべき位置に移ります（遊走の段階）．遊走はおもに皮質に生じます．それから，ここで，細胞は皮質の細胞層でそれ自身を系統化します（組織化の段階）．上述のように，有害な出来事は，脳の形成異常または発育不全を生じさせます．これらの発育異常は，それらが生じた段階によって分類されます．つまり，(1) 増殖の障害，(2) 遊走の障害，(3) 組織化の障害です．典型的な例は，以下の通りです．(1) あまりに小さな増殖による重篤な小頭症（脳は非常に小さい），(2) 脳回欠損（脳は平滑で，異常な遊走により脳回がありません），(3) 多小脳回（皮質は，組織化の異常のため，とても多くの小さな脳回からなります）．脳発達のこれらの初期の変化が，遺伝的なものなのか後天的なものなのかについて，正しく認識することは重要ですが，脳発達の障害は一般に後天的です．原因は，感染症と酸素の欠乏を含む可能性があります．

いったん，脳の基本的な形成が，妊娠の最後の約 15 週（第 3 三半期）以前に確立したあとに，脳のより微細な，より巧妙なプロセスが発達し，そして，脳は成長します．これは，出生後も長く続きます．脳発達のより微細な，より巧妙なプロセスは，軸索，樹状突起，シナプス（すなわち，細胞の突起とそれらの接続の新芽形成）の形成からなります．そして，軸索周辺で軸索を絶縁化する髄鞘形成が起こります．この期間における脳発達の障害は，ほとんどがいわゆる病変または障害となります．原因は，感染症，酸素の欠乏と脳への不十分な血液供給である場合があります．第3三半期の早期（妊娠24～36週）は，脳室周囲白質（脳室に隣接する神経線維）がとくに損傷されやすいですが，第3三半期の後半で出生に近くなると，灰白質がより損傷しやすくなります．灰白質はおもに神経単位からなります．そして，それは皮質を形成して，基底核と視床とよばれる脳構造の中心部を構成します．これらは脳の皮質と脊髄のあいだの中継点であり，脳の信号を身体に伝え，逆に身体からの情報を脳に伝えています．脳の中心部の構造物は，脳内ネットワークの中継局でもあります．

脳発達の異常と脳性まひ

脳性まひは，「脳の発達中に生じる脳の病変/異常/障害」と定義されます．上述のように，脳発達のあいだの有害な出来事は，時期（すなわち，第1および第2三半期のあいだの発育不良と，第3三半期や出産時の損傷）によって異なります．以下に，脳画像技術がこれらの問題を同定できるかどうか，そして，それらがどれくらい脳性まひを発見できるかについて述べます．

発育不全は，CP児の10%未満に見つかります．子どもの年齢にかかわりなく，それらはMRIによって最もよく同定されます．MRIは出生直後でも出生後時間がたってからでも行うことができます．超音波検査は重要な発育不全を検出することができますが，皮質では検出しにくくなります．しかしながら，脳性まひにおいては，皮質の発育不全が最も重要であるため，超音波検査単独では限界があります．超音波検査では不確かな部分を，あとからMRIでフォローするべきです．CTにも，皮質の発育不全を検出するには限界があります．しかし，超音波検査が不適応となる年齢の子どもに対してもCTは使用することができます．

病変は，脳性まひの約75%の原因となります．約55%は脳室周囲の白質病変です，そして，約20%は，皮質もしくは深部の灰白質病変です．上述したように，これらの病変は周産期（出生前，出生時，出生直後でさえ）に生じます．このように，画像診断は病変の発生・進展を提示できる可能性があります．それは，細胞腫脹のあいだの若干の時間，細胞死，そして細胞の分解（病変の末期）です．

脳室周囲の白質病変は，おもに早産児に認められます．2つのおもな現象に区別されます．(1) 脳室周囲白質軟化症（PVL．脳室に沿った組織が破壊され，瘢痕化します），(2) 脳室内出血（IVH）または出血後の障害です．超音波検査はIVH自体を検出することには有用ですが，IVHが原因で生じる組織の破壊範囲を示すには感受性が高くありません．この点，CTやより感受性が高いMRIは，大出血後，長期間にわたって作用を示すことができます．3つの神経画像処理技術のいずれも，PVLの初期の発生を検出するには，あまり感度が高くありません．いわゆる嚢胞性PVL（脳室周囲組織の間隙変性による重症型）だけは，全3つの技術を用いて早くから検出することができます．PVLとIVHの末期は，MRIで最もよく検出されます．PVLの全範囲を検出できるのは，髄鞘化が完成する年長の子どもにおいてのみだという点に注意することが重要です．超音波検査は新生児に利用でき，繰り返し実行することができるので，脳室周囲の白質病変の早期診断のために選択されます．それに対し，MRIは，脳の髄鞘化が完成する1歳半～2歳になって確定診断のために選択されます．**図4.5**は，超音波検査とMRIで例示した同時期の嚢胞性PVLです．

皮質または深部の灰白質病変は，おもに満期出生時の出生時期に生じます．それらは，重篤な出生時仮死の典型的結果です．早めの同定は，皮質障害では困難です．しかし，全体の脳腫脹（浮腫）

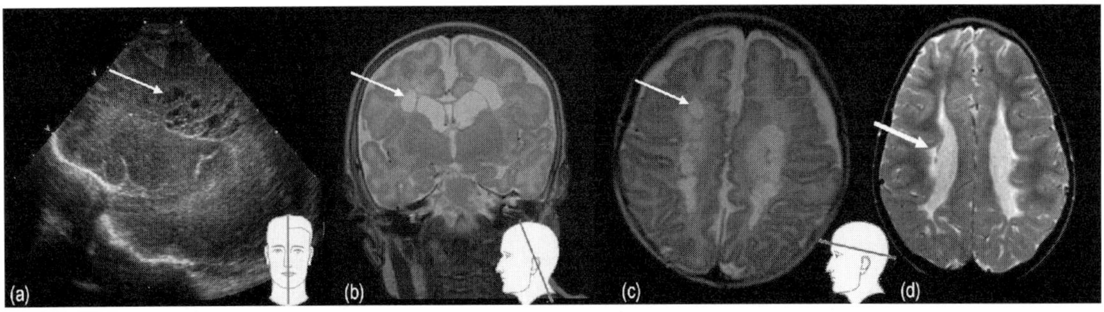

図 4.5 これらの像は，31 週で産まれ，のちに重篤な両側性痙直型の脳性まひとなった子どもの超音波画像とMRI であり，さまざまな時期の重症病変（嚢胞性脳室周囲白質軟化症）を例示しています．
5 カ月の超音波画像（a）：脳の深部で脳室の傍に嚢胞が見えます（矢印）．
同時期の MRI 画像：前額面（b）と水平面（c）で嚢胞が見えます（細い矢印）．
6 歳時の MRI 水平面像（d）：組織の損失と瘢痕化（太い矢印）を伴った脳室周囲白質軟化症の末期です．

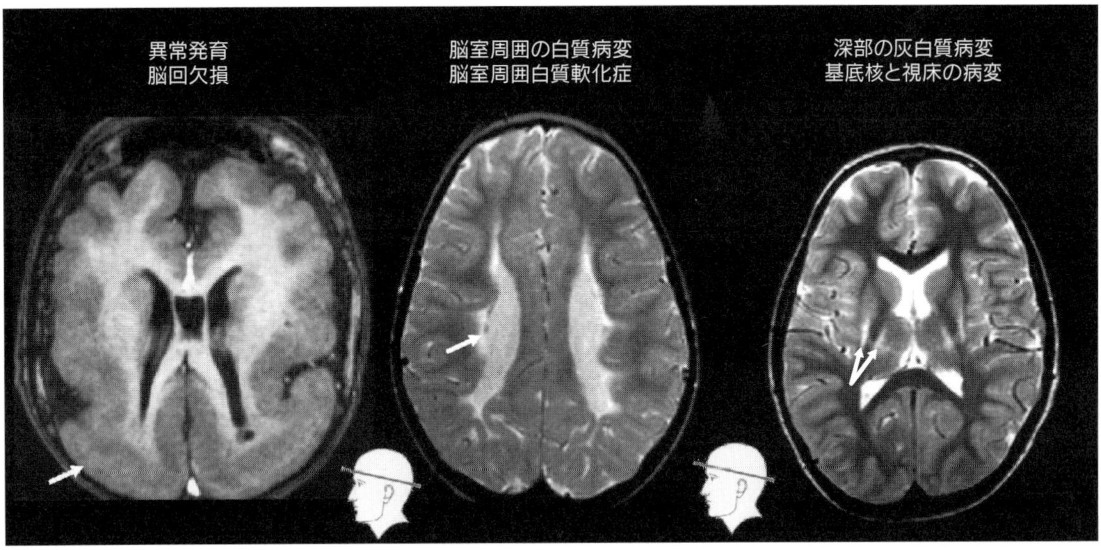

図 4.6 脳性まひで見つかる脳異常の 3 つの重要な例．画像診断時，子どもはすべて 5 歳以上でした．
左：厚く，非回転性の皮質を伴った脳回欠損（滑脳症）（T1 強調像）．
中央：脳室周囲の組織損失と瘢痕（矢印）を伴った脳室周囲白質軟化症．
右：**図 4.3**（T2 強調像）と同じ基底核と視床の病変．

は皮質障害を伴う広範囲な脳外傷の指標とすることができ，超音波検査，CT または MRI によって検出することができます．初期では，病変の確かな範囲は，まだ見ることができません．深部の灰白質病変は MRI によって最もよく検出できます．しかし，これが急性発症後の 8～10 日以内では検出できない点に注意することが重要です．皮質であれ深部であれ，灰白質病変の範囲は MRI で確実に見ることができます．そして，繰り返しますが，検出の最善のときが，髄鞘形成のあとにある点に注意することは非常に重要です．

図 4.6 は，これらの 3 つを例示しています．

結論

神経画像は，脳性まひの診断において非常に重要です．MRI は，異常な神経性徴候により，脳性まひが疑われたか，脳性まひと診断された子ど

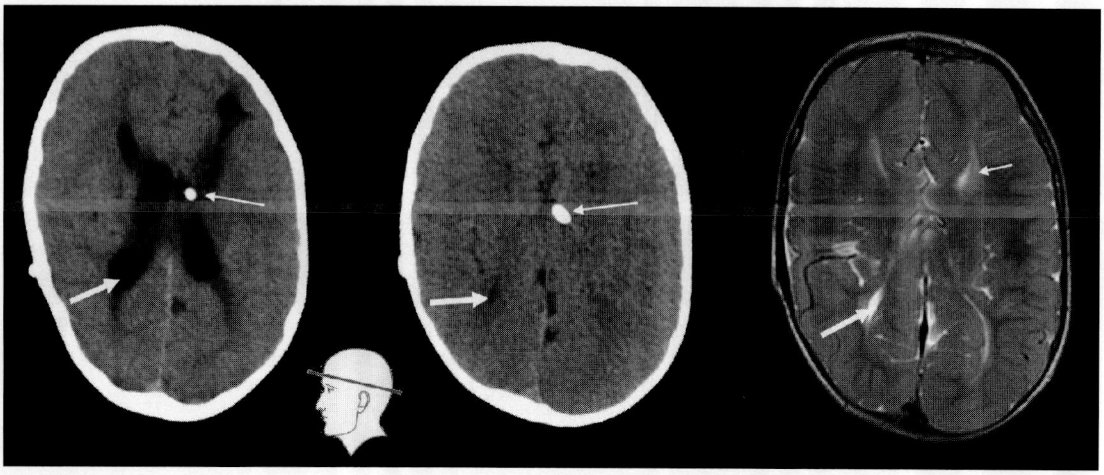

図4.7　シャント機能不全が疑われた3歳児〔のちに，頭蓋内圧亢進（嘔吐と頭痛）にいたります〕のCT画像（左図）．実際に脳室は拡大しており（太い矢印），比べてみると6カ月前のCT画像（中央図）では脳室は非常に小さい状態でした（太い矢印）．子どもは，重篤な心室内出血ののちに，水頭症を呈した未熟児です．中央のCT画像と同時期のMRI（右図）では，皮質と白質の境界がわかりやすく，グリオーシス（神経膠症．小さくて細い矢印）が見えます．それは脳室周囲白質軟化症の所見です．しかしながら，シャント（長くて細い矢印）はCTスキャンにおいてのみクリアにみられます．

もにおいて選択されます．こうした状況において，MRIには，内在する脳外傷を示す可能性が85%あります．

CP児の系統的画像診断研究から，CP児の約10%に脳の発育不全が存在することが示唆されました．それが遺伝的要因の可能性があることを認識することが重要です．

しかしながら，大多数（約75%）のCP児において，病変（第3三半期または周産期の損傷による障害）が認められます．この病変の存在は，(1)状態は永続的であるが，非進行性および非遺伝的であること，(2)一般的な運動障害とさらなる問題（たとえば，てんかん，視覚の障害または重篤な学習障害）の程度，を明らかにすることの助けとなります．

CP児の一部（約15%）において，MRIでは明白な病理所見が明らかにできません．それは正常であるか，特定のものではない所見を示します．そのような状況では，以下の2つの点が重要です．

1. 得られる像は十分でしょうか？ 2歳以前に検査をした場合，病変が，進行中の髄鞘形成により詳細に描写される可能性がないため，再検査をしなければなりません．
2. 脳性まひの臨床診断は確実でしょうか？ 2歳以降に行われたMRIで正常であるかどうか特定できない子どもは，常にほかの診断（たとえば進行性遺伝病）に関して，慎重に経過観察されなければなりません．そしてそれは，異なる治療と遺伝学的カウンセリングを必要とする可能性があります．

超音波検査は，依然として進展性病変を表す新生児に選択されます．子どもはあまりストレスを感じず，しかも反復検査が可能です．しかしながら，所見は，その後，MRIによって確認・評価される必要があるでしょう．

CTには，脳性まひの診断に限られた役割があります．たとえば，胎児期感染後の結果として，石灰化を検出することが重要である場合のような特定の状況で使われる可能性があります．それは，早産児におけるIVHの合併症としてしばしばみられる高圧水頭症の診断や，フォローアップのような深刻な状況の画像診断のための基本的方法です（**図4.7**）．

追加図書

Ashwal S, Russman BS, Blasco BA et al. Practice parameter : diagnostic assessment of the child with cerebral palsy. Neurology 2004 ; 62 : 851-863.

Barkovich AJ, Kuzniecky RI, Jackson GD et al. Classification system for malformations of cortical development. Neurology 2001 ; 57 : 2168-2178.

Krägeloh-Mann I. Imaging of early brain injury and cortical plasticity. Exp Neurol 2004 ; 190 : 84-90.

Krägeloh-Mann I, Horber V. The role of MR imaging in elucidating pathogenesis of cerebral palsy-a systematic review. Dev Med Child Neurol 2007 ; 47 : 144-151.

第5章

5

脳性まひのてんかん

Renzo Guerrini・Simona Pellacani

章の内容

定義と用語

てんかんは，発作の反復によって特徴づけられます．子どもにおけるてんかんの原因と臨床における領域は，きわめて広いです．**ボックス5.1**では，一般的な専門用語を用いて発作について記述しています（Blumeら 2001，Fisherら 2005）．そして可能な範囲で，特異的なてんかん型または症候群に分類しています（Commission 1989，Engel 2001）．症候群は，固有のてんかん性状態を定義している徴候と症状の複合体です．症候群分類は，発作型，臨床背景，神経生理学，神経画像処理（Commission 1989，Engel 2001）を基礎として述べられます．てんかんは，以下のとおりに分類することができます．(1) 焦点性（部分）：臨床および脳波図（EEG）徴候が限局性発症を示唆する場合（Engel 2001），(2) 全般性：すべての発作とEEG異常が全身的である場合．症候性てんかんは脳病変から生じますが，それが神経画像処理によって必ずしも検出されるというわけではありません．脳性まひは，症候性てんかんのおもな原因の1つです．

ボックス 5.1

主要な用語の定義（Engel　2001，Fisherら　2005 を改変）

てんかん

慢性反復するてんかん発作と，神経生物学的，認知的，心理的，および社会的症状を特徴とする脳の障害です．てんかんの定義としては，少なくとも 1 回のてんかん発作の発生が必要です．

てんかん発作

脳の異常かつ過剰な活動，または脳の同期性の神経活動の結果として，一過性に生じる自覚的・他覚的徴候です．

てんかん発作型

特有の病態生理学的機構と解剖学的な基質を象徴すると信じられている発作性活動です．これは，病因的，治療的，および予後の意味による診断的疾患単位です．

てんかん症候群

固有のてんかん症状を示す自覚的・他覚的徴候です．症候群は，まさにその発作型以外の症状を含まなければなりません．したがって，たとえば前頭葉発作は，それ自体では症候群を構成しません．

てんかん性疾患

単一の，特有かつ明確な原因をもつ病態です．よって，進行性ミオクローヌスてんかんは症候群です．しかし，ウンフェルリヒト・ルントボルグ病は疾患です．

てんかん性脳症

てんかん様異常自体が脳機能において進行性障害の一因となると考えられている状態です．

良性てんかん症候群

容易に治療されるか治療の必要がない，また後遺症がなく寛解するてんかん発作が特徴の症候群です．

反射てんかん症候群

すべてのてんかん発作が感覚刺激によって誘発される症候群です．自然発作も伴う，焦点的および全般的なてんかん症候群で生じる反射的発作は，発作型として記載されます．単発的な反射的発作は，てんかんの診断を必ずしも必要とするわけではない状況で生じることもありえます．ほかの特別な状況（たとえば，熱またはアルコール離脱）によって誘発される発作は，反射的発作ではありません．

焦点発作と症候群

“部分発作”と“局在関連の症候群”という用語に取って代わります．

単純部分てんかん発作と複雑部分てんかん発作

これらの用語はもはや推奨されませんし，置き換えられません．発作性意識障害は，個々の発作で適当なときに記述されますが，特異的な発作型を分類するためには用いられません．

特発性てんかん症候群

てんかんだけである症候群で，脳構造病変またはほかの神経性徴候・症状がありません．これらは，遺伝性であると推定されており，一般に年齢依存的です．

症候性てんかん症候群

てんかん発作の原因が，脳の 1 つ以上の構造的病変である症候群です．

推定症候性てんかん症候群

症候性であると考えられていますが，定義するための原因がない症候群に用いられる“原因不明”と同義で，しかしより好んで使用される用語です．

脳性まひにおけるてんかんの疫学

てんかん学者たちは，脳性まひがてんかんを伴う頻度が最も高い神経障害であると認識しています．しかしながら，脳性まひをもつ子ども（以下，CP 児）の介護者の立場では，CP 児のてんかんの

ボックス 5.2

部分運動発作の特徴

定義

部分発作は，臨床的・脳波的変化が大脳半球の一部に限局した，神経単位ニューロン活動を表しています．CP 児において，大脳皮質の運動野はしばしば損傷を受け，それはてんかん発生帯に関係しています．したがって，運動徴候が最初または唯一の症状である焦点発作の頻度が高いのです．意識（反応または認識）が損なわれないとき，発作は単純部分的な運動発作と分類されます．子どもで感受性が鈍く（あるいは意識不明に）なる場合，一般に，発作は複雑部分的な運動発作と分類されます．

誰にそれらは起こるでしょうか？

部分的な運動発作は，ほとんどの CP 児で観察される可能性がありますが，一般的には，片まひ児に最もみられやすいです．

主要な特徴

臨床症状には，単純である場合（反復的攣縮）と，複雑である場合とがあります（複雑な運動パターン）．

焦点性運動症状は，マーチ（ジャクソンマーチ．すなわち体節の限局性単収縮に始まり，一般に遠位の，そして隣接する部分まで徐々に拡大すること）を合併する場合があります．運動，姿勢および発声（話し言葉の発声または停止）についての徴候がある可能性もあります．

期間

数秒から数時間（限局性てんかん重積持続状態）までと，変化しやすいです．

可能性がある合併症

発作が非常に長くなった場合は，発作後の片まひ，または片側不全まひ，あるいはより制限された運動障害を合併しやすく，それらは数分から数時間，あるいは数日間続く可能性があります．

頻度が脳性まひのタイプによって15～60%（Aksu 1990, Hadjipanayisら 1997, Stephanson 1997）のあいだで変化するということを知っておくことはより有益でしょう．Hadjipanayisら（1997）の一連の研究では，四肢まひの50%，片まひの47%において，てんかんがみられましたが，痙直型両まひで合併しているのは，わずか27%でした．異なるカテゴリーでは，痙攣後の半身不随〔片側痙攣・片まひ（HH）症候群〕でてんかんの頻度が最も高く（80%）なります（Aicardiら 1969）．異常運動型脳性まひでは，てんかん発作の合併はわずか約25%です．失調型で32%，アテトーゼもしくはほかの異常運動型で11%（Kyllerman 1981）で，失調型のほうがより合併率が高くなっています．両まひの早産児におけるてんかんの発生率は，上記と同じ11%の低さでした（Amessら 1998）．おそらくこれらの症例では，深部の白質病変が優勢でしょう．

てんかん発作と主要なてんかん症候群

すべての種類の発作が，CP 児に起こる可能性があります．発作には，単一症状と，複雑な総体的症状とがあります．

部分運動発作

部分運動発作は，片まひで最も頻度が高い（73%）ですが，ほとんどのCP児で観察されます．臨床症状は，単純（痙攣性筋肉運動）である場合と，複雑（複雑に筋群が組み合わさって動く）である場合とがあります（**ボックス 5.2**）．部分運動発作の原因であるてんかん性放電は，比較的小さい皮質野に限局される可能性があり，また起源の部位から比較的遠くの隣接領域へ放散される可能性があります．単純な間代性（反復的，周期的）および緊張性（1つの体節が固くなる）の症状がしばしば最初から存在するか，最初の短期間の強直性収縮ののち，間代性になる可能性があります．

間代性痙攣発作は，短い筋収縮（50～200 ms）と弛緩が交互に起こり，単収縮または攣縮が，隣接する体節に周期的に生じることが特徴です．単に強直性部分運動発作だけが起こる場合もあります．また，半身のすべての部分で，影響を受ける可能性があります．運動の皮質領域のそれぞれの大きさから，発作は母指，指，唇，眼瞼，および足の親指に優先して生じます．子どもにおいては，とくに顔面，舌，咽頭，喉頭の筋肉の病変と，それに伴う流涎，言語障害がよくみられます．ある発作においては，痙攣は狭く，限局性のまま（たとえば，1つの体節または1肢）です．

部分運動発作は，数秒から数時間のあいだまでと，さまざまです．長いときは，一般に間代性です．長い発作ののち，発作後の片まひ，またはより制限された運動障害がよくみられますが，それは数分から数日間まで続く場合があります．

片側性間代発作は，子どもの時期に頻度が高いです．それらは，半身のほとんど，またはすべての筋肉の周期的な攣縮が特徴です．攣縮は，ときどき非常に軽い場合があり，その場合は眼球または口唇筋にだけ生じます．

不応症は，常にではありませんが，しばしば観察され，初期に生じる場合や，徐々に生じる場合があります．自律神経症状（蒼白，多汗，または唾液分泌過多）は高い頻度で合併します．発作後の片側不全まひがまだみられますが，発作が治まるにつれて，意識は急速に回復する可能性があります（Dravet 1992）．

運動発作は，非対称性で強直性の運動障害を呈することもあります．運動性部分発作では，頭部や眼球が一方向へ回転します（Wyllie ら 1986）．反復発声，または大きなうなり声を上げるかもしれません．そして，一部の人は発作のあいだも話そうとするかもしれません．また，強直性収縮が弛緩すると，すぐに返答することが可能であるかもしれません（Bleasel, Lüders 2000）．しかしながら，スピーチが停止することのほうが，より一般的です．頸部・体幹の部分発作が継続したことにより，強度の変形と筋収縮とともに，ゆっくりとした身もだえするようなジストニア運動につながる可能性がある，自発的な活動がまだ維持されています（Bleasel, Lüders 2000）．一般に，発作のあいだ意識は保持されます，しかし，反応が低下し，身体が硬直し，全身の間代性収縮を伴った二次的な全身発作に移行する可能性があります．発作時間は短時間です（一般に10～40秒）．そして，発作後錯乱がまれに観察されます（Bleasel, Lüders 2000）．

焦点発作は，自然な運動に似ている，おもに体幹，骨盤と近位四肢を含む，両側性の姿勢運動が特徴です．したがって，両側に非対称的に生じる運動が特徴の，強直性，間代性またはジストニア運動とは異なります．反復運動と自律運動の特徴的パターンは，キックする，自転車を漕ぐ，叩くように動かす，脚を交差したり開いたり揺らしたりする，性器をいじる，特有の反復発声を行うなどです．「過運動発作」という用語は，これらすべての現象を述べるために紹介されました（Lüders ら 1998）．

意識が保存される単純部分発作とは対照的に，意識変容は複雑部分発作の特質であると古典的に考えられてきました．しかしながら，意識変容は広範囲な発作で示されますが，その起源や領域はわかっていません（Munari ら 1980）．

典型的複雑部分発作は，恐れを伴う，初期の上腹部てんかん感覚，口部摂食性自動症（噛む，吸う，口唇を動かす運動），凝視するような意識変容と発作後錯乱が生じます（Mohamed ら 2001）．

言語を獲得した子どもにおいて，優位半球が傷害されると，失語症がしばしば観察されます．

年少の子どもにおいて，自動症（減運動発作）がないのに運動活動が減少するのは，顕著な特徴である場合があります（Hamerら 1999）．

発作後睡眠は，子どもに頻度が高く，非てんかん性発作に関する鑑別診断のために大きな関連があります．

点頭てんかん

点頭てんかんは特殊な発作型です．おもに出生後1年以内に発症しますが，その後もしばしば観察されます．一般に，それらは従来の抗てんかん薬に耐性を示し，発達遅延，発達障害，そしてヒプスアリスミアのようなEEGパターン（発電時の混沌とした乱れ）と関係しています（**ボックス5.3**）．ウェスト症候群においては，これらのすべての要素が一緒に起こります．しかしながら，点頭てんかんでは，典型的EEG，または発達上の問題がない場合があります．

点頭てんかんは「上肢の内・外転を伴った，短時間（0.5～2秒）の強い頸部の屈曲・伸展運動を反復する一群」と表現されます．ときどき，とくに発作の初めに，スパズムは単に反復性の上方への眼球偏位として現れます．最初に上方への眼球偏位が生じ，続いて頸部，体幹，上肢へと徐々に症状が進行することが1回の発作のなかでしばしば観察されます．発作は2，3の部位から多数の部位で生じ，1日のなかで何回も繰り返されます．一連の発作のあと，子どもは一般に疲れきります．非対称性スパズムは，しばしば片側優位性または非対称の脳病変と関連しています（Kramerら 1997）が，片側性病変によって対称性スパズムが起こる場合もあります．ほかの発作型とは共存しえます．発達の遅れは，小児では約70％で，スパズムの発症に先行します（Arzimanoglouら 2004）．社会的微笑の消滅，視覚的注意の欠如（Kramerら 1997），自閉的な引きこもりは，スパズムの発症に伴ってしばしば観察されます．疝痛，驚愕反射，モロー反応，または肩をすくめることの誤診は，依然としてしばしば起こります．痙攣の持続期間はさまざまであり，治療と，ほかの発作型に進化するかの寛解の傾向に影響します．急速な自然寛解はまれです．スパズムは，3歳までに約50％で，そして5歳までに90％で消失します（Cowan, Hudson 1991）．

予後は，治療よりもその原因に依存します（Guerrini 2006）．

CP児の好ましくない予後因子は，早期の発症（生後3カ月以内），スパズム以外の発作の既往，非対称のEEG（Saltikら 2002），そして初期治療に対する反応後の再発です．

良好な予後の指標は，典型的ヒプスアリスミア，治療に対する急速な反応，そしてスパズムの発症後に退行しないこと，または退行期間が短期間であることです（Kivityら 2004）．

ボックス5.3

点頭てんかんの特徴

定義

一般に，頸部，体幹，四肢の筋肉に急激な両側屈筋側または屈曲-伸展筋収縮を伴う，特徴的な発作疾患です．発育の遅延・停滞・退化と，ウェスト症候群でもみられるEEGパターン（ヒプスアリスミア）が確認されます．

誰にそれらは起こるでしょうか？

必ずではありませんが，一般に1歳未満の乳児です．

主要な特徴

しばしば集団的に生じる，対称性または非対称性の攣縮です．とくに目覚めるときに起こりやすいですが，日中しばしば繰り返されます．また，上肢の外・内転運動や下肢の大きな激しい屈曲運動を伴う，頸部の屈曲・伸展運動です．ときどき，とくに発作の初めに，痙攣は単に反復性の上方への眼球偏位として呈されます．

期間

数回の攣縮からとても多くの攣縮まで，種々の発作が1日のあいだにしばしば繰り返されます．

可能性を伴う合併症

より重篤な症例では，1日のあいだに何回も発作が生じる可能性があります．そして，長期にわたる症例では，一種のてんかん重積持続状態が生じます．この状態では，一般的に，相互作用する子どもの精神運動機能と能力が退行します．

ボックス 5.4

全般性発作の特徴

定義

全般性発作では，最初の臨床検査および脳波検査の変化が両半球の病変を示します．意識（反応または認識）は障害される可能性があります．そして，この機能障害が最初の徴候である場合があります．運動徴候は，あるとしても両側性です．

誰にそれらは起こるでしょうか？

全般性運動発作は，発作型の 75%でみられる，失調型または四肢まひ児に多くみられます．

主要な特徴

・ミオクローヌス発作

短時間で，孤立または反復する攣縮です．全身に生じるか，または体幹筋（肩と頸部）で優勢です．

・全般性間代発作

1 秒につき約 1 回の攣縮が周期的に全身に生じます．意識喪失を伴います．間代性筋収縮の強度はさまざまで，場合によっては，単純な眼球攣縮，または遠位四肢の限局性単収縮に限られている可能性があります．

・全般性強直-間代発作

突然に，全身を最大に硬くし（一般に数秒間続く），間代性痙攣に移行します．子どもにおいて，痙攣発作の強直相はむしろ周期的な高周波で，間代発作に似ている“振動する”傾向があります．

・非定型欠神発作

ゆっくり頭を垂れて，よだれを流し，“空虚”な印象がある意識障害です．

期間

ミオクローヌス発作は短時間で，一般に 1/10 秒です．しかし，2～数回の小さな発作が繰り返される可能性があります．全身性間代発作には可変的な期間があります．

可能性を伴う合併症

重いミオクローヌス性発作およびアトニー発作の両方によって，急に転落する可能性があります．全般性間代発作，とくに遷延性発作のあとの意識障害は，嗜眠状態または睡眠としてしばしば観察されます．頻回の意識消失がある場合は，非発作的状態に移行する可能性があります．その場合，子どもは無反応か高度な無関心になります．

患者の約 80%には，認知または行動に関する機能障害が残存しています（Kivity ら　2004）．そして，それはCP 児の全体的な予後を悪化させます．

子どもの約 50%はほかのてんかん型を有しています．

点頭てんかんは，まれで，予後不良で，早期発症する早期乳児てんかん性脳症や早期ミオクロニー脳症などとは区別されなければなりません（Arzimanoglou ら　2004）．

全般性運動発作

全般性運動発作（全身の徴候がみられます）は，失調型，あるいは四肢まひ児でよくみられます．脳性まひの 75%で，さまざまなタイプのてんかんを合併します．一般に，CP 児で観察されるおもな全般性発作型は，強直発作，間代発作，強直-間代発作と非定型欠神発作（**ボックス 5.4**）です．発作は，単一で生じることもあれば，1 人の CP 児でさまざまな発作型が組み合わさって生じることもあります．

レノックス・ガストー症候群は，短期の強直・脱力発作，非定型欠神発作，全般性遅棘徐波複合型 EEG が特徴です．その発生率は，3～5 歳のあいだにピークに達します．認知的・精神的な機能障害の頻度は高くなります．約 40%に，点頭てんかんの既往があります．強直発作は，とくに睡眠のあいだで頻度が高く，2，3 秒から約 15 秒まで続く一過性無呼吸を伴った，全身硬直，開眼，眼球の上方転位が特徴です．子どもの覚醒時に起こる強直発作は，激しく崩れ落ちる原因となりえます．脱力発作によって急に姿勢コントロールを失うことも，崩れ落ちる原因になります．脱力発作は珍しい現象で，レノックス・ガストー症候群で生じる傾向があります．脱力発作は，筋活動の突然の抑制が特徴です．脱力発作によって転倒する場合，頭部外傷を防ぐ姿勢反応が生じないため重傷になります．突然崩れ落ちる発作の原因が強直性か脱力性かの判別においては，臨床的観察のみによるか，または EEG と筋活動（EMG）の同時サンプリングをしながらビデオ-EEG を記録することがしばしば必要となり，困難を伴います．より重篤な発作型の基礎をなしている病態生理学的機序によって，薬物療法の選択が変化する可能性があるため，適当な分類分けが重要です．

ミオクローヌス発作では，短時間（一般に 1/10 秒）の攣縮が，全身または体幹（肩や頸部）に優位に，単独あるいは反復して生じます．子どもが驚くか，よろめくか，転倒するかは，攣縮が生じる部位，持続時間，強度に左右されます．CP 児におけるミオクローヌス性攣縮は，増強した驚愕反応にも起因し，それは痙縮に関連があります．てんかん起源のミオクローヌス性攣縮と増強した驚愕反応とを区別するためには，しばしばビデオ-EEG と EMG 記録を必要とします．

全般性間代発作の特徴は，約 1 秒につき 1 回の攣縮が周期的に全身に生じることと，意識消失です．それらの持続時間はさまざまで，そして攣縮の周波数は徐々に小さくなります．間代性筋収縮の強度は非常にさまざまで，場合によっては，単純な眼球の攣縮，あるいは四肢遠位筋の限局性単収縮に限られている場合があります．とくに遷延性発作のあとの意識消失と睡眠はしばしば観察されます．

全般性強直-間代発作は，突然，全身に急激な強直が生じ（一般に数秒間持続する），その後間代発作が続くことが特徴です．子どもにおいて，痙攣発作の強直相はむしろ高頻度律動性収縮で，間代発作に似て“振動する”傾向があります．

非定型欠神発作の特徴は，ゆっくり頭を垂れて，よだれを流し，“空虚”な印象がある意識障害です．脱力の要素が存在すると，子どもはゆっくりと姿勢制御を失って倒れる傾向があります．欠神が繰り返されると非発作的状態に移行する可能性があります．そこでは，上述したように症状は準連続性となる傾向があり，子どもは，感受性が鈍くなるか高度に無関心になります．

てんかん重積持続状態

てんかん重積状態は「30 分以上続いて，ベースラインの中枢神経系機能への発作間の回復がない，再発性発作」と定義されます（Blume ら 2001）．てんかん重積持続状態症状の発症の約 70％は最初の発作です．

てんかん重積持続状態は，運動徴候（痙攣性）を伴う場合と伴わない場合（非痙攣性）があります（**ボックス 5.5**）．しかしながら，この差異が必ずしもはっきりしているというわけではありません．痙攣性重責状態は，ときに，うとうとしていて反応がない子どもにおいて，限局性単収縮または眼球攣縮だけが症状として表れます．

非痙攣性重責状態は，運動活動の低下と不安定な姿勢コントロール，または完全な無反応として表現することができます．とくに発達遅延の子どもにおいて，微妙な症例はしばしば見過ごされます．それが長期にわたるとき，深刻な状態につながることがあるため，迅速な認識が非常に重要です．

熱性てんかん重積持続状態（すべての症例の 20 ～ 30％）は，てんかん発作や急性の中枢神経系感染の既往歴がなくとも，年少の子どもに起こります．CP 児にもそれは起こりえますが，既存の脳病変とは無関係です．多くの場合，脳障害の子どもに起こるてんかん重積持続状態は遠隔症候

ボックス 5.5

てんかん重積持続状態の特徴

定義

発作のあいだで回復が生じないくらい，発作が頻回に繰り返されるか，発作活動が長時間続きます．

誰にそれらは起こるでしょうか？

理論的には，既知のてんかんをもつどんな子どもも危険にさらされています．しかしながら，薬を中止したことと服薬コンプライアンスが不良であることが，てんかんの子どもで最も頻繁な誘因です．新規の症例はまれに観察されます．

主要な特徴

てんかん重積持続状態は，運動徴候がある場合（発作的状態）もない場合（非発作的状態）もあります．

期間

30 分以上．

可能性を伴う合併症

てんかん重積持続状態，とくに発作的状態は，医学的緊急状態であり，早期に判別・治療されなければなりません．

性です（すべての症例の 14～23％）．しかしながら，脳性まひはてんかん重積持続状態の主要な病原学的な要因ではありません．急性症候性てんかん重積持続状態（すべての症例の 23～50％）は，1 歳未満で発症したうちの 75％が，そして 3 歳以上で発症したうちの 28％が中枢神経系に影響を及ぼしている急性疾患を悪化させます．抗てんかん薬が不適当に選択される場合，または奇異反応の結果，ときどきてんかん重積持続状態を誘発することがあります（Guerrini ら 1998，Wong，Lhatoo 2000）．

一連の痙攣性てんかん重積持続状態を伴う代謝性・興奮毒性状態は，ニューロン損傷の原因となっていました．発作頻発状態は，てんかん重積持続状態に進行するかもしれません．

病院外での救急時に投与されるベンゾジアゼピンは，遷延性発作と発作頻発状態の抑制に効果的です（Alldredge ら 1995）．

入院前の治療としてジアゼパム座剤，ミダゾラム経鼻舌下剤，またはロラゼパム舌下剤がすすんで用いられてきました（Alldredge ら 2001，Livingston 2004）．しかしながら，それは嗜眠状態または睡眠，ときに心肺不全を生じさせるため，非経口治療は慎重に管理されなければなりません（Shorvon 2000）．

痙攣性てんかん重積持続状態はベンゾジアゼピンの投与に抵抗性があるため，常に投薬手順に従って治療されます（Working Group on Status Epilepticus 1993）．

EEG 記録は，非痙攣性てんかん重積持続状態の診断にとって不可欠です．非痙攣性てんかん重積持続状態は，ただちに致命的ではありませんが，すぐに治療を行わなければなりません．

診断

1. 問診は重要な診断手段です．年齢と神経状態に従って，脳の機能的な特徴によって予測される，一連の理論的兆候を収集しなければなりません．CP 児が，彼らの運動系機能を意味する痙縮や運動異常といった特有の運動パターンを呈することは，しばしば見落とされます．結果として，運動系を含んでいる発作活動は，正常な運動パターンを有する個々において獲得される古典的観察に期待されるようにではなく，同様の経路とパターンをとおしてしばしば明らかにされます．年長の子どもでは，直接質問することで自覚症状を明らかにすることができます．発作は，まさしく最初の発作症状の状態を詳細に説明されなくてはならず，その後，全体の流れと発作後の症状，発生の状況とその要因を含まなければなりません．両親は，発作を模倣したり，在宅での様子をビデオテープに記録したりするように依頼されることがあります．

2. 臨床検査では，神経学的検査，皮膚と眼球の評価，そして頭囲の測定を行わなければなりません．

3. EEG は，発作時の異常を明らかにする可能性があります．しかしながら，発作をこれまで有しなかった場合でも，発作間欠期異常が，健常児の 5～8％（Arzimanoglou ら 2004）にみられ，そしてそれはCP児でより高率に観察されるため，一部の例外を除いて，診断は基本的にEEGに依存しません．睡眠時EEGは，一般のEEGより60～90％まで陽性率を高めます．ビデオ-EEG記録は，EEG，筋電図，心電図，呼吸曲線，眼球電図と同時サンプリングすることによって，複合臨床症状を診断するために非常に役立ちます．長時間のケーブル遠隔測定法は，発作をとらえて，定量化するために必須です．納得のいく病歴があるとき，正常な発作間欠期脳波はてんかんを除外しません．表面EEGは，頭皮凸面から，実質的に調査できない内側脳基底面と内側皮質の電気的活動を標本抽出することができます．

国際抗てんかん連盟は，5つの部分または軸に分けられる診断方式を提案しました（Engel 2001）．診断軸は以下を含みます．発作症候の記述用語（軸1），てんかん発作型の詳しい説明（軸2），てんかん症候群（軸3），しばしば，てんかん発作または症候群を伴う疾患（軸4），そして，機能障害は世界保健機関のICIDH分類に基づきます（軸5）．それらの最新版は，国際抗てんかん連盟のウェブサイト（http://www.epilepsy.org）で閲覧することができます．

CP児におけるてんかんと非てんかん型発作の徴候の鑑別診断

CP児は，しばしばてんかんに類似した症状を示すため，てんかんと誤診されるような多くの運動徴候のリスクがあります（Stephenson 1997）．

誤診は頻度が高く，疑似治療抵抗性てんかんの重要な原因です（Metrickら 1991）．

てんかん発作がないCP児においてさえ，潜在的な構造的脳病変に関連がある，てんかん様活動を示す可能性があるため，発作間欠期脳波はほとんど役に立ちません（Perlsteinら 1953）．誇張された驚愕現象は痙縮を有する子どもでよくあることです．そして，それらは強いミオクローヌス反射または強直発作とよく似ています．突然の刺激と発作後相の欠如との関係は，一般には驚愕と発作を区別するのに十分ですが，一部の子どもには正確に評価するためにビデオ-EEGモニターが必要である可能性があります．強直発作が前の誇張された驚愕反応に密接に関連がある，驚愕誘発性のてんかん発作を示す子どもでは，正確な診断がさらに難しい場合があります．

点頭てんかんによく似た症状は，いわゆる反復睡眠で始まり，ときにてんかんの有無にかかわらず痙縮を有する子どもで観察されます（Fuscoら 1999）．これらの始まりは年少の子どもが寝入るあいだに周期的に繰り返される入眠時攣縮の病理学的増強を意味するかもしれません．ビデオ-EEGモニターがしばしば必要です．

反射的な無酸素性発作（Stephenson 1997）は，強直性または強直-間代発作としばしば誤診されます．重篤なジストニアを有する子どもでときどき観察されるさまようような眼球運動は，ミオクローヌス発作または欠神発作に併発する，上方への眼球偏位とよく似ている可能性があります．しかし，彼らはてんかんの脳活動の特徴を示しません．

胃食道逆流は，年少の子どもでは，嘔吐物の色の変化，呼吸数障害または徐脈として現れます．ジストニア姿勢や後弓反張は起こるかもしれません（Pranzatelli, Pedley 1991）．夜驚または夜泣きが，入眠から数時間して現れます．ベッドでおびえている数分間，子どもは叫びます．子どもがふたたび寝入るまで，安心させるよう試みますがうまくいきません．そして，子どもはその出来事を記憶していません．そのような現象は，しばらくのあいだ，定期的に起こることがありえますが，学齢期には消失します（Di Mario, Emery 1987）．てんかんと，前頭葉または前頭頭頂葉由来の睡眠関連発作の鑑別診断には，発作の記録を必要とするかもしれません．

てんかんの推移

図5.1に，CP児における，てんかんの推移の

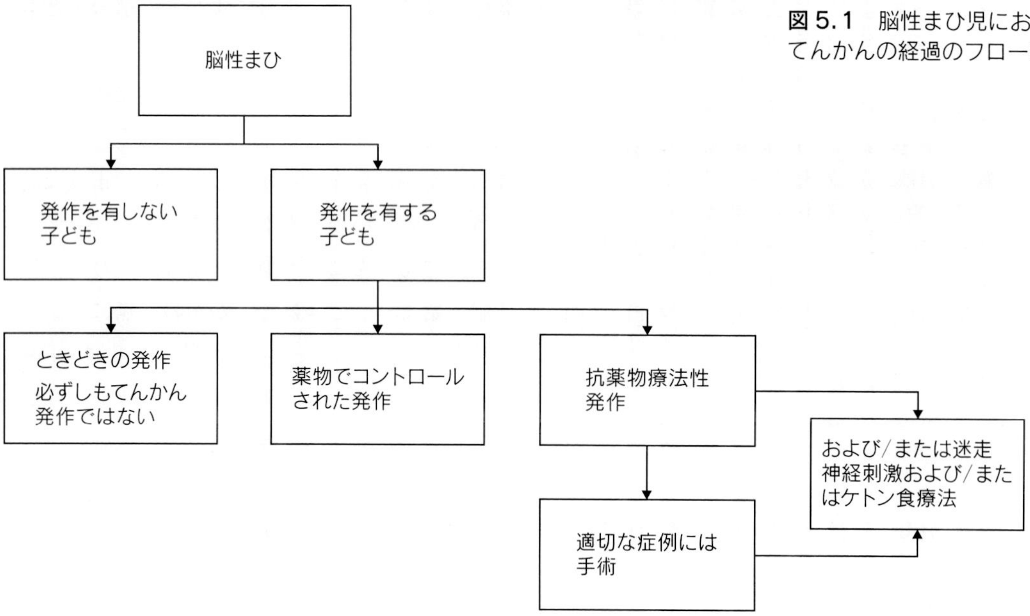

図 5.1 脳性まひ児におけるてんかんの経過のフロー線図.

簡単なフロー線図を示します.

CP 児におけるてんかんの発症は，一般に早期です．ある研究によると，50%は 2 歳以前に発症し，片まひでは，一般に，3〜5 歳で発症するとしています．これらの子どもにおけるてんかんの経過はさまざまでした．Delgado ら (1996) の研究では，531 例の脳性まひとてんかんをもつ患者のうち，2 年以上の寛解にいたったのはわずか 69 例 (12.9%) でした．ほかの研究では，症例によっては長期間を要しましたが，30〜40%とより高い寛解率が観察されました．しかしながら，比較的良性のてんかんは，CP 児，とくに片まひ児のなかに認められる可能性があります (Goutières ら 1972)．より重篤な発作が存在する場合，神経学的困難と認知的問題はより重度になる傾向があります．いくつかの研究は，発作と，増加している社会的拒否の不都合の結果，脳性まひに合併するてんかんが子どもの全体の障害をかなり悪化させると述べています．片まひ児において，てんかんの存在は，より重度で増加している認知問題と明らかに関係しています．Vargha-Khadem ら (1992) は，そのような子どもでは，発作がない CP 児に比べ，知能と記憶が低いレベルで機能することを示唆しました．脳病変が重度だがてんかんを合併していない症例に比べ，脳病変が軽度だがてんかんを合併している症例のほうが能力が低いことから，能力の低下は脳の障害の程度よりも直接てんかんと相関しているようです．Uvebrandt (1988) は，知的に問題がない片まひ児よりも，知的障害を合併する片まひ児ではてんかんの合併率が 5 倍であったと報告しており，Goutières ら (1972) は，てんかんを合併する片まひ児の 71.4%に知的障害があり，対して，てんかんがない場合は 28.6%に知的障害があったと報告しました.

しかしながら，脳性まひを伴うてんかんは，薬物療法が必ずしも困難ではありません．多くの研究は，より難しい症例を中心に実施されました．そして，発作消失率を評価した研究がこのような問題に対する偏った見方を提供した可能性があります．発作を消失させることは，脳病変が認められるどんな子どもにおいても難しいのです．しかし，限られた副作用の単純な抗てんかん薬治療を行って，発作頻度を最小化することは合理的な目標です.

痙攣発作が起こる場合，何をするべきでしょうか

1. 子どもが痙攣発作を有するとき，発作を止めるためにいかなる身体的拘束も用いてはいけません．

2. 子どもの口を開いたり，子どもの口に何かを挿入したりしようとしてはいけません．そのようなことは，子どもの嘔吐のリスクを増幅させ，そして子どもの歯と口蓋帆を傷つける可能性もあります．

3. 子どもの頭部と身体は，傷害を受けないように，堅く鋭い物体から保護されなければなりません．

4. 発作後，誤嚥や鼻部が塞がれることを防ぐために，子どもは半うつ伏せにしなければなりません．

5. 単純発作では，発作後に子どもを病院へ連れて行くことは不必要です．

6. 発作が短い間隔のなかで繰り返され，子どもが普段のような機敏性にまで回復しないようであれば，医師の診断を求めなければなりません．

いつ，抗てんかん薬を始めるべきでしょうか

治療を開始するという決定は，子どもの個々に合うように変えられなければなりません．単一特発性発作の多くの子どもでは，大きなリスクなしに，治療は保留できます．同様に，薬剤投与による治療効果がなく，加えて実際的な困難と副作用がある場合や，発達上の著明な機能障害を有し，てんかんが全体の病像に影響を及ぼさない軽度な場合は，おそらく治療されるべきではないでしょう．連続する発作が差し迫った危険を有するならば，痙攣性てんかん重積持続状態はすぐに治療されなければなりません．とくに神経病学的に障害のある場合は，重篤な発作に関連した偶発死のリスクも考慮されなければなりません（Camfieldら 2002）．臨床的に明らかであるか，てんかんによって認知障害が継続する場合，治療を延ばすことは荒廃的な結果をもたらすかもしれません（Binnie 2003）．

薬物療法の目的を設定すること

治療の目的は，てんかんの種類と発作の重症度によってかなり異なります．

1つの薬で，そして最も便利で安価な形で，副作用のない発作をコントロールすることは，おそらく多くのCP児における合理的な目標です．そのような目的のための薬物選択は，ほとんど変化しません．

複合および重篤なてんかんのためのおもな治療目的は，必ずしも完全な発作コントロールであるとは限りません．そのような姿勢は，薬の段階的拡大や，より重度な認知面の副作用を伴う，多剤療法の増加を導くかもしれません．そして，その結果は，発作のそれよりさらに悪い場合があります．大量の多剤療法によって発作が悪化するリスクが増幅します（Beghiら 1987，Guerriniら 2002，Guerrini 2006）．したがって，目的は発作頻度を減らすことでなければなりません．そして，最高の生活の質を保証します．それは，薬の認知面の副作用と内因的な重症度，発作の頻度のバランスの結果，生じなければなりません．**表5.1**では，より一般的に用いられる薬を提示しています．

抗てんかん薬治療のモニタリング

とくに鎮静の副作用に注意を払いながら，定期的に臨床管理をすることは必須です．血中濃度をモニタリングすることは，一般的には必要とされません（Aicardi 1998）．しかしながら，特定の薬を使用し，特定の状況下であるときは，てんかん学者はこの血中濃度測定を推奨します．とくに，抑制不能な痙攣や，臨床的に毒性や薬物同士の相互作用が疑われる場合には，服薬コンプライ

アンスを評価するためにも薬物モニタリングが求められます．

単独療法では，薬物の血中濃度が治療域下にある，発作がない子どもであれば，投薬量調整は必要ありません．反対に，薬物抵抗性症例では，用量は血中濃度を考慮することなく，臨床耐性の制限まで増量されるべきです．ある薬では血中濃度が役に立たず，またある薬では血中濃度の解釈が難しいことがあります．一度薬物の投与を逸した場合は，その投与量を次の投薬時に加えなければなりません．

抗てんかん薬の認知的・行動的影響

てんかんをもつ子どもにしばしば起こる認知障害は，抗てんかん薬に部分的に起因しています．認知に関するいくつかの抗てんかん薬の有害な用量依存的作用が自明であるにもかかわらず，子どもにおいては，ほんの少数の無作為化比較試験だけしかこの要因に対処していません（Loring, Meador　2004）．

明白な証拠は，フェノバルビタールを用いた治療を受ける子どもに，IQ スコアの低下がみられたことだけでした（Farwell ら　1990，Sulzbacher ら　1999）．そのような効果は，薬物離脱で可逆的であることが示されています，しかし，学業成績の永続的な低下は，認知機能の長期間にわたる低下の改善が期待できないことを示唆します（Sulzbacher ら　1999）．

カルバマゼピンは IQ には影響を及ぼしません（Riva, Devoti　1999）が，学業成績に影響を与えない程度に，子どもの記憶を損なう可能性があります（Seidel, Mitchell　1999，Bailet, Turk　2000）．

フェニトインは学業成績に対する影響は報告されていませんが，IQ にわずかに影響を及ぼす可能性があります（Loring, Meador　2004）．

バルプロ酸の記憶に対する影響は，フェニトインとカルバマゼピン（Forsythe ら　1991）に比べてほとんど報告されていませんが，十分に研究されてこなかった可能性があります（Loring, Meador　2004）．

新しい抗てんかん薬の，子どもに対する神経心理学作用について，科学的に述べた研究はありません（**表 5.1**）．

薬物療法の中断

寛解状態の子どもにおいて，抗てんかん薬を中断するための至適時を決定することは困難です．発作寛解ののち，少なくとも 2 年が経過しなければならないとする無作為化比較試験のエビデンスはあります（Sirven ら　2001）．しかしながら，特異的な症候群では，その再発率はさまざまです（Baruzzi ら　1998）．

ケトン食療法

ケトン食療法は，薬物抵抗性てんかんの子どもの治療において，有効性をもつことが示されました（Freeman ら　1998，Vining ら　1998）．しかし，比較試験は行われませんでした．どの症候群により効果的というわけではなく，リスクと有益性の評価のためにさらなる研究を必要とします．その機序は解明されていませんが，主として，脂肪栄養は長期的にケトーシスを維持します．そして，高濃度のケトン体を摂取することは，より良好な発作コントロールと相関していました（Huttenlocher　1976）．食事に過剰に制限がある場合は，結果として，下痢，ビタミン欠乏，腎結石，致死的な心筋症を招く可能性があります（Kang ら　2004）．

ホメオパシー

この治療では薬草を摂取させます．この治療が

表 5.1 子どもにおける抗てんかん薬（Guerrini 2006 から改変）

抗てんかん薬	1 日あたりの常用量（経口）mg/kg	1 日の常用回数	副作用	重大な毒性
カルバマゼピン	10～20	2～3	失調，二重視，発疹	無形成性貧血（まれ）
クロバザム	0.5～1.0 （最大 30 mg/day）	1～3	鎮静作用	
クロナゼパム	緩徐滴定：0.1 ～ 0.2	2～3	疲労，嗜眠状態，緊張低下； 行動障害，唾液と気管支過分泌	呼吸抑制（IV route のみ）
エトサクシミド	20～30	1～2	胃不快感，しゃっくり，発疹， かすみ目，頭痛	無形成性貧血（まれ）
フェルバマート	15～45	2	傾眠，摂食障害，胃不快感， 神経過敏	無形成性貧血（成人患者 100 万人あたり 300 人） 肝臓毒性（成人患者 100 万人あたり 164 人）
ガバペンチン	23～35	2～3	疲労，体重減少	まれに行動に関する問題：敵意
ラモトリジン	緩徐滴定： 5 ～ 15 （酵素誘導物質併用） 1 ～ 3 （バルプロ酸塩併用） 1～5（バルプロ酸塩＋インデューサー併用）	2	めまい，二重視，失調，傾眠，発疹	Stevens–Johnson 症候群， Lyell's 症候群
レヴェチラセタム	20～40	2	傾眠，無力，頭痛，摂食障害	精神症状（まれ）
ニトラゼパム	0.25～2.50	2	緊張低下，嗜眠状態，流涎	肺炎由来の流涎と呼吸
オクスカルバゼピン	30～45	2	傾眠，頭痛，失調，嘔吐， 低ナトリウム血症，発疹	
フェノバルビタール	新生児 15～20 IV 5 歳以上 3～5 5 歳未満 2～3	2 または 1 就寝時	行動障害，嗜眠状態，発疹が認知機能に影響する場合がある．全身毒性	過敏性反応（まれ）
フェニトイン	新生児 15～20 IV 3 歳以上 8～10 3 歳未満 4～7	2	失調，二重視，眼振，ざ瘡，歯肉肥大， 多毛，認知および鎮静効果， 末梢神経障害	巨赤芽球性貧血， リンパ腫，脳症， 舞踏病アテトーシス
プリミドン	10～20	2～3	行動障害，嗜眠状態，発疹が認知機能に影響を及ぼす可能性がある	貧血（まれ）
バルプロ酸ナトリウム	15～40	2～3	悪心と上腹部痛，振戦，脱毛症， 体重増加，高アンモニア血症	脳症，肝炎，膵臓炎（まれ）
スルチアム	5～15	2	失調，感覚異常	
チアガビン	0.5～2.0	2	めまい，腹痛，神経過敏，集中困難	非痙攣性てんかん重積持続状態
トピラマート	緩徐滴定：4～6	2	体重減少，感覚異常，情動不安定， 集中困難と喚語困難，発汗低下	腎結石
ビガバトリン	20～80 点頭てんかん 100～150	2	興奮，嗜眠状態，体重増加	精神病（まれ）， 視野欠損 （40%：臨床的に必ずしも検出可能ではない）
ゾニサミド	4～12	2	傾眠，めまい，失調，腹部不快感， 自発性減少，発疹，発汗低下	精神障害

IV：静脈内

有効か，または発作を増悪させるかについては，科学的に制御された試験がこれまでなされていないため，てんかんに用いることは推奨されません．

迷走神経刺激

迷走神経刺激は，薬物抵抗性てんかんを治療する補助的手段として使われる可能性があります．刺激発生装置を皮下に埋め込み，左の迷走神経に巻きつけた電極へ，調節可能なパルス刺激を発します（Crumrine　2000）．手術による処置が不能である，重篤なてんかんの子どもにおいて，興味深い結果が示されました．しかし，どのようなてんかん症候群に対して有効であるかはよくわかっていません．嗄声，咳や痛みといった副作用は，一般にコントロール可能です（Priviteraら　2002）．

外科治療

抗てんかん薬による薬物療法が困難である子どもにおいては，外科治療が有効なことがあります．

1. 切除手術とは，発作生成の原因となるニューロン集合体（てんかん焦点）を除去することです．
2. 対症的もしくは機能的な手術は，発作のコントロールを目標とするのではなく，発作活動の拡大を妨ぐか制限することを目的とします．

子どもにおいて，手術に有効性があるかどうかを決める場合は，いくつかの因子について考慮する必要があります．おそらく，より適切な薬物に限界があり，発症後2年を超えず，医学難治性が確認されなければなりません（Bergら　2003）．発作に関係する障害のレベルは，子どもそれぞれの臨床症状を基礎として確立されなければなりません．CP児において，てんかんの外科治療は，非常に少数の熟慮された症例にだけ必要とされます．

日常生活における必要な配慮とリスク

てんかんを有する子どもには事故の危険性が高まりますが，発作型と発作発症の時間によって，より事故の危険性が高いてんかん型があります．重篤なてんかんの子どもにおいては，特別な予防措置が必要です．台所と風呂場は自宅で最も危険な場所です．(1) 熱傷は，熱源に被いをして予防しなければなりません．(2) 入浴するとき，子どもを決して一人にしないでください（Sonnen　1991）．これらの特定の予防措置のほかに，個々の子どもに合わせて，合理的に制限を講じなければなりません．

全身麻酔が，てんかんの子どもに使われることがあります．しかしながら，発作閾値を下げる麻酔剤（たとえば，メペリジン，ハロタン，イソフルラン）は回避されなければなりません．若干の抗てんかん薬だけは，鎮静している子どもで静脈内投与することができます．てんかんがとくに活動的で，麻酔が比較的長い処置の予定であるとき，24時間の総摂取量に対応する薬物負荷が与えられなければなりません．難治性の子どもにおいては，外科的手術ののち，薬物モニタリングを行うことが勧められます．

参考文献

Aicardi J. Diseases of the nervous system in children, 2nd edn. Cambridge University Press, Cambridge, 1988.

Aicardi J, Amsli J, Chevrie JJ. Acute hemiplegia in infancy and childhood. Dev Med Child Neurol 1969；11：162-173.

Aksu F. Nature and prognosis of seizures in patients with CP. Dev Med Child Neurol 1990；32：661-668.

Alldredge BK, Wall DB, Ferriero DM. Effect of pre-hospital treatment on the outcome of status epilepticus in children. Pediatr Neurol 1995；12：213-216.

Alldredge BK, Gelb AM, Isaacs SM et al. A comparison

of lorazepam, diazepam, and placebo for the treatment of out-of-hospital status epilepticus. N Engl J Med 2001 ; 345 : 631-637.

Amess PN, Baudin J, Townsend J et al. Epilepsy in very preterm infants : neonatal cranial ultrasound reveals a high-risk subcategory. Dev Med Child Neurol 1998 ; 40 : 724-730.

Arzimanoglou A, Guerrini R, Aicardi J. Epilepsy in children, 3rd edn. Lippincott / Williams and Wilkins, Philadelphia, 2004.

Bailet LL, Turk WR. The impact of childhood epilepsy on neurocognitive and behavioral performance : a prospective longitudinal study. Epilepsia 2000 ; 41 : 426-431.

Baruzzi A, Procaccianti G, Tinuper P et al. Antiepileptic drug withdrawal in childhood epilepsies : preliminary results of a prospective study. In : Faienza C, Prati GL (eds) Diagnostic and therapeutic problems in pediatric epileptology. Elsevier Science, Amsterdam, 1998, pp.117-123.

Beghi E, Bollini P, Di Mascio R et al. Effects of rationalizing drug treatment of patients with epilepsy and mental retardation. Dev Med Child Neurol 1987 ; 29 : 363-369.

Berg AT, Langfitt J, Shinnar S et al. How long does it take for partial epilepsy to become intractable? Neurology 2003 ; 60 : 186-190.

Binnie CD. Cognitive impairment during epileptiform discharges : is it ever justifiable to treat the EEG? Lancet Neurol 2003 ; 2 : 725-730.

Bleasel AF, Lüders HF. Tonic seizures. In : Lüders HO, Noachtar S (eds) Epileptic seizures : pathophysiology and clinical semiology. Churchill Livingstone, Philadelphia, 2000, pp.389-411.

Blume WT, Lüders HO, Mizrahi E et al. Glossary of descriptive terminology for ictal semiology : report of the ILAE task force on classification and terminology. Epilepsia 2001 ; 42 : 1212-1218.

Camfield CS, Camfield PR, Veugelers PJ. Death in children with epilepsy : a population-based study. Lancet 2002 ; 359 : 1891-1895.

Commission on Classification and Terminology of the International League Against Epilepsy. Proposal for revised classification of epilepsy and epileptic syndromes . Epilepsia 1989 ; 30 : 389-399.

Cowan LD, Hudson LS. The epidemiology and natural history of infantile spasms. J Child Neurol 1991 ; 6 : 355-364 .

Crumrine PK. Vagal nerve stimulation in children. Semin Pediatr Neurol 2000 ; 7 : 216-223.

Delgado MR, Riela AR, Mills J et al. Discontinuation of antiepileptic drug treatment after two seizure-free years in children with CP. Pediatrics 1996 ; 97 : 192-197.

Di Mario FJ Jr. , Emery ES. The natural history of night terrors. Clin Pediatr 1987 ; 26 : 505-511.

Dravet C et al. Comments on an epileptic syndrome with unilateral seizures . In : Roger J , Dravet C , Bureau M et al (eds) Epileptic syndromes in infancy, childhood and adolescence , 2nd ed. John Libbey Eurotext, London, 1992 ,pp.273-277.

Engel J, International League Against Epilepsy (ILAE) . A proposed diagnostic scheme for people with epileptic seizures and with epilepsy : report of the ILAE Task Force on Classification and Terminology. Epilepsia 2001 ; 42 : 796-803.

Farwell JR, Lee YJ, Hirtz DG et al. Phenobarbital for febrile seizures-effects on intelligence and on seizure recurrence. N Engl J Med 1990 ; 322 : 364-369.

Fisher RS, van Emde Boas W, Blume W et al. Epileptic seizures and epilepsy : definitions proposed by the International League Against Epilepsy (ILAE) and the International Bureau for Epilepsy (IBE) . Epilepsia 2005 ; 46 : 470-472.

Forsythe I, Butler R, Berg I et al. Cognitive impairment in new cases of epilepsy randomly assigned to carbamazepine, phenytoin and sodium valproate. Dev Med Child Neurol 1991 ; 33 : 524-534.

Freeman JM, Vining EP, Pillas DJ et al. The efficacy of the ketogenic diet-1998 : a prospective evaluation of intervention in 150 children. Pediatrics 1998 ; 102 : 1358-1363.

Fusco L, Pachatz C, Cusmai R et al. Repetitive sleep starts in neurologically impaired children : an unusual non-epileptic manifestation in otherwise epileptic subjects . Epileptic Disord 1999 ; 1 : 63-67.

Goutières F, Challamel MJ, Aicardi J et al. Les Hémiplégies congénitales : sémiologie, étiologie et pronostic. Arch Fr Pédiatr 1972 ; 29 : 839-851.

Guerrini R. Epilepsy in children. Lancet 2006 ; 367 : 449-524.

Guerrini R, Belmonte A, Genton P. Antiepileptic druginduced worsening of seizures in children. Epilepsia 1998 ; 39 (suppl 3) : 2-10.

Guerrini R, Arzimanoglou A, Brouwer O. Rationale for treating epilepsy in children. Epileptic Disord 2002 ; 4 (suppl 2) : 9-21.

Hadjipanayis A, Hadjichristodoulou C, Youroukos S. Epilepsy in patients with CP. Dev Med Child Neurol 1997 ; 39 : 659-663.

Hamer HM, Wyllie E, Lüders HO et al. Symptomatology of epileptic seizures in the first three years of life. Epilepsia 1999 ; 40 : 837-844.

Huttenlocher PR. Ketonemia and seizures : metabolic and anticonvulsant effects of two ketogenic diets in childhood epilepsy. Pediatr Res 1976 ; 10 : 536-540.

Kang HC, Chung da E, Kim DW et al. Early-and late-onset complications of the ketogenic diet for intractable

epilepsy. Epilepsia 2004 ; 45 : 1116-1123.
Kivity S, Lerman P, Ariel R et al. Long-term cognitive outcomes of a cohort of children with cryptogenic infantile spasms treated with high-dose adrenocorticotropic hormone. Epilepsia 2004 ; 45 : 255-262 .
Kramer U, Sue W-C, Mikati M. Focal features in West syndrome indicating candidacy for surgery. Pediatr Neurol 1997 ; 16 : 213-217.
Kyllerman M. Dyskinetic CP. Ph D thesis. Department of Pediatrics, University of Göteborg, Gothenburg, Sweden, 1981.
Livingston JH. Status epilepticus. In : Wallace SJ, Farrell K (eds) Epilepsy in children, 2nd edn. Arnold, London, 2004, pp.290-303.
Loring DW, Meador KJ. Cognitive side-effects of antiepileptic drugs in children. Neurology 2004 ; 62 : 872-877.
Lüders H, Acharya J, Baumgartner C et al. Semiological seizure classification. Epilepsia 1998 ; 39 : 1006-1013.
Metrick ME, Ritter FS, Gates JR et al. Nonepileptic events in childhood. Epilepsia 1991 ; 32 : 322-328.
Mohamed A, Wyllie E, Ruggieri P et al. Temporal lobe epilepsy due to hippocampal sclerosis in pediatric candidates for epilepsy surgery. Neurology 2001 ; 56 : 1643-1649.
Munari C, Bancaud J, Bonis A et al. Impairment of consciousness in temporal lobe seizures : a stereoelectroencephalographic study. In : Canger R, Angeleri F, Penry JK (eds) Advances in epileptology : XIth Epilepsy International Symposium. Raven Press, New York, 1980, pp.111-114.
Perlstein MA, Gibbs EL, Gibbs FA. The electroencephalogram in infantile CP. Am J Phys Med 1953 ; 34 : 477-496.
Pranzatelli MR, Pedley TA. Differential diagnosis in children. In : Dam M, Gram L (eds) Comprehensive epileptology. Raven Press, New York, 1991, pp.423-447.
Privitera MD, Welty TE, Ficker DM et al. Vagus nerve stimulation for partial seizures. Cochrane Database Systemat Rev 2002 ; 1 : CD002896.
Riva D, Devoti M. Carbamazepine withdrawal in children with previous symptomatic partial epilepsy : effects on neuropsychologic function. J Child Neurol 1999 ; 14 : 357-362.
Saltik S , Kocer N , Dervent A . Informative value of magnetic resonance imaging and EEG in the prognosis of infantile spasms . Epilepsia 2002 ; 43 : 246-252 .
Seidel WT , Mitchell WG . Cognitive and behavioral effects of carbamazepine in children : data from benign rolandic epilepsy . J Child Neurol 1999 ; 14 : 716-723 .
Shorvon SS. The treatment of epilepsy. Blackwell Science, London , 2000 .
Sirven JI, Sperling M, Wingerchuk DM. Early versus late antiepileptic drug withdrawal for people with epilepsy in remission. Cochrane Database Systemat Rev 2001 ; 3 : CD001902.
Sonnen AEH. How to live with epilepsy. In : Dam M, Gram L (eds) Comprehensive epileptology. Raven Press, New York, 1991, pp.753-767.
Stephenson JBP. CP. In : Engel J Jr, Pedley TA (eds) Epilepsy. A comprehensive textbook, vol.3. Lippincott-Raven, Philadelphia, 1997, pp.2571-2577.
Sulzbacher S, Farwell JR, Temkin N et al. Late cognitive effects of early treatment with phenobarbital. Clin Pediatr 1999 ; 38 : 387-394.
Uvebrandt P. Hemiplegic CP. Aetiology and outcome. Acta Paediatr Scand (Suppl.) 1988 ; 345 : 5-100.
Vargha-Khadem F, IsaacsE , Van der Werf S et al. Development of intelligence and memory in children with hemiplegic CP. The deleterious consequences of early seizures . Brain 1992 ; 1115 : 315-329.
Vining EP, Freeman JM, Ballaban-Gil K et al. A multicenter study of the efficacy of the ketogenic diet. Arch Neurol 1998 ; 55 : 1433-1437.
Wong IC, Lhatoo SD. Adverse reactions to new anticonvulsant drugs. Drug Safety 2000 ; 23 : 35-56.
Working Group on Status Epilepticus. Treatment of convulsive status epilepticus. Recommendation of the Epilepsy Foundation of America. JAMA 1993 ; 270 : 854-859.
Wyllie E, Lüders H, Morris HH et al. The lateralizing significance of versive head and eye movements during epileptic seizures. Neurology 1986 ; 36 : 606-611 .

役立つウェブサイト

In English

Epilepsy Foundation (USA) :
www.epilepsyfoundation.org

Epilepsy Therapy Development Project (USA) :
www.epilepsy.com

International Bureau for Epilepsy :
www.ibe-epilepsy.org

National Centre for Young People with Epilepsy (UK) :
www.ncype.org.uk

National Society for Epilepsy (UK) :
www.epilepsynse.org.uk

In French

Bureau français de l'épilepsie :
www.bfe.asso.fr

In Italian

Associazione italiana contro l'epilessia :
www.aice-epilessia.it

第6章

6

両親の問題

J Bavin・Eva Bower

章の内容

受容の問題

障害児を欲しいと望む親はいません．私たちはみんな，生活している競争社会で上手くやっていけるような，丈夫で，顔立ちが良く，頭の良い子どもを望んでおり，そのことが“親の自慢（誇り）”です．それどころか私たちは，コンペティション（コンテスト）を開催してまで最も美しい赤ちゃんを見つけようとします．しかし，それは驚くべきことではなく，両親は妊娠中にどんな子どもが生まれてくるかを心配し，何らかの障害をもった子どもが生まれてこないだろうかと悩むこともあります．

両親の悩みは，たいてい厳しいものです．最初は，怒り，罪悪感，恥じらい，絶望，自分自身を哀れむような感情にさいなまれ，そしてその状況から逃れたいという苦悩を抱くようになります．こうした感情は子どもや親自身の生命を絶つような思いに結びついてしまうことさえあるかもしれません．そうした状況にいたる悩みが耐え難いものであれば，子どもを全面的に拒絶したり，子どもの障害を否定したり，さらには子どもが誰かほかの親の子どもじゃないかと信じ込んだりするかもしれません．

自分を責めるような疑問が次々と押し寄せるようになります．たとえば，「私はどんな悪いことをしたの？　どうして私にそんなことが起こるの？　私の何が悪いの？」というように．その答えは悩みを少なくすることにはなりません．「たぶん私は普通の子どもが産めないんだ．私の骨盤が小さいから子どもの脳に損傷をきたしてしまったんだってみんながいっていたもの．私は決して結婚してはいけなかったんだ．健常児を授かったほかの母親がなんて憎たらしいんだろう」．そうして，それからより多くの疑問を抱くようになります．「おお，どうしてこんな恐ろしいことを考えるんだろう．私はなんて人だろう．子どもが母親を必要としているのに，この子の育児を放棄しようとしていたなんて」．

初期の混乱は，悲しみ，寂しさ，孤独といった感情に代わり，失われた健常児を切望するようになります．こうした悲嘆の過程が続くなかで，自分たちが望んでいた子どもに恵まれなかったことに少しずつ順応していくものの，実際の子どもはそこに横たわり，日々のケアを必要としています．

親がこの明らかに悲惨な状況に順応する過程は，障害児だけでなく，家族みんなの将来にとっても決定的に重要な意味をもちます．多くの親が子どもに対して相反する感情を抱くことは驚くことではありません．つまり，ときには健常児と同じように愛情を注ぎ，またあるときには悩みや不安を感じたり，拒否したりするような感情さえ抱くこともあります．というのも，これは子どもを愛し，必要と望んでいるのに，子どもの障害を望まず，悩んでいるからです．親は，奇跡的なケアを施してくれる医師や病院があれば，買い物に行くかのように子どもの問題を解決しようと行動するかもしれません．重い罪悪感にさいなまれ，その悩みを和らげるために，罪のない子どもの障害を何とかしようと行動するかもしれません．つまり，次の２つの方法のいずれかを選択するでしょう．１つは，子どものケアを奴隷のように献身的に行い，人生のすべてを捧げることによって自分自身を罰すること，もう１つは，医師，ソーシャルワーカー，教員にその罪を押しつけ，彼らの怠惰や過ちを怒って責めることです．ときには，その両方を行うこともあるでしょう．

満足のいく順応が急速に達成されなければなりません．さもないと，子どもの障害がより悪化したり，家族の幸福や人生が部分的あるいは全体的に破壊されたりしかねません．

悩みをもつ親のほとんどは，専門家のサポートを受けないまま悩みを和らげようとする傾向がありますが，これは障害児と親の関係を歪めるような犠牲を払うことになりかねません．これらの関係は感情的・社会的に普通のままが理想的ですが，できるだけ直面する障害を克服するように子どもを援助する必要があります．

このことは，親が，どんな困難や問題を伴ったとしても，ありのままの子どもを受け入れること，障害児が，健常児と同じように愛され，受け入れられることの必要性を意味しています．普通に受け入れることで，最も望ましい環境の下，子どもの個性を育める楽しい親子関係が築かれます．長期的に見て，親しみがあって，社会的に役に立つようになれば，自信をもって社会に立ち向かえるようになります．つまり，社会的に受け入れられるということは，身体的に完全とか頭が良いとかいうことではありません．出生児に障害があろうがなかろうが，しっかりした家族関係があれば，子どもは幸福であり，大人の社会的な役割を果たすことは容易です．最初の家族関係が幸せで安定したものであれば，教育的な意味における学習も十分円滑に行えます．

順応

子どもの障害についての話を聞かされたときの最初のショックは，その家族を支援しようとする医師が，初期の多くの問題を抱えている時期に，思いやりをもって丁寧に対応すればかなり軽減されます．今日でも，多くの家族は，医師のこうした援助を受け入れようとしませんが，徐々にその傾向は改善しつつあります．もし両親がすでに医師の援助を受けていても，さらに援助を必要とする場合は，SCOPE（在英国，脳性まひ患者協会），MENCAP（在英国，全国知的障害児者協会），あるいは類似したボランティア機関に連絡してみてください．そうすると，それぞれの団体の各支部が適切な専門サービスとの調整を図ってくれます．

最初の悩みが少なくなると，きっと家族は生まれてきたばかりの障害児のために，最も行うべき課題について考えるようになるでしょう．おそらく家族にとって最も重要なことは，両親の協力関係がしっかりしていることです．両親が子どものケアに関する責任を十分に共有することは何よりも重要です．親の一方が，他方を非難したり，あまりかかわってないと感じたり，すべての責任を１人で負ったりするような傾向があれば，悲惨な状況を招きかねません．母親は父親に比べてすべての責任を負いがちであり，父親はそうなることを任せる傾向にあります．母親は，9カ月間*自分の胎内で子どもを育てながら，まだ生まれてきていない子どもの健康を維持するためにすべきことに加え，損傷を予防するためにしてはならないことに関するすべてのことを聞かされています．したがって，妻や母親としてのいたらない点に苦しみや罪悪感を抱きやすく，子どものためのケアを１人でも負わなければならないと信じ込んでしまいます．残念ながら，医師は子どもの障害のことを父親１人に明かし，父親から母親に話をさせようとするため，子どもはまさに母親の問題，妻の悩みは父親の問題であるという印象を与えてしまい，そのことによって母親１人が責任を負うような傾向はいっそう強くなります．

理想的には，両親が一緒になって，すべての困難や喜びを共有することを決心し，お互いに支え合うようにしていくべきです．子どもやお互いの心構えについて率直に話し合い，お互いの気持ちを共有することができれば，どれだけ母親の慰めになるのかということを父親はしっかりと認識しなければなりません．さらに，両親は子どもに対するのと同じように，自分たちも助け合う必要があるのだということを最初から理解し，夫婦として楽しむことをやめてはいけません．両親は，余暇時間を一緒にあるいは別々に過ごすこと，友人とのつきあい，社会的な活動，性生活，またほかの子どもたちとの愛情あふれる関係などをとおして，お互いによりいっそう親密な関係を保つ必要があります．障害児やその兄弟姉妹，あるいは両親にとって，普通の家庭生活ほど心を満たしてくれるものはありません．障害児に施すケアのために家族みんなが犠牲になるようというような考えはなくすべきです．過保護な親が必要以上に負担を感じていると，子どもを悩ませ，そのことが家族みんなを同様に苦しめることになります．最悪の場合，過度なストレスのために，ゆくゆくは家族が崩壊してしまうかもしれません．障害児を中心とした家庭のなかで，居場所を失った父親は，安らぎを求めてどこかほかの場所を見つけて，家族から離れてしまうことさえあるかもしれません．兄弟姉妹は，障害児のニーズを中心とした家庭を想像して，戸外で楽しむようになるかもしれません．

メモ：障害児も，ほかの子どもと同じように感情的・社会的なニーズを抱いています．子どもが必要としているのは，息苦しくないほどの愛情，甘やかしすぎない程度のケア，そして何よりも，成し遂げたり，自制したり，社会で自立した大人として認められたりするための社会的な成長の機会なのです．

---

* 訳注：数え方の違いにより，日本では妊娠期間が10カ月とされているのに対して，英国では9カ月とされている．本書では，原著通り「9カ月」と記載した．

羞恥，当惑，社会的孤立

子どもの障害のことを聞かされると同時に両親が直面する1つの問題として，親戚，友人，あるいは近隣の人たちにどのように話をしたらよいのかということがあります．その答えは，まぎれもなく真実を伝えることです．あなたは医師が真実を話してくれることを期待するでしょうから，あなたも同じようにするべきです．医師はときに，両親が悲嘆することを恐れて真実をごまかしてしまうことがあります．また，両親も自分自身や友人の困惑から免れるためにごまかしてしまうことがあります．あなたが病院から自宅に子どもを連れて戻ってきたとき，友人や近隣の人たちは様子を見に訪ねてくるものですが，子どもの障害のことを話し損ねると，次回はもっと難しくなります．あなたはほかの兄弟姉妹を含めた，訪ねてくるすべての人たちに対して，医師から聞かされた，手足が弱いとか，心身両面にかなりの障害をもっているとか，すでに発作のための治療を受け始めているとかいうことなどを，できるだけ自然に話すようにしてください．あなたは何も恥じる必要はありません．何人かの人は手助けしてくれたり，共感してくれたりします．これに反して，「子どもは元気です」と嘘をついてしまうと，あなたと友人とのあいだに壁を作ってしまうことになります．時がたつにつれ，見た目でどこか悪いことがわかりはじめると，ますますいろいろな人に会いにくくなります．周りの人たちは，あなたが病気のことを気づいていて，あまりにも困惑していてほかの人に話したがらないのではないかとか，あなたが障害のことを気づいていないのかもしれないと思ったりします．その場合，母親が気づいていないと思ったとしても障害のことを指摘しようとは思わないはずです．あなたは次第に社会的に孤立するようになり，気まずさのためにほかの人たちを避けるようになるでしょう．

もちろん何人かの人たちの手助けは見当違いのことがあるかもしれません．何人かの人は，診断が間違っているはずだとあなたを説得しようとして，「どうしてそんなに早期に判断できるの？」とか，「良くなりますよ」などというかもしれません．友人が共感するときには，あなたが思いやりをもって接し，希望的観測だけでは何も治せないことをわかってもらわないといけません．

もしあなたが素直な気持ちでいろいろな人と話ができるようになれば，手助けしてくれる友人，親戚，近隣の人たちとの輪がすぐに広がっていきます．そして，その人たちの関心，問い合わせ，援助の申し出は，あなたや家族のとても大きな支えとなります．これとは違った経緯をたどる場合，社会的困惑はますます増加するため，社会とかかわることにも苦痛を感じ，社会的に孤立して，家の中に閉じこもりがちになるようなまずい状況を作ってしまいます．もしあなたが社会とのかかわりを維持し，さらに広げたり，強めていったりするようにすれば，ときおりみられる理解や知識や思いやりに欠ける少数の人からの拒絶や中傷を受けたとしても，十分耐えられます．あなたではなく，彼らのほうがおかしいのです．ただ，あなたに苦痛を与えたことで彼らを憎まないで，理解を促すように努めてみてください．地域において障害児の両親が自然でごく普通に振る舞えば，おそらく障害児や両親の要求を公に知ってもらう大きな力となり，いまだに存在する偏見や無知をなくすことができます．

援助を受け入れること

年長の障害児をもつ両親は，しばしば誰も援助をしたがらないことを嘆きます．しかし，多くの人は機会があれば援助しようと思っています．まず初めに，彼らにうまく働きかけてみてください．援助をお願いしたり，援助の申し出を受けたりするときには高慢な態度にならないようにしてください．夕方，夫婦で外出から戻ってくる際，時間を守るようにしてください．友人に子守りを頼み，外出を楽しんできてください．もしあなたが，「誰もこのように援助してくれない」とか，「子どもの世話をすることができるのは私以外にいない」とか，「痙攣に対応できるのは私だけ」だとか，「どんなときにも子どもと一緒にいられるのは私だけ」というようなことを思っているのであれば，ほとんどの場合，あなたが不必要な言い訳をしているに過ぎません．

母親が自分自身に過剰な負担をかけるのは，子どものためにならないばかりか，家族全体の将来の幸せをも危機にさらすことになります．どんな家族でも，母親が疲れ果て，過剰な負担によりイライラしているのであれば，幸せにはなれません（自分自身を苦しめているのはたいてい母親です）．ベビーシッターを何人か探すことです．もし見つけられないようであれば，保健師，開業医，あるいはソーシャルワーカーが誰かを紹介してくれます．おそらく居住地区の親の会がほかの子どもの世話をしている人から誰かを手配してくれます．ベビーシッターには，子どもが要求していること，起こりうることなどの対処方法について，十分説明してください．10歳代の人でも，機会さえあれば容易にこの仕事を引き受けてくれます（とても快く引き受けてくれることが少なくありません）．地域の人たちも援助する機会がなければ，障害児の問題を本当に理解することはできませんし，思いやりをもって援助しようとはしません．

社会的受容：究極の目的

両親の悩みが減少し，子どものためにできるだけのことを何とかしてみようと決心したなら，そのときは何をやっていくかについてしっかりと考えなければなりません．障害児はだんだん大人になっていきます．大人になるにつれて，幸福感は自分自身が社会的に受け入れられているかどうかということによって決まります．友人をもち，地域社会で暮らしながら働くことができ，余暇活動や地域活動に積極的に参加することができれば，子どもは幸せです．逆に，友人が1人もおらず，周囲から奇妙だとか，幼稚だとか，攻撃的だとか思われ，あるいは不快な行動によって，知人を含め周囲からも避けられるようであれば，子どもは不幸だといえます．両親にとって最も大切なことは，究極の目的である，障害があってもできるだけ，ほかの大人と同じように立ち居振る舞いができるまで育て上げる，ということを最初から認識し，忘れないようにすることです．そのことはほかの人が考えているよりもはるかに実行可能なことです．奇妙な行動，とくに年齢に相応しない多くの行動は，現実的に社会では受け入れられにくく，または，受け入れられないこともあります．

しかし，「子どもがどのように行動したらよいのかを十分理解できるほど賢くなかったらどうしたらいいの？」と母親は思うかもしれません．でもそんなことは決してないので，それを信じてはいけません．社会に適した立ち居振る舞いを身につけていくのに，賢さはそんなに必要ではありません．必要なのは，子どもが何を期待されているのかを疑うことのないような明確な学習の場を提供し，首尾一貫したトレーニングを行うことだけなのです．

最初の人間関係を確立すること

社会的な受け入れは家族のなかから始まり，子どもはそのなかで最初のあるいは最も重要な人間関係を確立します．これらの経験はほかの人との関係に影響し，初期の社会的な経験が満足できるものであれば，人格形成が促進されます．感情的，あるいは社会的な視点からみても，障害児のニーズは，健常児ととくに変わりません．子どもには愛情とケアが必要ですが，必要以上の愛情やケアは必要ありません．子どもたちにとって，哀れんだり，感傷的になったり，まとわりついたり，息もできないほど抱きしめたり，悲しんだり，過保護になでたり，ぴったり寄り添ったりするようなことは，必要なことではありません．もちろん，最初は，身体的な触れ合いが必要であり，やさしい言葉かけや全体的な身体のケアも必要です．しかし，くつろいだ気分で喜びに満ち，受け入れられるようでなければ，子どもは愛情を注がれることはなく，十分とはいえません．というのも，子どもは母親の気分にとても敏感で，母親の声や取り扱われ方からそのことを十分感じ取るからです．

とても早い時期から子どもは自分自身の権利をもつ１人の人間として独立し始めます．子どもはただ無力で受動的なわけではありませんので，もし，障害をもっているならば，見たり聞いたりし始めたわずかな兆候を観察したり，それに気づいたりすることは大変重要です．また，日常経験の繰り返しを予測することも大切です．子どもはすでに母親や社会について学習し始めています．

変化する人間関係

子どもの成長について論じたり，その重要性を強調するようなことは，非常によく行われていますが，親の成長が同様に重要であることについて論じる人はほとんどいません．一般の親子関係が時とともに絶えず変化していくことは明らかなはずです．生後2週間の子どもにふさわしい親の態度は，6カ月児にはふさわしくありませんし，5歳児であればなおさらふさわしくないことは明らかです．「まだ赤ちゃんです」とか，「もっとあとでも間に合います」とか，「まだ理解できません」などといわないように注意しましょう．こうした言葉が，障害を否定したいと思うところからくるのも仕方がないのですが，結果として子どもを“幼児化”する傾向を作ってしまい，無力だと弁解しようとするために子どもを赤ちゃんとして考える（そのようにかかわる）ようになります．悪いことに，そうしたかかわり方が子どもの無力な状態を助長することになり，成長が遅れてしまいかねません．たとえ，進歩の過程にあったとしても遅れてしまいます．

発達可能な領域において子どもが発達すればするほど，それと比較してほかの障害部位はより顕在化してきます．本当の姿が次第に明らかになっていくのを直視するのには勇気がいります．一方，長いあいだ障害を隠そうとして子どもを全体として，また変化のない無力なままでいさせようとすれば，頑張って自立しようとする子どもの権利を否定することになります．いろいろなものに目を向け，声を出し，周囲の環境を手で触れて探索している常々の頑張りをやさしく励まし，望ましい成長のために，子どもとの関係を少しずつ変えていかなければなりません．月単位，あるいは年単位でいままでできなかったことが，母親の巧みな思いやりのあるかかわりの下で少しずつできるようになっていきます．子どもが母親に頼りきらないようになることそのものが親の愛情です．

いつか子どもは母親なしで生活するようになるでしょう．たとえ重度の障害をもっていたとしても，いずれ自立していくための準備ができていくことでしょう．社会的発達の面で，家族以外の仲間を必要とし，楽しむようになります．そして，成長した子どもは情緒的にもう親を必要としなくなるでしょう．

大人として自立するための究極の目的は，母親の温かく，やさしい，励ましのあるかかわりといった，安心できる環境において達成されます．そして，子どもが自信をもっていろいろなことを成し遂げられるよう，努力をたたえながら，徐々に，そのうえ着実に進めていかなければなりません．

指導者としての母親

すべての子どもたちは，行動に影響を与える母親やそのほかの人たちとの社会的な絆を深めるためにも，母親とは頻繁に親密に触れ合う必要があります．生後間もないころ，母親が子どものそばで，実際に普段から頻回に行う食事を与えたり，抱っこしたり，なだめたりするような行為は，赤ちゃんが最初に喜びを感じるものとなります．母親の表情，声，匂い，皮膚接触などは，何ものにも代えがたい非常に価値ある，うれしいものであり，それゆえに，子どもの意欲を高めることになります．子どもはこれらの刺激を期待し，探し求め，要求するようになりますが，もしそれがまったくみられなければ母親は不安を抱えるようになります．実際，子どもは，目を覚ましているときには，たいてい安心して，母親との触れ合いの喜びに満ちています．少したつと，子どもは自分の周りの状況を少しのあいだ確認し始めます．もし困ったときには，母親がそばにいて，やさしく元気づけてくれたり，見守ってくれたりすることがわかると子どもは安心します．

子どもたちの社会的発達の過程が重要なことは明らかですが，同様に，知的発達においてもそれは重要です．学習は５歳になって学校で始めるわけではなく，生まれたときからすでに始まっています（生まれる前からという人もいます）．最も重要なこと（子どもへの働きかけ）は，母親によってすでに自然に，無意識のうちに行われていることです．子どもに向かって顔を近づけて話しかけることは，ぼんやりと辺りをながめている子どもに対して，１つの意味のある刺激に集中させ，きわめて重要な能力を授けることになります．そのとき，子どもは紛らわしい無関係な感覚をふるいにかけながら，１つの問題に注意を払うようになります．また，用心したり，考えたり，予測したりすることを学び，そのあとでいろいろなことを探索しながら手でいじり，試すようになります．こうしたことで，初めのうちは，子どもに反応を返す母親の顔に注意を払うことから喜びを得ていますが，このような有益なかかわりをとおして，社会的に適応していきます．

この過程は，そのあとのすべての学習の基本としてなくてはならないものです．一つひとつの刺激に対して，しっかり注意を払わずに学習するのは不可能です．このことは，ほかの刺激に紛らわされず，それぞれの刺激の関連性を見いだすように，関連する刺激に集中していくことを意味しています．母親の顔というのは，近づけば，周りにあるほかのものを消してしまう力があります．ときには，ほかに何もできなくなってしまいます．毎日が同じことの繰り返しにはなりますが，母親の顔はいつも動いており，興味をそそられ，関心を引きつけます．顔の形や色，輝く瞳が魅力的なのです．母親には慣れ親しんだ音，匂い，やさしい肌の触れ合いもあります．これとは対称的に，子どもを受け入れようとせず，悩んだり，嫌悪感を示したりするような母親を想像してみてください．子どもはほとんどの時間を寝かされたまま，やさしく触られることも，愛情をもって話しかけられることも，なだめてもらうこともありません．そうした刺激の少ない環境におかれた子どもが，無感動で，好奇心に乏しく，惨めで，人にも反応を示さなくなるのは当然のことです．これでは効果的な学習も考えられませんし，子どもから刺激や経験を求めて，体験してみようという意欲を引き出すこともできなくなります．

遊び

どのような子どもにとっても遊びが重要であることはよく知られていますが，今日では，親が子どもとの遊び方を学ぶ機会はほとんどありません．

遊びとは「自分の周りのものを楽しみながら知ることができるもの」と定義されます．もし，自分がやっていることに興味をもち，楽しければ，たいした苦労もなく積極的に続けることができます．逆に，退屈だったり，同じことの繰り返しだったり，難しすぎたりするようであれば，子どもはすぐに大変だと思ってしまうので，我慢するようにいい聞かせ，強制して続けることができるようになれば，ご褒美を与えるようにします．

子どもにとっての遊びの本質は，親と子どもに共通した“楽しみ”でなければいけません．子どもが大人の働きかけによって笑ったり，興奮したりするときは，遊んでいるのと同時に学習していることにもなります．最初のころに最も喜びを与えてくれそうな遊びは，単純な身体の触れ合いによるもの（抱っこ，くすぐる，なでる，鼻をこする，キスをするなど），目に見える遊び（顔を近づけたり離したりする，口や舌や頭を動かす，隠れたり現れたりを繰り返すなど），声を出す遊び（歌う，やさしく話しかける，唇や舌を鳴らす，息を吹きかけるなど）のようなものがあります．これらの遊びを，「手を叩く」とか，「庭を回る」などのようなうまく構成された簡単な保育的なものに，少しずつ移行させていきます．父親もまた，子どもと遊ぶ必要があることを忘れてはいけません．父親は母親と違って，最初から少々荒っぽいやり方，たとえば，低い声で話しかけたり，少し異なった見方をしたり，子どもを抱き上げるなどの抗重力的な遊びをしたりするかもしれません．このことは，子どもに興奮といろいろな遊びを与えると同時に，男性としての違った態度に慣れさせることにもなります．

音がするおもちゃ（たとえば，ガラガラ，紙をくしゃくしゃにする音，トレーやカップをスプーンで叩く音など）も効果的です．というのも，子どもが音に興味をもつことはとても大切なことだからです．母親が子どもと一緒にいるときには，決して黙って接するのではなく，いつも話しかけることです．子どもに簡単なことを真似させようとしてはいけません．子どもには普通の会話のリズムや流れを聞かせましょう．そのあと，子どもが自分の“言葉”や“舌足らずの口調”で話すのを聞くと，うれしくてとても興奮するでしょう．たとえ，脳性まひをもつ子ども（以下，CP 児）のように口腔周辺の筋肉に影響を及ぼしていたとしても，意図的に繰り返される言葉よりも，自然に話しかけられるほうが，子どもは聞いていてもよく理解できるはずです．

子どもが口から音を出せば，たとえ，それがゲップの音や「クックッ」という喉の音であっても真似してあげることです．それからちょっとあいだをおいて，ふたたび，その音を繰り返してください．母親の反応を聞いて，子どもは笑うでしょう．子どもはもう音で遊んでいるのです．少しあとになると，子どもは母親に真似させようとして自分自身で音を出すようになるので，楽しみながらキャッチボールをするように音を投げ返してあげてください．次に，その音に変化を加えると，さらに子どもは真似をしようとします．そして，声を出す楽しさを覚えて，自分の出したい声を出すようになります．やがて上手に話すことを身につけていきます．

子どもの反応を待つということは，遊びや学習のなかではとても大切なことです．子ども自身にやらせる機会を与えずに，やってほしいことを我慢できずに先に示してしまうのはとても簡単なことです．何をするのかを子どもに示したら，子ども自身がやろうとするのを期待しながら，じっと待ってください．親がやってほしいと思っていることを子どもにわかってもらうことです．もし，子どもが親のしたことや声を真似ようとしたときには，その手順を繰り返して，もう一度待ちます．そうすると子どもは自分の番だということがわかります．精神的または身体的に（または両面で）障害が重度であればあるほど，励ましながら子どもにやらせようとするとき，待つことがより必要になります．急がせたり，すぐに繰り返させるようにすると，子どものやる気をなくさせてしまいます．そうすると，子どもは親の取り組みを受け身的にとらえてしまい，単なる傍観者と化してしまいます．

自立のスキル

遊びと同様の原則がここでも当てはまります．子どもを励まして1人でできるようにしていくためには，大変な努力が必要となります．これには忍耐と時間が必要になります．子どもが悪戦苦闘しているのに，あまりにも長い時間手助けもせずほったらかしにしていると，失敗のためにやる気をなくしてしまいます．また，子どものためと思って先にやってしまうのも人形扱いをしているようなもので問題です．まずは，子どもに手順をよく示し，子どもが自身の手と身体を使って課題を成し遂げるのを手助けしてください．こうした試みを繰り返すうちに，子どもは母親と一緒にやろうとするかもしれませんし，無駄な抵抗を示さなくなります．このとき，とくに，一連の動作の最後の部分で少しずつ手助けを少なくしていけば，子どもは自分の力ですべてのことをやり遂げるようになります．たとえば，スプーンを使って食事をするとき，初めはスプーンに母親の手を添えて口に持っていくようにします．それからスプーンで食物をすくい，口に運んであげます．これを数回繰り返したあと，子どもの口にスプーンが入る直前に母親の手を放すようにします．そうすると，子どもにもどのようにしたらよいのかがわかり，最後の仕上げを自分でやってくれるようになります．実際，このようにすれば，最後まで子どもが抵抗を示さず，成し遂げられるようになります．

生後間もない時期から，積極的に何でも自分でするように仕向けなければいけません．子どもに哺乳瓶や乳房を見せ，乳首が口に触れたら口を開けるように誘導してください．決して，力ずくで行ってはいけません．新生児は自分では何もできず，何もわかっていないと思うのはありがちなことです．とくに，障害をもっているような場合はなおさらです．興味をもたせたり，刺激したりして，探索のための動機づけをすることが乏しければ，子どもは意欲をなくしてしまいます．親の好き嫌いにかかわらず，子どもはいろいろなことを学習するようになります．もし，子どもが頑張ることを教えられなければ，何もしようとせず，寝たままの状態になってしまいます．そうなると，常に子どもが親に頼りきってしまうことを，親はよしと感じて満足感を覚えるかもしれません．しかし，このようなことは，子どもがいろいろなことを覚えたり，頑張ったり，障害を克服していったりする喜びに比べてつまらないものになります．

指導の原則

何かを教えようとする際は，以下に示す原則に注意すれば，その努力はよりいっそう効果的になります．

1. 赤ちゃんや年少の子どもであっても，母親と子どもが協力し合うことが必要です．したがって覚醒した状態で，母親と楽しみながら，課題に興味をもっていなければなりません．そのためにも，子どもが最もやりたがっていることを教えてください．たとえば，食事動作は子どもが空腹である食事場面の最初に教えるほうがより効果的で，お腹一杯で遊び半分になっていたり，嫌がっていたりするときに教えても効果があがりません．

2. 教える時間は短めにして，退屈したり，嫌がったりするようなときはすぐにやめるようにします．

3. 叱ってはいけません．もしそうすれば，必ず失敗するでしょう．子どもと母親にとって楽しい時間でなければいけません．

4. 手本を示し，待って，励まして，待って，また手本を示して，というようにかかわります．子どもが反応するまで待ち，少しでもしようとし始めたら，すぐに褒めて，笑顔で励ましてください．

5. 動作が不器用でうまくできないことや課題を完

全にやり遂げられないことをとやかくいうのではなく，むしろいつも前向きに努力していることを褒めてください．たとえちょっとした努力でも，励ましたり褒めたりしてあげると，動作を楽しく学ぶことができます．

6. 一連の動作の最後の部分からやらせてください．つまり，動作の最後の部分から教え，それより前の部分はすべて手助けしてあげてください．それがうまくできるようになったら，それより少し前の部分をさせてみてください．そうすればすでに自分ができるようになった部分だけを動かしていることになり，まるで動作が１人でできるようになったような達成感が得られます．

7. 反抗したり，無視するようなことがあったりしたら，強制的にさせようとせず，いったん打ち切ってください．母親が大切だと思えば思うほど，子どもは抵抗を示しがちだということを忘れないでください．なぜかといえば，子どもは強制されるのを好まず，反抗して母親が困っているのを楽しんでいるからです．母親が困るのを子どもが楽しむようなことをさせてはいけません．もし子どもが食事を食べようとしなければ，さっさと片づけてしまってください．あとでかわいそうと思わないでください．次の食事までは子どもは何も食べられず，母親以上に自身が困ることに気づきます．むごいことのように思えますが，長い目で見ると，こうした毅然とした態度が思いやりになっているのです．ルールが明確であれば，すぐに学習します．

8. 忍耐と時間の両方をかけなければいけません．障害児は何事にもスローなため，落ち着いて十分な時間をかけなければ，何の反応も示さず，まるで何も理解していないかのように見えるかもしれません．身体的な障害があれば，子どもの反応は遅く，困難で，ときには不可能な場合もあります．

9. 子どもの手足が完全にまひしているならば，たとえば，頭を縦・横に振って“はい”・“いいえ”を表現させるような，子どもが理解しているのかどうかがわかる方法を考えてください．

10. 進歩が遅くても働きかけ続け，わずかなことでも何らかの進歩の兆しを見つけるように努めてください．もし母親が働きかけを諦めてしまえば，子どもの学習の可能性はなくなってしまいます．もし母親が子どもは何もできないと決めつけてしまえば，子どもは意欲をなくしてしまいます．泳ぎを覚えたときのことを思い出してみてください．何カ月ものあいだ，自分は泳げないのだろうかと感じ，ほかの人が泳げるのを不思議に思っているうちに，何が問題だったのかがわからないまま，突然泳げるようになったことがあったと思います．

いますぐ援助すること

両親が子どもの将来を心配するのは当然です．「しゃべれるようになるだろうか？　歩けるようになるだろうか？　仕事に就けるだろうか？　親が死んだあと，この子はどうなるだろうか？」などの心配事で，親の頭はしばしばいっぱいになります．こうした心配事には，できるだけ専門家（医師など）が丁寧に対応すべきですが，とくに子どもが小さすぎて先の予測ができないような場合があります．

しかし，最も大切なことは，子どもの将来を心配することなどではなく，いますぐ両親が子どもにかかわっていくことです．心配は害あって益なく，最も大切な時期を逸し，こうした親の感情が子どもに伝わってしまうと，子どもに不幸な結果を招きかねません．必要なのは，将来的に不確実な予測を盲目的に信じることではなく，発達の現状を直視し，最大限の能力を発揮させるような援助をしようと決意することです．子どもが障害を克服できるようにするには，どのようにして日々着実に正しくかかわっていくかということを考える以外に，両親の不安を取り除く方法はありません．少しでも子どもの進歩があれば，たとえ，それがわずかであっても，次の段階への発達に希望がもてます．わが子を援助する方法について，読んだり，聞いたり，ほかの人から学んだりしてください．両親が子どもの教員でありセラピストなのです．専門家は両親を援助してくれますが，親になりきることはできません．週に数時間だけでなく，両親が四六時中専門的な指導ができるように，専門家からいろいろなことを学んでください．子どもがまだ小さいうちに，誰からでも愛され，物事に集中し，好奇心をもって周囲を探索し，学ぼうとするように仕向けることにおいて，最も専門的で重要な役割を担うのは，両親であるということを忘れてはいけません．

したがって，将来，正常になるかどうかということではなく，発達の現状を把握し，次の段階に進むためには何をしたらよいのかということに注意を集中させてください．後悔，責任転嫁，心配，感傷的になること，奇跡を望むことなどは何の役にも立ちません．努力が必要です．しかし，その努力は理論的にかなっていて，無駄がなく，忍耐強く，確信的なものではあっても，リラックスしたものでなければいけません．しかも子どものことばかりに気をとられて，両親や家族の幸福を犠牲にするようなものであってもいけません．

両親に課せられたことは，ちょうどエベレストに登ろうと決意した登山家に似ています．登山家は頂上に達したいと思っていますが，多くの人がそれに失敗し，自らも失敗する可能性のあることを十分認識しています．また，同時に自分の現状に注意を向けなければ危険であること，目の前にある当面の障害を乗り越えるにはどうすればよいのかということも十分認識しています．たとえ，頂上に達することができなかったとしても，細心の注意を払い，一歩一歩登っていきさえすれば，かなりの所まで登れるのは確かです．

しつけ

障害児の問題について論じる際，不適切な課題のように思われがちですが，決してそんなことはありません．障害児も健常児同様に社会的にふさわしい立ち居振る舞いをしなければなりませんし，思慮の浅い行動は社会的に非難を受けることを学ばなければなりません．たとえ重度の知的障害をもっていても，社会的にふさわしい行動を学ぶことはできます．というのも，簡単な社会行動を学ぶのにそれほど高い知識は必要ないからです．しかし，成長半ばの子どもを学ばせるためには，両親が首尾一貫した行動をとる必要があります．それは，どんな行動を期待されているのかについて，子どもが迷わないようにするためです．もし，年長の子どもや成人の障害者が依然として赤ちゃんのように振る舞っていたとしたら，それは子どもの責任ではなく，親の責任です．走り回らずに静かに座っていられる，蹴り散らかしたりしないでいられる，けんかしたりせずに仲良くできる，ほかの子どもが持っているおもちゃを取り上げたりせず一緒に遊べる，などのすべてのことは，この先，学習によって身につけていくようになります．

しつけ，つまり自制することは少しずつ学んでいくものであり，できるだけ早期から始める必要があります．「この子には理解できない」などと考えず，「ほかの子どもたちと同じように学べる」と思ってください．子どもが両親とのあいだで意思疎通が図れる関係ができれば，していいことと悪いことの区別はつくようになります．こうした関係は最も重要なことであり，しかめっ面や怖い顔など，普段とは異なる声でダメなことを叱ったりすれば，禁じられた立ち居振る舞いをやめさせ，元の良好な関係に戻りたいと子どもに思わせるのには十分なはずです．こうして望ましい活動に注意を向けさせ，行動を変えるように促します．いうまでもありませんが，首尾一貫した対応をすることが重要です．

もちろん，ほとんどの親がこのような方法で対応していますが，やり方にまずいところがあるために，なかなかうまくいかないのが現状です．うまくいくのは，やっていいことのほうが，いけないことよりもずっと多いときだけです．そうすれば子どもはいろんなことを親と楽しみながら良好な関係を作っていくことができます．そして，子どもは親から愛されているということを感じ，子どもも親を信じるようになり，お互いがお互いを喜ばそうとするようになります．その結果，少なくともたいていの子どもは親がいやだと思うことをしなくなるようになります．しかし，子どもが，自身のしていることが，いつも親を不機嫌にさせていると感じ，親も子どものすることを常にダメだと叱ってばかりいると，明らかにお互いが苦痛を与え合い，心をかき乱すような親子関係を作ってしまいます．子どもは望まれていない，愛されていないと感じるでしょう．常に，子どもの悪いところを見つけて，叱ってばかりいると，家族に対して反抗的になったり，自閉的になったり，あるいはその両方を示すようになったりします．子どもはますます手に負えなくなり，親を困らせたりするのを楽しむようになるか，あるいはびくびくしたり，おどおどしたりしたりして子どもらしさを失ってしまいます．いずれの状態でも，社会性を身につけることは不可能なばかりか，ついには家族でも我慢できないような状態になってしまうかもしれません．

一方，自分のすることの95%を褒められ，残り5%だけしてはいけないと叱られてしまうような状態であれば，子どもは事の善し悪しを見分けられるチャンスを与えられたといってよいでしょう．子どもが行ったことに対して首尾一貫して，してはいけないことを教えると，子どもはだんだんそれをしなくなってくるでしょう．“首尾一貫する”ということは，両親ともに同様の態度をとることであり，子どもがいけないことをした場合，いつも同じように，それはいけないことだという態度をきちんと示さなければいけません．もし，厳しく指摘しているときに，中途半端に笑ったり，励ましたり，あるいは両親のいずれかが反対の態度をとったりすると，子どもを混乱させ，悪ければ苦痛を与えかねません．

当然やめさせたほうがいいような，わがままで社会的にふさわしくない立ち居振る舞いをしてしまうことがしばしばあるかもしれません．子どもが小さいころはまだしも，成長した段階では不適切で，社会的に不適切な行動を不当に長引かせてしまうようなことがあるかもしれませんが，こうしたことに気をつけることは簡単なことではありません．両親が成長しなければ，子どもも正常に発達することはありません．これは，親も子どもも発達に応じて“成長”しなければいけないことを意味しています．実際，障害児をもつ両親が直面する問題を要約すると，「子どもが発達しているように見えないため，親もまた成長していないかもしれない」ということになります．つまり，親が成長しなければ，障害児の発達はありえません．

したがって，親と子どもが相互に成長していくうえで同じ所に立ち止まらないことが非常に大切です．初期の親と子どもの関係が固定化されたままであれば，何の変化も起こりません．子どもが小さいときに示す，指で親の顔をひっかいたり，髪の毛を引っ張ったりする仕草は，かわいいものです．最初は，両親が笑いかけたり，やさしい声で応じたりして，どんどん繰り返すことは親子の絆を深めるのには大切なことであり，身体の各部を確認するための指先の巧緻性は，欠かすことのできない動作ですが，成長に伴い力も強くなるためやさしく扱うようなことを学ばせなければいけません．というのも，子どもはほかの人の感情にも気づき，おもちゃを含むさまざまな物や身の回りを探索する活動へと進んでいかなければならないからです．このように変化させていくのは親の役割であり，物事に集中する活動は積極的に導入し，そのうえでほかの人に嫌な思いをさせるような行動は指摘しなければなりません．

しかし，社会的な行動をしつける際に最も効果的な方法は，何でもかんでも禁止しないことです．何でも積極的にやらせて，少しずつ子どもができる範囲を広げながら，同じ発達段階にとどめないように留意する必要があります．いままで大人と身体を触れ合うことだけを楽しんでいた子どもにおもちゃを与えると，それにも注意が向いて，親，子ども，おもちゃの三角関係ができてしまいます．おもちゃに興味をもち，手を使って遊べるようになってくると，子どもの発達が促され，個々の関係の段階から抜け出すことができるようになります．依然として，人の援助は必要ですが，おもちゃで遊ぶことが楽しいと思っているので，そばについている必要はありません．両親にとっても，子どもが徐々に自立していき，他人や社会的に適応できるようになれば，非常にうれしい気持ちになります．

強情とかんしゃく

好きなように何でもさせてしまうと，非常にわがままな子どもになってしまう可能性があります．そうなると，両親は何とかしようとして，急に態度を変えようと決意します．態度を少しずつ変えていくのと違って，態度を急変させてしまうと，子どもにとって好ましくない，欲求不満の状況を作ってしまいます．これまで何もいわれずにやってきた行動を突然禁止するように求められたのです．そうすると，子どもが，反抗して，赤ちゃんのようにギャーギャー騒ぎ，床を踏みつけるように足をバタバタさせて怒ってしまうのも決して不思議ではありません．かんしゃくが功を奏して，親が屈してしまうと，それ以後，子どもは，かんしゃくを起こせば自分の思い通りになると思ってしまいます．これを防ぐためには，成長に合わせて少しずつ態度を変え，子どもが従ってくれるように，揺るぎない態度で接していく必要があります．

すでに何度もかんしゃくを起こしていれば，それを抑制するのは難しいかもしれません．その場合，かんしゃくを無視して子どもを１人部屋に残し，別の部屋に引っ込むのがいいと思いますが，もしほかの人がいるようであれば，子どもを別の部屋に移し，落ち着くまでほったらかしにしておくのが一番です．元の部屋に戻しても，怒って泣いているからといって機嫌をとってはいけません．子どもの喜びそうな遊びに注意を引きつけるようにし，それに興味をもってきたら笑って話しかけるようにしてください．もし子どもの障害が比較的重度であれば，かんしゃくを起こしているあいだ，無視するだけで十分なことがしばしばあります．泣きやんだら，またかまってあげてください．

しかし，かんしゃくがすっかり身についてしまっている場合，それを矯正するプログラムを施行する最初のころは，一時的にひどくなるような時期があるので注意が必要です．それまでかんしゃくを起こせば，自分の思い通りになっていたのですから，さらにいっそうかんしゃくを強めてしまうのは当然のことです．ですから，親がかんしゃくを落ち着かせようと努め始めた当初は，いっそうギャーギャー騒ぎ，しばらくのあいだ，暴れ回るかもしれません．この状態を改善するためには，この時期を避けては通れないということを覚悟する必要があります．かなり長いあいだ頑張ったあとに，また子どものいいなりになってしまうようでは，事態は悪化する一方です．子どもは，両親が頑張っていたとしても，反抗し続ければまた思い通りになるという自信をつけてしまいます．

こうした状態を矯正するプログラムを始めるにあたっては，時と場所を慎重に選ぶことが大切です．買い物に連れ出しているときに実行してはいけません．混雑した店や公共の場所で子どもがかんしゃくを起こしたときに無視しようとするのは大変難しいことです．ある程度落ち着くまでは家で対応するようにし，公共の場は避けてください．

子どもが小さいときから少しずつ自制することを教え，普通に振る舞うことを求めていれば，誰から見てもこうした手荒なやり方は避けることができるということを強調しておきます．子どものかんしゃくがますます激しく長引くようになった場合，無視したり，子どもを1人にしておいたりするようなことは，体罰を加えることに比べればずっとましです．体罰は子どもと親との良好な関係を壊すだけでなく，子どもが親を見習って攻撃的になります．のちには，兄弟やほかの子どもたちとケンカをしたり，意地悪をしかけたりするようになるかもしれません．「あの子を叩いたら，お母さんがあなたを叩きますよ」といった脅しほどばかげたことはありません．これは，子どもにケンカや意地悪が悪いことだということを教えるのではなく，大きくて強い者が勝つということを教えているようなものです．

消極的抵抗ともいえる強情には，別の取り組みが必要になります．強情はしばしば，親からいろいろと強制されることに加え，文句をいわれてしまうことが原因となります．言い換えると，バカだとか，のろまだとか，自分でしなさいとか，常に文句をいわれても，うまくできないために親がイライラして，怒ったり，失望するような態度を示すと，子どもにもそれが伝わり，学習できる環境ではなくなります．子どもがやろうとしないのは，拒絶反応の表れであり，最悪の場合，黙り込んだり，うつむいたり，目を閉じたりそらしたり，手を握りしめてしまったりします．やり遂げさせようとして，せっかちにならず，やさしく，根気強く励ましてあげると，この状況は改善することができます．子どもが過去のつらい経験から解放されて，学習との新しい関係性を容易に構築し始められるようにするためには，教員，あるいはあまり感情的にならないような人に介入してもらうとうまくいくことがあります．

食べ物の好き嫌い，トイレトレーニング，拒絶症

健康や脳の発達や知性のためには，肉，魚，たんぱく質などを毎日食べなければならないと，親が信じれば信じるほど，子どもはそれを食べることを拒否するようになります．子どもに強制すれば，反抗するようになります．反抗は親をうろたえさせ，親に勝ち目のない子どもとの戦いが始まります．子どもに食べ物を無理強いしてはいけません．もし，無理して食べさせると，その直後に残らず吐いてしまうことがあります．無理強いをしなければ，子どもは反抗せず，ほかの人が食べているものと同じものを欲しがるようになります．これまで親を悩ましてきた拒絶がなくなり，食べさせたいと思うものを容易に食べてくれるようになります．

同じような状況は，もっとたくさん食べるように無理強いしたときにもみられます．子どもはお腹いっぱいになると食べ物で遊び始めたり，周りを散らかしたりします．もっとたくさん食べるように無理強いすると，子どもは，親を困らせようと反抗するかもしれません．一方，子どもが，自分の必要とする量を自覚しているのであれば，遊び始めることは，これで十分な量は食べたという合図として受け取ることができます．食べ残したものは，そっと片づけ，子どもが欲しがったとしても，次の食事時間までは食べさせないようにします．子どもが欲しがらなければそれ以上は必要がなかったということになり，もっと欲しいのであれば食べるときに遊んではいけないということが，子どもにもわかってきます．

同様の理由で，トイレトレーニングもまたやっかいなものとなります．トイレトレーニングは，親にとっても非常に重要と思われているため，無理強いをする傾向があります．そうすると，子どもは強制されていることを感じ取り，親に反抗するようになります．便器を使うことを拒否している子どもや，10分間便器に座らされても排便しないで，オムツをしたとたんに排便するような子どもは，本来であれば排便コントロールができているのかもしれませんが，それは子どもが必要に

迫られてやっているだけに過ぎません.

上述した2つの問題点は拒絶症ともよばれ，両親の過大な要求を拒否することを意味しています．子どもが従わないからといって，すぐにうろたえてしまうようでは，子どもは反抗するのを楽しむようになります．もし食事をすること，トイレトレーニングをすること，おもちゃを片づけることを無理強いし続けると，子どもは協力しようとせず，拒絶症の傾向を強めてしまうかもしれません．子どもにとっても，自己主張の意志があり，親が子どもを支配しようとすれば，それに負けまいと抵抗し，結果的に子どもが勝ってしまうでしょう．子どもには「いや」(多くの子どもはこのことを一番先に覚えます）という権利があり，もし親が何か過大な要求に従わせようとすれば，子どもはその権利を行使することになるでしょう．

そのほかの行動の問題

クリニックでは，夜泣きがひどかったり，終始頭をどこかに打ちつけていたり，指しゃぶりをしていたり，身体を揺すっていたり，多動症を抱えていたりするなど，重度の問題行動を示す子どもたちがときどきみられます．こうした問題は何らかの隠された異常所見を示しているかもしれないため，検査を受ける必要がありますが，治療介入できるものではないことがわかることも多いです．そのような場合，教育的な方法で子どもを援助する試みをしなければなりません．

あまり注意を払われることがなく，また刺激や他者との接触が少ない子どもは，自分自身の身体を触ったり，動かしたりすることに興味を示す傾向があります．もし，視覚や聴覚に問題があったり，重度の知的障害があったりする場合は，この傾向はさらに強まります．身体を揺すったり，頭を揺らしたり，舌を出し入れしたり，手指を複雑に動かしたりするなどの多くの常同行動は，外部からの刺激や働きかけが少ないことの代償として考えられています．また，これらの行動は，子どもにとって安心感が得られるものであるため，何かいやなことがあったりしたときには，とくに，そうした行動をとるとも考えられています．いったんこれらの行動が身についてしまうと，やめさせることが非常に難しいのは確かです．というのも，子どもはその刺激に夢中になってしまい，外部からの刺激への反応が乏しくなるからです．

そうした行動をやめさせようとしても，ただ禁止するだけでは失敗してしまうため，何か興味をもちそうな楽しいものをほかに準備する必要があります．いったんこれらの常同行動の癖がついてしまった場合は，1人または2人の人が子どもに何かさせようとするのではなく，むしろ子どもの世界に入り込んで，世界を広げ，ほかのことにも興味をもたせるように，根気強く，やさしく取り組んでいくとうまくいくようです．単純な人と人との触れ合いゲームに始まって，ブランコや回転木馬を使った身体を使うゲームへと進めていき，それからボール転がしや，おもちゃの車を動かすなどの単純な物中心の遊びに移していきます．

運動機能に障害のある子どもは，このような常同行動が比較的現れにくく，引きこもってしまうことはあまりありませんが，もし，そのような様子がみられたり，親の働きかけに反応しないように感じた場合は，すぐに専門家に相談するのが賢明です．そうすれば，視覚と聴覚の検査をして，刺激の与え方や遊ばせ方について，助言してもらえます．

そのほか，あたり構わず突進したり，触ってはいけない家の置物に触ったりするような問題行動は，しばしば注意を引きつけるための手段となっていることが多いです．とくに，言葉を発することができないような子どもは，大人の注意を引こうとして，そうした行動を示すようになり，もし重度の身体障害があれば，金切り声をあげたりします．そのような場合，話しかけたり，抱き上げたり，添い寝をしてあげたりするのが，慰めになるといわれています．確かに，子どもが小さいころはそれでもいいのですが，それでは構ってほしいときに，すぐに金切り声を上げてしまうようになります．そして時がたてば，両親はその騒がしさにうんざりしながらも，子どもの要求に応えざるを得なくなり，さらにそうしたことが絶え間なくみられるようになるかもしれません．両親が金切り声を無視することによってその習慣をやめさせようとすると，それに反抗して子どもはますます金切り声をあげるようになります．そうすると親はそれに降参するか，またはイライラして子どもを叩いたりするかもしれません．しかし，やがてそういう状態に親が罪の意識を感じて，ふたたび子どもをあやしたりするようになります．

健常児は，明らかに大人との多くのかかわりを必要とし，ちょっと観察しただけでも，話しかけたり，顔を見つめたり，腕を引っ張ったり，膝の上に乗ったりして，頻回に大人に意思表示をし，大人に相手になってもらっています．障害児も同様の要求をもちながら，不幸にしてこのような一般的な方法で効果的な意思表示をすることができずにいます．動けず，しゃべることができず，頭を回すことができず，目を自由に動かすことができなかったら，子どもはどうなるのでしょうか．唯一，子どもにできることは泣くことだけです．もし，これがうまくいったら，子どもは大人の注意を引くときには，いつも泣くようになります．もし，泣いても大人の注意を引くことができなければ，子どもはだんだん無感情になってしまいます．

一部の子どもに対する治療ははっきりしているのですが，決して簡単なことではありません．まず初めに，終始声をかけたり，顔を見たり，身体に触れてあげたりすることができるよう，子どもが常に親のそばにいるように配慮します．これは簡単なことのように思われますが，決してそんなことはありません．子どもは健常児のように自分の要求を示すことができないため，親にとってはかなりの努力が必要となります．健常児に比べて何カ月も長く，場合によっては何年もこの努力を続けなければいけないかもしれません．親の努力がなかなか報われることがないため，かなりの忍耐力が必要になります．

もう１つ重要なことは，子どもの障害がそれほど重度でなければ，親の働きかけに対してすぐに反応してくるでしょうから，どんなに小さなことでも見逃さないように注意深く観察することです．もし子どもがあなたを見つめてきたら，見つめ返してあげなければなりません．当然，終始座って子どもを見つめているわけにもいかないため，どんなに小さな声でも聞き逃さないように注意して，声がしたらそれに応じてあげるようにすると，子どもは，あなたを“よぶ”にはどうしたらよいのかを学習します．もし，あなたが子どもの声に反応しなければ，子どもはしばしば大きな金切り声をあげざるを得なくなります．健常児がどれだけ頻回に親と接しているかということ，そして，障害児も同様の要求をもっているということを忘れないようにしてください．それは確かに大変なことです．母親は，しばしば健常児の要求に応えることさえ大変なことを訴えますが，子どもの成長においてこうしたかかわりが非常に重要であることを認めないわけにはいきません．

したがって，大人の反応は，子どもが大人の注意を引くための意思表示の方法を決定する要因となります．子どもがいつも金切り声をあげているとすれば，その意味するところは，最初は構ってほしいと思って静かに声を出し，目で意思表示をしていたのに，うまく気づいてもらえなかったということです．子どもの金切り声に親が気づいて対応しているのであれば，それ以上は必要ないかもしれませんが，聞き入れられるまでは大きな声で叫ぶ必要があるということです．言い換えると，金切り声をあげなければ，子どもはほったらかしにされてしまう可能性があり，何かしてほしいときには金切り声あげるようになります．必要なことは，子どもが金切り声をあげる前に大人がきちんと反応してあげることです．理想的には，子どもの示すちょっとした意思表示を見逃さないような感受性を高めておくことが必要になります．また，親の与える刺激の質が不適切だということがあるかもしれません．子どもが金切り声をあげると，親はなだめたり，キスしたり，抱きしめたり，揺り動かしたりします．しかし，本当に必要なことは，生後数週間経過したら，遊びを導入することなのです．したがって，できるだけ早く“いないいないばぁ”といった種類の遊びを教え，ガラガラ，紙，そのほかのおもちゃや器具などを使って子どもの興味を広げるようにしていきます．

同じような理由から，障害の軽い子どもでも，指をしゃぶったり，頭を打ちつけたり，やっかいな多動症の問題行動を示すことがあります．その種の行動がひどければひどいほど，周囲の大人の注意を子どもに向けさせる効果は確かなものとなります．その結果，大人は何とかしてその行動をやめさせようとして，普段では決して手に入らないようなご褒美を子どもに与えることになります．繰り返しになりますが，子どものこうした問題行動はできるだけ無視するべきであり，それに代わる，子どもがもっと満足する，おもしろい刺激を与えてやることが大切です．子どもがおとなしく何かに取り組んでいるときに大人の注意を向けることは，騒がしく，あたりを引っかき回しているときに比べて，驚くほど難しいものです．学校の教員のように，もっとあなたのほうから働きかけていかなければなりません．あなたは，子どもが興味をもつよう子どもに働きかけ，励ましながら一緒に遊ばなければいけません．というのも，あなたは，子どもがいろいろなことを学んでくれるのを望んでいるのであり，何かよくないことをしたらそれをやめさせようとあとを追い回したり，慰めが必要と思われるときだけそばに行ったりするようではいけません．自分自身に，次のように問いかけてみてください．「どんなときに子どもに話しかけているだろうか？」「どんなときに子どもに触れているだろうか？」「どんなときに子どもと一緒に遊んでいるだろうか？」もしその答えが，主として子どもが大声をあげたり，飾り物を床に投げつけたり，自分の頭を打ちつけたりしたあとということであれば，大人の注意を引くためにそのような問題行動をしなさいと教えているようなものです．

過保護

一般の子どもよりも長期間自立できなかった子どもは，親から離れられなくなる危険性があります．とくに，そのあいだの多くを，誰か1人だけで世話したのであれば，その危険性はなおさらです．のちに，遊び仲間や，保育所，学校などに適応するのが難しくなるだけでなく，もし，あなたが病気になって入院したり，亡くなってしまったり，反対に，子どもがしばらくのあいだ入院しなければならなくなったりした場合，子どもは大変傷ついてしまいます．生後1年間は，両親，兄弟姉妹など，家族全員で子どもの世話を分担し，ときには家族以外の人とのかかわりをもたせることも大切です．

同年代の健常児と同じように，家族以外の人たちとかかわるようなことが，日常生活の一部となっていなければなりません．そうすれば，他者とのかかわりが楽しいものとなり，驚くこともなくなります．2歳を過ぎると，社会とのかかわりがますます重要なものとなり，次第に子どもの友達の輪も広がり，3〜4歳では周囲とのトラブルもなく，親から離れて保育所の中で楽しむことができるようになります．子どもが過保護に育てられ，その結果，母親または両親から離れられない状態であれば，保育園の仲間のなかに入ることは，子どもにとっても親にとっても痛ましく，つらいものになります．すると親は，子どもがまだ小さいために，たとえ数時間でも自分たちから離れられないと考え，その結果，子どもはずっと家にいるようになるかもしれません．こういうことが長く続けば続くほど，ますます子どもと両親は離れられなくなってしまいます．繰り返しますが，子どもの社会性の発達は，徐々に進めなければならず，初め，子どもは家族のなかで安心感を抱き，こうした感情を家族以外の人たちとの関係のなかでも広げていきます．過保護は，子どもの不安感や依存心を強め，外界を恐がるようにさせるため，子どもを不幸にします．ほかの子どもたちと同様に，障害児も完全に親に寄りかかっていることはできません．子どもには，いつか親から離れ，他人のもとで成長する権利があり，家族以外の人とかかわりながら幸せを共有し合うことを認め，励ましてあげなければいけないということを忘れないでください．

兄弟姉妹

障害児の兄弟姉妹のことは忘れがちですが，彼ら自身の権利に対する配慮が必要です．赤ちゃんの誕生は，よちよち歩きの子どもでも嫉妬を抱きますが，とくに，突然，すべての注意が赤ちゃんに向けられるような場合はなおさらです．これは赤ちゃんが医学的な問題を抱えている場合には，両親がその問題で心配したり，対処したりするのに時間を要するため，嫉妬する傾向はより顕著になります．したがって，年長の子どもとの遊び，かかわり，愛情に対する要求を満足させるために，彼らに対しても十分時間をかけて応じ続けてあげる努力が必要です．彼らに，忘れられたと感じさせたり，怒らせたりしてはいけません．

障害児の世話を年長の子どもに手伝わせるのは可能ですし，助かります．こうすれば双方の要求にも注意を払うことができます．このとき，手伝ってくれた年長の子どもを褒めれば，自分自身が役に立ったことを喜び，障害児に対して愛情をもって接するようになります．のちに，障害児の成長が遅いことや，座ったり，話したり，歩いたりできないことについて尋ねてくるでしょう．これらのことについては，その子どもが理解できるレベルで，常に誠実に答えてあげてください．

もしその子どもが10歳代であれば，とくに，異性の友人を自宅に招き入れる際に，障害をもった弟あるいは妹のことで気まずさを感じるかもしれません．しかし，尋ねられたことに対して，気兼ねなく，常に誠実に答え，友だちや近隣の人たちに対してもオープンな態度で振る舞えば，兄や姉たちも自然に振る舞え，それほど気後れすることもなくなるはずです．

両親が生涯にわたって抱える大きな不安は，自分たちが高齢になり，亡くなってしまったあとの子どもの世話のことです．過去に，しばしば親が，兄や姉に障害児の世話することを押しつけたり，亡くなる間際にそのことを約束させたりすることもありました．こうしたことは，過去の時代における施設での世話に対する恐れが原因となっていることが多いのですが，現代では質の高い長期滞在型ケアの発展に伴い，前述したような親の心配はまれです．障害児が10歳代になれば，自宅近隣にある現代的な小さな滞在型施設での短期的な経験をさせてみたほうがよいと思います．子どもがそこでの滞在を楽しんでいる様子を親が確認することができれば，安心して，徐々に自立を促す助けとなるはずです．

障害をもった青年の多くは，（英国の場合）短期的なケアに慣れています．このことは子どもの当然の権利だということを家族がわかっていれば，家から外出する機会はますます増えることになります．彼らが望めば，どんなケアや管理が必要であったとしても，1人の青年として自分自身の家をもつべきですし，両親にも障害児のケアから解放される壮年期や，引退後の気楽な人生を送りたいと思う権利があります．同様に，兄や姉においても，障害をもった弟あるいは妹に（彼らがそう思わない限り）つきっきりになる必要はなく，自分たちの家族をもちたいと思うのも当然のことです．

社会的行動

両親は子どもに身体的・精神的な障害があったとしても，読み，書き，計算などができるようになること，そして学校での成績があがることを望みます．しかし，正常であっても障害があっても，知的に優れているということよりも，社会的な行動がとれるということのほうが大切です．とくに，限られたことしか学べない知的障害児にとっては，社会に適応していくために必要な，基本的なことを集中的に学ぶことがとても大切です．すなわち，食事，言葉，排泄，移動といった基本的な動作を習得し，好ましい人格を形成すると，ほかの人からやさしい助けとなる反応を引き出すことができます．最も貴重で，世間慣れした社交術の1つに，他人をくつろがせ，協力してくれるように仕向ける能力があります．助けを求めたり，申し出たりするのに，親しみがあって，社交的で，にこやかに人付き合いができるような能力はとても貴重です．一方，臆病でおどおどしたり，とりつく島もないような人付き合いをしても，拒否されたり，恥ずかしい目に遭ったりします．このことが悪影響を及ぼし，障害者の人付き合いにおいて，社会的不安を募らせ，ぎこちなく，悲惨な状態に追い込まれてしまいます．

このように考えると，ほかの人から障害者を支援してもらうようなことを，どんどん仕向けていくことが大切になります．社会に貴重な貢献をしているような人たちは，地域社会全体において貴重なメンバーとして認識されています．積極的に支援したり行動したりする人，つまり，“社会の柱”となる人たちには，最も高い地位が与えられます．一方，他人に依存していて無力な人たち，つまり“社会のお荷物”となる人たちには，最も低い地位が与えられています．障害者たちにも誰かの支援をするように仕向けるのはいささか違和感がありますが，できることは結構あります．軽度の障害者のなかには，重度の障害児の世話を，献身的に喜んでかかわっている人が多くいます．逆に，重度の障害児は，ほかでは得ることのないような敬愛の関係というものを与えてくれます．いま述べた2つの例は，ほかではできない方法で，お互いを助け合うことができます．

一般的には，家庭，学校，授産施設，滞在型施設などで，ほかの人の支援を受けて生活している障害者には，自分ができる支援をほかの人にもやってあげるように，直接指導しなければなりません．できるだけ早いうちから，障害児にも，家庭内の兄弟姉妹，あるいは近隣の人たちや友人に対して，わずかなことでもいいから役割を担わせるべきです．軽度の障害者が，家庭や近隣，あるいは地域の行事に参加して，お年寄りを支援する喜びを味わってはいけないという理由は何もありません．私たちは，障害者が，自分自身で判断し，物事を選択し，何か達成したときの満足感を得て，ほかの人と同じようにさまざまなチャンスを楽しむように励ますだけでなく，いままでは私たちの役割であったほかの人を支援するという役割を障害者にも担ってもらうべきです．こうすることでのみ，障害者は，自分自身が本当に社会の一員であることを実感することになります．

結論

障害児の多くの親のために役立つような内容を書くといっても，年齢も障害もさまざまなため，それは大変難しい仕事です．書くことのできなかった問題もありますが，本書に書かれている内容が難しく，怖じ気づいてしまった両親がいても無理のないことです．しかし，最悪の事態を避けるために十分な計画を立てようと決心するならば，どんなことがあっても，この先のことを事前に確認しておいたほうがいいはずです．親であるということは決して簡単なことではありません．また，完璧な人はいません．幸いなことに，子どもは非常に柔軟性をもっており，たとえ，ほかの人から教えられたり，支援がなかったりしても，ほとんどの親は自分の子どもを十分教育することができます．そこで，本章にさっと目を通したら，自分たちのおかれている状況に最も当てはまる部分を繰り返し，詳しく読むようにしてください．

もし，簡単に解決できないような困難な問題があり，不安に感じたり，落ち込んだりするようなことがあれば，さらなる援助を求めてください．ほかの親たちがあなたを支援してくれるかもしれませんし，彼ら自身の経験から直接手助けしてくれたり，あなたの近所で専門的な最高の支援が受けられる情報を提供してくれたりするかもしれません．たとえ，何をしようとも，決して１人で悩んだり，悲観的になったりしないようにしてください．

第 7 章

7

学習と行動—心理学者の役割

Mary Gardner

章の内容

年少の子どもに障害があれば，治療方法を考える前にその障害の原因を正しく知りたいと思うはずです．そうすれば，どのような方法で，どの程度まで，その障害を軽くすることができるのかを確認できます．重度の脳性まひをもつ子ども（以下，CP 児）の場合，何が悪いのかを見つける手順はとても難しいかもしれません．というのも，脳性まひは脳のある部分の機能損傷が原因で生じたものだからです．私たち人間の行動や学習，言語，運動，思考，感情などは，大変複雑な仕組みをもった脳の働きによるものであるため，そのことを理解し，子どもの障害の原因や治療方法を知ることはそんなに簡単なことではありません．そのため，専門家たちが力を合わせて両親と密接な協力体制をとっていくことがとても大切になります．

ときには，これらの専門家（医師，心理学者，セラピスト，教員，ソーシャルワーカー）が，母親にとってはとっつきにくいと思うことがあるかもしれませんが，これらの専門家は家族と子どものために，1つの目的のために集まっていることを理解してください．子どもが幼ければ幼いほど，両親をとおした援助がますます重要になってきます．というのも，両親は子どもにとって最初の診断医であり，セラピストであり，教員であるからです．子どもは乳幼児期のほとんどを親の元で成長するため，親の影響力ほど大きいものはほかにありません．たとえ，専門家の援助や指導をたくさん受けていたとしても，障害児に日々起こるさまざまな問題に実際に対処しなければならないのは両親なのです．

両親が専門家の仕事やその治療方法などについ

て，もっとよく知っていれば，最大の支援を受けることができます．両親は，それから的を射た質問をすることができます．質問することをためらったり，自分の質問が批判がましくはないかと気にしたりすべきではありません．実際，たいていの専門家は質問に答えることが好きなものです．質問されることで，自分たちの仕事の重要性を再認識することができ，自分の専門的観点だけから物事をとらえる傾向も少なくなるからです．

本章では，これらの専門家の1人である児童心理学者の仕事について述べるとともに，障害児とその両親を支援する役割について論じることにします．心理学者は，子どもが学習する過程とまわりの世界に対する情動反応について，大きな関心をもっています．子どもがどのように学ぶのかということを知ることで，学習障害児を支援するチャンスは大きくなります．

健常児の学習過程

子どもは生まれてすぐに学び始めます．たとえば，赤ちゃん，あるいはあらゆる幼い動物は，さまざまな協調的でない運動をします．こうした運動のなかには，思いがけなく楽しいと感じる感覚をもたらすことがあります．子どもがベビーベッドに寝た状態で両手を動かしたときに，上から吊された輪に触れ，把握反射でしっかり把持するかもしれません．子どもの反応は実にでたらめなものであるため，意図的に輪を把持することはできませんが，何日も何週間も同じような運動を繰り返しているうちに，このパターンを認識するように脳が発達し，6カ月ごろになれば，輪が見えるとすぐに把持できるようになります．こうした例からも，神経系の発達につれて，子どもは繰り返し目と手の協調運動を学習します．

さらに複雑な場面では，繰り返しのほかに自分でやってみることが大切になります．たとえば，子どもが一見目的もなくハイチェアやベビーベッドからおもちゃを落としているのを見て，不思議に思ったことがあると思います．子どもがおもちゃを拾ってほしくてしつこく大声を出し，「これは単に親を困らせるためにやっているのだ」と考えたことがあると思います．年長の子どもであればそうかもしれませんが，ちょうどお座りができ始めたころの子どもの場合，これは目の前から物がなくなっても存在し続けるというおぼろげな認識をし始めたことを示しています．おもちゃを何度も繰り返し落とし，いつでも同じ結果になるということを確認するのは，子どもにとってとても新奇で，興味を引くことなのです．このような単純な遊びのなかから子どもは，複雑な因果関係の概念や重力の影響を理解し始めるようになります．これは木登りや積み木などのより高度な活動に取り組む前に気づいておく必要があります．

子どもはまた，いろいろなことを実際に試すことで外の世界を知り始めます．いつも「触ってはダメ！」といっていると，必要な感覚経験を奪うことになり，子どもを真っ暗な部屋に閉じ込めていることと同じ結果になります．子どもは目で見て耳で聞いたことを，手や口で感じたことと比較しながら，周りの世界にある物の特徴を学んでいきます．

子どもが学習するための重要なこととして模倣があります．最初の模倣行動は発声に関することです．子どもは，生後数カ月は訳のわからないことを無意識にしゃべっていますが，生後12カ月ごろになると，一緒に遊んでいる大人と同じ声を出そうとするようになります．1人でいるときに自分の声を出してはそれを聞いて，少しずつ自分のレパートリーを広げていきます．最近の比較文化研究によると，18カ月までには母国語の基本的な母音を片言でしゃべり，“特殊化”し始めるようになるといわれています．このように，子どもの模倣はかなり早い時期から始まっていることがわかります．

このような単純な例からも，子どもが四方八方から受ける刺激を意味あるものとして理解し始めていることを示しています．音を聞いたり，周りを見回したり，自分で触ったりしてその意味を理解し始めます．そして，いろいろなものを手で操作したり，声に出して話したりして，次第に自分の周りの世界を理解しながら，自分のものにしていきます．

重度のCP児の学習過程

効果的な学習のための基本は健常児も障害児も同じです．当然，障害の程度によっては強調すべき点や教える時期について，重要な違いはいくつかあります．

学習過程を考えるにあたり，学習には，学ぼうとする熱心さ，達成するための努力，新しい経験を探求する意欲，加えて，それを遂行できる自信が含まれることを述べていきます．自信は学習するうえでとても大切なものです．重度の障害児の場合，学びたいという意欲や熱心さは，それほどはっきりと表せないかもしれませんが，ほとんどの子どもは学びたがっています．しかし，挫折や失敗によって意欲や熱心さがそがれてしまうことがあります．与えられた刺激や期待された活動が難しすぎて混乱してしまったり，あまりにも単純で退屈してしまったりするような場合は，こうしたことが起こってしまいます．いずれにしても，子どもに達成感を与えるものではありません．その結果，子どもは，自分自身を，能力をうまく使いこなせる人間と見なすことができなくなってしまいます．

自信は，親が子どもを励まし，成功したときには褒めてあげることによって大きく膨らむものであり，できないところばかりを指摘しているようではいけません．

両親の期待

ときに，子どもの失敗は，本当の失敗ではなく，むしろそれは親の要求があまりにも高すぎた結果であることが多いものです．親が子どもの学習について，期待をもつことはとても大切なことです．こうした期待は，現実に見合ったものでなければならず，歩く，物を取り扱う，おしゃべりをする，考えるなどの点で，子どもに到達してほしい目標は，身体的にも，知的にも，情緒的にも子どもの障害程度に応じたものでなければいけません．

このときにこそ，正当な期待や目標を決めるのに専門家チームの支援が役立つことになります．さもなければ，親は往々にして子どもに対して期待をかけすぎたり，また，ほとんど期待をしなくなったりするようになります．そうすると子どもは，やる気をなくし，新しい課題に取り組む熱意も示さなくなります．

学習能力の評価

親は子どもの成長の目安を得るのに，その子の兄弟姉妹や友人の子どもたちと比較します．日常生活や積み木，おもちゃ，本で遊ぶ場面において，年齢の違いを考慮してもほかの子どもに比べて，“とても理解の早い”子どもがいることに気づきます．

心理学者もこれと同じような比較をしますが，ただもっと系統的に，何年もかけて慎重に作成された知能検査を利用します．この知能検査は，平均的な2，3歳児やさらにその上の子どもたちがどのような能力をもっているかについて，かなり正確な情報が得られます．たとえば，2歳児が年齢相応の一連の簡単な課題（積み木を組み立てる，おもちゃや絵の名前を答える，指示されたおもちゃを選ぶなど）をできれば，その子の精神年齢（MA）は2歳であるといえます．この場合の精神年齢は，実際の生活年齢（AA）の2歳と一致しているので，この子どもの知能は平均的であるといえます．別のいい方をすれば，知能指数

(IQ) は 100 であるともいえます．

IQ については，何のからくりもありません．それは精神年齢が，子どもの暦年齢にどれくらい一致しているかを示す便利な方法にすぎません．IQ は，精神年齢を生活年齢で割ったものに 100 を掛けたものです．暦年齢 4 歳児が 3 歳程度のテストに合格した場合，精神年齢は 3 歳，IQ はおよそ 75 であるといえます．IQ75 は正常範囲の下限になります．

この種の測定方法は，健常児には有効であるかもしれませんが，「自分の手が使えず，はっきり話すこともできず，こんな検査の経験もない CP 児が，どうやって知能を発揮できると思われますか？」という疑問をもつのも，もっともなことと思います．こんなときこそ，心理学者の技術が役立ちます．重度の身体的・言語的な障害のために，隠されている子どもの知的能力を探り当てるのが心理学者の仕事です．

心理学者は，子どもが自発的に遊んでいるのを注意深く観察し，子どもがどんなことに興味を示し，家族とどうやってかかわっているかに注目します．特定の課題に取り組んでいるときに示す興味の程度や集中度は，子どもの発達レベルを示す重要な指標になります．

心理学者はまた，検査時に示した実際の能力よりも，むしろどんな意図をもって遊んでいるかを評価することに興味をもっています．たとえば，積み木で塔を作ろうとしているとき，どんなに不器用なやり方でも注意深く観察する必要があります．そうすれば，子どもが大きさや順番という概念を把握しているかどうかを示す明らかな証拠が得られます．このような見方をすれば，積み木の塔が崩れてばかりいることは重要ではありません．多くの CP 児は，自分自身の意図や理解の度合いを示す程度の運動コントロールは十分にもっています．

手のコントロールやしゃべることがほんのわずかしかできない子どもの場合であれば，運動コントロールや言葉がほとんど必要ない特別な検査が利用できます．子どもは一連の質問に対して，目または手を使って正しいほうを指し示すか，あるいは，「はい」または「いいえ」を示すために何か合図をするだけでよいのです．たとえば，多肢選択式テストでは一組の絵が示され，心理学者がその絵を 1 枚ずつ順番に指しながら，子どもに何らかの合図をするように要求します．“ベッド”，“人が寝るところ”，“4 本足のもの”などといっておいて，検者がそれを表す絵を触れたときに子どもが合図をするように決めておけばよいのです．

概して，障害児にとっての知能検査では，一般の子どもの場合ほど信頼できるわけではありませんが，身体障害に関して経験のある，また検査の有効性と限界をよく知っている心理学者に任せると，有益な指針を得ることができます．

ガイドラインの必要性

このような学習能力を公式に評価するおもな目的は，指針を引き出すことです．評価することで，子どもの学習がどこまで到達しているのか，また，この先数年間にどのくらいの進歩が見込めるかが，おおよそわかります．

発達のある段階で，子どもが達成できることやできないことについて，大人がどのような期待をもつべきかについてはすでに述べました．知能年齢が 2 歳くらいの 5 歳児に読みや数の勉強を始めるように期待しても，きっと失望することになります．子どもも両親も，極度な欲求不満にさいなまれることになります．反対に，期待があまりにも小さければ，子どもが十分に学習できる段階にあるのに，その能力を伸ばす機会を逃してしまうかもしれません．

これまでの多くの研究によると，CP 児のほぼ半数は，知能が標準の範囲内か，または標準を超えています．そして約 4 分の 1 の子どもは学習が遅れていて，残りの 4 分の 1 は学習が非常に遅れています．これら学習が非常に遅れている子どもでは，重度の身体障害や言語障害を合併していることが多く，教育や治療の面において専門家による多くの支援が必要になります．

学習への興味を促す

重度の障害児の能力を伸ばそうとする点で，疑問を抱く人がいるかもしれません．その人たちは，子どもの能力は非常に限られているため，時間や努力を費やす意味がないというかもしれません．疲れた一日を過ごした親なら，誰もがきっと同じようなことを感じるかもしれません．

しかし，子どもが他人と同じ課題をマスターしようと決意し，粘り強く取り組み，やっとのことで成功したときの喜ぶ様子を見たことはありませんか？　これを見ると，健常児と同じく，障害児にとっても，1つのことをやり遂げるということがどんなに大切かということを実感することができます．確かに，自分で服を着て，食事をして，移動することができるようになるために，ほんの1歩を踏み出すことは，限界が制限されてしまう可能性のある障害児の人生において，大きな意味をもつことになります．子どもが自分で身の回りの動作をしようとするその努力を励ますことを親の目標にしてください．そして，どんな課題であっても，もう少しでやれるという子どもの力を信じてあげてください．そうすれば，失望が続いても，子どもがやる気をなくすことはありません．子どもに新しいことを教えることは，やっかいな妥協の産物といえます．それは，子どもがすでに1人でやれるのに親が手を出しすぎてしまうようなことや，失敗が目に見えているような難しい課題を与えたことで子どもがくじけてしまうようなことのあいだで，微妙な折り合いをつけて，新しいスキルを教えていかなければいけないからです．

学習を促す最も効果的な方法は次の通りです．

1. 興味がもてる課題：重度の障害児のなかには，年長の子どもの時期にあまり好奇心を示さず，学習意欲に欠けているような子どもがいます．したがって，親は，大きくて色鮮やかなおもちゃや道具を与えて，子どもが興味をもつように働きかける必要があります．いままでに見せたことがないもの，あるいはしばらく見せなかったさまざまなものを毎週取り入れながら，好奇心が持続するようにしてください．

2. 短い時間区切り：子どもが集中して学習できるように，毎日10～15分単位で1～2回設けてください．このほうが1回に何時間も続けるよりも有効です．適度に休憩を入れ，リラックスさせることができれば，子どもは集中的にかなりのことを成し遂げられます．

3. 目標設定：目標を目指すことは親にとっても子どもにとっても，とても励みになります．そうすれば，どれだけ進歩したのかがわかりますし，目標を達成したときや，あるいは目標を達成しそうなときがわかると，満足感を得ることができます．もちろん目標は，積み木を積むこと，物を箱から出し入れすること，形や色カードを合わせること，はめ板を合わせることなど，単純なことにしてください．

4. 少しずつ進めること：簡単な課題を選び，やりやすいようにいくつかの段階に区切って進めることが大切です．たとえば，Picture Lotto*のようなゲームでは，絵模様がまったく異なるものから始め，その違いがだんだん小さくなるような絵へと進めていきます．練習の機会は十分に与えてください．

5. 励ますこと：成功するたびに，精一杯褒めてあげてください．実際のできはどうであれ，その努力を褒めてあげてください．失敗しても，驚いたり，いらだちを見せたりせずに，できるだけ軽く受け流してください．

これらの一般的原則を心に留めておくと，子どもはどんなに簡単なことでもマスターしたときにはとても満足します．学習は楽しいことなのです．

---

* 訳注：数字ではなく絵を合わせる，“ビンゴゲーム”のようなもの．

重複障害児の学習

視覚の問題

CP 児のなかには，運動障害だけでなく，視覚障害児がいます．視力が弱い子どもは両親の顔をはっきりと見ることができないので，一般の子どもよりもしっかり触れ，抱きしめ，歌ってあげる必要があります．子どもは自分の取り扱われ方や大人の声の調子で愛情に気づくようになります．そして，身につけているものの手触りや匂いからも，次第に親しい人たちを認識できるようになります．子どもは指や口で触ったり，探ったりしながら自分の周りの世界を学び始め，そして，両親の笑い声や不満に思っているときの声の調子などを徐々に感じ取れるようになります．

視覚障害児のほとんどは，人の話し声だけでなく，自分の周りのさまざまな音のすべても，聞き取ることをとおして学びます．話しかけられることは，視覚障害児にとって，とても重要です．たとえば，親が食事を作っているときに，いまやっていることを話して聞かせてあげるのは，とても良い手助けとなります．というのも，子どもは食事を用意しているときの音や匂い，あるいは違う食べ物の感じや味などを関連づけ始めるようになるからです．入浴や外出の準備のときも同じです．

視覚障害児は，ふた付の深い鍋や，スプーンでトレイを叩く音，摩擦駆動車の音のような，音楽や音が出るおもちゃを喜びます．視覚障害児には，周囲を探索することを，健常児以上に促す必要があります．自分の家の部屋や，部屋の中の障害物を避けるのに慣れるまで，おどおどしてしまうのもよくわかります．ボールの内側に鈴が付いているものなど，音の出るおもちゃなら，子どもは転がったり，腹這い移動したりしながら，そのあとを追いかけるかもしれません．

軽度の視覚障害児にとって，人の顔からぼんやりした印象しか得られないということや，自分自身が見ている顔がしかめっ面なのかニッコリしているのかわからないということが，どのようなことかを想像するのは難しいです．そのため，より重度の視覚障害児の場合，大人の声の調子はとても大切であり，たとえば，これから行う活動やどんなことが起こるのかについて，はっきりと伝えてあげることが必要です．

きわめて軽い視覚障害児であっても，遠くのものが見分けられないかもしれません．たとえば，触ることが可能なくらい近づかないとどれが自分のコートなのかわからない，ということがあります．このような子どもたちの生活の多くにおいて，きちんと整理し，手順を決め，そして家事がきちんと行われていればとても助かります．さもないと，子どもが散らかっているものにつまずいたり，いつもの場所に物がなくてがっかりしたりします．

家の外にいるとき，自分自身の居場所を知るには，見慣れた一連の目印を見つけることです．私たちは，歩いてしゃべりながら，このような目印を心のなかで確認しています．弱視の子どもをバギーや車いすから降ろすときに，途中の生け垣や塀を触らせるようにすることは，子どもにとってとても役立ちます．そうして，慣れた道筋に沿ってどこにいるかを子どもに認識させるようにします．また，通り過ぎていくおもしろい建物や車のこと，ある交差点で立ち止まる理由などを話してあげることもとても役立ちます．こうすることによって，視覚障害児は，自分自身が住んでいる近隣の地図を聴覚と触覚を手がかりにして，すぐに作り上げます．そうして，子どもは，自分自身の周りの環境を受け止め，深めていき，どんな視覚的な印象も補っていくようになります．

聴覚の問題

耳詰まりや，とくに一般の風邪のあとの感染症のため，耳が聞き取りにくくなった経験はほとんど誰もがもっています．これらは一般的に，医療的な処置が必要な伝音性難聴として知られている，軽い一時的難聴によるものです．CP児のなかには，非常にわずかですが，耳詰まりが原因の難聴ではなく，内耳か脳につながる神経路における神経線維の欠損が原因の難聴の子どもがいます．これは神経性あるいは感音性難聴として知られており，軽度から重度と程度に幅があり，ときには低音よりも高音の聞き取りに影響を及ぼします．

最初に難聴に気づくのは親であることがほとんどです．子どもをとても夢中にさせるいろいろな活動のなかで子どもの注意を十分に向けることができないようなとき，ドアの呼び鈴，ラジオ，電話などの日常の物音に対する子どもの反応が，親の反応やほかの子どもの反応と比べて違うときに気づくようです．

もし難聴が疑われるようであれば，すぐに専門家の診察を受けることが大切です．そうすれば，難聴と診断されてもその原因や程度を確定し，基本的な治療計画を立てることができます．

重篤で永続的な難聴の影響として大きいのは，子どもの言語，コミュニケーション，人とのかかわりの面において，遅れをきたすことです．そのため，治療や補装具について早急に助言をもらうことが大切です．英国では，医療や教育部門を併設している地域の聴覚援護施設でそうした助言を受けることができます．

補聴器は音声をあまりゆがめることなく，増幅してくれるのでとても役立ちます．話し手がマイクや送信機を使うような無線補助具も，とても有効です．

聴覚障害を補うための視覚的手がかりを用いるような読心術，ジェスチャー，マカトン法などの手話は，重度の難聴児には促進していく必要があります．

とくに，身体的な障害児にとって，有効なコミュニケーションのために肢位を正すことはとても大切です．話し手と対面できるように頭と体幹をしっかり支持させ，補聴器をとおして不要な雑音が聞こえるくらい動いてもずれないように補聴器を取り付けます．有効なコミュニケーションのための望ましい状態を一日中維持するのはとても難しいですが，一日のなかのある時間であれば維持することは可能です．簡単な言葉を取り込んだり，語彙を増やしたり，文章をしっかり表現したりするために，望ましい肢位をとることはとても大切です．こうしたことから，子どもからのコミュニケーションが話し言葉や手話，あるいはワープロを含む電子機器を使って行われるようになります．

ほかの人と十分にかかわっていくうえで必要な，言語スキルやコミュニケーションスキルを高めるためには，聴覚障害専門の教員から援助を受けることがとても重要になります．人が話していることをきちんと理解できなければ，人間関係を構築していくことは困難です．言語の発達に大切な時期にこうした支援を受けることで，子どもの保育所や小学校での教育の準備は十分であると保証されます．英国では，ほとんどの学校で聴覚障害児のために教員が訪問指導を行っており，より集中的な支援が必要な重度難聴児のための小グループの特別クラスを設けている学校もあります．

とらえにくい学習障害

CP児のなかには，知能と視力と身体的な問題が比較的軽いにもかかわらず，学習能力の発達にムラのある子どもがいます．たとえば，言葉は優れていて，話すことも容易で，早期から文章も上手に使えるけれども，おもちゃを組み立てたり，衣服を着たりする実用的なことが苦手だったりします．このような子どもたちは，自分の周りの環境の認識に関してとらえにくい問題をもっています．

視知覚とは，円や四角などの形を区別し，描かれたものの輪郭と背景を区別し，とくに自分自身の身体と関係のある左右・上下など空間における位置関係を認識する能力のことです．どの方向に行けばよいのか，障害物を通り抜けたり，服の袖に腕を通したりするにはどうしたらよいのか，ということについてすぐに混乱してしまう子どもがいます．また，見たこと，聞いたこと，触ったものを関連づけることが難しいのです．言い換えると，さまざまな感覚が十分に協調的に働いていないのです．たとえば，生後6カ月の子どもは単に音を聞いているだけではなく，何の音が出ているのかを確かめようとして，頭を動かして周囲を見回すなどします．月日の経過とともに，聴覚，視覚，運動コントロール，知能は協調的に働くようになりますが，知覚障害児の場合，これらのことを結びつけることができなかったり，学習するのに時間を要してしまったりします．

私たちが日常生活において十分に視知覚を利用していることからも，視覚と運動を結びつけることはとても大切です． 実際，私たちが周囲から受け取る情報の多くは目から入り，脳で知覚されています．私たちは得られた情報を元に行動し，さまざまな運動や言葉で反応しています．簡単にいえば，運動と視覚を統合しているのです．たとえば，生後1カ月の子どもは，自分の手の動きを見つめたり，おもちゃに手を伸ばしたりするようなことをし始めます．

視知覚障害児への援助

視知覚障害児を支援するには，健常児なら多かれ少なかれ無意識にできることを促して，教えてあげる必要があります．さもないと，難しいと感じたこと（この場合は，視覚的な判断）を避けてしまうようになるかもしれません．そして，話したり，言葉を理解したりするような，自分にとって簡単なことを過度に発達させてしまうかもしれません．つまり，饒舌だけど不器用な子どもたちなのです．

物の形や模様の理解を発達させるために支援したり，手を使ってこれらの知覚を結びつけるよう支援したりするためには，多くの励ましや機会を必要とします．このために利用できる簡単なはめ板，郵便箱，積み重ねコップ，積み木の箱のような道具はたくさんあります．いままでにも強調したように，簡単な郵便箱やほんのちょっとのピースしかないはめ板を使って，うまくいくような方法を始めるようにしてください．最初は，子どもにほんの1つか2つの形，たとえば円や四角をはめるように促し，同時に手伝うようにしてください．このように徐々に始めると，子どもはうまくいくことを喜ぶようになり，うまくいったことで自信がもてるようになれば，すぐに課題全体に自分で取り組むようになります．

最近のはめ板は，小さな子どもが喜びそうな色鮮やかなものが多く，確かに，視覚障害児にとってはそうしたものはとても助かります．しかし，地味，あるいは強い色が使われているかに特別な理由があるわけではなく，形を選び，注意深く見て，それを穴の形と比較するという行為が重要なことなのです．子どもは，どれか1つを選ぶ前によく見るようにすると，最初に手にした形をはめようとするよりも，もっとうまくいくことを発見します．ここで重要な教訓を学ぶことになります．とくに，衝動的な傾向があり，手と腕の動きをコントロールするのが難しいような子どもにとって，ためになります．まず見て，次に考え，最後が実践なのです．

言葉が優れている子どもの場合，たとえば，円の名をあげて，ラグビーボールと類似したものであることを示します．そうして，子どもが円形と卵形の区別ができるように支援します．また，はめ板を見て屋根のようだとか，あるいはトンネルのようだとか，説明してくれるかもしれません．このような形に関する初期の経験は，その後，本を読もうとするときの基礎となります．基本的に読むことは，ほんのわずかしか違わない形どうしを区別するための過程です．

注意障害児への援助

子どものなかには，注意を集中できる時間が短く，トラックが通る音や風でカーテンが揺れている光景などによって，自分が取り組んでいる課題からすぐに気が散ってしまう子どもがいます．気の散りやすい子どもの場合には，身の回りにある余計なものの量を減らしてください．

勉強や治療の時間は静かな部屋の隅を利用し，飾りつけもしないできれいに片づけ，ほかのおもちゃは見えないようにしてしまいます．そして，子どもにはほんの少しだけ道具を与えるようにします．こうすれば，子どもは注意を集中しやすくなり，自分のやっていることに満足感を得ることができるようになります．こうして大きくなっていくにつれて，普通の環境や気が散ることにも徐々に適応していけるようになります．

多くの心理学者は，これらの知覚や注意の問題を永続的な障害としてとらえず，子どもの発達における一種の遅れとみなしています．つまり，注意や知覚の障害は，幼い時期であれば，ごく当たり前に観察されるのです．上述した方法は，子どもの注意を向けたり，集中したりする時間を延ばすのに役立ちます．

コミュニケーションのさまざまな形態

私たちは，これまでのところ，子どもの学習の仕方に関するさまざまな要因について考えてきました．その要因は，子どもの感覚を通じて得られる印象であり，知能，知覚，注意などの感覚が系統立てられ，これらの印象の感覚が形成されます．以後，私たちは話し言葉，手のコントロール，ジェスチャーといった，子どもからの“出力”について述べていきます．

コミュニケーションが困難なために，話し言葉や手のコントロールのどちらも使えず，自分の考えていることやアイデアを表現できない子どもにおいて，絶え間ない欲求不満を減らそうとするなら，慎重に考えることが必要です．私たちはすでに，おもちゃを与えたり，話しかけたり，動いたりするなど，子どもが「はい」「いいえ」の合図をするだけでいいような検査場面において心理学者が行う，重度の障害児とのコミュニケーション方法をいくつか述べてきました．

親は子どもとこの種のコミュニケーションをとる練習ができます．たとえば，話すことができず，手のコントロールができないような3歳児または4歳児は，街の情景の絵のような単純なものから刺激を受け，楽しむことができます．親はそれについて「これはお巡りさんですか？」「これはアイスクリームを運ぶ車ですか？」と尋ねながら，絵のさまざまな部分を指して，正しい位置にきたら「はい」と子どもが返事をするのを待ちます．「はい」や「いいえ」の合図はとても重要です．うなずいたり，話す人のほうを見たりすると「はい」，横を見たり，しかめっ面をしたりしたら「いいえ」を表すようにしても構いません．この種の合図が身につくようになると，言葉や手のコントロールに重度の障害をもっていても，子どもは自分の表現や好みを表現できるようになります．

何かの道具を与えれば，さらに表現を広げることは可能です．つまり，まったく手が使えないような子どもでもヘッドポインターが使えます．これは，子どもが電気的な操作で簡単に使える表示器です．子どもでも，このスイッチでライトの動きをコントロールし，自分の選んだものを示すことができます．

手話は，耳の不自由な人がよく使う言葉に代わる表現方法であり，手の動きやジェスチャーによって，広範囲にわたって話し言葉の代わりになります．Paget-Gorman system や，それを簡単にしたマカトンとよばれる幼い子ども用の手話もあります．また，マカトン・サインは，手のコントロールに制限のある子どもでも操作ができるよう電気的な制御がなされていて，符号板の形を利用することができます．

簡単な読み書きを習い始めた精神年齢5歳児にとって，話し言葉や手のコントロールに制限をきたしているような場合，電子制御の装置はとても先進的なものになります．多くの国では，広範なコンピュータによるコミュニケーション装置は入手可能です．キーボードは，足で操作したり，声あるいは目の動きを利用したりするなど，いろいろな用途で使用可能です．表現は，ビデオをスクリーンに映したり，紙に書いたり，ボイスシンセサイザーを利用したりして行います．こうしたコミュニケーション装置を使用するには，専門家の助言や適切な治療が重要になります．というのも，コミュニケーション装置は大きな価値になるからです．私の経験上，子どもが自分自身の自然なコミュニケーションの取り方を発展させるように努力しているとき，これらの装置が妨げになるようなことはありません．

教育的集団

教育は，広い意味で，家族のいる家庭で始まっています．家族は専門家の知識や技術から教育技法を教えてもらいますが，初期の感受性の強い期間に，家族による無条件の愛情やケアに代わるものはありません．

幼稚園や小学校は，家族という守られた環境以外の大人や子どもたちに慣れ，新しい要求への対処の仕方などを学ぶことができる場であり，広い視野，新しい挑戦，刺激を子どもに提供してくれます．

CP児の多くにとっては，最初は週に数時間程度でも，自宅近隣の一般の幼稚園あるいは保育園に早くから入学できれば有益です．条件として，施設のスタッフが，両親や専門家から子どもの特別なニーズ（たとえば，食べること，トイレ，座ること，コミュニケーション，移動などの手はずに関するニーズ）を事前に確認しておく必要があります．

これらの手はずが思ったほど完全でないと思う親がいるかもしれません．この理由の1つには，保育園のスタッフの時間とエネルギーは数人の子どもたちで分かち合わなければならないことがあります．この分かち合いと交替は，子どもの社会的成長を助けるための保育園の目的の重要な部分です．施設のスタッフと親が定期的に連絡を取り合うことは，このような問題の解決に役立ちます．

たいていのことは障害の程度によります．身体的にもコミュニケーションの面でも重度の障害があり，学習障害をきたしているCP児は，一般の保育園ではなく，特別な施設，つまり，“同じ建物の中で”あらゆる面の教育，治療，ケア施設を提供することが必要になるかもしれません．

英国では，5歳ごろになると，学校で多くの公的な教育を受けることが決まります．そこでは心理学者，医師，セラピスト，教育者により構成された評価チームが教育施設に専門的な助言を与えます．程度の異なるさまざまな支援を行っている統合教育の学校，普通学校に附属している特殊学級，重複障害児のための特別な学校があります．

子どもが生まれて以降，両親はそれらの教育に強くかかわってきているため，評価チームの討議において，彼らの役割が鍵を握ります．

保育園と学校

子どもたちが2～3歳になったら，自宅よりも探索的な遊びや学習ができる，幅広い機会が必要になります．そのための対策はいろいろあります．つまり，地方によっては，視覚あるいは運動に障害をもつ子どもは，地域の託児所に通い，そこに専門家が訪問して，職員や両親に対して助言を与えています．一般の賑やかな託児所の環境には何らかの手直しが必要になるかもしれません．照明の明るさに配慮したり，さまざまな障害物によってもたらされる危険に注意したりしなければなりません．一般的には，親が付き添って，ゆっくりと環境に適応させる必要があります．そのようにして，子どもには，グループ活動の騒がしさや興奮した様子に慣れてもらう必要があります．たいていはこうした環境をすぐに好きになり，毎週最も楽しみなこととして，期待するようになります．

国によっては，視覚障害者のための特別な教育内容が用意されてきましたが，近年は知能あるいは認知の程度が最も適切な学校で，みんなと一緒に学習することが重視されています．子どもが近所の学校に通学するようになると，教え方や学習用のあらゆる補助具について助言を与えてくれる訪問教員の支援が必要です．特殊な補装具には，簡単な全ページ拡大鏡，低速のオーディオレコーダー，有線テレビ拡大鏡など，さまざまあります．録音テープとラジオ番組もまた，とても重要な役割を果たしています．

公的な教育設備

あらゆるタイプの障害をもつ生徒の教育を考慮して，英国では，1980年代に教育法が施行されて以来，その重点が変わってきました．ウォーノック議長による障害児の教育調査委員会（Warnoch Committee's report）の報告以前は，子どもたちは障害によって分類され，その分類にしたがって学校を割り当てられていました．いまでは，各子どもたちがもつ障害の教育的必要性を評価することにその重点がおかれ，地方教育当局は両親とともに公式の特別な教育的ニーズの判定書を作成しました．その目的は，それぞれの子どもの能力や障害の特有のタイプに応じた，適切な教育環境を提供することです．これは特殊学校，特殊学級，あるいは必要であれば一般のクラスでも行われます．

英国では，子どもに最もふさわしい教育方法を検討する際，すでにこれまでにかかわってきた専門家同士でさまざまなことを討議し，子どもの学校生活における各段階で最も適していると思われることを一緒に考えていきます．もちろんどんなタイプの学校教育が決定されるかは，距離，交通機関，学校内の不便な階段の数など，実質的な地域の状況にもよります．

もう1つ考慮しなければならない要因は，身体的な障害はもちろん，気質や知的能力を含む各子どもの個性です．たとえば，2人の中等度のCP児が学校生活の一部で車いすを利用する場合，まったく異なる必要条件をもつ可能性があります．1人は社交性に富んだ子どもで，自分の身近な友だちにはあきあきして，ほかの子どもと競争しながら上手にやっていきます．その子どもは，何らかの支援を追加すれば普通のクラスでうまくやっていけるでしょう．これとは対照的に，もう一方の子どもは，類似した身体的な障害をもっていても，騒音に対してとても敏感で，周囲の刺激やざわめきですぐに心がかき乱されます．この子どもにとって最も適しているのは，保護的で，励ましの雰囲気をもつ小規模のクラスになります．近所の普通学校にある小規模の特殊学級は，敏感で，ときに臆病なこうした子どもたちには理想的です．彼らは少しずつ大きな集団に慣れていき，歴史や音楽の時間には一般のクラスにもときどき参加するようになります．

多くの国では，さまざまな障害をもつ生徒のための特別な施設を設置する企画段階にあります．このようにさまざまな施設が準備されることは，家族の選択の幅を広げるのにとても重要です．一般的に，英国で好まれる選択肢は小さなクラスを設けることであり，そこには特別に養成された教員を配置し，普通学校の附属にしています．そうすれば，障害のある子どもも適切に統合され，コンピュータ，タイプライター，科学的な機器のように学校全体で使うものを利用できます．このようにすれば，生徒はより大きな学校社会の一員として感じとることができ，保護的な環境下で孤立感を感じることもなく，おそらく学校に勝るような幅広い生活との接触はほとんどありません．

感情的要因

本章の最初の部分では，感覚と知覚の問題をもつ子どもの学習を含め，どのように子どもが学習しているのかを考えることに専念しました．私たちは，子どもの成長において，周囲の好奇心や新しい課題をマスターしようとする熱意がいかに必要かということを強調しました．つまり，子どもは，就学前にはすでにたくさんのことを学んでいるということなのです．環境を探索したり，いろいろなことをきちんと身につけたりするような子どもたちの努力が，身体的障害によって妨げられるような場合，子ども自身がコントロールできるほかのことを探し求めるのは容易に理解できます．そして，自分の両親や，自分の世話をしてくれる人をコントロールすることに重点的に取り扱うようになるかもしれません．

あらゆる食器棚を開けて周囲を確認したいという，歩き始めの子どもがしたがるような願望を満たす機会が与えられないと，とくに年少のCP児は退屈してしまいがちです．

子どもは，動けないときには，楽しみを提供し，1人でできる限られた範囲のことを補ってくれる親や兄弟姉妹に頼るようになります．最初の数カ月の時期，とくに，子どもが未熟で弱々しいような場合，母親はほとんどの時間を抱っこ紐で抱いたまま動くようになってしまいます．子どもが，1日24時間このことを続けてもらいたいと思うことも，ときにはあります．そうすると母親自身の入浴，洗髪，あるいは着替えさえも子どもは嫌うようになり，ひとしきり泣き叫ぶようなことが続くかもしれません．これは，明らかに家族みんなにとって心をかき乱されることであり，しばしば極度の疲労を生じさせるだけでなく，いらだちを増幅させることになります．

どんなに我慢強い親でも，年少の子どもの圧倒的とも思える要求に対して，愛情をもちながらもひどく怒った経験があるはずです．この感情は，子どもの成長が遅いとしばしば誇張されます．というのも，1つは子どもが泣き騒ぐと簡単にやめられないからであり，もう1つは，悲しみや子どもを守る気持ち，あるいはどうしたら最もよいのかということに確信がもてないなど，家族の感情が入り交じっているからです．

世話を分担すること

子どもが母親の存在に非常に依存してしまうような状況は，母子家庭，あるいは1日の大半を母親が1人で面倒をみているような場合には，なおさら起こりやすくなります．このような場合は，ソーシャルワーカー，保健師，理学療法士などの専門家から，子どもの世話を分担することについての助言や支援を求めることが必要です．友だちや近所の人たちはしばしば役に立ちたがっていますが，弱々しい子どもをうまく取り扱えるかどうか考え，ためらってしまいがちです．

勇気を出して支援を求めるようにする必要があります．あなたが状況を説明し，支援を求めることを熱望すれば，人々はわかってくれるはずです．また，あなた自身が習得した世話の仕方を実際にやってみせて，支援してくれる人たちに自信をもたせてあげる必要があります．あなたは心配になるかもしれませんが，ほんの少しだけ子どもから離れてみてください．おそらく最初は，大切な手紙を書くとか電話をかける程度の時間で構いません．あなたとあなたを支えてくれる人が信頼し合い，子どもと良好な関係がとれるようになれば，長時間の外出を試してみてもよいと思います．

このようなちょっとした息抜きは，あなたにとって，自分自身のやりたいことを考える機会に加えて，精神的な休息となります．専門のヘルパーと同様に，親戚，友だち，ボランティアと世話を分担することは，両親にとっても子どもにとっても非常に有益です．

子どもたちも決まり切ったことからの変化を求めています．

第 8 章

感情的健康

Cathy Laver-Bradbury

章の内容

受胎の瞬間から，母親と子どもの関係は形成されていきます．9カ月間の生活をともにすることで，胎児はほとんど理解していないかもしれませんが，母親の手から伝わる最初のぬくもりを経験する機会が与えられます．それが関係の始まりなのです．妊娠は多くの要因によって影響を受けます．その要因には，子どもの誕生のタイミングはよかったのか，父親は協力的でいろいろなことに応じてくれるか，などのようなことが含まれます．財政的な問題は，新しい家で生活を始めたばかりの夫婦に影響を与えます．子どもをどのように扱えばよいのか？　母親は仕事に復帰できるのか？　誰が子どもの面倒をみるのか？　両親がしていることを誰が信頼してくれるだろうか？　両親はこうした問題についてお互いに納得しているのか？

母親は胎児の動きや足けりを感じたり，そうしたものを超音波検査で見たりしているので，子どものことを誰よりも心配するようになります．一般的な産前ケアテストは両親に影響を及ぼします．というのも，子どもが生まれるのはいつ，どこで，誰が出生時に立ち合うのか，誰に手助けを頼むのか（あるいは頼まないのか）について選択しなければならないからです．生まれたときからの友人，家族，専門家などの影響は，親と子どもとの関係に何らかの作用を及ぼすことになります．

父親と子どものあいだに形成される関係は，母親のそれとは異なります．その関係はあまり強いものではないかもしれません．多くの男性は，妊娠期間中の女性の感情表現やホルモンの急激な変化を理解することが難しいことをわかっています．超音波検査で子どもの存在がわかり，子どもが生まれてくることが大いなる励みとなる父親もいれば，世話をすることの責任や不安をきついと感じてしまう父親もいます．妊娠期間中の両親の関係は，子どもはどう育てられるべきか，また誰が支援すべきかについて異なる見解をもっているパートナーにとって難しいものがあります．良好なコミュニケーションのためには，両親のニーズが満たされていることを確認することが不可欠です．

両親が子どものころに自分自身でいろいろな困難を経験していれば，自分の子どもが生まれてくるまでの段階やその後において，恐れや心配を感じることが多くなるでしょう．それは多くの親が，子どものころに経験したことや，自らの両親との関係を思い起こしたときなどに感じます．このようないくつかの思い出は，親としての新しい役割において，感情的な影響を与えます．

脳性まひをもって生まれてきた子どもが，生後数カ月，ときにはそれ以降になっても発達の障害が判断されないことがしばしばあります．両親はたびたび，子どもの発達のいくつかの部分が思った以上に成長していないことを疑うようになります．自分の子どもがいくつかの点でおかしいと気づいたり，同様の所見がみられたりするような場合，その多くは親しい友人に相談をします．ほとんどの場合，その友人たちは「大丈夫だから」と安心させてくれます．子どもが特別な支援を必要とするということを受け入れるには時間がかかり，その過程において，両親間や両親と親戚間の関係は変化していきます．脳性まひをもつ子ども（以下，CP 児）は特別な配慮が必要です．子育てのすべては挑戦であり，すべての親が自分自身の役割について自ら挑戦していくことになります．個人の人生にはそれぞれ重要な役割があり，考え続けていく必要があります．CP 児をもつ親として，とくに，ほかの人に影響を受けたり，子どもの状態に関する対応方法について専門家に頼ったりする場合はよく考えてください．

生後に形成される両親と子どもとの関係が発達していくには時間が必要です．子どもが生まれてくることはとても大変なことであり，母親は身体的・感情的な困難を経験します．母親が子どもとの関係を構築していくその過程は，その後に役立ちます．この時期に協力的なパートナーや祖父母がいるととても助かります．母親や子どもの世話をしてくれたり，また，少なくとも家事を行ってくれたりすれば，確実に，両親は心身を回復する時間を過ごすことができます．ほかの人が子どもの世話をするときは，親がそばにいることはとても重要なことです．さらに，両親は極端に悩んだりすると，自分の周りに保護的なバリアを作るようになります．すると両親は，子どもはほかの誰かに世話をされたり，ほかの介護者によって仕事として世話をされたりするほうがよいと思うようになります．しかし，こうしたことは現実的にはほとんどありません．子どもの世話を実際に引き継ぐよりも，むしろほかの誰かによって親切に根気強く助けてもらえれば，うまく子どもの世話ができるように軌道修正することができます．

子どもはみんな異なる気性をもって生まれてきます．扱いやすい子どももいますが，その一方で気むずかしかったり，過敏だったりする子どもも多く存在します．CP 児においても，この点で違いはありません．敏感な気性の子どもは，外の環境に適応することが難しいということがよく知られており，子どもが自身の身体のリズムを把握したり，そのことを両親に理解してもらうのには時間がかかります．敏感な子どもがよく泣くことは知られており，ほかの子どもよりも周囲を狼狽させます．CP 児は情緒的な見地からも敏感に見えます．

親子関係の発達には，子どもと両親の双方の過程があります．それは，お互いに受け入れ合うことと，お互いのニーズを把握して役立てることです．多くの場合，それには時間を要し，忍耐が必要になります．両親あるいは子どものニーズは，早期の段階では満たし得ないということを認識することは重要です．次項にて示す小さなステップは，両親と子どもの関係を形成するのを手助けするかもしれません．

両親のいずれかが産後うつ病になれば，子どもに対する親の応答時間に影響を及ぼします．多くの場合，親はこのことに気づいていません．気性にもよりますが，子どもはこれにさまざまな方法で反応します．

おとなしい子どもは親を反映するように，反応も乏しく，ほとんど座ったままになるかもしれません．一方，積極的な気性の子どもは，親の静かで乏しい反応に対して，素早い反応をせがむように泣き続けるかもしれません．産後うつ病の援助を探すことは重要です．支援団体や薬などのさまざまな介入は，とても役に立ちます．

初期のころ

子どもとの関係を形成するうえでの実用的なヒント

1. ただお互いに相手を見ながら一緒に時間を過ごしてください．子どもがリラックスしているときを選んでください．子どもの動きやその動きが何を意味しているのかについて把握してください．

2. 子どもをしっかり見てください．あなたとのアイコンタクトを避ける子どもがいるかもしれませんが，穏やかに対応することが大切です．もし，子どもがアイコンタクトを避けても，あなたは子どもの目の動きを追って，応じるのを待ってください．この際，笑顔を忘れないでください．笑顔は子どもを励ますのに役立ちます．子どもの顔をつかまえてアイコンタクトを強制しないでください．というのも，敏感な気性をもつ子どもでは苦痛を引き起こす可能性があるからです．ただ子どもがあなたを見てくれるよう，穏やかに励ましてあげてください．

3. 子どもの気性を把握してください．子どもの気性はやさしいかもしれませんし，気難しいかもしれません．もし，子どもの気性が気難しいようであれば，その後，生活に適応していくのが難しくなるかもしれません．この意味することは，子どもがリラックスして，あなたのことを信頼するようになるために，新たな状況を穏やかに励ましてあげる必要があるということです．

4. 子どもをなでてください．それは，あなたと子どもがともにリラックスできるときにしてください．まず，暖かい部屋の中で子どもをタオルでくるみ，一度，片方の手のタオルを取り除き，やさしく軽く下向きになでます．次に，他方の手，それからおなかや足に向かって動かします．子どもがタオルでくるまれるのを嫌う場合，敏感な気性をもっている可能性があります．その場合は，足部から始めて，ゆっくりと下肢や上肢全体に施すようにします．なかにはタオルでくるまれるのを好む子どももいます．それはより安心感を得られるからです．多くの地域では，ベビーマッサージ教室が開催されています．もし，あなたの家の近くでそれが開催されるなら，ぜひ，参加してみてください．ほかの母親と知り合う良い機会であり，子どもがリラックスする方法を学ぶ良い機会ともなります．子どもは，ストレスを受ける場合に備えて，早い段階からリラックスする方法を知っておく必要があります．

5. あなた自身の気性をわかっておいてください．あなたは恥ずかしがり屋ですか，それとも外向的ですか？　もう一方の親は何が好きですか？　子どもは両親のどちらに似ていると思われますか？　子どもは親のコピーではありませんが，ときどき，親とよく似た点を示します．ですから，まずは親であるあなたが子どもと似ている点に気づき，子どもが，困難な状況の克服の仕方をあなたから学べるように手助けしてあげてください．あなたが活動的な気性の持ち主であり，一方で子どもが静かな気性をもっているような場合，子どもを狼狽させるかもしれないことを忘れないでください．

6. 子どもに話しかけてください．あなたのいうことは問題ではありません．洗濯やクリーニングのことを話してみてください．多くの場合，子どもはあなたの声を聞くのが好きで，あなたが近くにいることをわかっています．子どもがあなたに反応する機会を与えてください．コミュニケーションは，子どもの初期のころから学習されるスキルです．両親と子どもには，幼いころから，わずかな時間，何度でも会話する機会があります．このことは子どもの発達に役立つのでお勧めします．

7. 子どもに対して笑いかけてください．子どもは大人の真似をします．子どもに笑ってほしいのなら，実際にそれをやって教えてあげましょう．

8. 子どもと遊んでください．年少の子どもでさえ，本や物語，ガラガラ，おもちゃのぬいぐるみ，色鮮やかなものを使って引きつけることができます．

9. あまり急かさないようにしてください．多くの場合，生活はせわしないのです．できるだけ多く，あなたのペースを子どもに合わせてゆっくりやってみてください．

10. 普通に接してみてください．年少の子どもでさえ，身に覚えがある普段通りのことであれば，よりリラックスして，安心感が得られます．これは厳密にしなければならないわけではありません．

11. 手助けしてもらうことを恐れないでください．多くの場合，友人や親類は，あなたに時間を確保してもらうために，アイロンがけや子どもの世話を大いに喜んでやってくれます．

12. 近隣の協力的な友人を見つけてください．多くの人が手伝ってくれようとします．ほとんどの親は，普通，実際に手助けしてくれる2，3人の親しい友人がいます．出生後の母親の会や歩き始めが遅れている子どものグループに参加してみてください．誰かとかかわりが増えるのは今後の生活に役立ちます．

13. 失敗したとしても心配しないでください．誰もが完璧なわけではなく，完璧な親もいません．ときに，年少の子どもは，親をかなり不十分に感じているかもしれません．

14. 成長過程で子どもに起こる，小さな変化に気づいてください．できるだけ，日記に子どものことを記録し続けてみてください．これを記録するのは，たとえば，子どもが最初に笑ったり，あなたに手を伸ばしたりしてきたような発達上の出来事があったときくらいで，毎日行う必要はありません．数年後には，子どもとこのノートを共有して楽しむことができます．

泣くこと

子どもが泣き叫んでいる声を聞くことを非常に苦痛に感じる親もいます．ここではいくつかのヒントを紹介します．

泣くことに親が常に耳を傾けるのは困難です．それは，苦痛を引き起こすことになるからです．子どもが泣くのには，さまざまな理由があります．空腹，寒さ，暑さ，欲求不満，退屈，またはあなたの注意を引きつけるためです．多くの親にとって，泣いている子どもを放っておくことは辛いのです．私たちは子どものさまざまなニーズに対応できるようにしています．時がたつにつれ，ほとんどの親は，子どもが苦痛に感じていたり，不満に感じていたりするときの泣き方の違いがわかるようになります．親がきちんと応じると，子どもに満足感と安心感を与えます．子どもの成長につれ，親はほかの方法で子どもをなだめることを覚えます．

両親は，子どもと一緒にお互いのスキルを大切にする必要があります．これは一般に，両親が自信をなくしている場合，困難なことがあります．子どもとのお互いの信頼関係を構築してください．とくに，親が子どもと一緒にいれば，子どものニーズをより迅速に理解できるはずです．あなたは子どもを手助けするのにいろいろなスキルを身につけることになります．これらのスキルについて，お互いに協力し合ってください．

子どもに応じるための機会を作ってください．泣いている子どもの対応は，とても大変です．自分の限界と，手助けを求めるときとを，きちんと認識してください．大人がストレスを感じているとき，子どもはたいていそのことに気づきます．もし，自分自身でストレスを感じていることがわかれば，しばらくのあいだ，誰か引き継ぐことができる人を探してください．もし，誰も見つからないのであれば，子どもをベッドあるいはバギーといった安全な場所に移してください．子どもを傷つける危険にさらすよりも，あなたが落ち着くためのほんのわずかなあいだであれば，泣いてる子どもを放っておくほうがよいです．

より一層泣き叫ぶような特別な子どものなかには，とくに，身体の筋肉に影響が及ぶ場合があるかもしれません．たとえば，夜泣きを示すような子どものなかには，腸につながる筋肉に影響が及ぶ場合があるかもしれません．食べるときには，とくに激しい腹痛を引き起こすこともあるようです．もしこうしたことが心配ならば，医療的な相談をしてください．これは，母乳，あるいは人工栄養乳のいずれかで起こることがあるようです．

子どもを抱いてください．敏感な子どもが苦痛を感じている状態であれば，抱きかかえたり，連れ歩いたりしてあげるのが効果的です．

子どもと一緒に歌ったり，子どもに音楽を聴かせてあげたりしてください．子どもは多くの種類の音楽に応じますが，アップビートの音楽は興奮してしまうので，寝かせようとするときに使うのはお勧めしません．

年長の子どもの時期

年長の子どもの時期は，両親にとって魅惑的な時期であり，多くのことが求められる時期でもあるため，子どもの個性の成長をしっかり見守っていく必要があります．多くの場合，物事に没頭する面とわんぱくな面の双方が同時期に観察されます．

CP 児にとってこの時期は，身体的な障害の程度にもよりますが，さまざまな問題に直面する一方で，理解力が発達する時期でもあります．

暦年齢と対比して，発達年齢を意識することは，初期に経験する遊びのなかで，子どもを手助けするための構造的な課題を援助するのに重要です．何人かの子どもは，発達上大切なスキルである遊びにおいて，特別な手助けを必要とするかもしれません．これらの発達遅滞児は，器用さ（両手使用時），協調性（効率的な運動時），コミュニケーション（言語，非言語），社会スキルなどのスキルを学習するのにとても時間がかかります．これらのスキルは，すべて子どものころに練習して学んでいくものであり，年長の子どもの時期はその発達にとって重要な時期です．年長の子どもは非常に早いペースで学んでいきます．子どもは，安全で確実に実行するためのスキルがなくても，一人でやりたがります．そのため，親が疲労困憊することもあります．

ほとんどの親は，年長の子どもの時期に，最も難しいとされる子どものかんしゃくに応じなければいけないことをわかっています．ここに手助けのヒントを示します．

1. この時期にみられるかんしゃくは当たり前のものであるということを理解してください．子どもなのですから，ほとんどのかんしゃくは普通です．

2. 落ち着いてください．子どもにかんしゃくがあってもよいのです．

3. 子どもが，床に物を投げたり，奇声を発したり，激しく攻撃したりしたとき，安全を確認してください．きっと，かんしゃくを見ると驚きます．たいていの場合，それは，子どもにかんしゃくを起こされた経験が親にないからです．

4. 可能な場合は，気をそらさせてください．かんしゃくが出たばかりの段階で，子どもに，たとえば，「ほら，あそこに鴨が見えるよ」といって，自然に気をそらさせれば，落ち着いた反応を示すことがあります．気をそらさせるのに子どもを関与させないのはよいことです．たとえば，かんしゃくが悪化しているときには，「みんながあなたを見ているよ」といわないほうがよいです．

5. もし，かんしゃくが安全な場所で起こっているならば，無視をするとうまくいきます．年長の子どもはしばしば，周りにかんしゃくに反応する人がいることを好みます．かんしゃくを無視すると，多くの場合，持続してもほんの少しの時間で子どもは落ち着きます．

6. 子どもが非常に敏感であれば，しっかりと抱きしめてください（あまり蹴ったりしないような場合）．そうすると，敏感な子どもが落ち着き，より安心感を得るための手助けをすることができます．

7. 物事が悪化しているとあなたが感じた場合は，“タイムアウト”が役立ちます．タイムアウトの目的は，あなたや子どもが落ち着いたり，息を整えたりする場所を提供することです．それは罰を与えるための場所ではなく，考えたり，落ち着いたりするための場所なのです．タイムアウトは，階段の下のところや寝室のような安全な場所に子どもを移すことを含めています．もっとも，タイムアウトの時間は，短くてよいのです．1分というのは，それぞれの年齢の子どもにとってよい目安になります．難しさとしては，子どもはすぐに落ち着きますが，大人が再度落ち着きを取り戻すのに30分は時間が必要だということです．これは，あなた自身が落ち着くのに必要な時間について，気をつけることなく，また正しく認識していなければ，次にかんしゃくが起こったときにそれが悪化するという意味なのです．かんしゃくを1度やり過ごすことは，あなたと子どもが再出発するために重要です．

8. タイムアウトは，一部の子どもにとってはとても難しいものです．彼らは，おもちゃを壊したり，壁から壁紙をはがしたりすることで，激しくあなたから離れようとしているのかもしれません．子どもがこうした方法で行動するのは，落ち着くための時間をもっているという点でよいことなのです．子どもを落ち着かせることは，その必要があるときに，そっと座るための小さなカーペットやマットを用意することによって達成することができます．両親はこのときに子どもと一緒に座って本を読んだり，物語を話したりできますが，子どもはすぐに座らせなければいけません．この“特別なマット”の有用な点は，必要に応じて，祖母のところや，あるいはほかのどこかに移すことができるということです．

9. かんしゃくの場面で，子どもを説得しようとしないでください．この点では，子どもは大人と同様なのです．最近いつ怒ったか思い出してください．あなたはほかの誰かを説得することができましたか？　それは無理です．

10. 何が起こったのかということを含めて話し合うのは，みんなが落ち着いたあとです．

11. 課題を分類して，困難な状況を先手を打って回避してください．たとえば，子どもが待たないといけないとわかっている場合，待ち時間を課題に分類してください．その際，色合わせのような簡単なゲームや，“I spy*”，塗り絵，おかしな物語が役立つかもしれません．

12. 不安を感じている子どもは，たいてい，その感覚を表現する手段としてかんしゃくを起こします．もし，子どもが生まれつき不安そうならば，用心してください．その子どもは，不安を示すためのほかの方法を学習する必要があります．

13. あなたが何かのことで「ダメ」といって，子どもがあなたのことを嫌いになっても，気にしないでください．「私がダメといったことであなたが怒っても，今日はダメ」とすぐに応じてください．たいていの子どもは，自分のやり方でできなくなったとき，あなたを嫌いというでしょう．これに強く反応しないことは重要です．彼らは自分の感覚を表現する方法を学びます．彼らはただ，自分の感覚を正しく表現する方法を学ぶ必要があります．もし可能ならば，子どもの感覚に名前をつけてみてください．多くの子どもは，楽しいことや悲しいことは，すぐに学びます．怒り，嫉妬，退屈，不安，欲求不満などの感覚を理解したり，表現したりするまでには時間が必要です．

14. もし子どもがかんしゃくを起こした場合でも，何らかの決定を押し通すことや，説得されても心変わりをしないことは重要です．しかし，もし，あなたがおかしいと考えるならば，気持ちを変えても構いません．このときは，「おもちゃを拾うのを手伝ってほしいのね．（子どもにおもちゃを渡して）できると思っていたんだけどな…」などといって，あなたが主導権を握っていることを子どもに示す必要があります．この方法で，子どもは，あなたが求めていることと，その期待に応えるということを知ります．

* 訳注：部屋の中にあるものを探す，子どもの“物当て推理ゲーム”．

保育園や学校の準備

保育園やその上の学校に通うことは，子どもにとって大きな変化をもたらします．子どもは守られた環境である自宅から一歩踏み出すと，すべてが目新しいもので驚きの連続でしょう．子どもたちを支え，それらのことを知っている親ですらそうでしょう．それゆえに，子どもにとってとても重要な段階といえます．

英国では，特別なニーズをもつ子どもは，かなり早期から託児所に預けられます．多くの地域では，子どもが就学年齢になる前までの幼いころから，親への支援を申し込むために尋ねてくる家政婦がいます．このサポートは，とくに，子どもが第一子で，親も子どもを育てた経験がほとんどなく，そのために一般の子どもが発達的指標に達する年齢もわからないようなときになされ，多くの場合，子どもや親を支援するために身体的発達やコミュニケーションに焦点がおかれます．家政婦には，役立つ情報を手に入れる源があり，そのことからも学齢期をとおして，子どもたちをサポートしています．多くの場合，家政婦によるサポートは，教育的なサービスによって系統立てられており，彼女らは子どもたちが就学したときに必要となる特別な支援を認識しており，それが提供される方法を確認します．

準備とコミュニケーションは，学校への過渡期において，成功への鍵となります．子どもが違えば，異なるアプローチが必要です．ここではふたたび，子どもの気性についての親の理解が必要となり，託児所に預けるときまたは就学時に，どのくらい，またはどの程度子どもから離れるべきなのか，あるいは子どもが完全に親離れするまで，最初は子どもと一緒にいることが親にとってよいことなのか，ということの指針となります．

ここでは，保育園に預ける際，あるいはその上の学校に就学する際，子どもに準備することについて，いくつかのヒントや助言を示します．

1. 実際に始まる日の前にその場所へ何度か行ってみましょう．そうすれば，子どもは，それがどんな場所かを知ることができます．もし可能ならば，そこで子どもたちがやりそうな活動をあなたと子どもが一緒になって楽しむ時間をたくさん作ってください．

2. 子どもが２人の関係を気に入って，励まし合えるようになると考えられる家政婦を，あなたの好みで決めてください．家政婦のほとんどは，子どもを支援するために親と一緒に働くのが好きです．子どもがコミュニケーションをとるのが苦手な場合，家政婦はあなたたちを支援する方法をよく知っているので任せてください．もし言葉が難しいようなら，絵のチャートは，子どもが欲しいものを指したりすることが可能なので，非常に役立ちます．子どもたちのケアにかかわる大人たちも，絵のチャートを使うことで，何が，いつ起こるのかをお互いに理解するのに役立てることができます．

3. 普段することを決めてください．絵が役立つこともあります．使うものが決まっている場合には，保育園，おやつ，ランチバッグ，ユニフォームなどの絵が描かれた図を作ってみてください．これらの図は，子どもが保育園に通うことに慣れるのに役立ちます．特定の日の活動や曜日ごとの出来事を一覧にした週間チャートも役立つことがあります．

4. あなたがいなくなると子どもが困惑するような場合，無理にあなた自身を追い込まないようにしてください．この場合は，まだ難しい時期なのです．子どもが，あなたからの自立に向けた最初のステップを踏んでいるのです．子どもの困惑が解決しない場合は，あなたと離れる準備に時間をかけてください．もし，子どもがすべての事柄について困惑する時間を過ごすようであれば，情緒的見地からすると，おそらく子どもはまだあなたと離れるための準備ができていないということなのです．託児所に行くのを遅らせたり，子どもと過ごす時間を増やしたりして，徐々に彼らと離れる総時間を増やせるかどうか，考えてみてください．

5. もしあなたが離れるときは子どもに伝えてください．多くの親は，子どもに何も伝えずにこっそり離れるほうが子どもたちに困惑を与えないからよいと思っているようですが，これはたいてい，母親や父親がいついなくなるかわからないという不安につながってしまい，余計まとわりついてしまう結果となります．「ママはいまから買い物に行ってくるけど，ちゃんと戻ってくるから…，楽しんでてね」といって，すぐに離れるとよいのです．あなたは子どもが落ち着いていて，遊びに加わっている様子を，いつも10分おきにのぞいて見るようにします．

自立の促しと学習への手助け

両親は，CP児の世話をしていると，ときに，子どもが必要としていることを誰も理解してくれないので，子どもを手放すことができないと感じます．いつだって子どもを手放すのは耐え難いことですが，親の役割としては，子どもが親に依存しなくなるための準備をしてあげることです．このための準備期間として全子どもの時期がありますが，それには何年も時間がかかります．特別なニーズのある子どもも，この点で例外はありません．たとえ子どもが，常に支援を必要とするような場合でも専用の居住施設，あるいは補助的な生活施設が必要になるかもしれません．あるいは，自分の家で世話を受け続けるかもしれません．しかし，最も重要なことは，子どもとあなたのために，できるだけ多くの選択肢をもつことです．最大限の準備をすることによって，あなたは，子どもを支援するなかで起こるさまざまな状況に対応することができるようになります．これらの初期の状況は，このあとの選択のための準備にも役立ちます．

子どもが新しい課題や状況をうまく処理できなくても，新しいことに取り組むのをやめてはいけません．課題を小さな段階に分解する方法を見つけようとしてください．そして，すべての課題から，少しずつスキルを増やしていってください．

子どもの強みや限界を認めてください．励ましは双方に役立ちます．強みは自尊心や自信を構築していくのに役立ちます．限界に直面した場合は，できるだけ現実的にそれを理解し，それを回避する方法を見つけてください．障害が決定的なものであることを子どもが理解するまでのあいだ，情緒的な見地から協力するようにしてください．

親としても，自分のための協力を求めてください．できるだけ，PTA，あるいは学校にかかわる役員になり，支援するようにしてください．このすべては子どもとほかの人を支援し続けるうえで，あなたの手助けとなります．

学校から子どもを連れて帰るときには，笑顔を忘れないでください．子どもは，自分のことを見てくれたり，その日の出来事を聞いてくれたりするのを，楽しみに待っています．すべての子どもたちではありませんが，子どもは，できるだけ早く，その日の出来事についてあなたに話そうとします．ときにはそれが夕方になるかもしれません．あなたは，子どもが描いた絵について尋ねたり，家にもって帰ってきたものを見たりすることで，詳しく知ることができるかもしれません．子どもたちがやっていることについて連絡を取り続けることは，子どもが（しかじかのことを）もう学んだかどうか，あなたが尋ねるのを可能にします．どんなに小さな達成であっても，子どもを褒めることを忘れないでください．これは本当に自尊心を構築します．たとえ，あなたが何かほかのほうがよいと思う場合でも，批判するよりも褒めることで，子どもは一層努力しようとします．

褒めて，褒めて，さらに褒めます．子どもは賞賛と激励により成長します．子どもがどのようによいのかとか，子どもが達成したことなどについて，ほかの誰かに話しているのを聞かせてください．それは子どもの自信を高めるための優れた方法なのです．

子どもが，毎日の課題で，両親を交えて学ぼうとするのを支援してください．子どもが親から学ぶことは大切なのです．子どもの成長を考慮し，自信を構築するために，最初は簡単に達成することができる課題を与えてください．それから，徐々に，より難しい課題を出します．親が手伝うために，あまり簡単なものを提供するのはやめてください．子どもに独立させて難しいことをさせてみてください．あなたが手伝わなければならない場合は，その支援を最小限にしてください．自分自身で達成すること以上に価値のあるものは何もありません．

困難な時期を通じて，感情的に子どもを支援することは，困難を伴いうるものです．CP 児は，いじめやからかいを受けやすく，そのことで子どもの心はかき乱されます．子どもの“保護感情的なオーバーコート”を育てるための支援とは，親の助けです．多くの場合，これを実行するためには，子どもの苦痛に耳を傾けることが必要であり，それから，子どもがそれに対処する方法を見つけるのを助けます．子どもの“戦い”に参加することは魅力的であり，そして，ときに必要なことでもあります．一歩を踏み出すタイミングを知るのは，常に難しいものです．身体的な虐待が起こっているならば，親の介入が必要です．ときどき，からかわれたり，名前をよばれたりすると，子どもは，それを無視したり，笑い飛ばしたりすることを学ぶようになります．これは軽んじられることではありません．子どもは負担を取り除くために親を必要とします．しかし，子ども自身がこれらの行動をやめさせるときは，子どもに達成感を与える必要があるかもしれません．このすべては親をとても狼狽させてしまいます．子どもの悩みに耳を傾け，見つめることは，感情的にも苦痛です．また，多くの場合，聞きながら勇ましい表情を装うのは難しいかもしれませんが，問題解決の支援をするような場合は，両親はむしろ，怒りに頼るか，泣いているよりも，勇ましい表情をしているほうが子どもにとっては効果的です．しかし，両親は自分たちがどのように感じるかをいうことはできます．両親が自身の苦痛を認めることは，子どもにとって有用です．

子どもは定期的に友だちになったり，けんかをしたりします．彼らは1週間のうちに誰かを憎んだり，次の週には最良の友だちになったりします．彼らの友情はこのようなものだとわかって支援をしてください．彼らはけんかをしたとき，友情関係のグループ内にほかの友だちを入れません．これは，ほかのグループが仲間に味方するよりも，彼らを仲裁し助けることを学ぶことを知ることで子どもたちが仲間はずれにならないようにします．

遊び

遊びはすべての子どもにとって欠くことのできないものです．それはあまりにも簡単なように思われるかもしれませんが，遊びは本当に子どもを支援するための良い方法です．多くの場合，子どもは，遊びのなかで慌ててしまうと，結果的として遊び方をうまく学べません．遊びは，とても大切であり，生活のさまざまな局面での学習に役立ちます．たとえば，社会的スキルを向上させるための，ほかの人との交流の仕方の学習においてなどです．遊びは，想像力豊かな遊びから教育的な遊びまで，多くの形態をとります．子どもは，できるだけ多くのタイプの遊びから恩恵が得られる機会をもつことが大切です．子どもへの励まし方や，子どもの集中力の向上のさせ方についてのいくつかのヒントや助言を以下に示します．

1. 遊びを学習する子どもを支援することは，子どもにとって本当に助けとなるかもしれません．子どもは友だちと一緒に遊ぶ方法を学ぶかもしれません．子どものアイデアを広げるための言葉を使って，長期間にわたって遊びを学習するのを支援してください．子どもがしていることを記録に残すことは，多くの場合，楽しみが加わって，遊びが延長されるのに役立ちます．

2. 発達レベルに応じて，遊びをゆっくり進めてください．子どもはそれぞれ違った速度で発達していきます．簡単に遊べるおもちゃを見つけ，その後，いろいろなものを追加して作り上げていくことを子どもに少しずつ挑戦させます．

3. 子どもをしっかり誘導してください．子どもが遊びたいものを選んであげてください．

4. 競わないでください（あなたたち大人はスキルをすでに学んでいますが，子どもはまだなのですから）．

5. ロールプレイに参加して，子どもを信じてください．

6. 笑って，楽しんでください．

7. あなたの注意をすべて遊びに向けてください．

8. 子どものアイデアや創造力を褒めたり，励ましたりしてあげてください．決して，批判はしないでください．

9. あまり手伝いすぎないようにしてください．子どもが問題を解決するのを励ましてください．

10. あなたが子どもと一緒の時間を楽しんだときには，子どもにそのことを伝えてください．

忘れないようにしてください．1 日 10 分は，遊びをとおして子どもを支援することを！

行動の問題

子どもが行動の問題を示している場合，遊びに集中するのが奇妙に見えるかもしれません．しかし，私たちが調査やほかの親から学んだのは，行動に違いを示す子どもたちは，多くの場合，遊び方や感情的なニーズの伝え方を学ぶ機会を逃してしまっているということです．子どもは遊びをとおして気持ちの伝え方を学びます．それは，困難なことを表したり，あるいはスーパーマーケットよりもむしろ遊びにいくという意思表示をしたりする，というようなことです．子どもと遊んでいるとき，親ではなく，子どもが自分で遊びを制御するようになることはとても大切です．多くの親は“正確に遊ぶ”ことに夢中になります．遊んでいるとき，何をするかは子どもが制御することなので，描かれたものが正確ではないとか，人形の家の家具が逆さまであるということは問題ではありません．これは子どもが学んでいるということなのです．親としてのあなたから子どもに制御の調整を移すことによって，子どもはそのアイデアがよいもので，やりがいのあるものであることがわかるようになります．遊びは，子どもが親を制御することによって安全な状況になります．子どもが自分で遊び始めた場合は，親がほかの状況につなげたり，制御しようとしたりする必要はありません．

もし，上述したことをほとんど試していて，依然として難しいままである場合は，助言を求めることが有用かもしれません．ほかの誰かに，適切な時期にかかわかってもらうことは，そんなに簡単なことではありません．以下に，いくつかのポイントを示します．

助けを求めるとき

助けを求めるときを常に知っておくということは，困難です．以下は指針ですが，最も重要な考慮点は，あなた自身，あるいは子どもが支援の必要性を感じているかどうかです．

1. 子どもの動作が，あなたや子どもの QOL を損なっている場合．

2. 子どもが自傷行為をしたり，ほかの人を傷つけたりする可能性が考えられる場合，たとえば，子どもが悲しんだり，自傷行為や自殺をほのめかしたりするような場合．死にたいという年少の子どもは比較的多いものです．もし，叱られたことによる反応であるならば，「叱られたからなの？」と確認してみてください．「うん」と答えた場合は，おそらく怒りの反応なのです．しかし，子どもが悲しんでいたり，「死にたい，飛び降りて死にたい，自分を殺したい」といったりするような場合は，さらに助けを求めているかどうかを確認する必要があります．

3. 子どもが狼狽して，いつも以上に長時間泣くなどするような場合.

4. 子どもが学校で成長していなさそうな場合.

5. あなたが子どもの行動について悩んでいる場合.

6. 他人があなたの子どもの行動について懸念している場合.

7. 在宅介護があなたと子どもの関係に悪影響を及ぼすことがわかっている場合.

8. あなた自身のメンタルヘルス（精神的健康）が子どもに悪影響を及ぼすことがわかっている場合.

9. 支援するためにさまざまなことを試したにもかかわらず，行動の問題が予想以上に持続しそうな場合.

助けを求めることは，多くの親にとって困難な場合があります．私たちはしばしば，「助けを求めたことで失敗したと感じている」と親からいわれます．ですが，逆のこともいえるということを忘れないでください．子どもが本来あるべき姿になっていないときに，助けを求めたことで，親がその困難な状況を認識するにいたったということです.

親と子どもに有益になると感じる種類の援助を見つけることが難しい場合があります．援助を求めるとき，専門家に対して，専門家によるサービスのなかで利用可能な治療の範囲を明確にすることは価値があります．あなたが最初に会う人はほとんど役に立たないかもしれませんが，彼らはあなたや子どもが必要とする支援に接する指標として活用できます.

“一緒に働く人”に正直になってください．もしあなたが専門家のいう何らかのことに反対するようならば，彼らは「あなたはどうしてそういう風に感じているのか？」と聞いてきます．専門家は実際に，多くの場合，議論して，あなたへの支援がうまくいくことを伝えられる幅広い戦略をもっています.

あなたが，あなたを見てくれている人に共感してもらえる気がしない場合は，誰かほかの人に代えてもらうように頼んでください．私たちはすべての人と良い関係を築くことは不可能です．あなたが，あなたを見てくれている人と折り合わないのであれば，何もしないよりも，誰かほかの人に代えてもらうことをお勧めします．もしあなたが頼めないのであれば，ほかの誰かがあなたのためにそれをやってくれるかどうかを確かめてください．親戚や友人は，多くの場合，喜んでやってくれます．また，一般的な専門家は，この変化を支援するために，喜んで引き継ぎ書を書いてくれるでしょう.

あなたが事の進展を本当に感じられないのであれば，セカンドオピニオンをお勧めします．子どもにあるべき改善がみられないときは，多くの場合，何らかのサービスが提案されます．ときに，専門家自身がその状況をほかの専門家に検討してもらうことを依頼します．2 人の専門家がいることは，多くの場合，1 人よりも有益で，難しいことを改めて見ることで，新しいアイデアを持ち込んでくることができるようになります.

いくつかの大変なことは覚悟するべきです．困難な行動に適応することは，親や子どもにとって，とても大変なことです．変化は一夜にして起こるものではありません．もし，最初は機能していないように見えても，対策を貫徹しましょう．ときに“もちこたえて”，ゆくゆくは機能するようになります.

誰かにただ聞いてもらいたいだけのときに助言されることほど，親にとってフラストレーションを感じることはありません．あなたが胸中を吐露したり，悩んでいることについて話したりしたい場合は，その専門家に今日は聞いてほしいだけで何の助言も必要ないと伝えてください．そのとき，専門家はあなたがその活動に必要としていることを知ります．これは両側面で多くのフラストレーションを防ぐことができます.

就学前注意欠陥多動性障害（PS-ADHD）

注意欠陥多動性障害（ADHD），あるいは多動（hyperactivity）とよばれているケースがあります．多くの子どもは就学前にADHDの症状を示し，就学前注意欠陥多動性障害（PS-ADHD）を伴う多くの子どもは，その障害に対する支援を必要としています．PS-ADHDは幼少期に現れ，その多くは出生前からみられ，家族性の遺伝により発症し，さまざまな症状を示します．この子どもを育てるためには，多くのエネルギーや絶えまない活力が必要になります．彼らの睡眠や食事のパターンは貧弱なのかもしれません．彼らは容易に人を混乱させ，待つのを嫌い，飽きやすく，交替でやることが苦手で，短期記憶障害があります．

CP児はPS-ADHDから除外されません．実際，年長の子どもの時期の障害の多くは，この障害の症状を示します．親は，症状をきちんと認識し，そのうえで支援を求めることがとても大切です．特定の行動における対策は，PS-ADHDの子どもを就学前に支援するうえでとても効果的です．両親や子どもへの支援が早めになされることはとてもよいことなのです．しかし，両親は，介入を必要とする子どもの行動に関して何らかの目標を設定するために，障害の基本的な影響を理解する必要があります．

ここでは，PS-ADHDの子どもを支援する対策のいくつかを紹介します．

1. 子どもがPS-ADHDを有することは，親の責任でも，子どもの責任でもないことを忘れないでください．

2. 活発な子どもは，活発でない子どもより約9倍の批判を受けます．これを逆にしてみてください．すべての小さな課題，たとえば，靴や靴下を履くようなことを，ほんの少しでも達成したときは褒めてください．子どもは，褒められると好反応を示します．

3. 文章よりもむしろ，短いメッセージを与えてください．子どもは覚えておくことができません．

4. 子どもの顔をやさしく包み込んでアイコンタクトをしてください．子どもを褒めるときは，最初にこうしてください．子どもがあなたを見るようになったときは，この方法で指示を与えていってください．

5. 待ち時間は管理しやすいようにいくつかに分け，各待ち時間ではごほうびを与えるようにしてください．

6. かんしゃくが爆発しないように気を紛らせてください．あなたが，短く，繰り返し，現実的なおしおきを与えたとしても，おどしにはなりません．

7. 問題解決のために子どもを支援してください．あなたが子どもを叱った場合は，トラブルになることをやめるために何をすればよいのかを学ばせることが大切です．

8. 子どもがリラックスして学べるように支援してください．マッサージや静かな時間は，学習環境に適しています．

9. 小さく段階分けをして，困難な状況の練習をしてください．子どもと毎週店に行くことが散々な状況の場合は，子どもを連れて行かないようにしてください．また，たとえば，車いすであれば，なるべく，缶詰や壊れにくい何かというように，子どもが独立して品物を集めることができる買い物のリストを使って，短い時間，一緒にショッピングに行く時間を作ってみましょう．

本章の目的は，子どもと両親の感情的な健康や，子どもの成長のなかで関連することの詳細，これらに影響を及ぼす要因の確認，必要に応じて支援を求めた場合の提案などの視点を提供することです．

これはほんの序章です．子どもや両親の手助けになるような多くの記事やウェブサイトがあります．右頁にいくつかをリストアップしているので参考にしてください．

追加図書

Barnes J, Freude-Lagevardi A. From pregnancy to early childhood：early interventions to enhance the mental health of children and families. Mental Health Foundation, UCL, London, 2002.

Cooper H, Thompson M. Parenting packages：child and adolescent mental health：theory and practice. Hodder Arnold, London, 2005.

Polke L, Thompson M. The crying child. Southampton University Hospitals Community Unit, Southampton, 1994.

Polke L, Thompson M. Temper tantrums. Southampton University Hospitals Community Unit, Southampton, 1994.

Polke L, Thompson M. Overactive children. Southampton University Hospitals Community Unit, Southampton, 1994.

Sonuga-Barke EJS, Daley D, Thompson M et al. Parent based therapies for pre-school attention-deficit hyperactivity disorder：a randomised controlled trial with a community sample. Am Acad Child Adolesc Psychiatry 2001；40：402-408.

Thompson M, Laver-Bradbury C, Weeks A. The new forest parenting package for preschool ADHD children (updated version). Southampton City Primary Care Trust, 2007.

Thompson M, Laver-Bradbury C, Weeks C. On the go：the hyperactive child-a DVD for parents and professionals. University of Southampton Media Services, Southampton, 2008.

役立つウェブサイト

Mental Health Foundation：
http://www.mentalhealth.org.uk

Royal College of Psychiatrists：
http://www.rcpsych.ac.uk

Young Minds：
http://www.youngminds.org.uk

第9章

9

早期学習における両親の貢献
―触って，見て，聞いてやり取りをして，対話を育む

Eva Bower による改訂

章の内容

親が，とくに早期の発育期において，子どもの教育者として重要な役割を担うことは広く認められています．本章では，1日をとおして子どものニーズに気を配る母親が，とくに早期の学習過程において果たす役割から，生後数カ月のあいだに，子どもがどのようにしていろいろなことを学ぶのかをみていきます．この期間は，母親と子どもの結びつきが育まれる期間であり，2人が一緒に分かち合い学び合う機会を与える期間であり，互いに相手の成長を誘導し変えていく期間です．

授乳，入浴，おむつ交換，着替え，抱っこをとおして，母親と子どもの対話は非常に早期から発達します．子どもを支えて動かすときに，母親は，無意識に，視覚・触覚・聴覚的な手がかりを与えています．のちに，毎日の日常生活場面において，母親は子どもの機能的スキルやコミュニケーションスキルが発達するように子どもを励ましますが，それらすべてはこの早期学習で培われたものが基礎になっています．そして，1つのスキルの一部がほかのスキルの一部に統合され，より複雑な課題ができるようになります．

当然ながら，この課題に取り組むのは母親1人ではありません．父親との交流は，母親や兄弟姉妹やほかの家族とのそれとは異なっていますが，それぞれの家族が，独自のやり方で，子どもに学びの機会を与え，学びを励まします．子どもは，安全で親しみやすい雰囲気のなかでの，親やほかのいろいろな家族との絶え間ない漸進的な交流をとおして，新しい能力やスキルを試し練習し，学び成長していきます．そして同時に，情緒的・社会的にも成熟していきます．

脳性まひをもつ子ども（以下，CP児）も同様に，明らかにこの早期学習/交流に依存しますが，運動障害と異常な反応が基本的なスキルの習得の妨げとなり，この自然な過程を邪魔するかもしれません．また，発達の運動面ばかりが強調されることで，ときには早期学習のほかの側面の重要性が覆い隠され，十分配慮されない可能性があります．

次項では，一般的に，どのように母親が子どもと交流するのかについて，あとの章では，CP児の全体的なマネジメントのなかで，この交流がどのように子どもに関わる技術と結びつくのかについて，要点を説明します．

生まれたときに，すべての子どもが，将来の性格や才能の基本となる共通の特徴を共有している

ことは一般的に認められています．それは，すべての子どもが学ぶ能力をもって生まれてはいるものの，発達の速さはある程度その性格に影響されるということです．活発で活動的な子どももいれば，おとなしくゆっくりとした動きの子どももいます．やる気と活力に大きなばらつきがありますが，みんな自分のペースで成長します．

CP 児もこれらと同じ特徴を共有していますが，たいてい，母親や環境と積極的にかかわっていくために必要な，自発的な行動と能力が不足しています．そのため，母親は，見てわかる合図や表情や身体の動きを頼りに，子どもがどの程度抱き上げられたり動かされたりすることを我慢できるかを判断し，より注意深く抱き方や動かし方を調整する必要があります．そのようにして母親も，子どもに受け入れられる，日常的な，決まったかかわり方を確立することができます．

CP 児も，ほかの子どもと同様に，日常生活場面において，学んだり，母親と関わったりする能力をもって生まれてきますが，進歩の速さと将来の可能性は，存在するかもしれないあらゆる合併症を含む障害の重度さに左右されます．CP 児には，うまく動けるようになるために，より長い期間の援助が必要です．反応を注意深く監視しながら，感覚入力を，よいタイミングで，より丁寧に，段階づけて与えていかなければなりません．

毎日同じ手順を数週間繰り返すことによって，すべての母親は，決まった子どもの抱き方と動かし方を確立します．これらは，母親が最も楽だと思うとともに，子どものニーズにもあったやり方です．

子どもの学習の多くは，母親が子どもの日常のニーズに気を配るときの，子どもと母親の早期の交流とかかわりに左右されるため，当然，CP 児に対するすべての治療/マネジメントプログラムは，毎日繰り返す日課のなかに組み込まれなければなりません．そうすることは，母親と子どもの両者にとって好都合であり，母親には，子どもを支えたり動かしたりする特定の技術を自分の育児に融合させる機会を与えます．子どもは，支えられたり動かされたりして，さまざまな姿勢で皮膚や筋肉，関節に圧力を感じたときに，身体の各部分に気づきます．そしてのちには，空間での自分の位置がわかるようになります．子どもが粗大運動から巧緻運動の獲得にスムーズに進歩していくために，この感覚入力はなくてはならないので，生後数カ月間に感覚入力を与えるときの母親の役割を手短にみておくことは役に立つでしょう．わかりやすいように，いろいろな感覚入力の話を運動系の発達から切り離して説明します．しかし，機能を発揮するときに運動系と感覚系は分かちがたく，連携して働くことを強調しておかなければなりません．すなわち，運動系と感覚系の相互作用により，もし能力があれば，子どもは重力に抗して動くことができ，最終的に直立位になり，機能的活動のために手を使うことができます．

子どもはどのように学習するのか？

子どもは，(1) 触って，(2) 見て，(3) 聞いてやり取りをして，学習します．

触って

触覚系は，母親との早期のコミュニケーション手段となる，生まれたときに備わっている，最も成熟したシステムです．子どもは，抱かれたときに母親にもたれることで，自分の体重を感じる経験をします．そもそも感覚刺激に対する子どもの反応の多くは，実際は反射です．母親が子どもを支えて動かすとき，自動的に生じる反射があります．たとえば，唇の端または中央に触れると，子どもは刺激された部位に向けて動きます．このようにして，子どもは乳首を見つけるために頭を動かします（探索反射）．指が口に入ると，反射的に指を吸います（吸啜反射）．母親が手掌をなでるかそこに指を置くと，子どもは触られたことと圧を感じ，すぐに触った指を握ります（手の把握反射）.

すべての子どもにおいて，喜ぶ触覚刺激の種類は変化します．たとえば，抱きしめられたり揺らされたりするときの圧や温もりを好む子どももいれば，やさしくなでられる感覚を好む子どももいます．母親は早々に子どもの好みに気づきます．ここに，早期の社会的な相互作用の芽生えを見ることができます．子どもは，自分で親指または他指を口に入れることができるくらい随意的制御が発達して初めて，思うように自分を慰める手段をもてるようになります．疲れたり，悲しかったり，退屈だったりするときには自分を慰めるために，うれしくて満足しているときにはその感覚経験を楽しむために，指をしゃぶることができるようになります．

身体と同じ線上に頭を保持することができ，十分な体幹と肩甲帯の安定性も得られたら，子どもは，支持面から腕を離して前方に動かし始め，触覚刺激をとおして探索を行い，自分の身体のいろいろな部分を理解するようになります．

子どもは，最初，手を握ったり開いたり，両手の手掌を押しつけあったり，指や手首を動かしたりする触覚経験を楽しみ，次に吸うために指を口に戻す触覚経験を楽しみますが，この段階では，視覚的な注意を払うことはほとんどありません．徐々に視覚を使えるようになるにつれ，手を動かしながら手を見始めます．最初，手は，顔の目の前にありますが，間もなく手を顔から離すようになり，指をふたたび吸う前に指の動きを観察し始めます．自分でガラガラに手を伸ばして把持することはできませんが，ガラガラを手のひらに置いてあげれば，握ったり，唇と舌で探索するためにすぐに口に持っていったりすることができます．ガラガラを口に入れる触覚刺激によって，その材質と味の情報を得ることができると同時に，それは，のちに，食べるときやしゃべるときに使われる運動パターンの発達につながる口腔周辺の筋群を運動させる機会にもなります．

子どもは，一側の足を他方の足に当てたり，いろいろな表面に当てたり，また足首を交差させたり元に戻したりする感触を楽しみます．しばしば，一側の足を他方の脚のすねに当てることもあります．これは，足底の脱感作を行うという有益な役目を果たします．

このように，子どもの随意運動の制御は，この段階では最小限度のものですが，触覚および視覚的感覚経験をとおして身体各部の認識を高めていきます．随意的な制御がより発達し，手の使用がより上手になるのに伴い，よりいっそうの探索が可能になります．身体の各部分の関係や，空間における自分と周りのものの関係がわかるようになります．これは，最終的に，子どもが「自分が何で，自分でないものが何か」を理解する助けとなります．

見て

誕生以来，子どもの視覚世界には，徐々に母親が入っていきます．それは，互いに交流する理想的な機会を両者に提供します．生後数週間，子どもが見やすい距離は約 18～21 cm です．この時期に，子どもが，母親と最も頻繁に視覚的な交流を行うのは，母乳を飲むときです．勢いよく母乳を吸う合間にときどき小休止を取り，光と影の変化や母親の髪や顔の輪郭に引きつけられて，夢中で母親を見つめます．そして，やがてほかの特徴的な顔の造作にも焦点を合わせることができるようになります．

子どもの目の発達には時間がかかります．最初の目の動きは，母親が日常的な世話をするために子どもの姿勢を変えることに対する反応として生じます．最初，目の動きは，頭の動きに遅れますが，すぐに頭と身体の両方の動きに適応し，その方向についていけるようになります．経験した感触と姿勢の変化と視覚的な手がかりを組み合わせて，姿勢の変化に対して感覚情報を得ることができるようになります．

生後数週間，子どもを仰向けに寝かせると，子どもはしばしば頭を横に向け，腕は“フェンシングのような姿勢”になります．これは，原始反射の1つによって強いられた姿勢であり，この姿勢によってときどき自分の手が視野に入ってきます．

頭がより安定するにつれ，静止した物をじっと見るようになります．この時期は，色のついた物よりもむしろ白黒や明暗の陰影に，複雑な図柄よりもむしろ単純な図柄に，より喜んで反応します．子どもが周りを見渡し始めるとき，最初は頭と目が一緒に動きます．子どもが注意を引くものを選んでいるあいだ，目は，最初，水平にややぎくしゃく動き，その後，垂直に動きます．最終的に視覚が組織化され，動いているものを追視できるようになります．目の感受性が増し，距離に合わせて遠近調節ができるようになるにつれ，離れた人や物の詳細を見分けることができるようになります．子どもは，物を把持するために手を伸ばすよりもずっと前に，離れたものを見るために視線を伸ばすことが知られています．そのため，ベビーベッドのおもちゃの選択は重要です．

子どもが笑い始めると，母親と子どものあいだには，新しいわくわくするような交互性の順序交代の対話が発展します．母親の顔に魅了されたこの段階の子どもは，いままで行っていたように顔の1つの造作を見るよりもむしろ，母親の額の髪の毛の生え際から，笑っている口や目や顎までを，繰り返し上下に視線を移して眺めます．

母親が話しかけると，子どもは笑ったり，「クークー」と甘い声を出したり，大きな声を出したり，もじもじしたりして答えます．最初は手と指を動かしているだけですが，のちには，活発な動きと小休止のリズムをもつ繰り返しパターンを呈する，“合図する”ような腕の動きになります．この発話が始まる前の発声の時期には，頭と全身の動きだけでなく，人差し指で指差すことを含む，指のより複雑な動きがあることもわかっています．このタイプの行動は，静止したものを見るときの，動かない姿勢や真剣な顔つきとは大違いです．頭のコントロールが発達するにつれ，意のままに視線をそらすことができるようになるので，人とのやり取りを楽しむ遊びに能動的に参加できるようになります．この非言語的コミュニケーションは，母親と子どもの双方向関係の重要な基礎を形成します．

聴覚と視覚の情報の関連性がわかるにつれ，子どもは，声と顔に関係があること，そして父親と母親とでは顔も声も違い，ほかの人と違うことをわかり始めます．以下のコミュニケーションの項目の初めに取り上げるように，大人とのやり取りは急速に増え，その性質も変化します．

聞いてやり取りをして

子どもがいろいろな方法で早期から音に反応することを調べた研究では，子どもは聞いた音を区別できる，ということが立証されています．短い繰り返しの文章でやさしく話しかけられると，子どもは落ち着いてあまり動きませんが，音の高さが変わったり，非常に高い音や低い音が聞こえたりすると，驚いて泣き始めるかもしれません．一方で，持続的なやさしい音または歌が聞こえると快適になるかもしれません．

最初，子どもは，繰り返し声を出して楽しみ，母親やほかの大人の声を真似し始めます．その後，じっと静かになったり，またはちょっと顔を背けたりして，会話を始めたり終わらせたりする方法を学びます．おそらくそれは，私たちに，コミュニケーションの秘訣は良い聞き手になることでもあるということを思い出させるでしょう．これらの早期の会話は，一般的に，子どもの自発的な行動の結果として始まり，母親は，子どもの返答を後押しして仕上げるために会話に入り込み，次に子どもが会話を再開するのを待ちます．こうして順序交代のリズムが生まれ，子どもは，対話の主体的な参加者になる方法をもつようになります．子どもの応答から明らかなように，この段階の子どもは，母親が自分（子ども）の声を真似ることを好みます．この時期の子どものお気に入りの気晴らしは，声を真似ることと，唇を閉じて息を出して「ブルルル」と音を出すことです．まもなく子どもは，上手にこの音を使って注意を引くようになります．

この時期，子どもは，母親とのやり取りに参加してうまく交流していますが，必ずしも母親が話しているときに母親を見ているわけではありません．視覚と声を出す活動がうまく調和するのは，約2歳になってからです．

じっとして注意を払えるほど自制できるようになったり，次に何が起こるかを理解できるようになったりするにつれ，子どもは，「round and round the garden（お庭で遊ぼう）」，「this little piggy goes to market（子ブタちゃん市場へ行く）」，「pop goes the weasel（いたちが飛び出した）」のような予想ゲームが大好きになります．笑ったり，のどを鳴らしたり，大きな声を出したりして答えて，これらの歌の音とリズムを楽しみ，のちには手を叩いてゲームを繰り返すようにねだります．

最初，母親と子どもの対話では，明らかに母親が一方的に子どもに話しかけ，さまざまな状況で子どもがどのように感じているかをしばしば解釈します．たとえば，哺乳びんを準備しているときに何が起こるかを子どもが予想することを期待して，「次に何が起こるかわかるでしょう」といったり，お風呂が楽しい経験になってほしいときは，「楽しいね．さあキックしたり，水をバシャバシャしたりしましょう」といったりするかもしれません．また，耳掃除をするときに子どもが泣き叫ぶことを十分知ったうえで，「これはちょっと嫌いだよね」というかもしれません．数カ月後，同じ状況でのお母さんの応答は，「そんなに怖くなかったでしょう」に変わります．母親は，1つの姿勢から違う姿勢に子どもを変えて世話をする必要がなくなり，お座りのときに支えが必要なくなるや否や，言葉を使って子どもの行動を指図します．最初はジェスチャーと言葉で，のちには言葉だけで協力するように促します．たとえば，「セーターを脱ぐから手を挙げてね」，「靴に足を入れてね」，「落ちないようにしっかりつかまってね」，「顔を拭くからタオルを放してね」，「上着のジッパーを上げるからじっと座っていてね」などです．

子どもの社会的発達において重要な役割があるためだけではなく，運動を組織化したり強化したりするための重要な道具でもあるため，私は早期のコミュニケーションの重要性を強調してきました．子どもは，のちに新しいスキルを学ぶときにしばしば会話を使用します．CP児の場合，早期コミュニケーションは，生後数年間，無視されやすい分野です．それは，私たちが，話しかけても子どもは理解しないと思ったり，やり取りを試みても進歩が非常に遅いために挫折してしまったり，動くことの援助にすべての努力を集中しなければならないと思ったりするからです．しかし，上記で述べたように，会話は運動課題を学習するときのとても有用な道具です．

もしCP児が，1日をとおして会話を聞いたり話しかけられたりする機会をもたなければ，そもそもどのようにして，会話を真似ることや，言語経験を増やすことができるでしょうか？ 言語とコミュニケーションスキルのさまざまな側面を，1日をとおしていろいろな場面に導入し，付け加えではなく，子どもの治療/マネジメントプログラムの一部分にしなければなりません．もちろん，担当の言語聴覚士が，子どもの発達のさまざまな段階で，必要な基本的なスキルについて助言を与えてくれますし，話し言葉や食事や言語発達で特別な問題がある場合は，具体的な助言と治療を提供してくれます．

本章では，自然に生じる，触ったり見たり聞いたりする感覚入力が，粗大運動と巧緻運動の発達の基本的要素としてどのように子どもに使用されるのかという点について説明を試みました．これらの感覚入力は，常に子どもができる領域をどんどん広げるように，互いに連結するとともに，運動系の発達と連動します．また，毎日，1日をとおして子どもの能力を高めるためのたくさんの機会があるので，親ができるだけその機会を生かせるように援助することも試みました．

日課として繰り返される更衣や入浴などのほかのすべての活動に関する章では，このテーマが繰り返され，CP児が学習経験を最大限に生かせるように援助するための支え方や動かし方が，CP児に合わせた具体的な方法で紹介されます．

第 10 章

10

健常児と脳性まひ児の運動の理解

Eva Bower による改訂

章の内容

本章の目的は，私たち健常児/者の動き方と，脳性まひをもつ子ども（以下，CP 児）が経験する困難さについて，理解することです．これらを理解するためには，不随意反射活動によってときどき邪魔される無意識的な乱雑な運動が特徴的な，生まれたばかりの“比較的無防備な生き物”から，複雑で随意的な目的のある課題を行える“大人”に，私たちがどのように発達するのかを知ることが参考になります．

CP 児がより有益な機能的活動を行えるよう援助するために，私たちは，子どもと介護者の両者がより簡単に日課の機能的活動を行える方法で子どもを支えて動かすことによって，子どもの異常性を修正し調整します．その方法については第 11 章で説明します．本章で提供する情報の目的は，CP 児が，異なった姿勢で重力に抗して姿勢コントロールを維持するときに経験する難しさを理解するための予備知識となることです．CP 児が経験するこの難しさは，異常な姿勢筋緊張の分布・タイプと姿勢によって，さまざまに変化します．これらすべてが，ある姿勢をとったり姿勢を変えたりすることを妨げます．

運動

身体の発達にしたがって変化する CP 児の問題を理解しようと思うのであれば，最初に健常児の身体の発達についてある程度知っておくことが役に立ちます．私たち健常児/者がどのように動くのかを観察し理解すれば，なぜCP児が特殊な方法で動き，何が運動を邪魔しているのかを評価しやすくなります．

私たちの筋肉は集団（群）として働き，脳は，要求された姿勢や運動を筋肉群に行わせることで私たちの意図に応えます．私たち大人は，最初に運動のどの要素が起こり，どの筋肉が働くのかについて，決して意識して考えるわけではありません．脳の中の高度に複雑な中枢が，感覚路からの膨大な量の情報を協調させるために常に働いています．感覚路は，そのほかの情報と一緒に，空間の中での位置，四肢と体幹の位置，筋肉の準備状況についての情報を提供します．目と耳は，付加的な感覚情報を提供します．

脳の中枢は，情報をふるいにかけ，制御中枢を常に最新の状態にしています．制御中枢は次に，姿勢を維持するために必要な細かな調整をするために，運動路を通じて身体の筋肉にメッセージ（神経信号）を送ります．脳に信号を送って特定の活動を行う意図を伝えると，制御中枢は，どの関節がどの順番でどの程度動く必要があるのかについて即座に算定します．そして同時に，身体のバランスを保つために必要なすべてのほかの調整も行います．

1杯の紅茶を飲むような活動を考えてみると，茶碗を持ち上げ，中身をこぼさないで口に持っていけていることだけでなく，紅茶を飲んで茶碗が軽くなったときでも，滑らかな協調的なやり方で茶碗を動かせていることに気づきます．これは，すでに述べてきたメカニズムによって部分的に達成されていますが，それに加えて筋肉または力の因子も関係しています．筋肉の主要な目的は力を生み出すことです．力を生み出し放出する程度は，ふたたび，脳の中枢によって制御されます．

筋活動の種類

運動についてのこの簡単な導入部を終えるために，筋作用の異なった種類について手短に説明する必要があります．書くという日常的な課題を考えてみてください．親指とほかの指でペンを保持したら，あとは指を曲げたり（屈曲）伸ばしたり（伸展）する小さな動きによって字を書くことができます．これらの制御された滑らかな動きは，手関節が伸展位でしっかりと固定され，肘と肩が安定しているからこそ可能です．指が曲がるためには，手掌側の指の筋肉が収縮して縮み，手背側の指の筋肉である伸筋が伸びなければならないことは明らかです．そのバランスは完璧です．自ら短くなる筋肉を主動作筋とよび，その動きに対立する筋肉，この場合は伸筋を拮抗筋とよびます．しかし，手関節の筋肉は，安定性を与えるために共同で働き，屈筋と伸筋が異なった長さかつ同じ力で同時収縮します．

筋肉は，筋線維の束でできています．筋活動中，これらの筋線維または少なくとも筋線維内の構造体は，縮んだり伸びたりするために互いの上を滑走します．筋線維は一緒に束にまとめられ，最終的に筋肉全体を鞘が覆います．この鞘が伸びて，筋肉を骨格の骨につなぐ特殊な線維組織である腱になります．この例の1つは，踵の大きな腱であるアキレス腱です．アキレス腱は，大きく力の強いふくらはぎの筋（腓腹筋）と足をつなぎます．

私たちが，意識せずに，滑らかかつ協調的な方法で，高度に複雑な運動を実行する基本となっているシステムは，複雑で精密です．

CP児

CP児の発達途上の神経系への早期の損傷は，前述した中枢と神経伝導路の異なった部分を傷つけます．この損傷がどのような形で現れるかは，多くの因子によって決まります．それらの因子の一部には，以下のものがあります．

1. 損傷の生じた時期：出産前か，出産中か，出産後か．

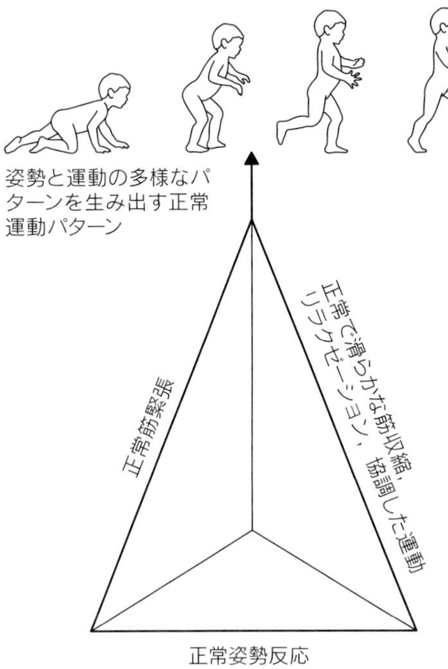

図 10.1 姿勢と運動の多様性を生み出す正常運動に必要な，正常筋緊張と姿勢反応のための基礎環境．

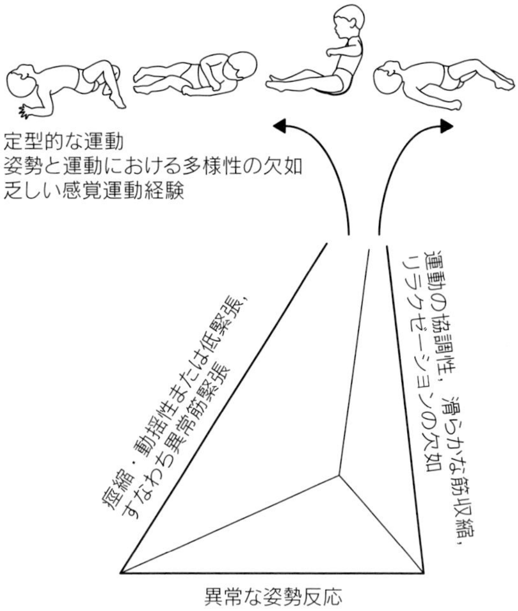

図 10.2 異常な筋緊張の基礎環境の下では，姿勢反応と運動が定型的になり，多様性がなくなります．

2. 損傷の大きさ：どのくらい大きいのか．

3. 損傷はどのタイプであるのか：たとえば，出血または酸素欠乏．

4. 脳内の損傷の位置，または損傷を受けた構造．

これらの因子は，片まひ（身体の一側が障害される）になるのか，両まひ（腕よりも脚がより障害される）になるのか，四肢まひ（上・下肢と体幹すべてが障害される）になるのかを決定づけるようです．これらの因子はさらに，筋緊張が増加するのか（高緊張または痙縮），減少するのか（低緊張），動揺するのか（アテトーシス），これらの混合型であるのか（ジストニア），または振戦（失調）であるのかを決定づけるかもしれません．これらの損傷は，CP 児の異常な姿勢や運動として現れます．それらが厳密にどのように現れるかは，全般的な成熟と発達の，遅れたり止まったりしている程度に影響されます．

健常児と同じように，CP 児は，運動を“感じ”て，それを試みることで運動を獲得します．健常児には思い通りに運動を変化させる自然な能力，すなわち生まれながらの能力があります．一方で，CP 児は，その程度はいろいろですが，数少ない定型的で不適切な姿勢と運動に制限されます．のちに獲得される機能的スキルまたは運動スキルは，何であれ，その不適切な姿勢と運動が基になります．もし，子どもが最初に姿勢を変えてから運動を開始できなかったり，姿勢の多様性と正常な運動が限定されたりしたものであれば，変形が進む可能性があります．そして，異常な姿勢や運動を調節して，より良い姿勢制御の確立を試みることが，おもに早期の支え方や動かし方（ハンドリング）の目的となります．このようにして最終的には，より広範囲の姿勢と運動の選択肢をもつように促すことが望まれます．**図 10.1** は，正常運動発達を説明しています．**図 10.2** は，CP 児の定型的な運動発達の例を示しています．運動発達の基本の役割をもつ，年少の子どもの早期の反応（原始反射）の背景と基本構造について，次に説明を行います．

表 10.1　原始反射と刺激と子どもの反応

反射の名称	刺　激	反　応
探索反射	口や頬の側方を，検者の指で軽く触れます．	下唇が刺激側前方に動き，舌が刺激された方向に移動します．
モロー反射	頭を床から 45°の角度に保持し，急に頭を後方に少し落とします．	手を開いて腕を身体から離すように伸展し，その後，“抱きつく”ように腕が身体のほうに戻ります．
非対称性緊張性頸反射	他動的に頭を一側に回旋します．	顔面側の上下肢が伸展し，後頭部側の上下肢が屈曲します．
手掌把握反射	小指側（尺側）から物または検者の指を入れて，手掌に当てます．	全指が屈曲して握りしめます（曲がった指を緩めることができません）．
足底把握反射	つま先の後方の母趾球を，検者の指で押します．	足趾が検者の指を把持します（丸まります）．
下肢の台のせ反射	向こうずねと足の前部を上方に動かしながら，机の縁に当てます．	下肢が曲がり，子どもは 1 歩踏み出して，足が机の上に載ります．
上肢の台のせ反射	前腕の前部と手の甲を上方に動かしながら，机の縁に当てます．	上肢が挙上して，手が机の上に載ります．
自律歩行	脇に手を入れて胸を支え，身体を前方に傾けます．	足が下がって床に着き，自動的な歩行が起こります．
頸の立ち直り反応	仰向けに寝た姿勢で，子どもの頭を他動的に回旋するか，子ども自身に回旋させます．	身体が，頭と同じ方向に“ひとかたまり”になって回旋します．

原始反射（年少の子どもの早期の反応）

ここでは，生まれたときから存在し，年少の子どもの反応としても知られる早期の原始反射のいくつかと，協調的な運動の発達に必須であり，私たちのすべての随意運動活動の基本になっている，代表的な自律姿勢反応について説明します．

子どもは，正常姿勢筋緊張を基本にして生じる，多くの未熟な反応をもって生まれてきます．これらの反応は，特定の刺激または体験によって自動的に誘発され，原始反射とよばれます．探索反射や把握反射，モロー反射のようないくつかの原始反射は，成熟に伴って完全に消失します．一方で，ほかの原始反射は修正され，そのうちのいくつかは一生残ります．

健常児の未熟な原始反射と，CP 児の持続する病的な原始反射の違いを知ることは重要です．

これらの原始反射が年少の子どもで引き出される場合，それらは自発的で変化に富んでいます．しかし，CP 児に原始反射が存在する場合，それらは，反応は同じようにみえても，多くの場合，異常な姿勢筋緊張を基本とした病的で強制的な反応です．そして，毎回同じ形で繰り返し反応し続ける（定型的な）病的な反応です．

いくつかの原始反射と，それを引き起こす刺激，またその反応を**表 10.1** に示します．

正常姿勢筋緊張

正常姿勢筋緊張は，正常な運動の基本になっています．それは，重力に対抗することができるくらい十分に高く，かつ容易に動くことができるくらい十分に低い筋緊張です．

姿勢と運動はともに動的なものであり，分けることができないほど互いに影響し合っています．姿勢の変化はすべての運動の一部であり，まさに運動とは姿勢の変化のことです．

生後 1 年のあいだに，原始反射は，正常姿勢筋緊張を基本として徐々に抑えられ，随意的な協調運動に統合され，一群の成熟した反応が発達します．これらは姿勢反応とよばれ，生涯続きます．誕生以降，私たちのすべての運動は重力から影響を受けていますが，年少の子どもの時期に発達し，徐々に組織化される協調的な目的をもった運動と連動して，これらの反応は子どもが重力に打ち勝つことを助けます．そして，これらの反応のおかげで，やがて立って歩けるようになります．

姿勢反応または自律反応

子どもは，姿勢反応によって，安定した姿勢の基本を獲得します．それによって，重力に抗して身体の位置を保持・適応させたり，身体の各部分を良い位置関係にしたりできるようになります．また，均等に体重負荷し，肩甲帯と骨盤帯が十分に安定することで，上・下肢を自由に動かせるようになります．このような体幹の安定性によって，重力に抗して体重移動ができるようにもなります．

立ち直り反応

立ち直り反応は，将来の協調的な運動の基本になります．子どもは，動かされたり自分で動いたりするとき，空間の中で頭を正常な位置に保持するとともに，体幹と四肢との関係においても頭を正常な位置に保持します．立ち直り反応は，寝返り，起き上がり，四つ這い移動，膝立ちのような多くの運動活動の基本になります．それらすべての一連の運動によって，子どもはやがて立てるようになります．

立ち直り反応は，のちに平衡反応（バランス反応）に統合されます．

平衡反応（バランス反応）

平衡反応の機能は，バランス喪失に対する自律的で迅速な反応です．平衡反応は，子どもがバランスを保持したり再獲得したりすることを援助し，すべての姿勢で頭と体幹と四肢を自由に独立して動かせるようにします．

保護反応

とても急で予期せぬバランスの喪失は，保護反応を引き起こします．その第1の目的は，顔や頭を保護することです．万一，子どもがバランスを失い転倒するならば，たいてい肘を伸ばして手を広げ，さらに腕を突き出し，頭と顔を怪我から守るために最も近い支持面に手を着きます．

CP児においては，これらの成熟した自律的な姿勢反応は，しばしば欠如していたり，不十分なものであったり，過剰であったりします．

健常児とCP児の運動の違い

ここでは，子どもが，滑らかかつ協調的なやり方で，仰向けおよびうつ伏せから違う姿勢に動くときの一連の運動について説明します．加えて，寝返り，立つ，歩くということについても簡単に説明を行うとともに，CP児が，これらの一連の運動を開始・実行することができなかったり難しかったりする理由についても説明します．

仰向けからの起き上がり

健常児の運動

起き上がりの前に，おそらく最初に子どもが行うことは，頭と体幹と骨盤が一直線になるように対称的に寝て，四肢が対称的でリラックスした肢位になるように身体の位置を自律的に調節することです．

体重は均等に分布しています．たとえば，誰かが子どもの肩や骨盤の下に手を入れようとしても，それらは支持面に接触しているので，入れることはできません．

子どもが仰向けから起き上がる方法は，健康状態と腹筋の強さによって決まります．十分な腹筋の力があると仮定すると，頭を持ち上げて前に曲げ，顎を引き，同時に，背骨を丸く曲げて肩と腕を前に動かし，体幹が脚の上にくるように股関節を曲げて起き上がるでしょう．腹筋の力次第ですが，この動作中，下肢は支持面に着いたままか，最初軽く屈曲して座位に達する直前に伸展するで

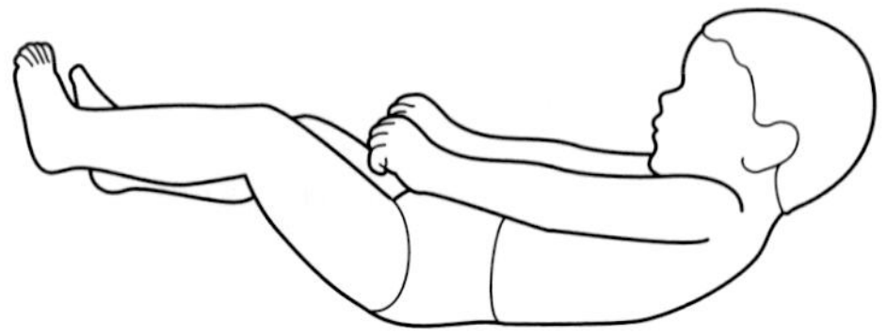

図 10.3　仰向けから座位への起き上がりの第 1 段階.

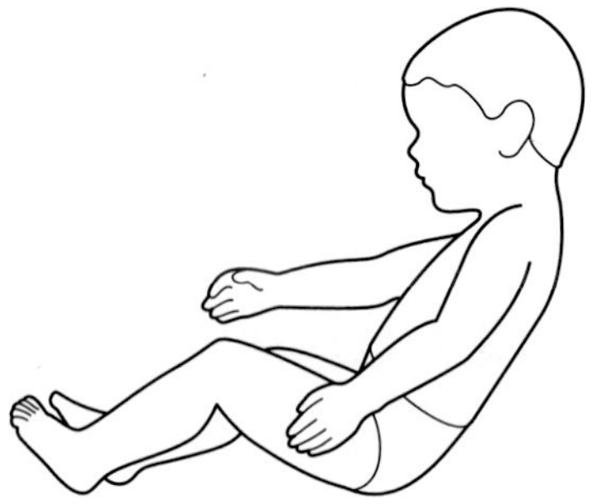

図 10.4　仰向けから座位への起き上がりの第 2 段階. 頭を前に持ち上げると同時に, 腕と肩を前に動かし, 股関節と膝関節を曲げます.

しょう. **図 10.3** と**図 10.4** は, 健常児の仰向けからの起き上がりを示しています.

もしこの方法が, あなたが起き上がるときに行っているやり方と違うと思うのであれば, 次のやり方を試してみることをお勧めします. 仰向けに寝て, 頭を持ち上げて, 少し待って, 次に腕を持ち上げてください. さあ, 同じようにして起き上がってみてください. やり方がわかったでしょう.

CP 児

さあ, CP 児が直面する難しさを考えてみましょう. 最初に障害が重度の子どもを, 次に障害が中等度の子どもをみていきましょう.

重度の子どもでは, 仰向けで病的反射活動や異常な運動姿勢が強く生じるので, 仰向けでは不安定になってしまいます. 屈筋の抗重力筋緊張が欠如し, 身体の各部分を良い位置関係にするために必要な姿勢調節ができないので, 重力に抗して頭と体幹を持ち上げて, 同時に股関節を屈曲して起き上がることができなかったり, その能力が制限されたりしてしまいます. **図 10.5～10.7** では, 重度の子どもが, 仰向けから起き上がろうとしたときに直面する問題について解説しています.

障害が中等度の子どもは, 起き上がることはできますが, その方法が健常児のやり方とは異なっており, さまざまです. これは, 子どもが到達している発達レベル, 異常姿勢筋緊張の分布, 姿勢反応の欠如の結果かもしれません. 加えて, 下肢よりも上肢のほうが障害が重度であるかどうか, また逆であるかどうか, 子どもによっては努力することで筋緊張が増加するかどうかということも, 仰向けからの起き上がり能力に影響するかもしれません.

ここで例にあげるのは, 片まひ児 (身体の一側に障害が分布) です. ほとんどの体重が非まひ側にかかり, 仰向け姿勢は非対称的で不安定です. そのため, 起き上がる唯一の方法は, 非まひ側の手で押して起き上がる方法です. この動作を行うための努力によって, たいていまひ側の上下肢の筋緊張が亢進します. **図 10.8** は, 片まひ児が, 臥位から起き上がろうとしたときに直面する問題について解説しています.

うつ伏せから座位へ

健常児の運動

対称的な安定した姿勢から始めて, 頭を持ち上げ, 脊柱と股関節を伸展します. 次に, 腕を身体のほうに動かして手で押しながら身体を回旋して座位になります. この回旋運動は, 骨盤と肩甲帯のあいだで起こります. **図 10.9, 10.10** は, 健常児のうつ伏せからの起き上がりを示しています.

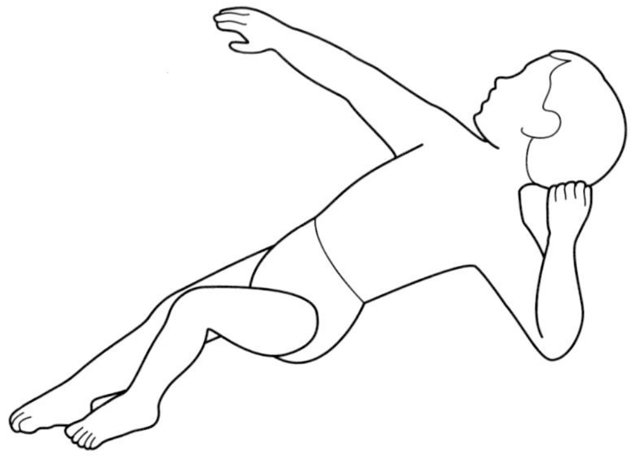

図 10.5 頭と肩と腕を後方に押しつけているので，この姿勢で動いたりこの姿勢からほかの姿勢に変えたりすることが難しいか，またはほとんど不可能です．腕の肢位は，しばしば股関節と下肢の伸展を強めます．

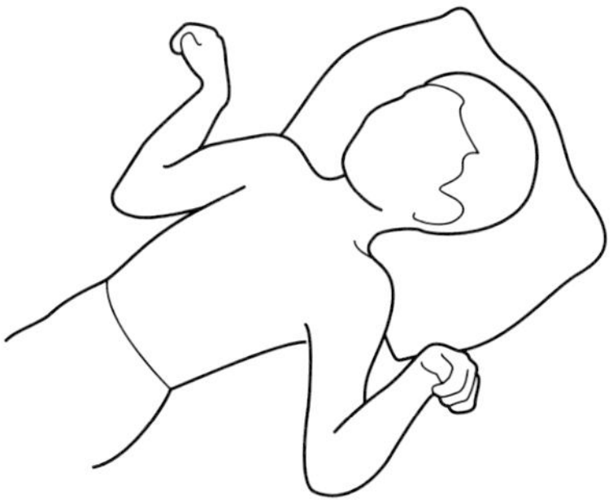

図 10.6 頭と肩と腕を後方に押しつけているので，この姿勢で動いたりこの姿勢からほかの姿勢に変えたりすることが難しいか，またはほとんど不可能です．上肢の肢位は，しばしば股関節と下肢の伸展を強めます．

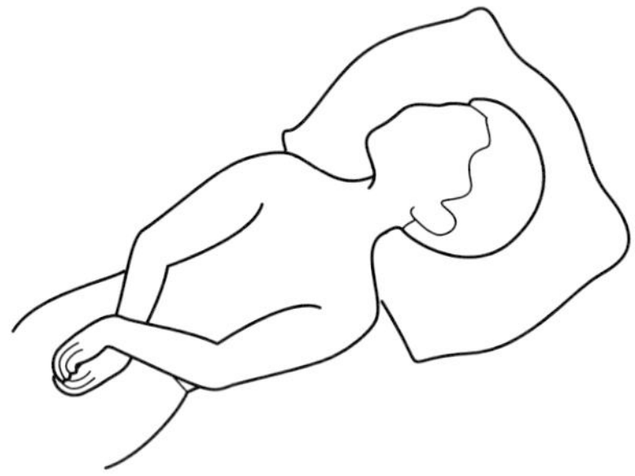

図 10.7 頭を後方に押しつけ，肩を前に出し（前方突出し），内旋・伸展しています．上肢の内転と内旋は，しばしば下肢の内転と内旋を強めます．

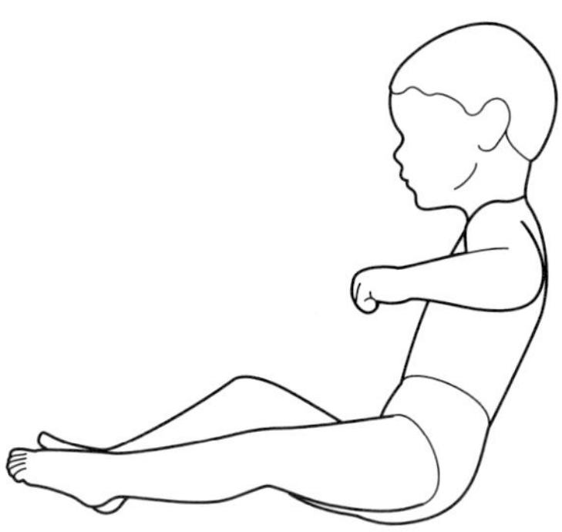

図 10.8 体重を非まひ側にかけていますが，起き上がろうと努力すると，まひ側の筋緊張を高めてしまいます．

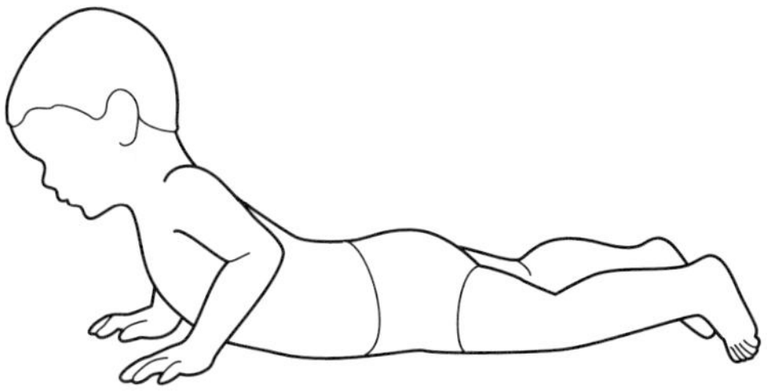

図 10.9 うつ伏せから座位への起き上がりの第 1 段階．

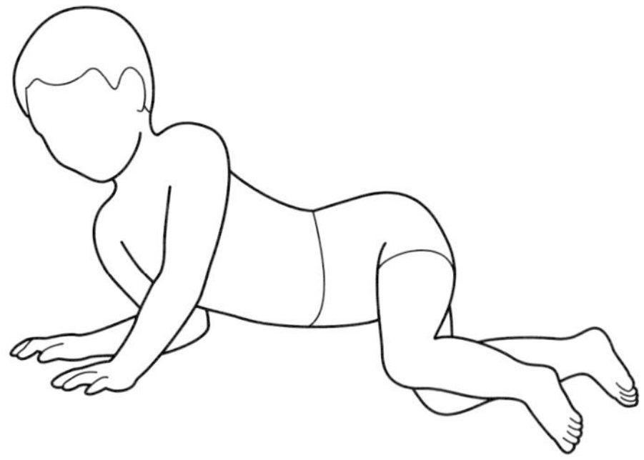

図 10.10 うつ伏せから座位への起き上がりの第 2 段階．

CP 児

図 10.11，10.12 は，重度の CP 児がうつ伏せでとる典型的な姿勢を示しています．異常姿勢筋緊張の結果として生じる非対称的で不安定な姿

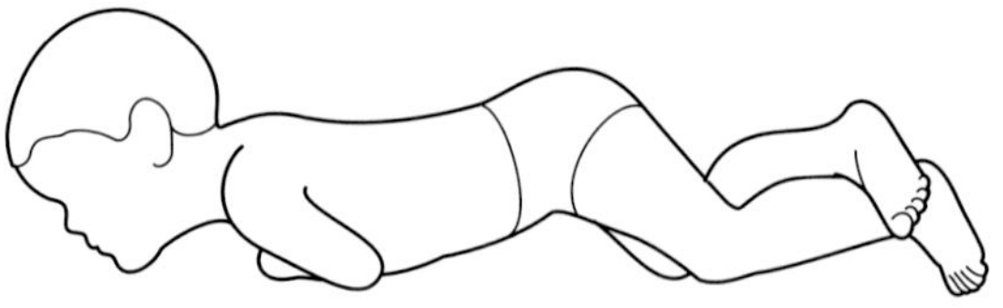
図 10.11　うつ伏せでの CP 児の姿勢.

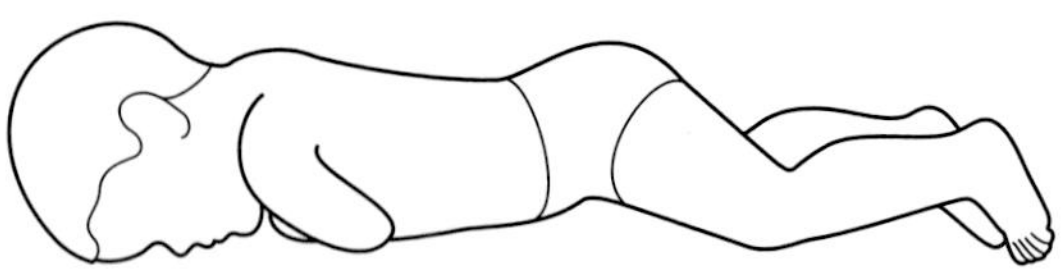
図 10.12　伸展しようとすると，股関節が屈曲して体重が前方に移動し，上肢が後退します.

勢と，抗重力伸展活動の欠如によって，うつ伏せになったりうつ伏せからほかの姿勢になったりすることができません.

多くの中等度の子どもは，うつ伏せから起き上がることができます．ここで例にあげるのは，頭のコントロールが良く，下肢の障害が上肢よりも重く，一側の障害が他側よりも重いという，非対称的な両まひ児です．このような子どもは，しばしば，うつ伏せで非対称的な屈曲を示します．一側の下肢が他側よりも屈曲し，屈曲した側の骨盤が挙上しているため，骨盤の安定性または運動性がないだけでなく，体重が一側に移動しています．必然的に，この姿勢から始まるすべての運動は非対称的になり，体幹の回旋はできないか，できたとしても制限されたものになります．この問題に打ち勝つために，子どもは，しばしば膝の上に身体を押し上げて，最終的に両下肢のあいだにお尻がくる，"W" の形の非対称的な座位をとります．セラピストから頻繁に「この姿勢をとらないように」といわれますが，この姿勢は自由に手を使うことができる，非常に安定した座位姿勢です.

1人で座ることができず，機能的活動や遊びに手を使用できないすべての CP 児には，一般的に健常児が座って手を使うことができるようになる生後約 6～8 カ月と同時期に，テーブル付の適切なサポート機構のついた椅子が必要です．もし，座って手を使う機会が与えられなければ，CP 児は，社会的な発達や手の能力の発達に支障をきたすでしょう.

仰向けからうつ伏せへの寝返り

健常児の運動

子どもが寝返りを打つ方法は，筋力と癖に影響されます．寝返りは，とても多様性のある動作です．対称的な姿勢から体幹をさまざまな程度回旋しながら，頭と肩を支持面から持ち上げて動作を始めます．頭と肩から動き始める子どももいれば，骨盤と下肢から動き始める子どももいます．また，上側の下肢を屈曲して下側の下肢を伸展する子どももいれば，両下肢を伸展する子どももいます．寝返りを打つときの上肢の肢位もさまざまです．**図 10.13** は，多くの子どもが行う，寝返りの方法の1つを示しています.

CP 児

障害が中等度の CP 児も，多くのさまざまな方法で寝返りを打ちます．寝返りの方法は，障害の重症度，異常姿勢筋緊張の程度，姿勢反応の欠如によって決まるでしょう．また，のちには，変形によって方法が変わってくるかもしれません．ある程度の非対称性がある多くの CP 児には，好みの寝返りの方向があり，体幹の回旋は欠如しています.

障害が中等度の両まひ児は，しばしば頭と上部体幹と上肢の屈曲を使って寝返りを開始します．この上部体幹の屈曲を使用した方法では，多くの場合，**図 10.14** で示されるように，下側の上肢を体幹の下に巻き込む結果になってしまいます.

図 **10.15** で示されているように，動揺性や不

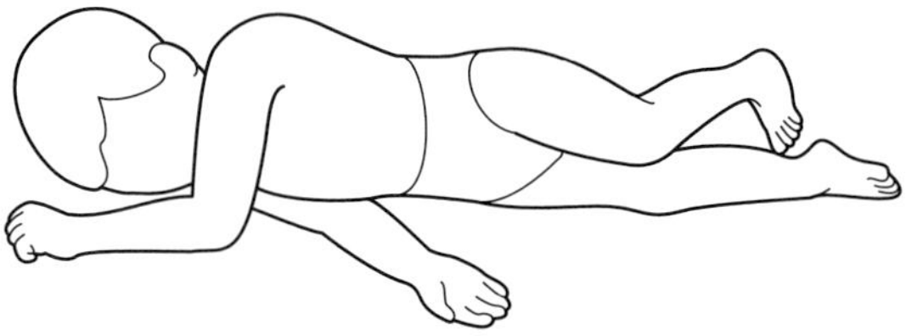

図 10.13 仰向けからうつ伏せへの寝返り．骨盤帯と肩甲帯のあいだの回旋を使った動きが生じます．

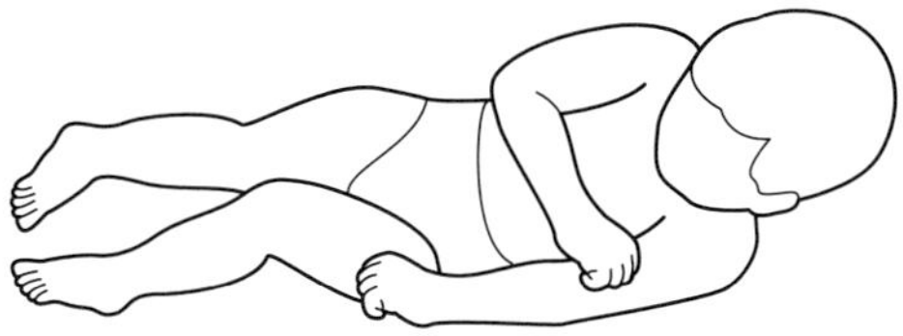

図 10.14 寝返りが，頭と上肢と体幹の過剰な屈曲で始まったときの，予想される骨盤と下肢への影響．

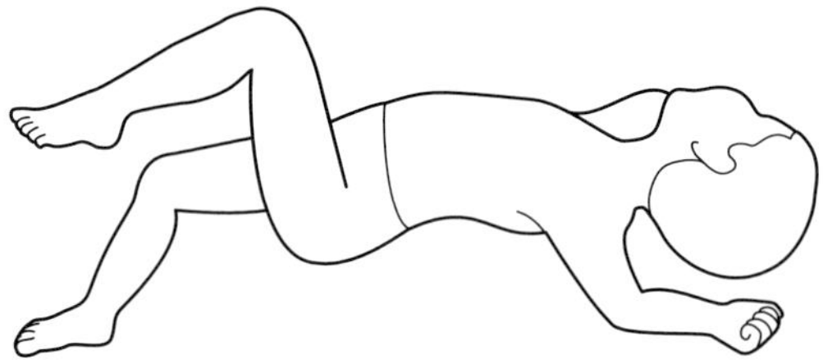

図 10.15 寝返りが，骨盤と下肢からの動きで始まったときの，予想される頭と上肢と体幹の伸展の亢進．

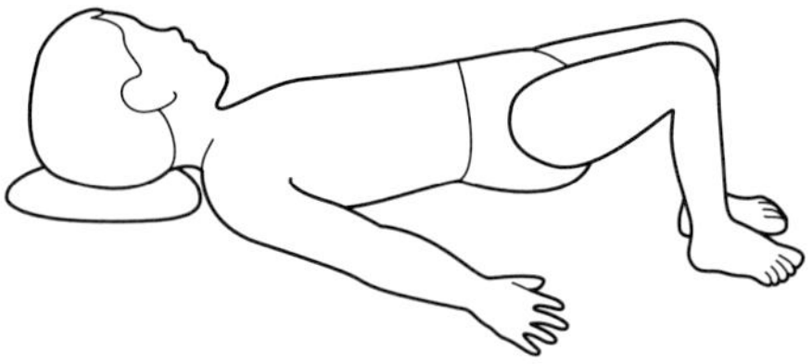

図 10.16 ブリッジと背這い．

随意運動のある子どもは，股関節と下肢から寝返りを開始します．この動きは，頭と体幹の伸展，肩の後退，上肢の外旋を強める傾向があります．

体幹が低緊張の子どもは，全身的な伸展を使った未熟な方法で寝返りを打ちます．肩と骨盤のあいだの動きはあまりみられません．

CP 児が行う異常な運動

これらの運動は，もし繰り返し行われ続ければ，あとの発達段階で，滑らかでよく協調された運動や巧緻運動を発達させる子どもの能力に悪影響を及ぼすかもしれません．CP 児が自立して動くよう励ますために，私たちはできることすべてを行う必要があり，子どもが自分で動くということはそのすばらしい成果です．しかし，そうはいうものの，その後の人生において変形や痛みにつながるかもしれない方法で動くことを励ますことは避けたほうがよいというセラピストもいます．

ブリッジと背這い

健常児の運動

生後約 5 カ月の子どもが“ブリッジ”とよばれる動作をしているのを見ることがしばしばあります．顎を引いて支持面に頭を着け，肩の後方に体重を移動し，膝を曲げて両足で床を押し，お尻を空中に持ち上げて保持します．ときどき子どもは一側の足から他側の足に体重を移動します．のちには，同じ一連の動作を使って，**図 10.16** で示されているように，床の上を後方に移動することができるようになります．

CP 児

重度の CP 児は，異常な下肢の伸展と内転，骨盤の安定性と可動性の欠如，膝と足における分離運動困難のために，たいていはブリッジすることも後方に移動することもできません．しかしながら，子どもはこれをときどき試み，**図 10.17** で示されているように，壁や浴槽の縁を押してこの動きを行います．この動きは異常な伸筋筋緊張を亢進させる傾向があるので，多くのセラピストはこのような動きをやめさせます．片まひや両まひのような軽度や中等度の障害のある CP 児には，たいてい，ブリッジらしきものを行うのに十分な腹部と体幹と骨盤のコントロール能力があり，非対称的に反り返って背這いします．多くのセラピ

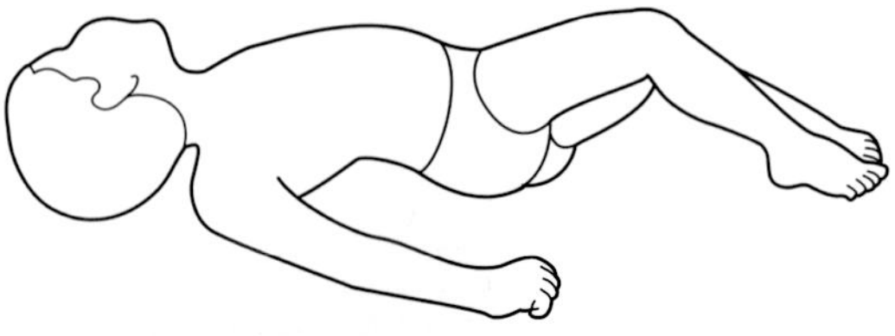

図 10.17 痙縮のある子どもが，つま先で床を蹴って背這いすると，過剰な伸展が強まります．

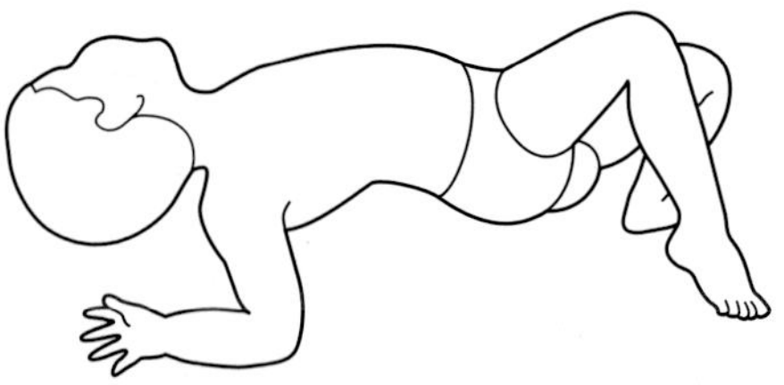

図 10.18 動揺性と不随意運動のある子どもは，顎を上げて肩を後退して頭を伸展し，骨盤が不安定なため，非対称的に背這いします．

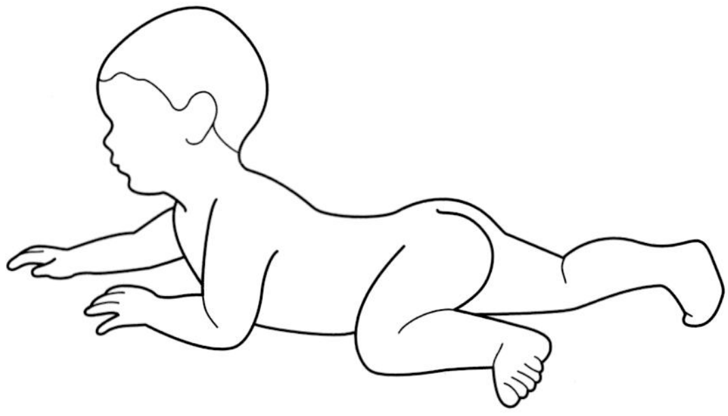

図 10.19 肩甲帯と骨盤帯のあいだの体幹の回旋を使う，お腹を床に着けた前方への腹這い移動．

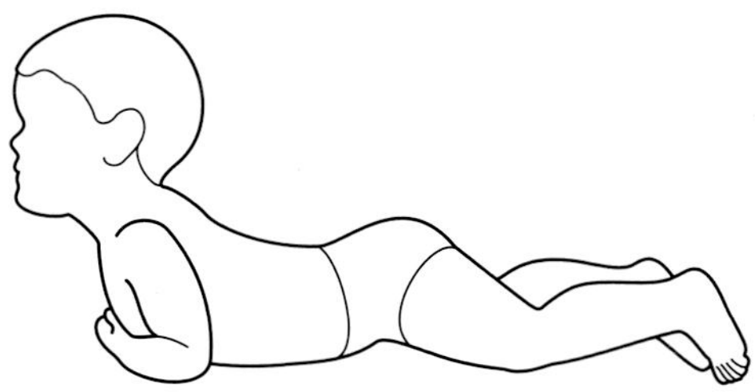

図 10.20 異常姿勢は，子どもが前腕に体重をかけて，前方に進むために体重移動をすることを邪魔します．

ストは，移動補助具を使うことも含めて，これらの子どもたちが背這い以外の移動方法を獲得できるように援助します．

動揺性と不随意運動のある子どもでは，たいてい仰向けでは頭部が伸展して顎が上がり，肩が後退します．**図 10.18** で示されるように，股関節と下肢が屈曲・外転・外旋します．このような子どもは腕に体重をかけて這うことが難しいので，背這いがしばしば好まれる移動手段になります．股関節の伸展と安定性が欠如しているので足を床に押しつけます．その結果，頭と体幹の伸展に加え，腕の後退が強まります．したがって，このような子どもには，移動補助具を使ったほかの移動方法を行うように励ますことが有効です．

腹這い移動

健常児の運動

うつ伏せで一側からもう一側に体重を移動できるだけの十分な頭のコントロール，体幹伸展，肩甲帯と骨盤帯の安定性を獲得すると，子どもはたいてい腹這い移動（お腹を床に着けた移動）で前に進むようになります．胸と一側の前腕に体重を移動し，身体を前に引くために，他側の手を前方に伸ばして腹這い移動を行います．同時に下部体幹に体重を移動して骨盤を一側に回旋し，反対側の下肢を屈曲して身体を前方に押し進めます．**図 10.19** で示されるように，この方法では，体幹の回旋を伴った肩甲帯と骨盤帯のあいだの対角線の動きが生じます．

CP 児

障害が中等度の子どもは，前方に進むことはできますが，前述したような四つ這い移動を行うことはできません．この理由を理解するために，最初に，下肢に比べて上肢の障害が軽い痙直型両まひ児の四つ這い移動の方法を，次に，一側の上下肢に障害のある痙直型片まひ児の四つ這い移動の方法を見てみましょう．

図 10.20 を見ると，痙直型両まひ児は，頭を上げることはできますが，頸が過伸展して顎を前

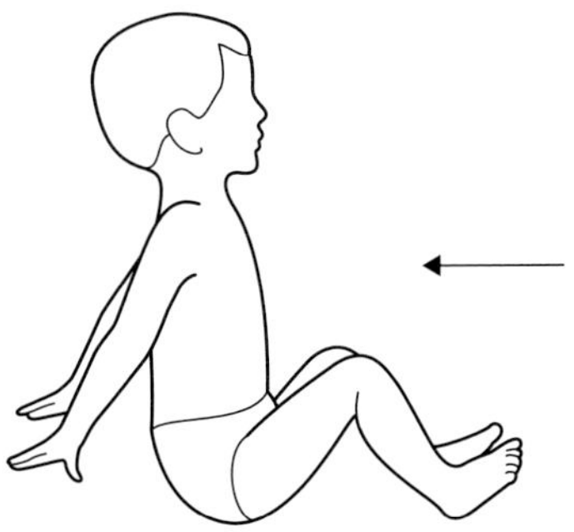

図 10.21　伸展した上肢に体重をかけ，踵で押すことによって下肢を伸ばし，お尻を後方に動かすことによって，後方に移動します．

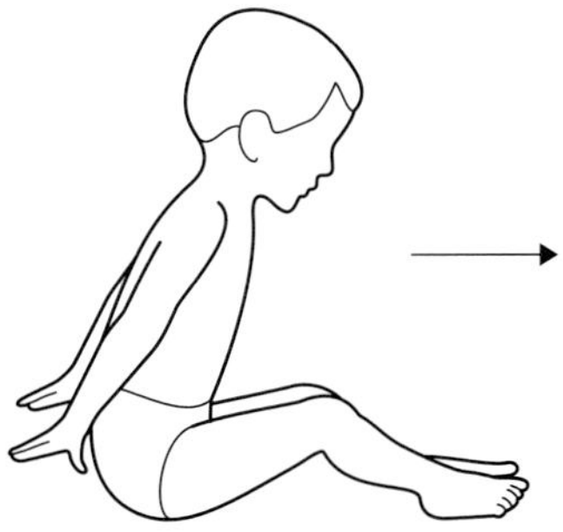

図 10.22　伸展した上肢に体重をかけて体幹を前傾し，床を押しながら下肢を屈曲してお尻を前に動かします．そして，下肢を伸ばして足を前に出し，前方に移動します．

に突き出していることがわかります．前腕で身体を支えていますが，その位置は身体に近く，頭の安定性を助けるために肩は挙上しています．一側の腕に体重を移動することができないため，他側の腕を前方に伸ばし，身体を前に引っ張って移動することができません．背中と股関節を見ると過伸展して内転しており，骨盤は後傾位で，両足は底屈位になっています．股関節と体幹と骨盤の運動性の欠如のために，股関節における分離運動が生じません．そのため，前に進む唯一の方法は，下肢を伸展したまま両腕を持ち上げ身体のほうに引き寄せるやり方です．腕をこのように使って努力することで，股関節と下肢の伸展が強まってしまいます．

痙直型片まひ児は，前に進むことはできますが，まひ側に体重を移動して安定することができないので，非対称的または一方に傾いた動きで四つ這い移動をします．まひ側の上肢を屈曲して下肢を伸展したまま，非まひ側を向いて四つ這い移動をします．

動揺性と不随意運動のある子どもは，重力に抗して伸展できますが，不適切な頭と体幹のコントロールや，不適切な骨盤の安定性のために，うつ伏せで寝ることを嫌がります．前方に進むことができないので，寝返りまたは**図 10.18** のような背這いを使って移動しようとします．

股関節を曲げて背中を伸ばし，伸展した上肢で身体を支えられる子どもにおいては，座位姿勢で前後に動くやり方が有効な移動手段になるかもしれません．

後方に動くために，下肢を屈曲して伸展した上肢に体重をかけて座ります．**図 10.21** で示されているように，身体を前方に保持したまま踵を床に押しつけて下肢を伸展し，お尻を両上肢のあいだで後方に動かします．そしてその後，下肢を屈曲して身体に引き寄せます．

前方に動くために，体幹を前方に保持したまま，伸展した上肢に体重をかけて座ります．**図 10.22** で示されるように，お尻が両上肢のあいだを移動するように下肢を曲げて次に伸ばします．

バニーホッピング（うさぎ跳び）

健常児の運動

床で遊ぶとき，多くの子どもは“バニーホッピング”（うさぎ跳び）で移動することを好みますが，CP 児とは違って，床上で動き回るときに使われる多くのやり方の 1 つにすぎません．お尻の下で両下肢を屈曲してこの動作を行います．また，たいていこの座位姿勢で遊びます．

CP 児

一方で，痙縮のある CP 児は，股関節屈曲・内

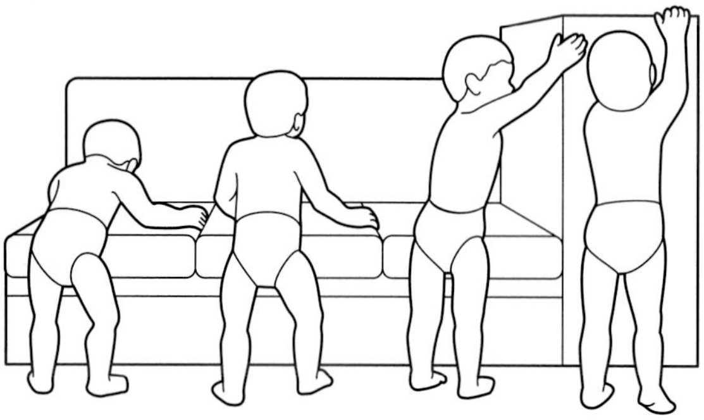

図 10.23　立位バランスを獲得するまで，運動発達のさまざまな段階で，立ったときに，体幹や上肢や手の支えを使用します．

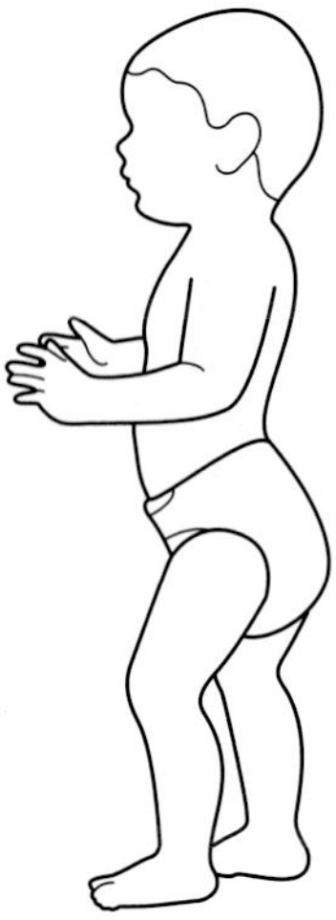

図 10.24　健常児の早期の立位姿勢．

旋位の下肢のあいだにお尻を入れて座り，前に進みます．一般的に，一側の下肢に，より体重がかかります．これは，CP 児にとって効率的な移動方法であり，自由に手を使える非常に安定した座位姿勢です．おそらく，代わりの移動や座位保持のための補助器具を提供しない限り，これをやめさせることは難しいです．このような子どもでは，変形（とくに股関節）の進行を注意深く監視することが必要です．

動揺性と不随意運動のある子どもも，バニーホッピングをするときは，両下肢のあいだにお尻を置いて座ります．体幹と股関節の安定性の欠如のため，体重を前方の上肢にかけて頭部を伸展し，次に両下肢を一緒に上肢のほうに引き込むやり方でバニーホッピングを行います．

立ち上がり

健常児の運動

つかまって立ち上がったり，のちに伝い歩きをしたり，さらにあとで歩行をしたりし始める年齢には相当のばらつきがあります．“いざり移動*”または四つ這い移動を好んでずっと行っていたかと思うと，突然立ち上がり歩き始める子どもも多くいます．

座位で完璧なバランスを獲得する前につかまって立ち上がったり，立位で完璧なバランスを獲得する前に伝い歩きをしたり歩行をしたりすることは，普通にあることです．最初につかまって立つとき，子どもは，体幹と骨盤の安定性とコントロールの欠如を代償し安定するために，手に頼ります．この段階での下肢の活動は，屈曲と伸展に限定されます．徐々に動作をコントロールできるようになると，子どもは，立ち上がるためさまざまな方法を試すようになります．最終的には，両膝立ちや，のちには片膝立ちを経由して立ち上がれるようになります．

立位で自分の身体を支える方法も段階的に発達します．**図 10.23** に示されているように，前腕，次に伸展した上肢，最後には一側の上肢のみと体重をかける場所が変わります．

図 10.24 は，最初に 1 人で立位をとるときに子どもが選ぶ姿勢を示しています．直立位での体幹と骨盤の安定性の欠如と，未熟なバランス反応を克服するために，次のような姿勢で立ちます．

* 訳注：座った状態で移動する方法．

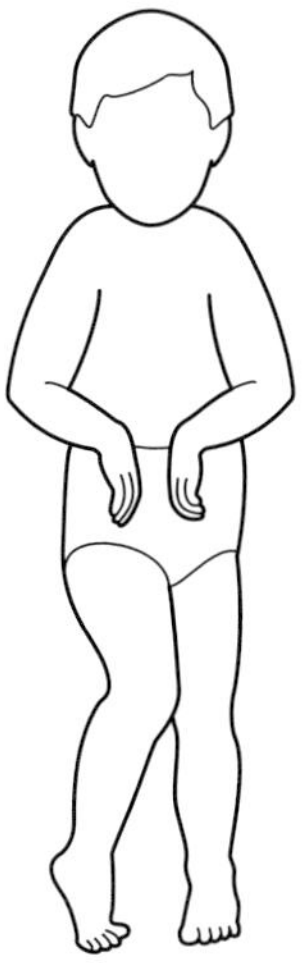

図 10.25 痙直型両まひ児で予想される立位姿勢の1つ.

1. 広げた両下肢，屈曲した股関節と膝関節.
2. 著明な脊柱前弯を伴う骨盤の前傾.
3. 足が外を向く傾向と，足部の内側縁での体重負荷.
4. 屈曲・外転位の上肢.

伝い歩き

健常児の運動

子どもは，最初，伝い歩きによって直立位で移動することができるようになります．一般的に，行きたい方向に顔を向け，一側の下肢から他側の下肢の側方に体重をより上手に移せるようになって初めて，横に伝い歩きができるようになります．だんだんと大胆になってくると，1カ所から別の場所に伝い歩きをするようになり，ときには把持している物から手を放すようになります．最初は，力が抜けて尻餅をつきますが，徐々にコントロールし，身体を低くしてしゃがみ姿勢になれるようになります．この段階の子どもは，伝い歩きでスピードを出して移動することができますが，前方に歩き始めるとこの速い移動の能力を失います．

歩行

健常児の運動

初めて足を前に振り出して歩くことができるようになったころ，“ハイガード”と記述される肢位で，上肢を外転・屈曲位に保持します．上肢をこの肢位で保持することで体幹が安定しやすくなり，股関節の運動性が向上します．子どもは，体幹の過剰な動きを使って，“アヒルのように”よたよたと歩きます．その歩き方は，長い間，船上で過ごし，陸に帰ってきた当初の船乗りの歩き方を思い起こさせます．

CP児

子どもの障害の重症度にかかわらず，健常児が立ち始めるのと同じ生後約9～12カ月に，早期の体重負荷を奨励しなければなりません．器具を使ってでも立位を取らせなければなりません．子どもの障害の重症度や身長・体重に合わせて，立位をとるためのいろいろな形の器具が必要です．

中等度の痙縮のある子どもの立位と歩行でみられる姿勢の異常は，重心を維持できるよう体幹と四肢を調節するために生じます．言い換えれば，直立位でのバランスの欠如を代償するために生じます．

図 10.25 は，上肢よりも下肢の障害が重い痙直型両まひ児の立位姿勢を示しています．これは，屈曲が優位な姿勢です．子どもは，体幹と股関節と膝関節の伸展の欠如を代償しようとして，頸を伸展し，顎を前上方に突き出さなければなりません．これは，子どもが前に倒れるのを阻止するときに選ぶ姿勢です．骨盤は後傾し，両下肢は股関節内旋・内転し，両足部の内側縁に体重がかかります（外反位）．

腋窩を支えたり，屈曲して引き込んだ上肢の手をもったりしてこのような子どもを歩かせると，バランスと重力に抗する十分な伸筋の筋緊張の欠如により，一歩ごとに前に倒れそうになり，体重

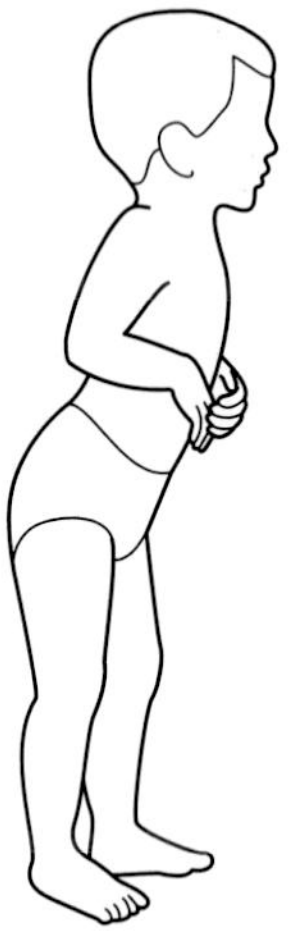

図 10.26　両まひ児で予想されるもう１つの立位姿勢.

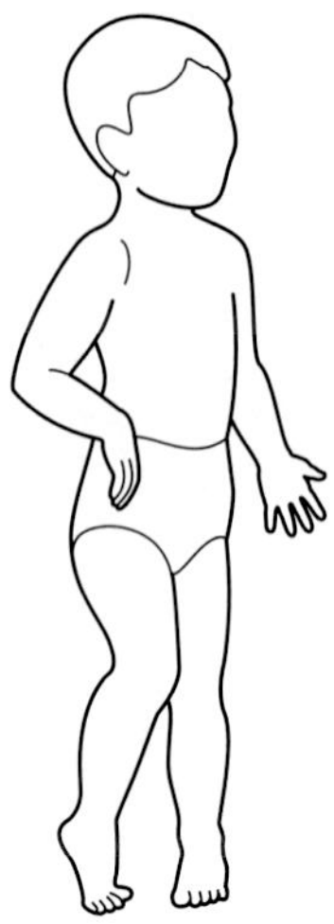

図 10.27　痙直型片まひ児で予想される立位姿勢.

がどんどんつま先にかかるようになります．その結果，両下肢はますます硬くなり，しばしば交差してしまいます．

図 10.26 は，上肢の障害は軽いが，反張膝で，骨盤を前傾し股関節を屈曲する子どもによくみられる立位姿勢を示しています．股関節の屈曲を克服するために，下部の脊柱を伸展します（腰椎前弯）．

図 10.27 は，身体の一側に障害のある痙直型片まひ児の立位姿勢を示しています．前方に出した非まひ側下肢にすべての体重をかけた非対称的な姿勢です．まひ側の骨盤が挙上・後退し，下肢は股関節内旋位で伸展し，足部は内側を向き尖足位になります．肩は後退し，上肢は屈曲し，前腕が回内し，手関節が掌屈します．上肢のこの肢位は，速く歩いたり走ったりするとより顕著になります．

痙縮の重度さによりますが，足を１歩前に振り出すために，股関節を屈曲し，膝関節を過伸展し，足部を地面に着けるか，下肢を外転して前方に振り出します．たいてい足は内側を向き，つま先から接地します．

動揺性と不随意運動のある子どもは，姿勢のコントロールと安定性が欠如しているので，直立位を保持するのが困難です．バランス反応がしばしば過剰に生じるため，一側から一側に体重移動したり，前方に体重移動したりすることができません．

両足を床に着けて立たせると，全身で伸展して後方に倒れるか，全身で屈曲して崩れるかしてしまいます．片脚を上げると，体重をかけた側の下肢はしばしば不随意に屈曲し，子どもは転倒します．しかし，もし両上肢を前方に伸展し，手を握り続けることができれば，股関節の安定と屈曲に必要な姿勢コントロールを獲得し，側方や前方への体重移動ができるようになります．**図 10.28** はこれを行う１つの方法を示しており，両上肢を前方に伸展し，両手を合わせて握りしめています．

表 10.1 では，出生時にみられる反応として自律歩行をリストアップしています．この反応をより適切に記述する言葉は，“high stepping”（足を高く上げた足踏み）かもしれません．というのは，一側の足底が何か硬いものに触れると，一側の下肢が曲がり他側の下肢が伸びて歩くように見えるからです．動揺性と不随意運動のある子どもの歩行姿勢はしばしば，この high stepping 歩行と非常によく似ています．

上肢の機能がかなりよく，把持し続けることが

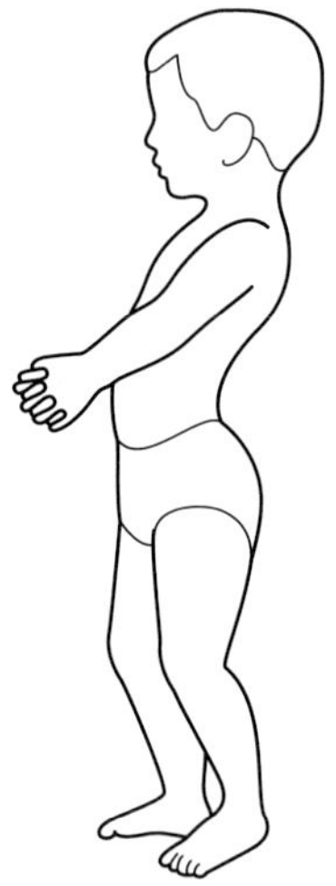

図 10.28 動揺性と不随意運動のある子どもで予想される立位姿勢.

できる子どもは，適切な歩行補助器具を使うと，たいてい1人で立って歩くことができます．歩行補助器具は，基本的に，バランスの欠如を代償しますが，一般的に，子どもの根本的な歩行の問題点を修正するわけでも，歩けるようにするわけでもないことを十分に理解する必要があります．もちろん，障害の軽い子どもは1人で歩くことができます．

健常児の早期感覚運動発達の理解

本書全体をとおして，CP 児を支えて動かすときの頭のコントロール，対称性，安定性，感覚入力の必要性が強調されています．そのため，正常な姿勢筋緊張と姿勢反応をもつ子どもにおいて，いかに感覚運動発達が進歩するのかという点について簡単に述べることは役に立つでしょう．

以下で述べる段階は，仰向け，うつ伏せ，座位において約4～6カ月に起こります．しかし，発達指標の達成に関して使われる“正常”または“典型”という言葉には，広い幅があります．つまり，正確に型にはまった発達をする子どもはいないということです．より広範囲の早期感覚運動発達の記述は，付録1に掲載されています．

生後4カ月ごろの感覚運動の発達（頭のコントロールと正中線指向）

姿勢のコントロール

1. 対称性：頭と体幹と骨盤を一直線上に保ちます．
2. 姿勢の安定性：体重が，身体全体（すなわち，頭と体幹と骨盤）をとおして均等に分布しています．
3. 体重移動：体重を体幹の側方に移動し始め，四肢を体幹から独立して動かせるようになります．一般的に，下肢よりも先に上肢を動かせるようになります．

筋肉のコントロール

強力な抗重力伸展筋につり合い始めるように，屈筋のコントロールが強まります．うつ伏せで重力に抗した伸展も行います．

感覚入力

1. 正中線上の頭と引いた顎：これは，子どもが視覚的・聴覚的にコミュニケーションをとり，社会的に交流することを促します．
2. 正中線上で合わさった両手：これは，よりいっそうの視覚的・触覚的手がかりとともに，空間における上肢と手の位置に関する情報を提供します．
3. 体幹から独立して上肢を動かすことに加えて肘を屈伸する能力により，身体の認識度が高まり，周りの探索が促されます．

粗大運動

粗大運動は，皮膚や，関節，筋肉からの感触や圧をとおして，付加的な感覚入力を提供します．

図 10.29，10.30 は，生後4カ月における仰向けでの感覚運動発達を解説しています．**図 10.31，10.32** は，生後4カ月におけるうつ伏せでの感覚運動発達を解説しています．

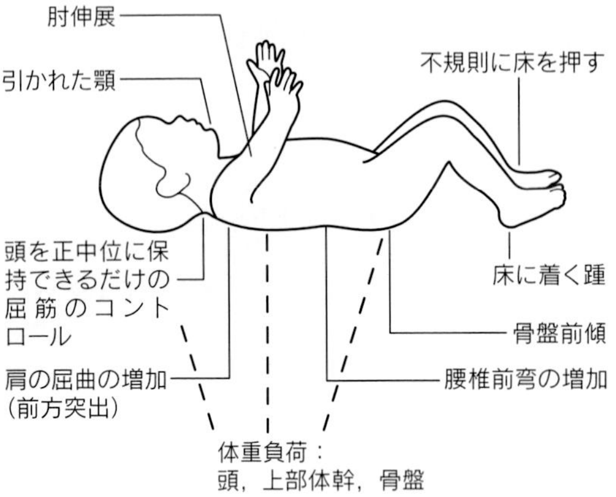

図 10.29　生後４カ月時の仰向けでの感覚運動発達.

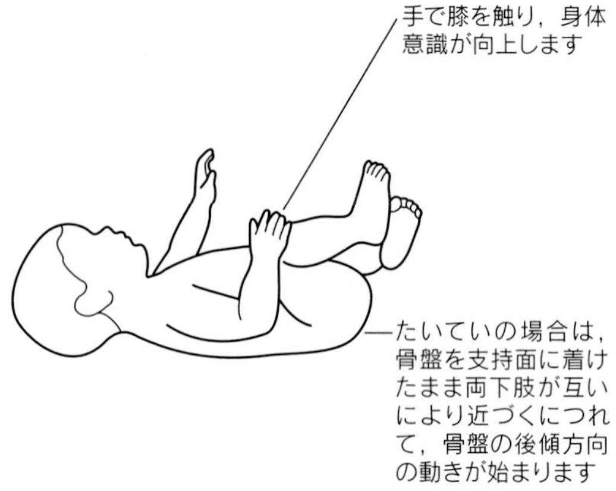

図 10.30　生後４カ月時の仰向けでの感覚運動発達.

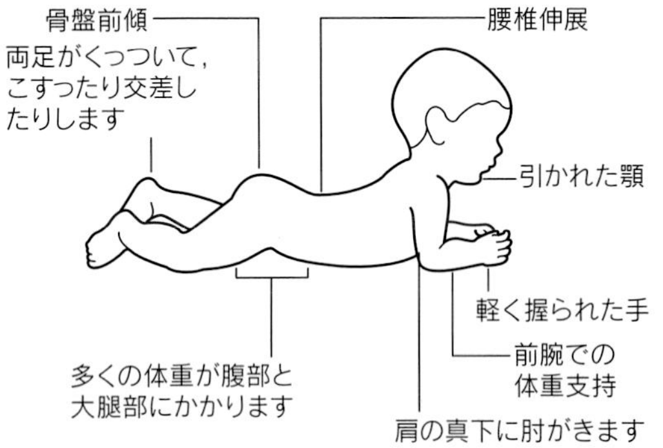

図 10.31　生後４カ月時のうつ伏せでの感覚運動発達.

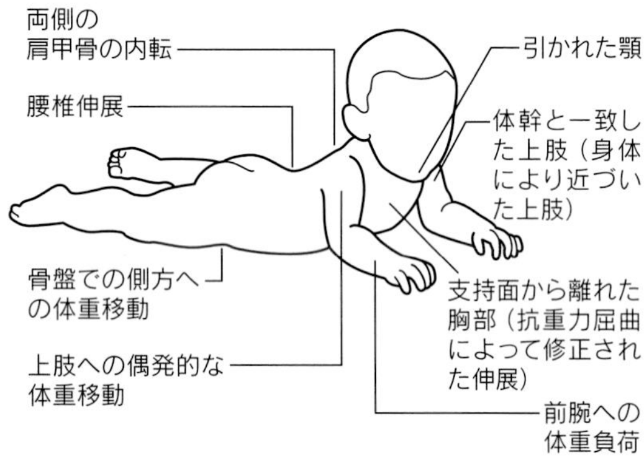

図 10.32　生後４カ月時のうつ伏せでの感覚運動発達.

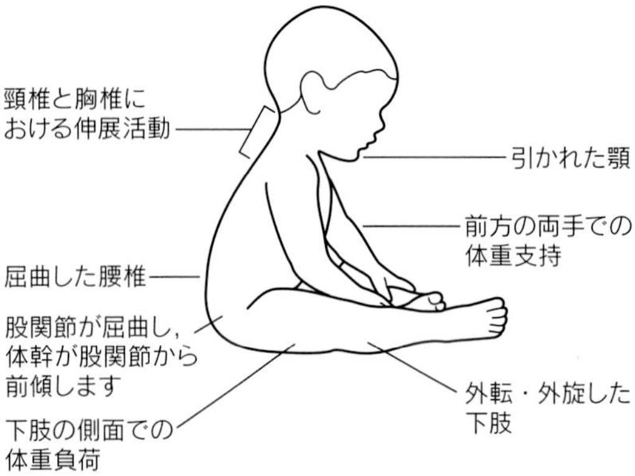

図 10.33　生後４カ月時の座位での感覚運動発達.

座位

この年齢における座位での屈筋と伸筋のあいだのバランスは，頭部と頸部と上部脊柱にだけみられます．支持面は広く，手で押して身体を支えています．**図 10.33** は，生後４カ月における座位での感覚運動発達を解説しています．

生後６カ月ごろの感覚運動の発達（屈筋と伸筋の活動のバランス）

姿勢のコントロール

1. 対称性：身体の各部位の良い位置関係が崩れても，その位置関係を再調整できるようになります．すべての姿勢で，重力に抗して頭をうまくコントロールできるようになります．

2. 姿勢の安定性：仰向けとうつ伏せの両方において，頭と肩甲帯と骨盤帯に均等に体重をかけるか，または体幹だけに体重をかけます．
肩のコントロールが向上し，伸展した上肢での体重負荷と保護伸展が可能になります．
腰椎と骨盤部での安定性と運動性がよくなります．

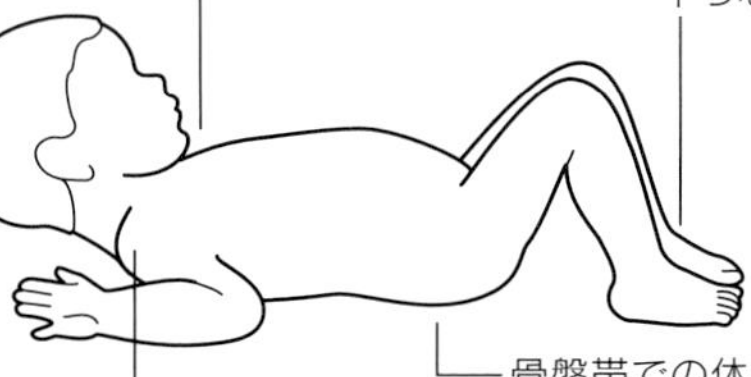

上がった頭，引かれた顎
支持面上の平らな足
肩甲帯での体重負荷
骨盤帯での体重負荷
最初に頭または下肢を屈曲してうつ伏せに寝返ります

図10.34 生後６カ月時の仰向けでの感覚運動発達．

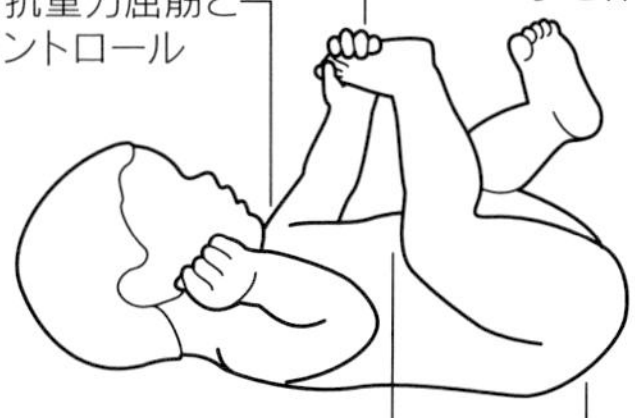

図10.35 生後６カ月時の仰向けでの感覚運動発達．

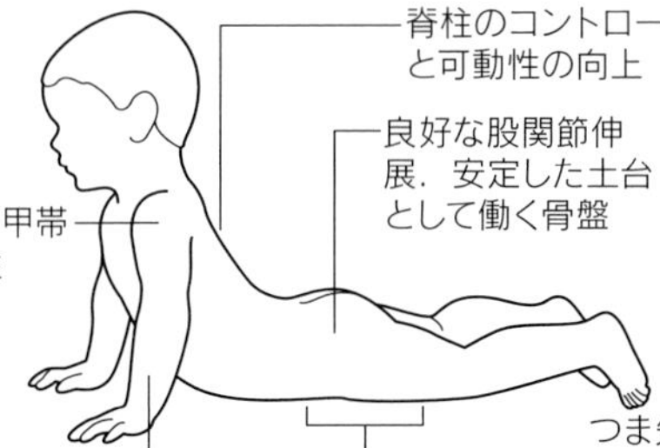

図10.36 生後６カ月時のうつ伏せでの感覚運動発達．

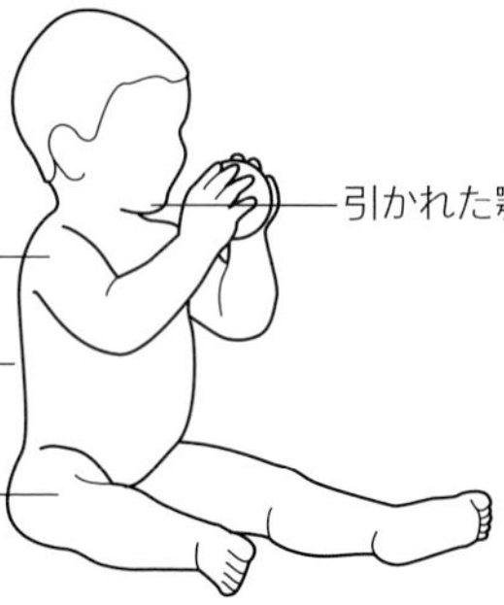

頭と体幹を一直線上にして，直立位を保持します
引かれた顎
前方突出した肩甲帯
まっすぐな背中
骨盤は垂直位に戻ります
広い支持面がバランス保持を助けます．一側下肢を屈曲・外旋・外転し，他側下肢を伸展します

図10.37 生後６カ月時の座位での感覚運動発達．

3. 体重移動：体重を，前方・後方・側方に移動できるようになります．

筋肉のコントロール

仰向けとうつ伏せの両方で，屈筋と伸筋のあいだのバランスがよくなります．

感覚入力

仰向けとうつ伏せの両方で，それまでの感覚の発達を目的動作に結びつけ始めます．

粗大運動

うつ伏せでは伸展が優位です．伸展した両上肢で後方に押しますが，一側の上肢に体重を移動するときは，まだ安定性のために屈曲した上肢で体重を支えます．

仰向けでは平衡反応が出現し始めます．

仰向けからうつ伏せに，また逆にも寝返ります．

図10.34～10.36は，生後６カ月における仰向けとうつ伏せでの感覚運動発達を解説しています．

座位

おもちゃを把持し遊ぶために，手を前に伸ばします．体幹を回旋しますが，支持面を越えて動いてしまうと側方や後方に倒れてしまいます．

一般に，前方の保護的伸展が発達しているにもかかわらず，まだ膝の上に手を置いて休憩したり，必要であれば手を前に着いて身体を支えたりします．**図10.37**は，生後６カ月における座位での感覚運動発達を解説しています．

健常児における最初の５つの感覚運動発達段階の概説は，付録１に掲載されています．

第11章 ハンドリング

11

Eva Bower による改訂

章の内容

脳性まひをもつ子ども（以下，CP 児）には，目的のある熟練した動作を遂行する能力を制限する，異常な姿勢と運動がしばしばみられます．適切なハンドリングは，子どもと親の両者の助けとなります．しかし，“ハンドリング”という言葉は何を意味しているのでしょうか？ ハンドリングは，おもに，他人の手を使って，子どもをある姿勢にしたり，支えたり，動かしたりすることに関係しています．手だけでなくいろいろな身体の部分も使って，子どもをある姿勢にしたり支えたりします．ときには器具も使用されます．良いハンドリングによって，親または“ハンドリングを行う人”と子どもは，機能的な課題を身体的により行いやすくなります．逆に悪いハンドリングによって，一般的に，親と子どもは，課題を行うことが身体的により難しくなります．

筋緊張亢進あるいは硬さのある子どもでは，親が，できるだけ対称的で，身体各部位がより良い位置関係になるような姿勢を子どもにとらせることが役に立ちます．

たとえば，床に寝かせたときに，習慣的に異常なほどまっすぐな，または伸展した姿勢をとる子どもの場合，子どもにより曲がった，またはより屈曲した対称的な姿勢をとらせることが役に立ちます．そうすることで，子どもは，前に置かれた机で課題を行うときに，両手が見やすくなり使いやすくなります．

座らせたときに，習慣的に異常なほど曲がった，または屈曲した姿勢をとる子どもの場合，子どもによりまっすぐな，またはより伸展した対称的な両膝立ち姿勢をとらせることが役に立ちます．この場合も先と同様に，そうすることで，子どもは，前に置かれた机で課題を行うときに目と両手を使いやすくなります．

良いハンドリングはきっと，こわばった身体の子どもをリラックスさせる助けになるでしょう．

ハンドリングは，身体の近位部（頭部，肩，体幹，骨盤）を持って支え動かすことで，たいてい最も効率的に行うことができます．

筋緊張が低下あるいは弛緩した子どもの場合，親または“ハンドリングする人”が，上にリストアップしたのと同じ身体近位部を支えることは有効です．そうすると子どもは，機能的活動により容易に取りかかるために必要な，安定性または屈曲を得ることができます．

良いハンドリングはきっと，力が入らずふにゃふにゃの子どもを支える助けになるでしょう．

十分に理解しなければならない重要な点は，うまくハンドリングすると，子どもは外見も触れた感じもより正常に思われ，機能的活動をより上手に行うことができるようになりますが，親のハンドリングや支えをなくすと，非常に多くの場合，子どもは元の難しい状況に戻ってしまうということです．良いハンドリングがその後の動作の向上につながる保障はありません．その後の動作の向上につながるかどうかは，おそらく子どもの重症度によって決まるでしょう．多くの場合，子どもは，矯正された良い姿勢を保持することはできますが，その姿勢を自らとったり，1人でその姿勢を変えたりすることは容易にはできません．

Nancie Finnie（ナンシー・フィニー）は，本書の初版を書いたときに，CP児のハンドリングのための多くの方策を盛り込みました．それらは役に立つ方策ですが，現在の社会には受け入れがたい方策も含まれています．たとえば，座れない子どもを入浴させるときの方法として，子どもと一緒にバスタブに入り，自分の両下肢のあいだに子どもをもたれかけさせて座らせるというものがあります．私は，子どもの身体的・性的虐待問題に対するより明確な態度を示す観点から，最新（2008）の考えを考慮するように努めています．そうはいうものの，私がいま奨励しているいくつかの方策も何年か経ったあとに同じような運命をたどるかもしれないということを，いつも心に留めておかなければならないと思っています．

手の使用

とくに生後数年間，CP児をハンドリングするときに重要な2つの因子があります．1つ目は，触ることによってわかるいろいろな問題や異常に敏感であることです．2つ目は，手を効果的に無駄なく使う能力を上達させることです．

抵抗のない上・下肢と抵抗のある上・下肢をハンドリングしたときの感じや反応の違いを十分に理解する助けとなるように，次に書かれていることを試みてください．

子どもの非まひ側の腕を持って異なった方向に動かし，その後，離してみてください．動かすときに腕を軽く感じ，抵抗を感じないことがわかると思います．腕から手を離したときに，腕が子どものほうに落ちる前に，一瞬止まると思います．これは，たとえあなたが子どもの腕を他動的に動かしても，子どもは動きに反応して即座に能動的に肢位を制御し調節して，自動的に動きについてくることができるからです．

今度は，筋緊張亢進または硬さのある子どもの腕を同じように動かしてみてください．腕は重く，あなたの手を下に押してきて，動かすときに抵抗のあることがわかると思います．あなたの手を離すと，腕は子どものほうへたちまち落ちます．

間欠的スパズムと不随意運動のある子どもが，腕を動かされたときに示す抵抗は，これとは違います．動かし始めの抵抗はありますが，突然抵抗がなくなります．あなたが手を離すと，腕は子どものほうに落ちる前に飛び去るように動くでしょう．

子どもの硬さは，他動・自動運動の両方に対する抵抗量によって測ります．たとえば，子どもを起き上がらせようとして腕を前にもってくるときに感じる抵抗の程度によって，子どもが直面する難しさや，その動作が子どもの能力を超えたものであるかどうかを判断できます．言い換えれば，実際に子どもの身体的な協力をどのくらい期待できるのかや，子どもが1人で行える動作がどの程度のものであるのかがきっとわかると思います．

子どもをハンドリングするとき，支えが必要なくなればすぐにやめることが重要です．あなたが

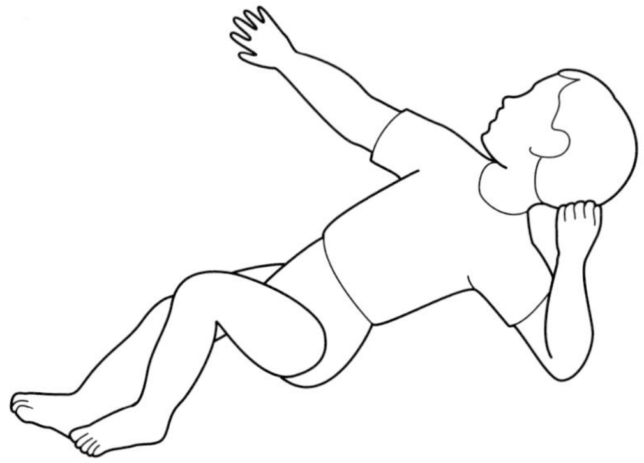

図 11.1 頭は一側に回旋しています．側方に曲がっていることもあります．障害の重い子どもでは後方に引かれます．顔の向いた側の上下肢は伸展し，手が開きます．反対側の上下肢は屈曲し，手は握りしめられます．この姿勢は，仰向けまたは立位で最もはっきりと見ることができますが，緩和されるとはいえ，うつ伏せや座位でもしばしば見ることができます．

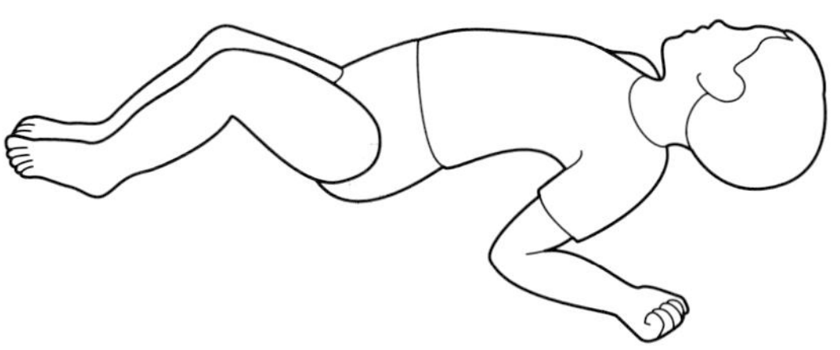

図 11.2 頭と肩が後方に引かれ，背中が弓なりになります．動揺性と不随意運動のある子どもでは下肢が屈曲していますが，筋緊張亢進と硬さがある子どもでは下肢が伸展し硬くなります．非常に重度の子どもは，うつ伏せでも同じ姿勢をとるかもしれません．

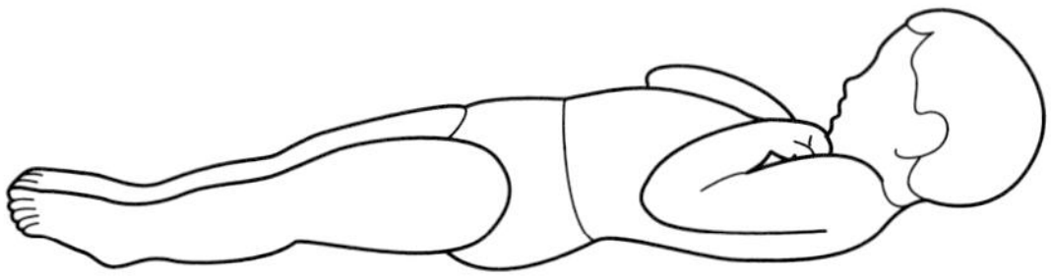

図 11.3 頭を前に引き，腕を曲げて胸の上に引き込み，股関節と下肢は硬くなります．仰向けでこの姿勢を示す子どもは，うつ伏せでこの姿勢がより強くなります．

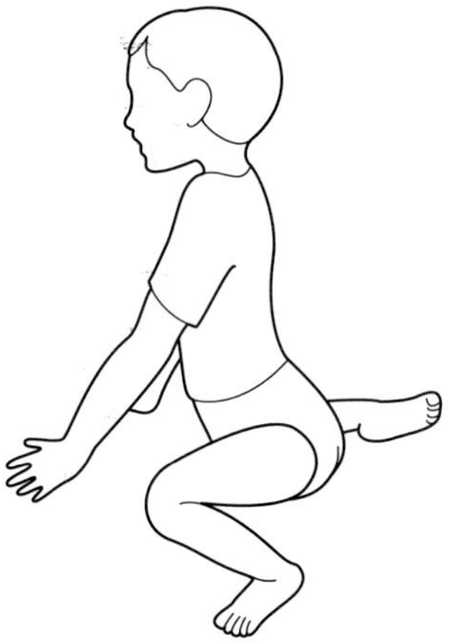

図 11.4 頭を上後方に持ち上げると，上肢が硬く伸展し，股関節，膝関節，足関節が屈曲します．しばしば子どもは，両下肢のあいだに座ります．両下肢のあいだに座る座位は，股関節と下肢の異常な肢位を助長しますが，その姿勢になることで，子どもが安全に座ることができて上肢を独力で使えるのであれば，必ずしも悪い姿勢ではありません．しかしこれは，今回の図で示した子どもには当てはまりません．

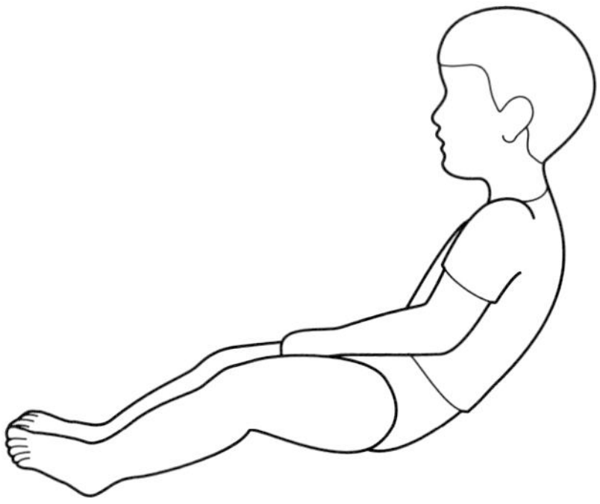

図 11.5 頭を曲げると正反対の影響があります．腕は曲がり，股関節と膝関節は伸展します．

子どもを抱いて動かしているときに，動いているのはあなたです．ハンドリングの目的は，子どもが助けなしに能動的に動くのを励ますことです．それができるのは，あなたの片手または両手をちょうどよい時点で離し，子どもが独力で動くように働きかけたときだけです．ハンドリングのスピードの重要性と，子どもが自分で動く量をどのようにして徐々に増やしていくかは，担当のセラピストが実際にやって見せて説明するべきです．

自信をもって特定のハンドリング技術を使えるようになるには時間がかかります．見ているだけで自分の手をうまく使えるようになることはありません．担当セラピストに実際にやって見せて説明するように依頼し，自分でもやってみてください．親のいないほうがいうことを聞く子どももいますが，そうであっても，できるだけ部屋に入って，子どもとセラピストと一緒に少なくとも治療時間の一部を費やしてください．

図 11.1～11.5 では，CP 児の頭部の位置によっ

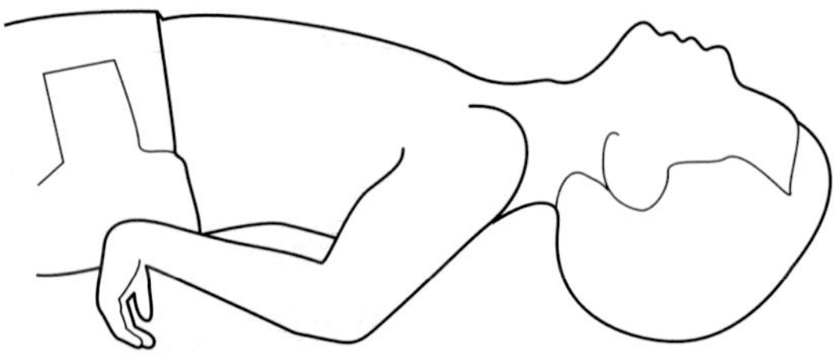

図 11.6　頭を後方に押しつけ，同時に肩を上前方に動かす CP 児がいます．後頭部に手を当てて上方に押して頭の位置を改善しようとしないほうが賢明です．なぜなら，そうしても余計に子どもが頭を後方に押しつけてくるだけだからです．

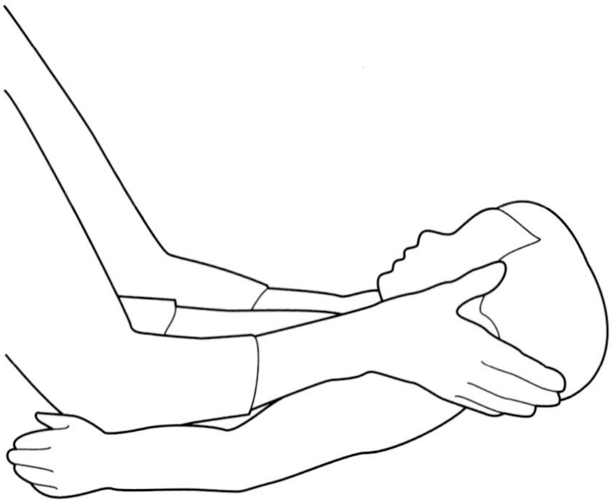

図 11.7　子どもの首を長くするように，頭の側面に手を当てて上方に押したほうがよいでしょう．こうするときに，前腕で子どもの肩を下方に押してください．

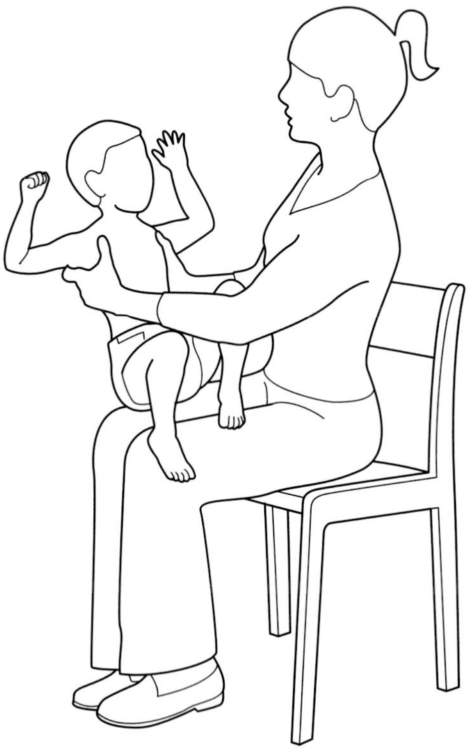

図 11.8　適切なコントロールなしで子どもに座位をとらせると，図で示すように，子どもはしばしば後方に反り返ります．この段階では，両下肢は一般に屈曲し離れています．

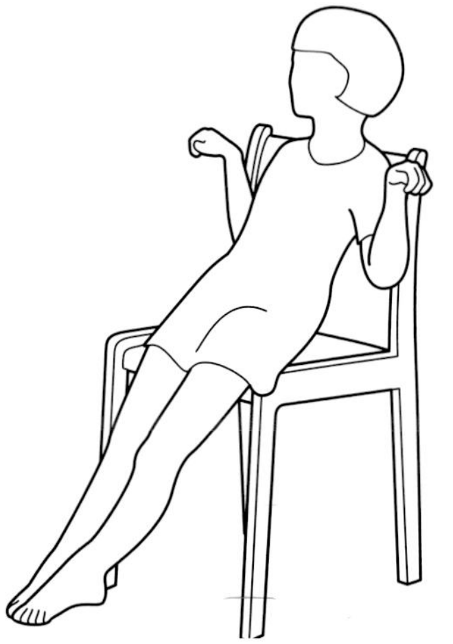

図 11.9　座位で後方に反り返ることを続けていると，やがて股関節と下肢が伸展し硬くなります．

て影響を受けたいくつかの異常な姿勢について解説しています．これらの姿勢は，全身に作用し，立ち直りとバランスの能力の発達に悪影響を及ぼします．これらの姿勢は，筋緊張亢進と硬さのある子どもにおいてはより永続的にみられ，動揺性と不随意運動のある子どもにおいては間欠的にみられ，片まひ児においてはまひ側にみられます．

図 11.6～11.11 では，頭の位置が原因で CP 児が経験する難しさと，それらを克服する方法のいくつかを解説しています．

図 11.12～11.14 では，低緊張の CP 児が経験するいくつかの難しさと，その難しさの一部を克服するために肩甲帯を安定化させる方法について解説しています．

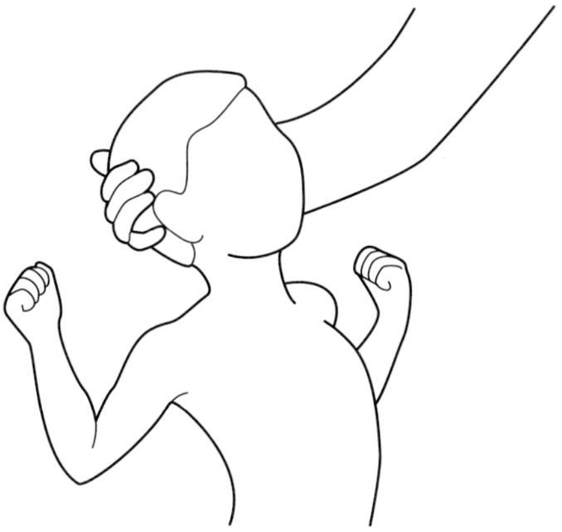

図 11.10　後頭部に手を当てて，子どもが頭を後方に押しつけるのをやめさせようとしないほうが賢明です．なぜなら，そうしても余計に異常な伸筋筋緊張が亢進するだけだからです．

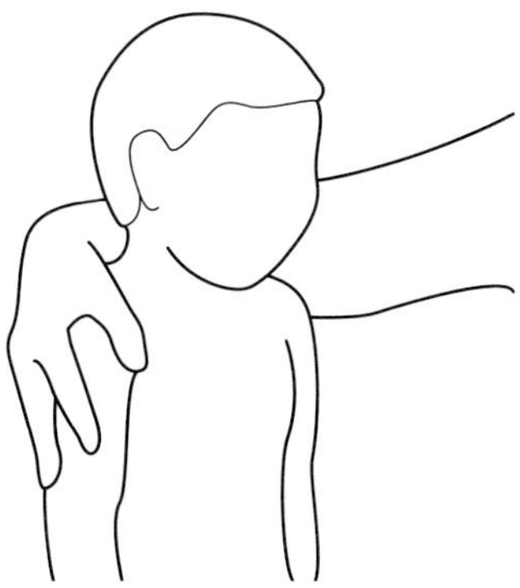

図 11.11　図のように子どもを保持することで，頭部と肩の後退がコントロールできます．また，頭部の屈曲と，上肢を正中線に向けて前方にもってくることを促すこともできます．

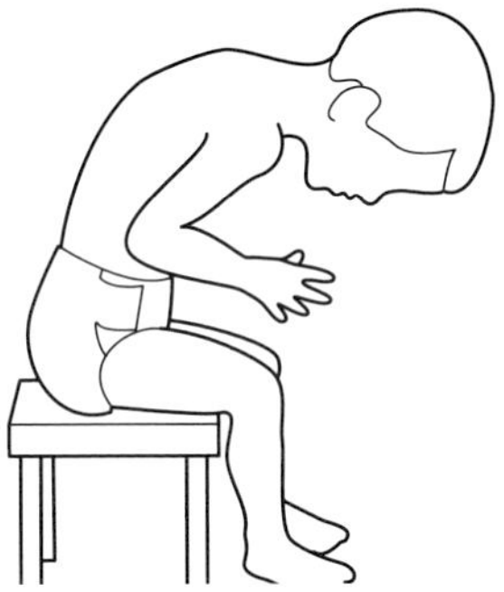

図 11.12　座位姿勢をとらせると，低緊張の CP 児は，股関節からバタンと前方に倒れる傾向があります．

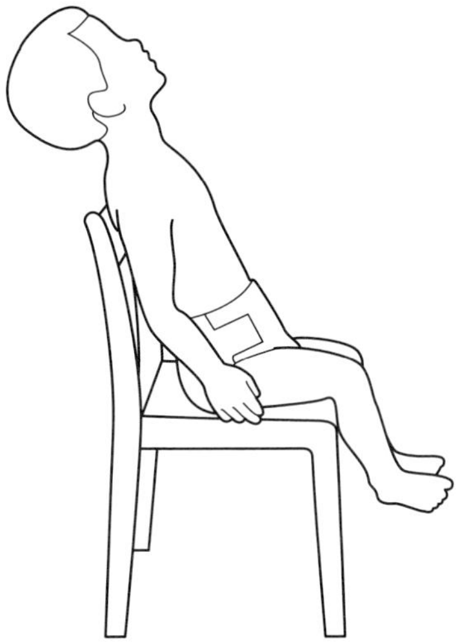

図 11.13　体幹を支えると，頭部は後方または胸の上に向かって前方に落ちます．

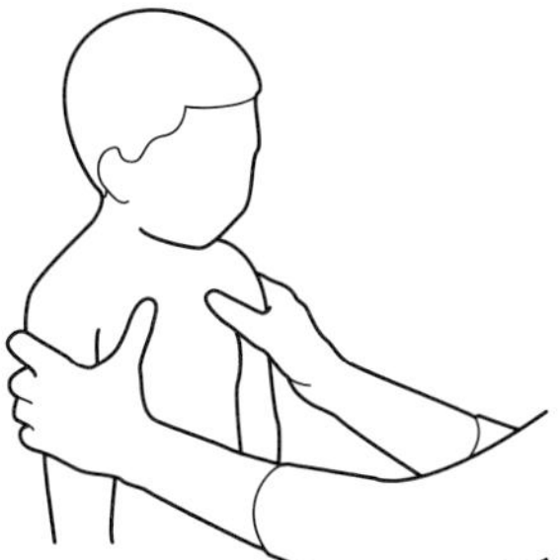

図 11.14　上肢の上端の周りをしっかりとつかんで肩を下前方に引くと，肩甲帯が安定し，子どもは顎を引いて頭を上げて正中位で保持しやすくなります．

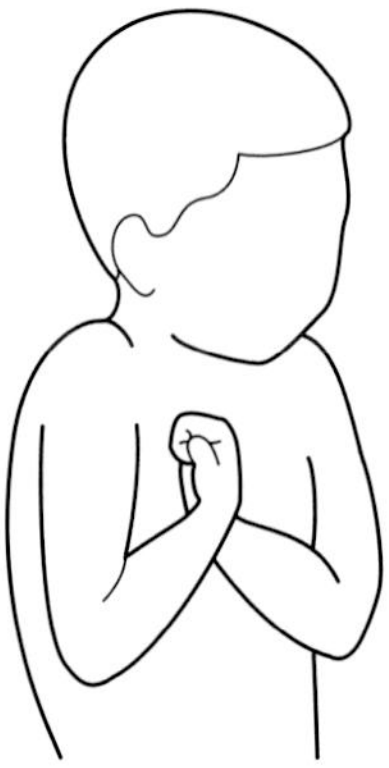

図 11.15 筋緊張亢進と硬さのある子どもでしばしばみられる，典型的な屈曲姿勢です．上肢は肩関節で内旋します．ほとんどの場合，股関節は伸展しています．

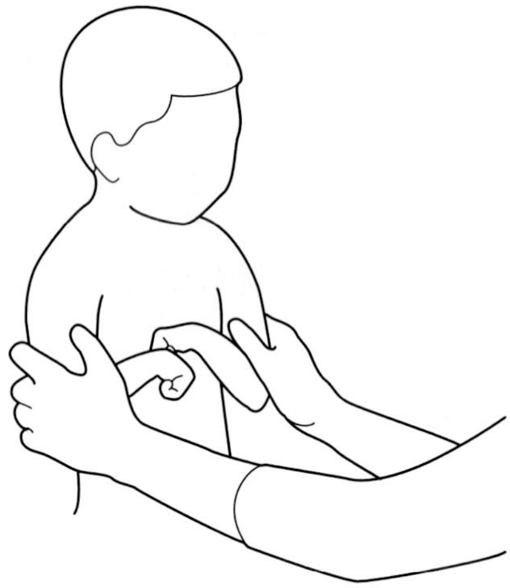

図 11.16 肘の外側と上肢の上部をもって子どもを支えてください．

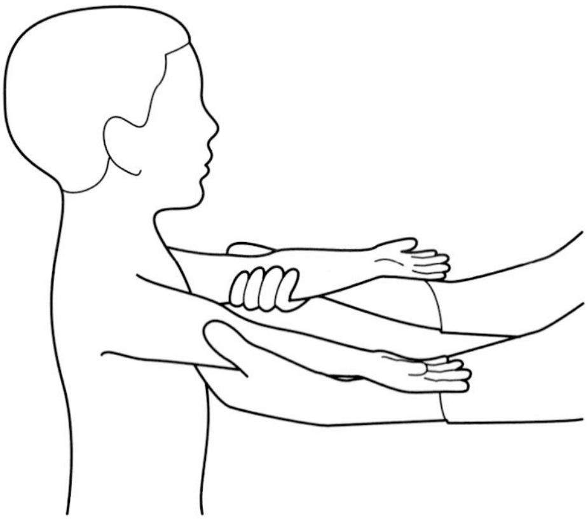

図 11.17 子どもを自分に近づけるようにしながら，一動作で，上肢を挙上・外旋してください．このやり方でハンドリングすることで，頭部の挙上と脊柱の伸展と股関節の屈曲を促すことができます．

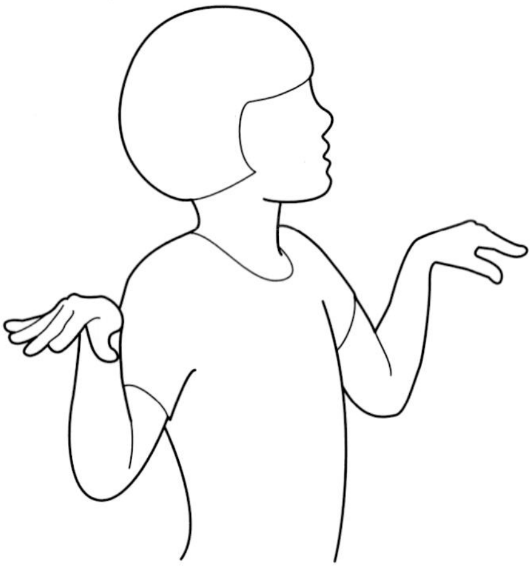

図 11.18 動揺性と不随意運動のある年長の子どもが座ったときにときどきみられる，頭と上肢の姿勢です．上肢は屈曲し，肩は挙上・外旋しています．下肢は，股関節で屈曲・外旋しているか，または伸展・内旋しています．

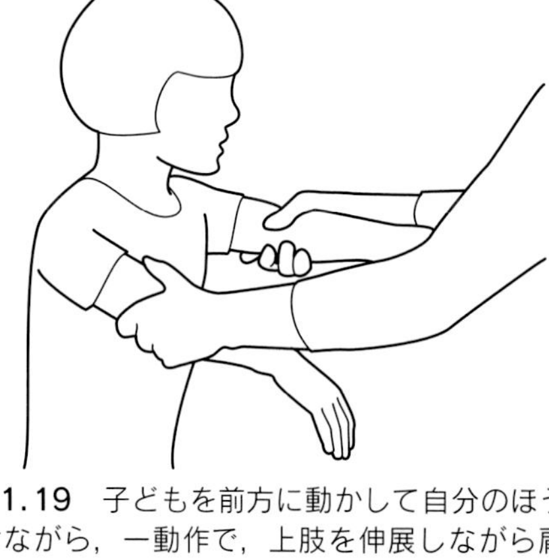

図 11.19 子どもを前方に動かして自分のほうに近づけながら，一動作で，上肢を伸展しながら肩を内下方に回旋してください．このやり方でハンドリングすると，背中をまっすぐにして，股関節を屈曲して，頭部を前方に動かすことを促すことができます．

図 11.15～11.17 では，筋緊張亢進のあるCP児が経験するいくつかの難しさと，頭を持ち上げ脊柱をまっすぐにすることを促す方法について解説しています．

図 11.18，11.19 では，姿勢筋緊張が低いCP児が経験するいくつかの難しさと，頭を前にもってくることを促す方法を解説しています．

図 11.20～11.24 では，一側の上肢に筋緊張亢進のあるCP児が経験するいくつかの難しさと，その難しさの一部を克服する方法について解

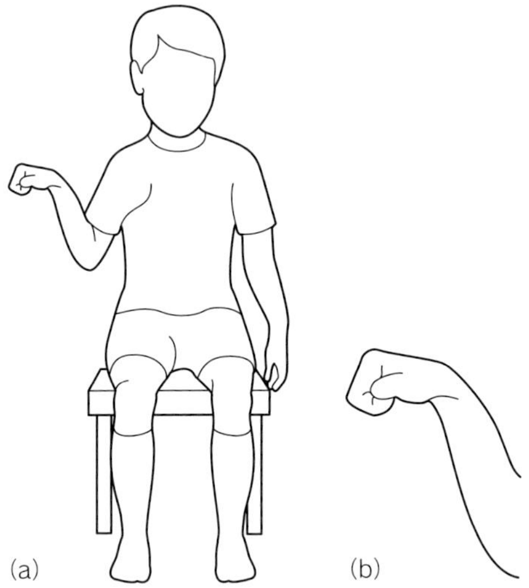

図 11.20 (a) 一側性の片まひの筋緊張亢進と硬さのある子どもにときどきみられる上肢の肢位です．上肢は屈曲し，肩関節は内旋し下に押しつけています．前腕が内向きまたは回内しているので，手掌は下を向きます．(b) 手関節を掌屈して指を曲げ，母指を握りこんでいます．

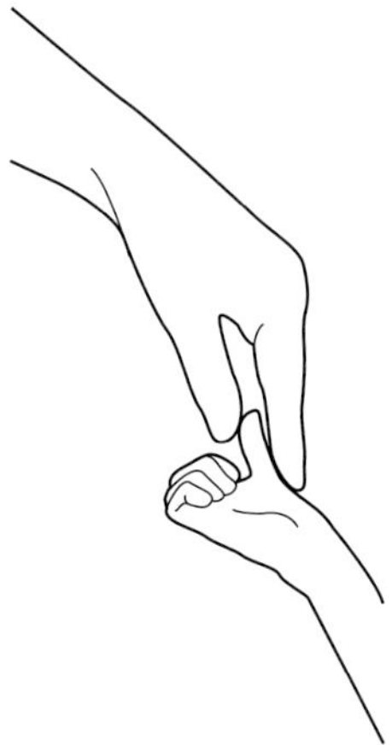

図 11.21 図に示すように，母指を引っ張って手関節と指を伸展しないほうが望ましいです．なぜなら，こうすると，手関節と指の屈曲が強まる可能性が高く，母指の関節を損傷させてしまう危険もあるからです．

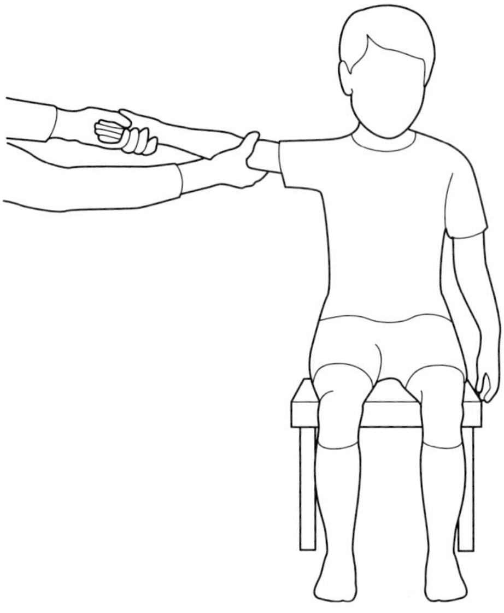

図 11.22 前腕と手掌を上に向けて肘を伸ばしながら，肩関節で腕を外旋することによって，腕，手関節，指を伸ばすほうが望ましいです．こうすると，手関節と指の伸展が促され，母指を手掌から離しておきやすくなります．

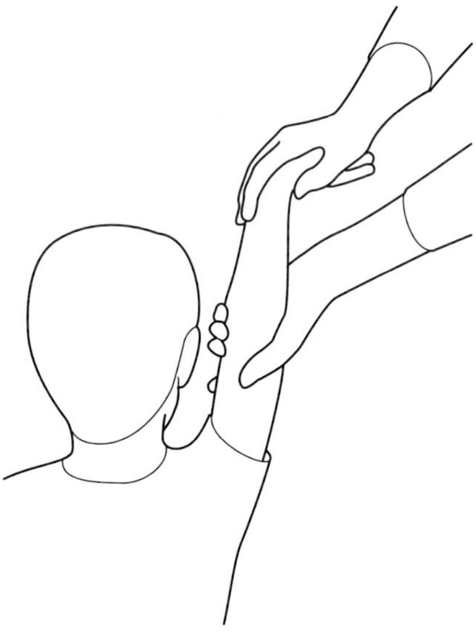

図 11.23 外旋位で上肢を持ち上げると，屈筋の筋緊張亢進と硬さ，および上肢と肩甲帯の下方への押しつけを抑制できるかもしれません．前腕回外位での母指の外転，および腕と手関節の外旋・伸展によって，全指を開きやすくなります．

説しています．

図 11.25〜11.30 では，下肢に筋緊張亢進のある CP 児が経験するいくつかの難しさと，その難しさを克服するいくつかの方法について解説しています．

図 11.31〜11.36 では，うつ伏せに寝たと

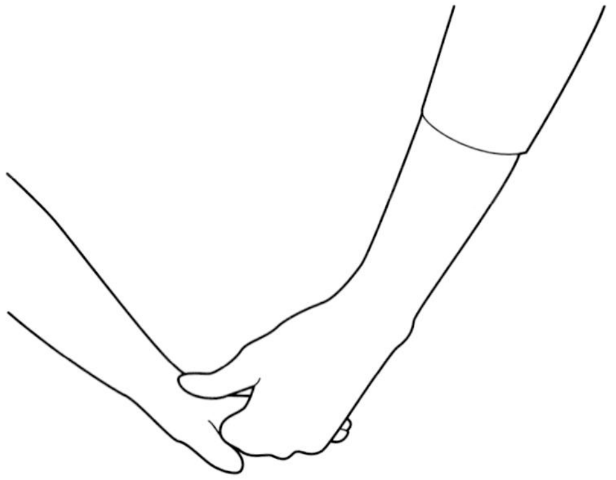

図 11.24　腕が伸展しまた，手が開くように手を握るようにすると，子どもにとって手で自分を支える練習になります．

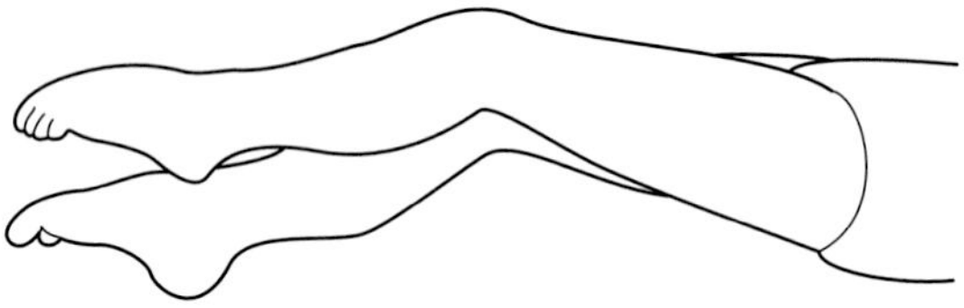

図 11.25　筋緊張亢進と硬さのある子どもの，仰向けでの，典型的な股関節と下肢の伸展姿勢です．

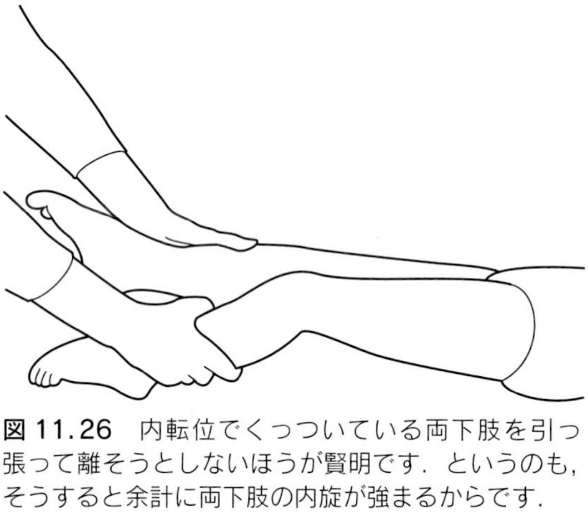

図 11.26　内転位でくっついている両下肢を引っ張って離そうとしないほうが賢明です．というのも，そうすると余計に両下肢の内旋が強まるからです．

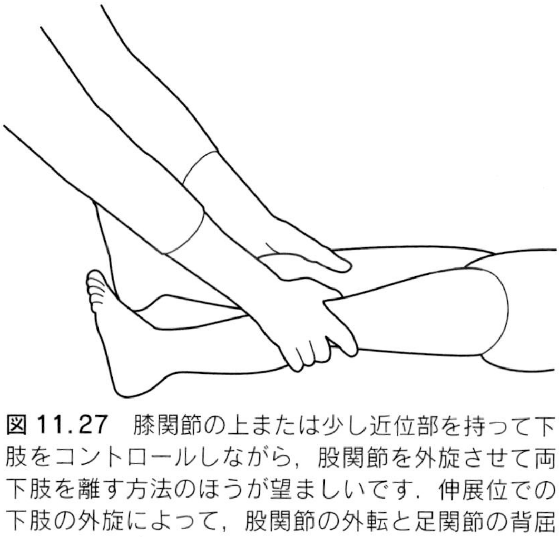

図 11.27　膝関節の上または少し近位部を持って下肢をコントロールしながら，股関節を外旋させて両下肢を離す方法のほうが望ましいです．伸展位での下肢の外旋によって，股関節の外転と足関節の背屈を促すことができます．

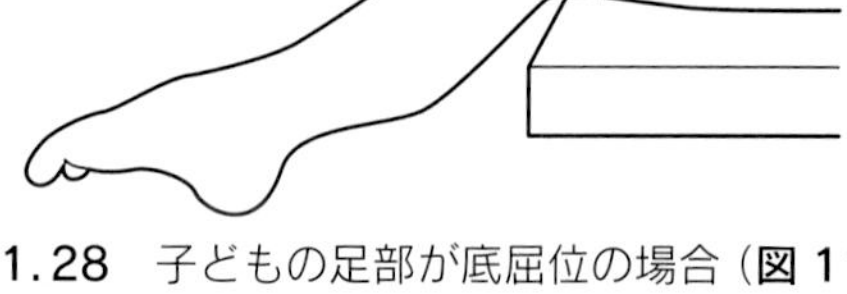

図 11.28　子どもの足部が底屈位の場合（**図 11.29** 参照）．

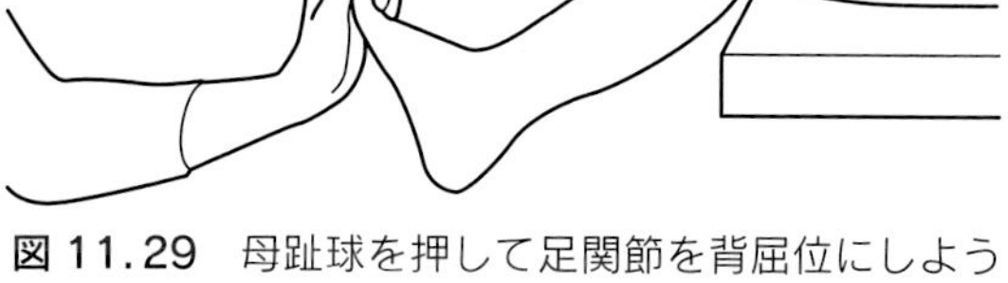

図 11.29　母趾球を押して足関節を背屈位にしようとしないほうが賢明です．

きに姿勢筋緊張の亢進がある CP 児が経験するいくつかの難しさと，子どもを楔形のマットの上に寝かせるときの難しさを克服する方法について解説しています．

より重度の障害児の場合，うつ伏せの姿勢をとらせる前に身体を伸ばすほかのハンドリング技術があり，担当のセラピストに実際に説明してもらうことができます．

図 11.37，11.38 では，ロールクッション（ローラー）の上に子どもを寝かせて，頭と体幹の伸展を促す方法について解説しています．

図 11.39～11.41 では，開いた手に体重を

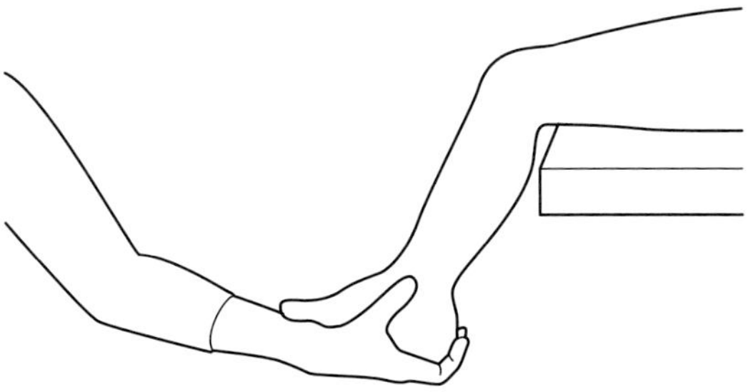

図 11.30 一側の手で膝の屈曲を保持し，他側の手で踵と足部を把持し，足部を正中位に保ちながら，足部をできる限り上方にやさしく曲げるのが望ましい方法です．

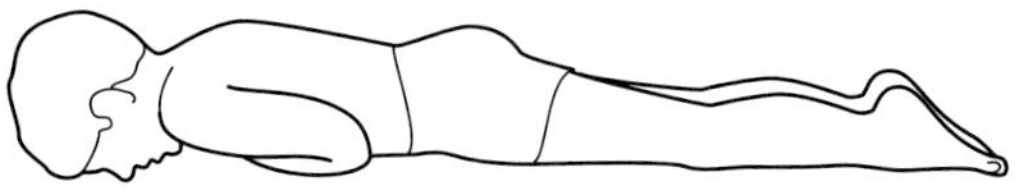

図 11.31 うつ伏せで図に示すような姿勢をとる筋緊張の亢進と硬さのある子どもは，楔形のマットの上に寝ると，頭を上げて屈曲した上肢に体重をかけやすくなるときっと思うでしょう．

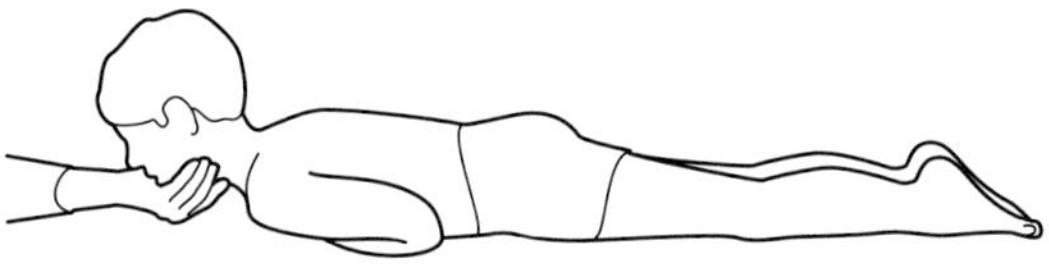

図 11.32 最初に頭を上げて，次に上肢を前にもってきて，楔型のマットの上に子どもを寝させないほうがよいでしょう．なぜなら，そうすると，おそらく上肢を下方に引く力と上肢の屈曲が強まるとともに，下肢の伸展が強まるからです．

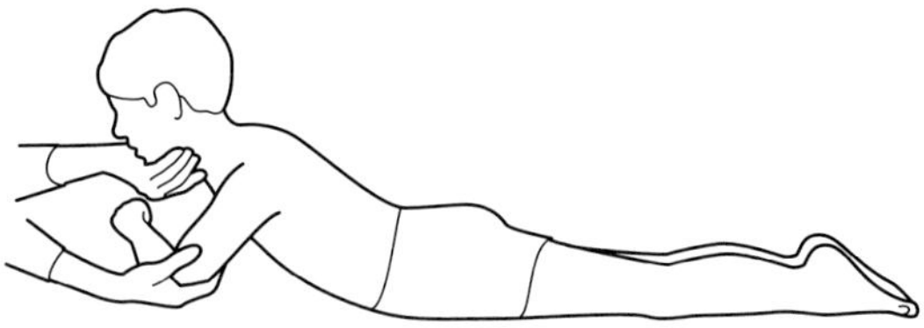

図 11.33 上肢を前にもってき始めるのと同時に，頭を上げるほうがよいでしょう．

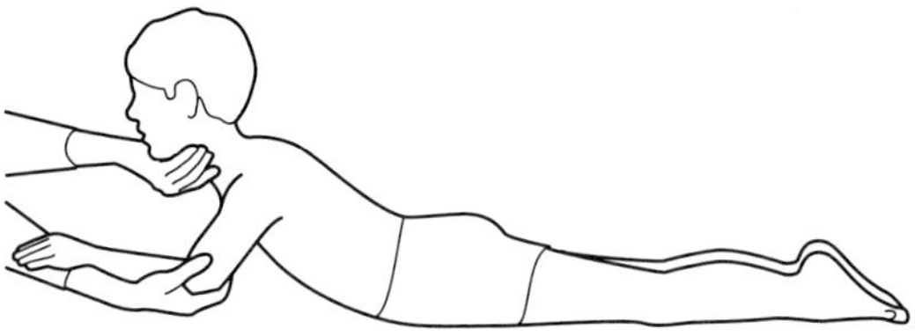

図 11.34 上肢を持ち上げて伸ばすときに，肘に置いたあなたの手で肩を外旋してください．

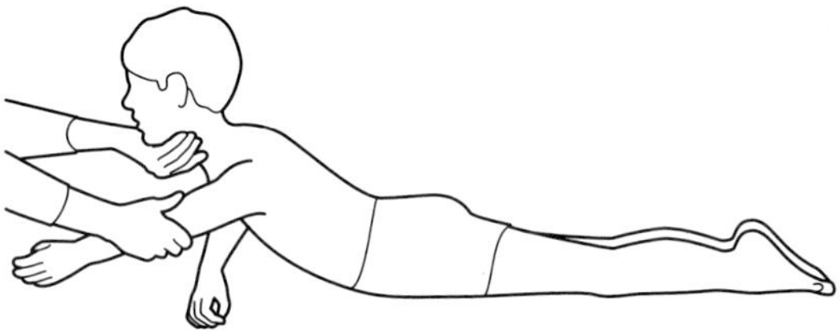

図 11.35 上肢を軽く感じ，肩で強く下方に押しつけなくなるまで，伸展した上肢を支持面から持ち上げながら頭部を保持してください．次に，上肢を支持面に着けてください．頭部を屈曲させないようにしながら，反対側の上肢でも同じことをしてください．上肢を伸展しながら子どもの頭部を持ち上げると，脊柱と股関節と下肢の伸展を促すことができます．

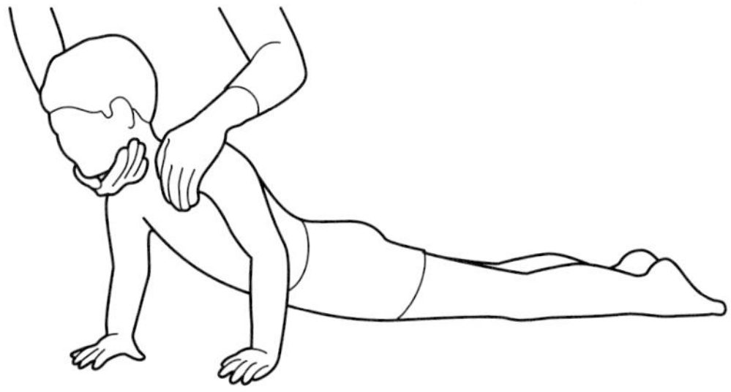

図 11.36 筋緊張の亢進と硬さがあまりみられない子どもの場合，手を前に動かすことを促すためには，体幹を回旋させながら肩を上方に持ち上げるだけで十分です．

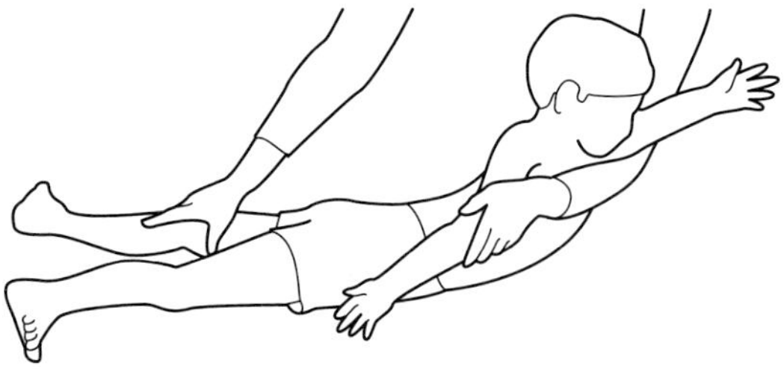

図 11.37 子どもをローラーの上に乗せる前に，最初に子どもを伸ばすことは名案です．下肢の伸展と股関節の外旋を保ちながら，図のようにあなたの手を置くことで，子どもが伸展を保持するのを援助することができます．

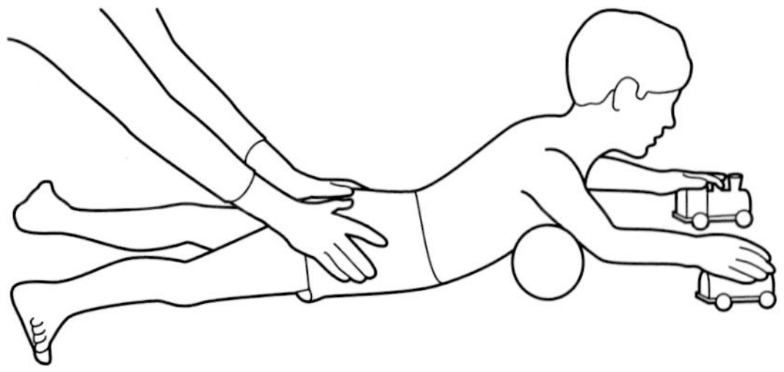

図 11.38 ローラー上に寝かせたときに，子どもが手の位置をコントロールするのが難しい場合，子どもの骨盤の両側に手を置くと体幹と頭部の伸展を促すことができます．やさしいけれどもしっかりとした圧をあなたの方向に加えると，そこを起点として伸展できる固定点または安定点を子どもに与えることができます．

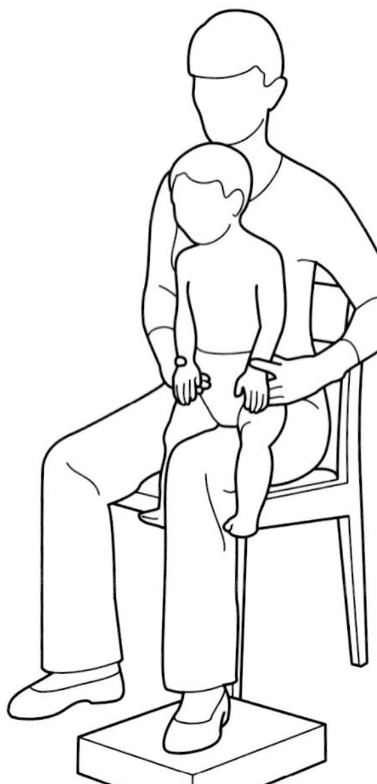

図 11.39 子どもに安定性を与えるいろいろな方法．

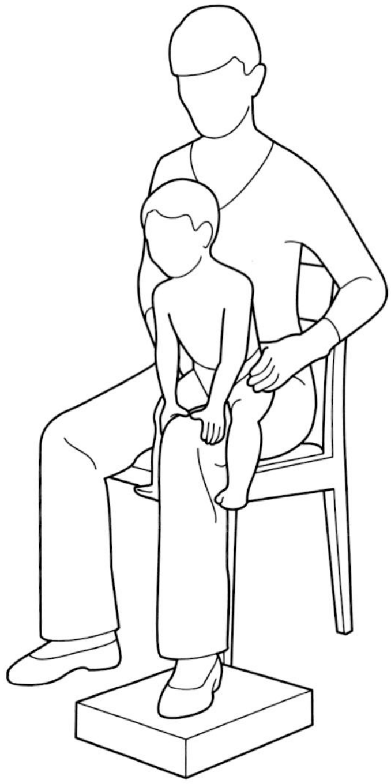

図 11.40 子どもに安定性を与えるいろいろな方法．

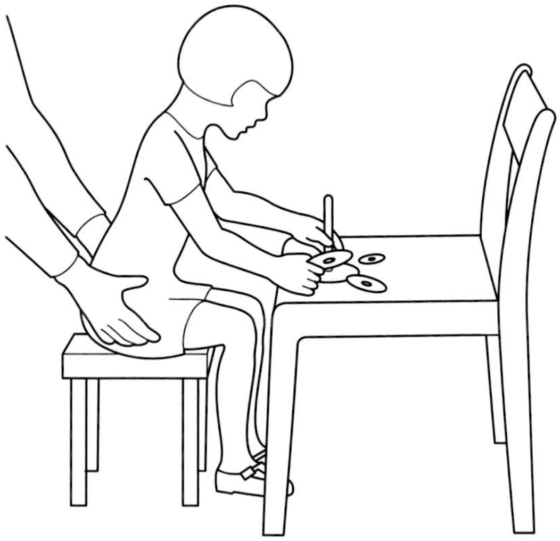

図 11.41 子どもに安定性を与えるいろいろな方法．

かけたり両手を遊びに使ったりするときに，頭を正中位に保持し体幹を伸展できるように，安定性を与えるいろいろな方法を示します．手を子どもの骨盤に置くとき，確実に骨盤を中間位から軽く前傾する位置にして下方に圧をかけてください．骨盤を前傾させるために，親指で，子どもの背中の下部または腰椎領域に圧をかけることはしないでください．

図 11.42～11.45 では，座ったときに子どもが経験するいくつかの難しさと，それらを克服する方法について解説しています．

図 11.46，11.47 では，動揺性がある子どもが座ったときに経験するいくつかの難しさと，それらを克服する方法について解説しています．

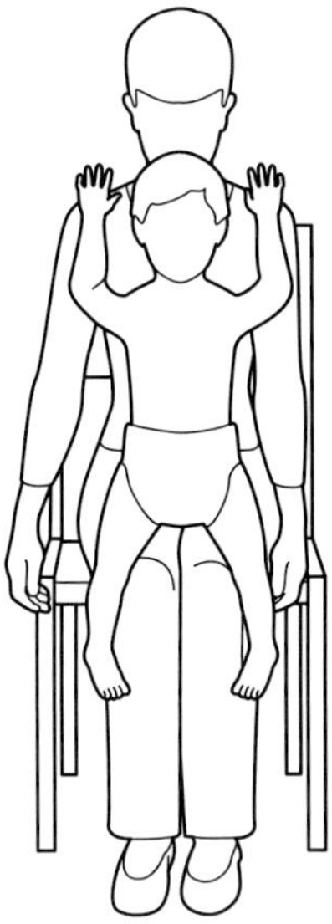

図 11.42　座面があまりにも広いと，座位で後方に反り返り，股関節と下肢の伸展・内旋を強め，全身や姿勢に影響を受ける子どもがいます．下肢よりも上肢がより影響を受けます．

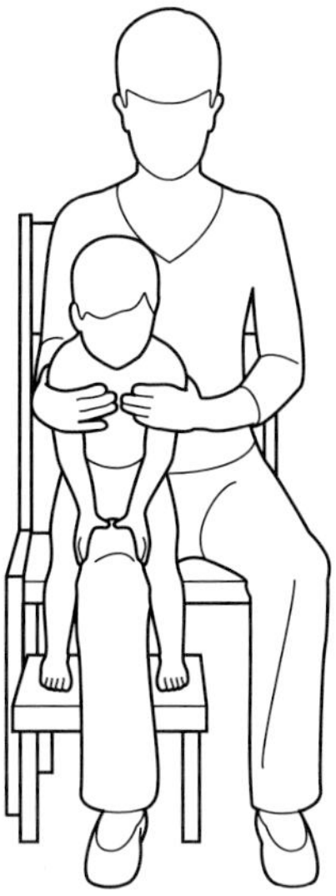

図 11.43　狭い座面に子どもを座らせ，股関節を外旋位に保持し，股関節と膝関節と，足関節を屈曲します．胸に軽い圧を加えながら肩を持ち上げて内旋することで，上肢と頭部がコントロールされます．肘を回内して肩を内旋すると，上肢の後退と外旋をコントロールできます．あなたの膝の上に置いた伸展した上肢で体重を支えることを促すのがよいでしょう．

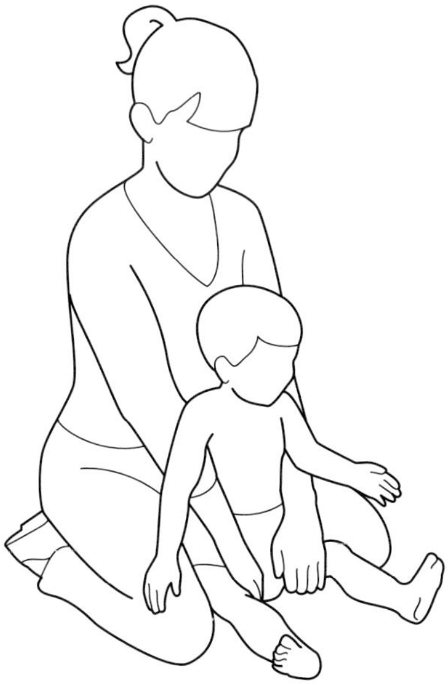

図 11.44　筋緊張の亢進がある子どもを床上で長座位に座らせる場合，子どもを床に座らせてから次に股関節を曲げようとしないほうがよいです．体幹の体重が支持基底面の上にくるように，ズボンのお尻の部分を持ってあなたの方向に引っ張るほうが望ましいでしょう．そして，両下肢を外旋して離すようにしてください．

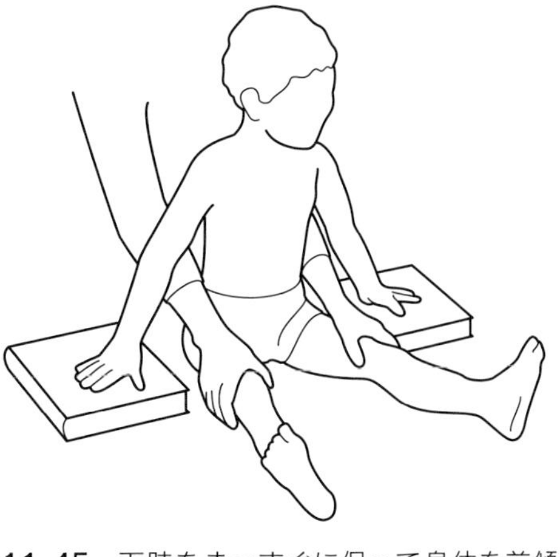

図 11.45　下肢をまっすぐに保って身体を前傾して1人で座れるようになれば，最初は手を前方に着いて，次には側方に着いて身体を支えることを促してください．体重を仙骨（すなわち，骨盤後傾）で支え，背中を丸くすることによってでしか長座位で座れない子どもにとって，長座位は不適切な姿勢であるとしばしば考えられています．そのような子どもの場合は，一般に，足部支えのついた椅子に座らせるほうが安全です．

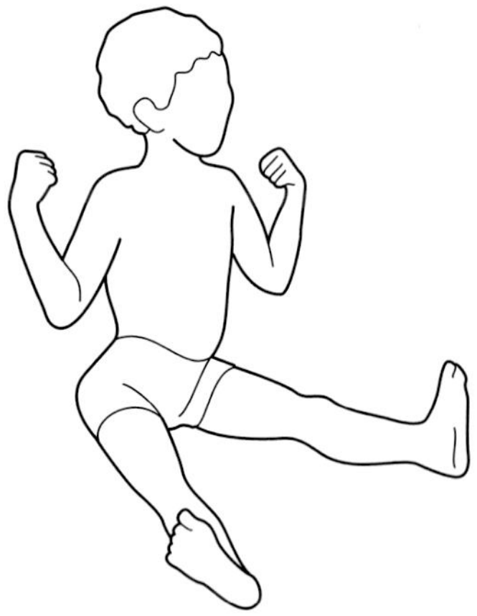

図 11.46 動揺性のある子どもは，しばしば支持基底面を広くできるので長座位で座ることができますが，上肢の後退を伴う頭部と体幹の伸展によって代償する股関節の過剰な屈曲を使ってこれを行います．そのため，支持基底面を越えて動いたり，自分の身体を支えたり，手を使うために前方に手を伸ばしたりすることが難しくなります．

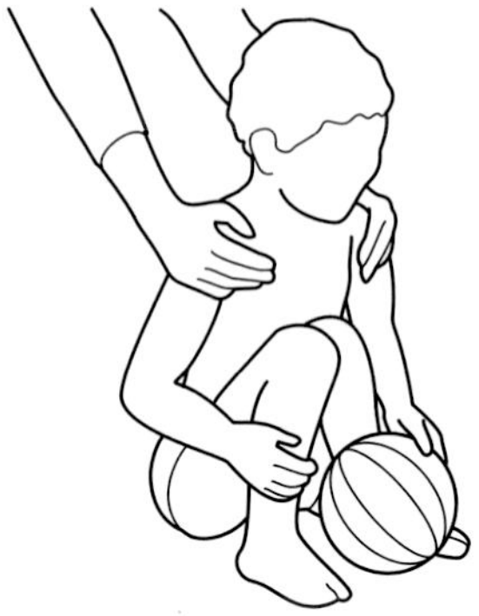

図 11.47 肩を前方突出させて，上方からしっかりと圧をかけて上肢を前方に動かし，屈曲した両下肢をくっつけて子どもを座らせます．次に，子どもに，物を把持し続けるように励まします．周りを両上肢で包むようにして両下肢をくっつけさせるのが，子どもにこの姿勢を 1 人で保持させる良い方法です．

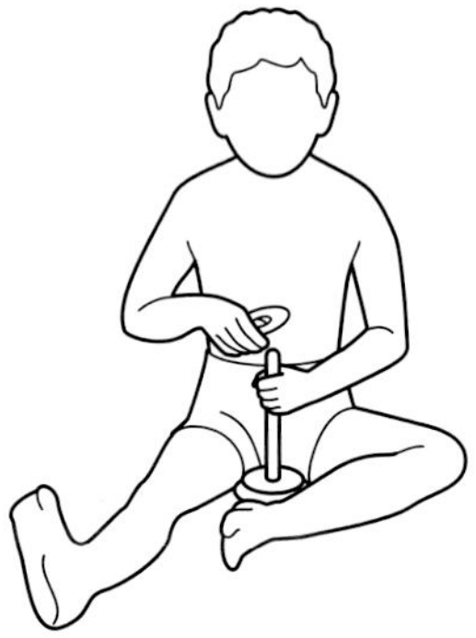

図 11.48 子どもが床上で使用するさまざまな座位姿勢．

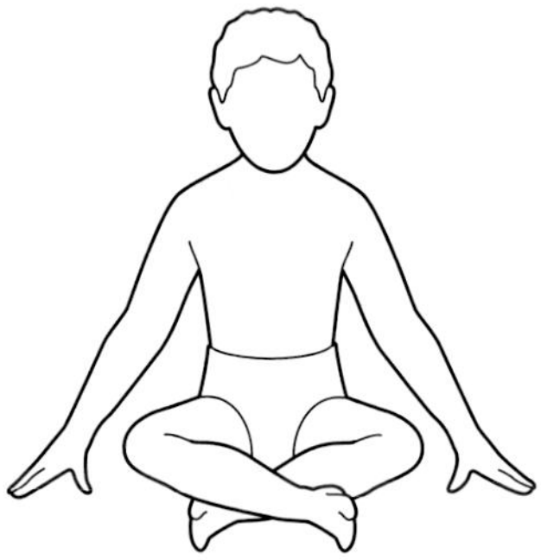

図 11.49 子どもが床上で使用するさまざまな座位姿勢．

図 11.48，11.49 では，床上で遊ぶときに子どもが使う多くの座位姿勢のうちの 2 つを示しています．広い支持面としっかりと直立した脊柱に注目してください．あぐら座位はしばしば CP 児に推奨されますが，それは下になった下肢に，より多くの体重がかかる非対称的な姿勢であり，足部の外側に体重がかかる姿勢であることを覚えておく必要があります．それは，一部の子どもたちがのちに発達させる傾向があり，歩行の難しさの原因になる足の肢位です．

図 11.50，11.51 では，筋緊張が亢進した子どもが立ったときに経験するいくつかの難しさと，それらを克服する方法を解説しています．

子どもに実際に行ってみる前に，まず，親または“ハンドリングする人“がこれらの姿勢の多くを実際に自分でやってみて，自分たちで練習することが役に立ちます．

お勧めしないハンドリングとその理由

子どもをハンドリングするとき，行ったほうがよい動作と同じくらい避けたほうがよい動作があ

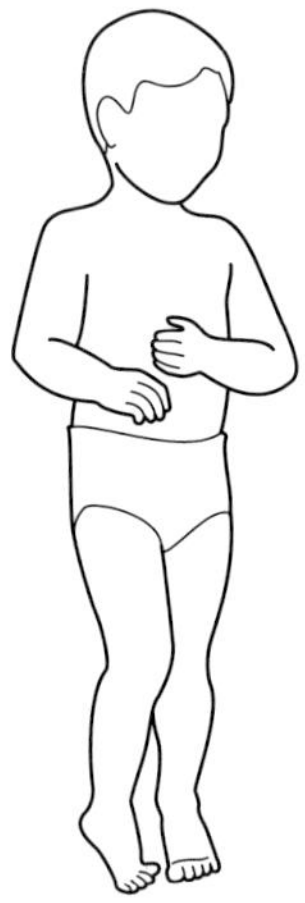

図 11.50　筋緊張亢進のある子どもの典型的な立位姿勢．股関節と膝関節が屈曲し，腰椎部が平らで，骨盤が後傾しています．立位支持面は小さく，体重が両足の内側にかかっています．そのため，両足に均等に体重負荷しにくく，1 歩を踏み出すために側方に体重移動して一側の足の上に体重を載せることが非常に難しくなります．

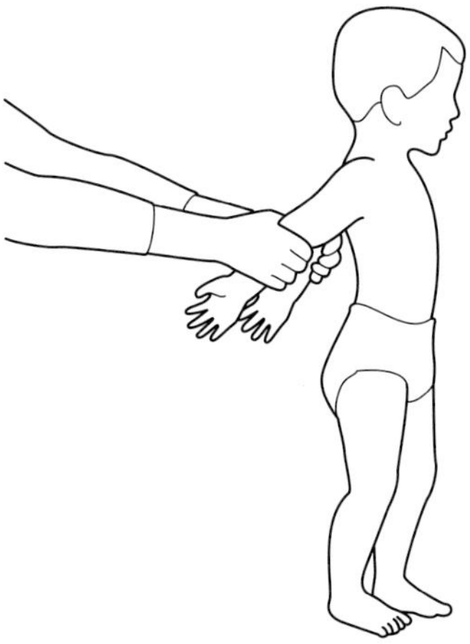

図 11.51　立位で股関節と体幹を伸展し，体重を均等にかけるとともに，一側の足から他側の足に体重移動することを促す方法の 1 つです．上肢を斜め後方で伸展させ，肩を前方に押し上げながら外旋させます．子どもの体重が，立位支持面の前方にかかるように注意しなければなりません．

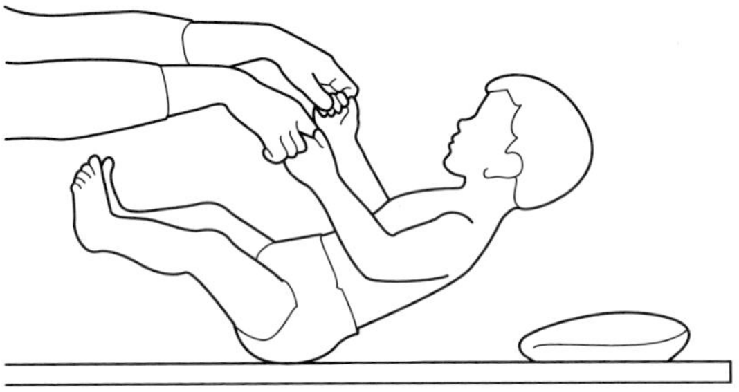

図 11.52　仰向けから座位に引き起こされる健常児．

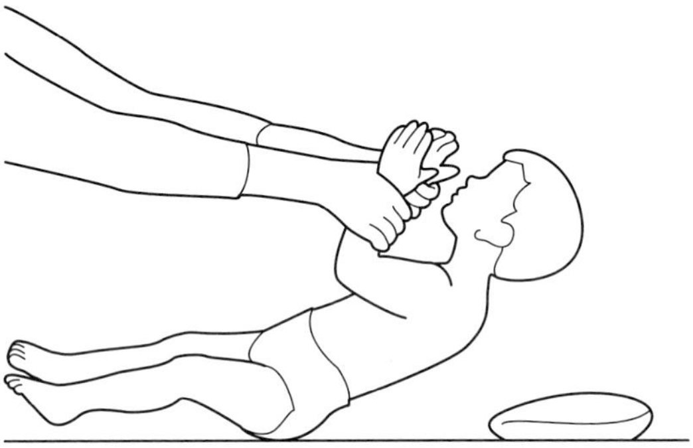

図 11.53　座位に引き起こされる非対称性と硬さのある子ども．

ることを認識しなければなりません．もちろん，それらの動作を避けたほうがよい理由を明確に理解する必要があります．

次の例は，子どもをハンドリングすることによって，筋緊張亢進，間欠的スパズム，不随意運動，および結果として起こる変形を否応なく強めてしまう仕組みを説明しています．

仰向けから座位まで子どもを引き起こす

図 11.52 の健常な赤ちゃんは，対称的で，頭と体幹が一直線上にあり，骨盤が安定しており，股関節と下肢が屈曲・外旋しています．赤ちゃんは屈筋を十分にコントロールできるので，手を引かれて座位に起こされるときに，支持面から頭を持ち上げてこれに協力することができます．その後すぐに，手を引かれて座位に起こされるときに，伸展した下肢を支持面に着けておくことができるようになります．

筋緊張亢進と硬さのある子ども

一方で，**図 11.53** の子どもは，少し非対称的で，骨盤が不安定で，体重が一側にかかっています．いくぶん頭をコントロールできますが，屈筋をコントロールして重力に打ち勝つほどではない

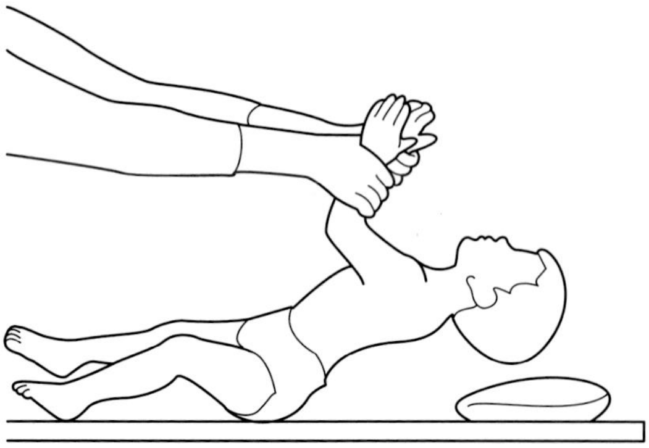

図 11.54　引き起こされる，動揺性と不随意運動のある子ども.

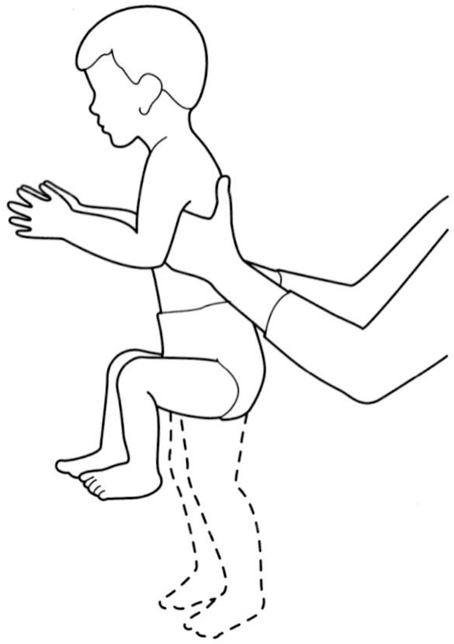

図 11.55　床上で飛び跳ねる健常児.

ので，介助に協力できる動きの量は制限されます.

母親が自分の腕を屈曲するときに，子どもに自分の手を把持するように働きかけることによって，子どもの腕の屈筋筋緊張を高めてしまいます．子どもは，頭を安定させるために肩を挙上し，同時に脊柱上部を丸くしなければなりません．こうすることにより，子どもは，頸部の過伸展を強め，顎を引いて頭を前方に屈曲することが難しくなります.

この上部体幹屈曲姿勢は，股関節と下肢の伸展・内転・内旋を強めてしまいます.

もし，子どもの状態がそのようであれば，担当のセラピストに，寝た姿勢から起き上がらせるより良い方法を尋ねてください.

動揺性と不随意運動のある子ども

図 11.54 の子どもは，非対称的で，頭と体幹のコントロールに乏しく，肩甲帯と骨盤帯を安定させることができません．腕を伸ばして手を前方に伸ばすことができず，物を把持し続けることができません.

図に示されるように，座位に起こそうと子どもをつかんで引っ張ると，頭と体幹の伸展と肩の後退が強まります．この上部体幹伸展姿勢は，腰椎または脊柱下部の過伸展，および股関節と下肢の屈曲・外転・外旋の肢位を強めてしまいます.

もし，子どもの状態がそのようであれば，担当のセラピストに，寝た姿勢から起き上がらせるより良い方法を尋ねてください.

床上で飛び跳ねる

図 11.55 は，床上で飛び跳ねるときに，健常児が，一般にどのようにして頭を良い位置に保ち，腕を前に保持するのかを示しています．空中に持ち上げられたとき，子どもは下肢を曲げ，足が床に着く直前にそれを伸ばします．成長につれて最終的には，空中で下肢はまっすぐになり，足は体重を支える肢位になります.

硬さと体幹の低緊張のある子ども

伸展の欠如を克服するために，**図 11.56** の子どもは，頭部を伸展し，顎を突き出し，上肢を屈曲し，肩を前方に突出し，肘を後方に引いています．こうして，乏しい体幹の筋緊張，および肩と骨盤の安定性の欠如を代償します．足を床に着けようとすると，子どもは股関節を屈曲し，下肢を伸展し，足関節を底屈せざるを得なくなります．結果的に，底屈位の足部，すなわちつま先に体重をかけることになります.

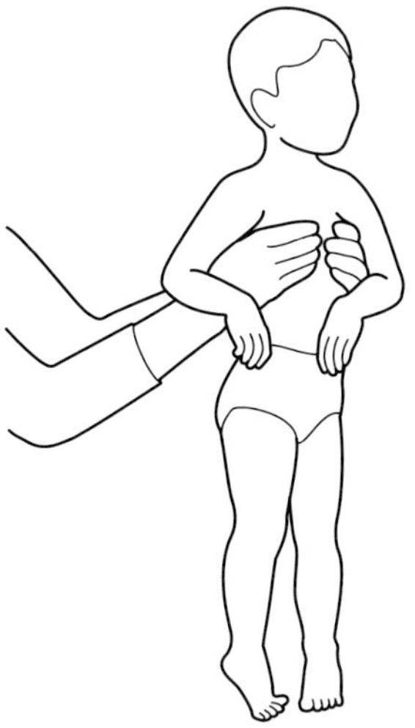

図 11.56 床上で飛び跳ねる，硬さと体幹の低緊張のある子ども．

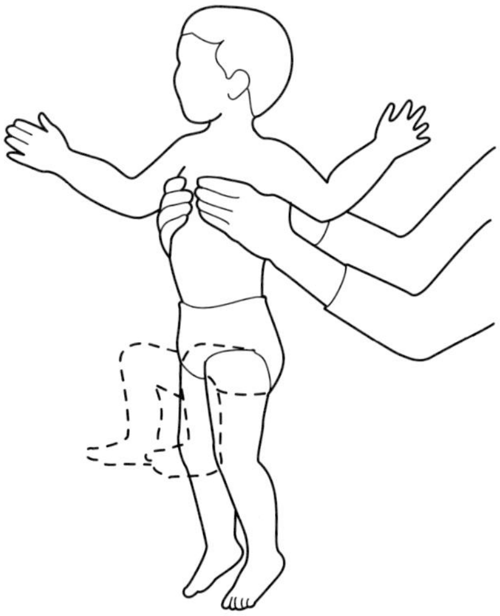

図 11.57 床上で飛び跳ねる，動揺性と不随意運動のある子ども．

動揺性と不随意運動のある子ども

図 11.57 で示されるように，これらの子どもたちは空中に持ち上げられると，下肢を上に引き込んで屈曲位になるか，下肢を伸展します．そして，両足が床に着くと体重を支えられずに崩れてしまいます．もし，それに加えて強力な間欠的スパズムがあるようであれば，両足が床に着いたときに，頭部と上肢と体幹を伸展し，瞬間的につま先で立ち，次に崩れるか，あるいは連続的な足踏み動作を行います．

ベビー・ジャンパー*

生後約7カ月ごろに，健常児は，立たされると，たいてい下肢を屈伸して飛び跳ね始めます．支えと安定性をさらに得るためにどこかにしっかりとつかまりながら，親の膝の上やベビーベッドの中や床の上で，立ちながらそうします．“ベビー・ジャンパー”に乗せると，頭と体幹の良いコントロールとともに股関節の安定性があるので，動く下肢の上で頭と体幹を一直線上に保持できます．また，飛び跳ねるときに足底を平らにして床に着けます．ある程度“ベビー・ジャンパー”を制御できるので，自分の意思で飛び跳ねることを始めたりやめたりすることができます．

CP 児は，そのような制御が自分でできないので，“ベビー・ジャンパー”の動きに支配され，姿勢や運動の非対称性が強まってしまいます．

筋緊張が亢進した子どものつま先に体重をかけると，下肢を伸展・内旋・内転する傾向が強まってしまいます．また，空中および足が地面に着いたときに，両足の尖足位が強まります．

間欠的スパズムと不随意運動のある子どもの両足を地面に着けると，両足を全屈曲パターンで引き上げるか，あるいは，一側下肢を屈曲で引き上げ，他側下肢を硬く伸展します．また，身体を後方に押しつけて伸展しやすい傾向にあります．

以上より，興奮，刺激，運動が姿勢筋緊張と運動の異常性を強めてしまうかもしれないので，CP 児にベビー・ジャンパーを使うことは推奨されません．

キッキング

年少の CP 児に話しかけたり，年少の CP 児と遊んだりしたときに子どもがキッキングで答える

* 訳注：骨盤と体幹を支える器具の中に赤ちゃんを入れてゴム紐で吊り上げる遊具．その中で赤ちゃんは飛び跳ねることができる．ベビー・バウンサーともよばれる．

と，私たちは，とても自然に，子どもがそうし続けるように働きかけたくなります．しかし，子どもが行っているキックのやり方を確かめるために，注意深く観察することをお勧めします．なぜなら，そのやり方が，異常なキッキングを促すことに気づかないことが多いからです．

たとえば，一側の下肢だけでキックをしていたり，一側下肢を屈曲して引き上げると同時に他側下肢を下に押しつけて伸展したりしていないでしょうか？　両下肢でキックするとき，股関節と下肢を内旋し，足部を底屈位にして，つま先を立てながら両下肢を伸展していないでしょうか？

担当のセラピストは，あなたの子どもに特有の問題を考慮しながら，キッキングを促すハンドリング方法を教えてくれるでしょう．

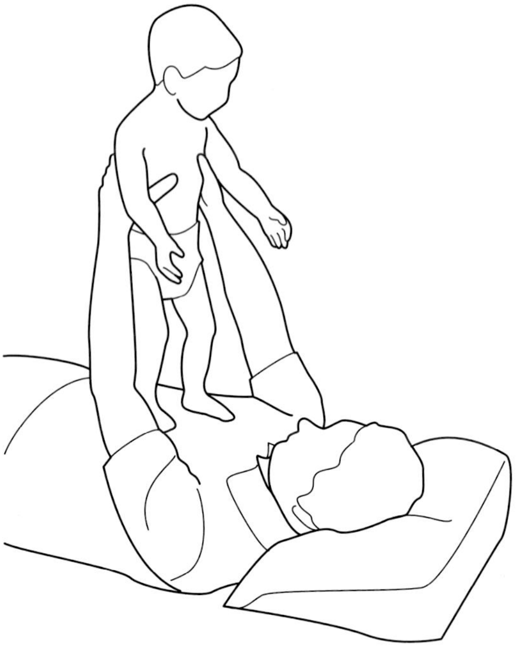

図 11.58　赤ちゃんが下肢を曲げ伸ばししているときに，お父さんは，子どもの肩を上に持ち上げて上肢を前に保つことで，子どもの体幹を良い位置にして体重を前方に保持しています．

荒っぽい遊び

多くの子どもは，空中に放り投げられて受けとめてもらったり，グルグルと回されたり，取っ組み合い遊びに参加したりすることが大好きです．しかし，すべての親は，子どもに怪我をさせないように，また虐待であると非難されないように，注意しながら子どもの世話する必要があります．とくに揺さぶる動きは，怪我の原因になると考えられています．加えて，CP 児では，刺激や運動による興奮が，恐怖心の原因になったり，筋緊張または不随意運動を亢進させたりするかもしれません．

図 11.58～11.60 では，子どもの姿勢をコントロールしながら，荒っぽい遊びの重要な側面を CP 児に楽しませる方法について解説しています．

日課となっている活動中のハンドリング

健常児をお風呂に入れたり，健常児に服を着せたり脱がせたりすることは，あなたの動きに抵抗せずにむしろ協力して動いてくれるので，一般に比較的簡単に行うことができます．たとえば，お風呂に入れるときに子どもの腕や脚を持ち上げても抵抗は感じません．頭の上から T シャツを着せるときには，子どもは，自動的に首を通す穴に頭を押し上げて協力します．ハンドリングされて動かされるときの自然な自分を保護する反応とバランスをとる能力によって，子どもは姿勢を調節できます．もし不快に感じた場合は，動いたり母親を押しのけたりします．

それとは対照的に，CP 児は，お風呂に入れられたり着替えをさせられたりするときにしばしば不安を感じます．筋緊張亢進や硬さのある子どもは，動きが制限されているので，動かされたときに自分の身体を調節できません．間欠的スパズムや不随意運動のある子どもは，筋緊張亢進のある子どもよりも動けますが，安定性が欠如しています．そのため，たとえば着替えをする前には，子

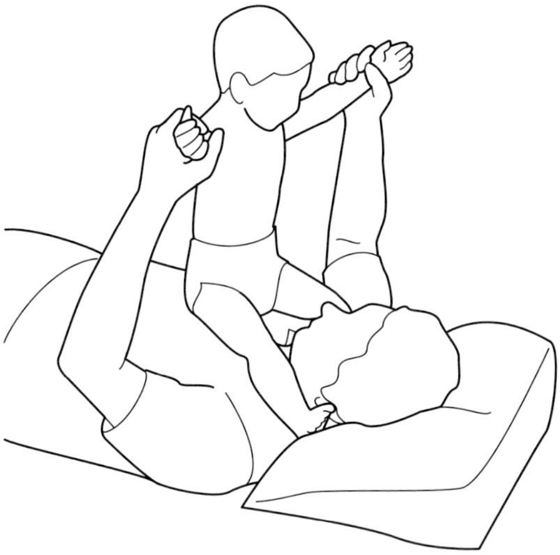

図 11.59 背中をまっすぐにしたまま股関節から前方に曲げることを援助するために，お父さんは，子どもをいろいろな方向に動かすときに，手関節を伸展し，上肢を伸展・外旋しながら子どもの両手を把持しています．

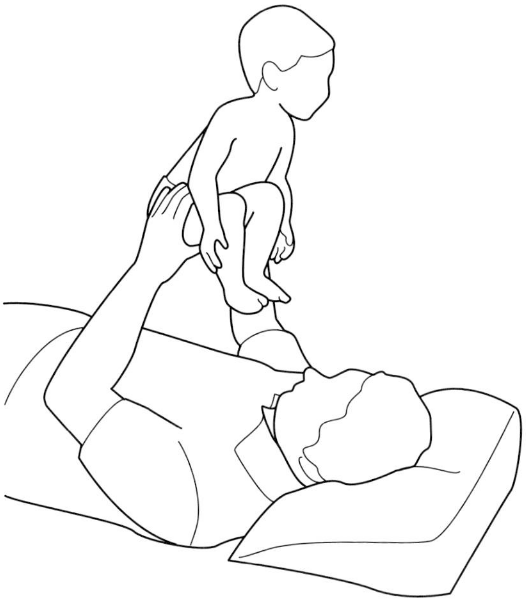

図 11.60 空中で揺らすときに子どもが反り返らないように，お父さんは，骨盤を安定させて，股関節を屈曲し，体重が前方にかかるようにしています．

どもが安全だと感じ，頭と体幹と骨盤が一直線上にあり，対称的で，体重が均等に分布する姿勢に子どもがなっているかどうかを確かめることが重要です．そうするための方法についての提案は，それに関連する章で行います．

いったん子どもが新しい運動スキルを獲得すれば，子どもがそのスキルを練習できるように，あなたがすべての機会を利用しているかどうかを確かめてください．それは，毎日のいろいろな場面でのハンドリング中や，遊び時間，課題を自分で行えるように一緒に練習するときなどです．

まとめ

CP 児をハンドリングするときに，次のことに留意しなければなりません．

1. 身体的スキル，コミュニケーションスキル，知的スキルをそれぞれ個別に学ぶことができないことを忘れないでください．
2. 子どもが動くことが難しい理由と，その難しさがどのように変わるのかを理解してください．
3. 姿勢と運動の異常性がどのように全身に影響するのかということと，どのハンドリング技術がそれらの難しさを最小限にしたり変えたりするのかを知ってください．
4. 子どもに触れている手によって変化を敏感に感じられるようになり，必要がなくなればすぐに支えを取り除いてください．
5. ハンドリングによって獲得した新しいスキルを，日常生活場面のできるだけすべての機会を使って練習させてください．
6. 使用するハンドリング技術が，危険であるとか，子どもへの虐待であると思われないことを確認してください．
7. 手や支えが子どもから取り除かれたとき，ハンドリング中に行えていた動作や活動が日常生活につながらないことがあることを認識しておいてください．

第 12 章

12

睡眠

Jasia Beaumont

章の内容

睡眠は私たちにとって必要なものです．十分な睡眠は，私たちをリフレッシュさせ，回復させ，心身ともによりよく機能させます．5 歳以下での睡眠障害は非常によくみられ，それは脳性まひをもつ子ども（以下，CP 児）も同様です．

親も，CP 児をもつ親として，また普通の親の立場としてのすべての要求をもっていますが，十分に睡眠のとれない CP 児は親にさらなる難問を提示します．困難な夜を過ごすことは子どもにとって容易なことではなく，睡眠不足は自身も休むことができないことを意味し，さらに親を悩ませることになります．疲労は，成人のうつ病を悪化させ，家族全体に不利な影響を及ぼし，夫婦間の不和にもつながります．全般的にみて，元気を回復させる夜の睡眠がとれない親子は不利な状況にあります．

子どもは日中，過度の疲労や体調不良があると容易に不調になります．不調は，集中力に影響し，行動を管理するのが難しくなります．これらの問題がすべて脳性まひによるものだと容易に推定され，ある程度は確実に起こっており，睡眠障害のある CP 児は，機能するための状態や能力のためにより大きな努力が必要となるでしょう．

CP 児の親は，子どもが最大限の能力を発揮し，幸せな人生を過ごせるような機会が増えることを望んでいます．親は，子どもの学習能力や身体的発達・機能が体調によって影響されることを認識しています．時間とともに親は，子どもが障害と

表 12.1　レム睡眠とノンレム睡眠の典型的特徴

特徴	レム睡眠	ノンレム睡眠
脳波	低振幅	徐波
眼の動き	急速な眼の動き	静止
喉頭筋	弛緩	緊張
起こりうる関連する行動	悪夢	夢遊病

折り合う必要があると理解しますが，それは子どもの苦悩や怒りさえ引き起こすかもしれません．これらのすべてに前向きな影響を及ぼす1つの要因は，良好で規則的な睡眠をとる子どもの能力です．加えて，親自身の良好な睡眠は，前向きな影響を与え，家族全体のQOLを改善させるでしょう．CP児の睡眠の重要性は十分認められています．

本章では，夜間に問題がみられる子どもの睡眠パターンの改善法を調査する前に，親を心配させ悩ませる睡眠時に，ときおりみられる出来事を振り返り，睡眠時に何が起こるのかを検証します．

睡眠の過程

私たちは，睡眠中に身体に起こることや睡眠について，50年前との比較で理解を深めました．しかし，まだ不明なことが多く存在します．就寝時や夜間早朝を問わず，子どもが睡眠に関して困難さを抱えているのなら，睡眠について少しでも知識を得るとよいでしょう．

睡眠には複雑な過程があり，何もしていないという状態ではありません．寝ているあいだにさまざまな出来事が私たちの身体に起こっているのです．脳の活動の一部は脳波（EEG）で示すことができます．緊張しているかリラックスしているかにかかわらず，身体の筋活動が観察できます．心機能の規則正しさは，心電図（ECG）を用いて示すことができます．睡眠の実際の機能がなんであれ，私たちは，生きていくうえで睡眠は不可欠であることを知っています．

私たちの脳は，夜に眠りにつくことを促すメラトニンというホルモンを生産しています．メラトニンは，睡眠を継続させることはできませんが，入眠を助けます．最適なメラトニン産生のため，日常，日光と暗闇の対照（差異）を必要とします，そのため，全盲児ではメラトニンは限られた量しか産生されないか，あるいは産生されません．それは実用的な夕方と就寝時刻との接続において，短期使用に対して処方されますが，特効薬ではありません．また，誰にでも効果があるというわけではなく，長期使用時の効果を明確に示した信頼性のある研究はほとんどありません（Phillips, Appleton　2004）．短期間の使用であれば，たとえば，子どもの脳が，遅くまで起きて翌朝遅くまで寝ることに慣れてしまっている場合に，体内時計をリセットさせるうえで役立つかもしれません．メラトニン治療に関する詳細な情報は，JanとFreemanによって報告されています（2004）．

私たちの毎夜の睡眠は，段階に分割され，各段階には異なる目的があると思われています．これら睡眠の段階は，レム睡眠（REM）とノンレム睡眠として説明されます（**表 12.1**）．必ず，私たちが経験する睡眠の段階に従って，さまざまな出来事が現れます．私たちは，夢が，通常レム睡眠中に起こることを知っています．これは，目を閉じて瞼の下で目が動いている状態です．これは，私たちの脳が情報を処理する，あるいは日中起こったことを分類する段階です．CP児は健常児よりも情報を処理し理解することをより多く行っているかもしれないので，CP児にとってこの段階はきわめて重要です．私たちの筋肉は，この段階では，一般にとてもリラックスしていますが，CP児では筋肉は，より緊張するか，痙攣が起こります．

睡眠中は浅睡眠を経て深睡眠に落ち，それからふたたび浅睡眠に戻っています．脳は，1つの段階からほかの段階へと各50～90分間継続し，整然と規則的に動いています．睡眠の周期的性質について興味深いことの1つは，脳が浅睡眠時に機能し，毎晩数回は部分的に覚醒している状態になることです．この覚醒は非常に短く，私たちは気づかないままに深い睡眠レベルへと戻っていきます．しかし，子どもが毎晩数回覚醒することは，多くの心配事として，親にとって重要となります．

瞬間的に覚醒することは，それ自体は睡眠として自然なことであり，子どもが頻繁に覚醒することが必ずしも痛みがあるとか不快感があるとかいうことを意味しないということがわかれば，親は安心するでしょう．もちろん，体調不良や不快な状況のときは，常に観察し，必要に応じて対処しなければなりません．

このことは，子どもたちが部分的または完全に目覚めたのと同じ場所を必要としているのを親が理解することの手助けとなるでしょう．これらの目覚めは防止することができません．子どもが就寝時刻に眠るために最初に落ち着くときとまったく同じ状態にして，自分自身のベッドと部屋であることを知らせることで，より簡単に深い眠りへと戻すことができます．就寝時刻に起こること，それが起こる場所，夜間に起こることの関係を理解することは難しくありません．

子どもにみられる睡眠の出来事

私たちがほとんどコントロールできないような特定の睡眠段階で起こっている出来事があります．それらは正常な睡眠過程の一部です．それらを知ることで，夜間に子どもに何が起こっているかを明確にでき，どのように対処すればよいのかがわかります．

寝言，夢中歩行と歯ぎしり

これらは一般に，夜間の前半にどの子どもにも起こりうることで，子どもに精神的な問題があることはまれです．これらの問題は，しばしば家族性に起こり，たいていの場合は医療専門職の介入を必要としません．子どもは夢中歩行のあいだ，奇怪なことをする，あるいは自分自身を傷つけるということが知られています．夢中歩行をする子どもが安全であるために，キッチンナイフや家の鍵など，危険なものを毎晩しまっておくことが重要です．子どもにはただ静かにベッドへ戻るよう案内し，起こさないようにします．子どもはその出来事が起こっているあいだは眠っているので，翌朝その出来事の記憶はありません．

寝言や歯ぎしりはしばしば見過ごされ，あまり重要ではありませんが，まれに介入を必要とすることがあります．継続する一定の歯ぎしりは，歯科の問題を示すので，歯科医の訪問を必要とするかもしれません．

悪夢

夜，子どもが泣き叫ぶかもしれません．そのときCP児の親は，この状況を引き起こしているのが身体的不快感ではないという確証を得たいでしょう．悪夢は誰もが経験する苦痛な夢で，一般的に夜遅くや早朝によく起こります．会話できる子どもであれば，悪夢について話をし，睡眠に戻ることを恐れるかもしれません．深夜のテレビは悪夢のきっかけとなるかもしれません．落ち着いた安心を与えるために，あらゆるきっかけを減らすことが必要です．子どもがすぐに安心できるようにベッドで安静にさせ，睡眠に戻るよう励ますべきです．

夜間/睡眠時驚愕（夜驚症）

どんな子どもにも，7歳未満で共通して起こる睡眠時の出来事があります．子どもがとてもおびえていて，慰めるのが難しいとき，親は夜驚症を心配します．

一般的に，寝入りばなに，子どもは甲高い声を出します．ベッドに起き上がって座り，もし座れない場合は，目を見開き，汗をかいて，明らかにおびえているでしょう．子どもは親を押しのけて寄り添うことに抵抗し，支離滅裂になります．動ける子どもは部屋を出るかもしれません．一般的に，あらゆる出来事は，毎晩ほぼ同じ時間に繰り返され親に苦悩を与えますが，子どもは翌朝そのことについて覚えていないでしょう．

夜驚症は，脳が深睡眠から浅睡眠へ移行するときに起こるという理論があります．そのとき，脳は，深睡眠の状態であっても，一部はほとんど覚醒している状態になっています．明らかに子どもは，何が起こっているかをまったく知りません．そのような夜驚症の状態は，子どもがとても疲れているときにより頻繁にみられる傾向があります．

夜間/睡眠時驚愕（夜驚症）の管理

1. 数週間，その出来事の時間を記録し，それが起こる平均的な時間を算出します．
2. 夜驚症が起こると予想される 20 ～ 30 分前に部屋に行き，子どもをやさしく起こします．できることなら，「あなたを包む」ために部屋に入るということを日中にいっておきます．子どもがあなたの存在を認め睡眠に戻れるように，静かにそして素早くキスをして離れます．
3. この管理は，恐怖を回避し，少なくとも 1 カ月は毎晩繰り返される必要があります．
4. 夜間/睡眠時驚愕が繰り返されるならば，さらなる月日，予測的覚醒を行うことで改善するかもしれません．
5. もし夜間/睡眠時驚愕がたまに起こるだけであるなら，必要な唯一の処置は，触れることなく子どものそばに静かに留まることですが，子どもが自分を傷つけないように気をつけておかなければなりません．夜驚症はまれに 20 分以上長く続き，子どもは静かに眠りに戻ります．親は正しい診断と説明をされるまではとても心配しますが，子どもはこのことを覚えていません．ほとんどの子どもでは，成長に伴って夜驚症がみられなくなりますが，もし継続され，このような管理に抵抗する場合は医学的援助を求めるべきです．

睡眠の初めと睡眠中の寝返り，揺すり，頭部を激しく振る動き

5 歳未満のどの子どもにも共通するほかの睡眠現象は，周期的な運動障害です．脳にある種の損傷のある子どもは，これらの周期的障害に少し敏感であると思われています．CP 児は運動が制限されているかもしれないので，何が起こるかを確実に判断することは，最初は難しい場合があります．CP 児が眠る前に，短時間で規則的・周期的な動きを頻繁に示す場合は，この現象を考慮すべきです．

頭を横に動かしたり上下に振ったり，上体を回転させたりといった動きは正常であり，数年でみられなくなるでしょう．多くの運動は 7 歳くらいまでにはみられなくなり，リラックスして眠りにつくことを促進する傾向があります．それらはまた，短時間の覚醒のあと，夜間に起こる場合もあります．

頭を上下に振る行為は親にとって悩みの種であり，子どもが頭痛を起こしている，欲求不満であるというように考える親がいるのも理解できることです．この行動を止めるための介入はしばしば状況を悪化させるので，囲いやヘッドボード，必要に応じてベッド周辺の壁にパッドを入れ，けがの防止に役立てます．また，火耐性パッドを使う必要があります．

親は，頭部を激しく揺することで，てんかん発作が誘発されると心配するかもしれません．また，何か対応しなければならないと感じています．実施するには困難を伴いますが，すべてにおいて，おとなしくさせるための落ち着いた指示が必要です．重度の CP 児でこのような行動がみられることはまれですが，子どもが気にしていなくても，この行動のせいで睡眠前に明らかに眠れなくなっている場合はやめさせるようにしたほうがよいでしょう．

その行動は子どもが眠りにつくと終わります

が，しばしば，親がかかわることで長く続きます．子どもが安全で，深刻な危害を被らないことが保障されていると最適です．親は，頭部を揺らす，あるいは回転させる短い期間が，安らかな睡眠を導くということを受け入れる必要があるかもしれません．重度で長期にわたる，傷害による，こどもの部分的な行動について医学的根拠はありませんが，ときおり打撲が発生することがあります．

睡眠に影響を及ぼしうる脳性まひに付随した症状

CP児には，さまざまな症状を伴うことがあります．これらの症状自体は，睡眠不足（障害）の原因とはなりませんし，改善する必要もありません．これらがみられたら，無視せずに，十分な調査とモニタリングを行い，必要ならば治療をします．関連する症状は，良好な睡眠を難しくしますが，発作抑制の薬物で症状が適切なレベルで管理されると良好な睡眠習慣を始めることができます．

呼吸障害

静かで規則的なリラックスした夜間呼吸によって，子どもには酸素が供給されます．規則的でしつこいいびきがあり，長い呼吸休止のあとに再開のためにあえぐような子どもは，よく眠れていません．咽頭の筋肉が低緊張であると，睡眠時に，大きくなった咽頭扁桃が気道を狭くし，呼吸することをより難しくするかもしれません．大きないびきとあえぎ呼吸が毎晩起こるならば，咽頭扁桃の除去を検討するために，耳鼻咽喉科医の診察を受けることがまず必要かもしれません．飲み込みに障害があったり，誤嚥をしたりするような子どもは，睡眠状態が不良なので，対処する必要があります．

発作

発作，発作の心配，それを抑制する薬物は睡眠に影響を与えるかもしれません．てんかんは積極的な管理を必要とし，親子にとってそれは現実であり無視できません．質問する時間が取れる医療関係者との良好なコミュニケーションは，親の不安を和らげ，夜間発作時のより落ち着いた処置へと導きます．すべての夜間発作を防止することはできませんが，落ち着いた管理を行うことによって，発作後，子どもはベッドで眠りに戻ることができます．1回の発作後，子どもが夜間発作を繰り返すかもしれないという恐れや不安は，多くの親にみられます．医師や看護師とよく話し合って，夜間管理の方法を計画することは，大きな価値があるでしょう．親は，子どもにとって快適な存在であり，子どもをリラックスさせることができます．親が，夜間発作時に，落ち着いて熟練したアプローチができると，子どもは不安を取り除き，リラックスして，親がついていてくれると思って，ふたたび安心して眠りにつくことができます．

消化器系に関連する問題

食道（経管チューブ）への胃内容の逆流は，痛みと不快感を引き起こし，横になることで悪化します．夜遅くの食事や就寝時間のミルクは，しばしば問題となるので避けるべきです．投薬，そしてときに外科手術を行うことで，眠りについてから2～3時間で痛みのために子どもが起きることはなくなるでしょう．

夜間の快適さの維持困難

人は，夜間に，最大の快適さのために動き，位置を変え，四肢を動かします．CP児ではこの能力が損なわれており，それは夜間に起こることや浅い眠りの原因となります．夜間に呼吸困難のある子どもはまた，より効率的に呼吸をするために，頭部や，頸部，体幹を動かします．これらの動きのすべても，CP児には困難であり，睡眠の質と量の双方に影響を与えます．

睡眠時肢位の管理

どんな特別な医学的理由があっても，子どもが睡眠時に特定の方法で置かれる必要がない限り，子どもが自分で寝返りをし，最も快適な位置を選べるようになるまで，しばしば添い寝で援助をすることが最適となります．しかしながら，CP児では，親のそばに置くために子どもの身体を十分に曲げることが難しいので，添い寝は不可能かもしれません．医学的な理由がない限り，自分で寝返りをして快適な姿勢がとれるようになるまで，横向きに寝かせることがよい場合があります．もちろん，CP児が横向きの姿勢をとるのは困難な場合があります．なぜなら，横向きでかつ十分な屈曲肢位をとらせることはとても難しく，一度そうしても，伸展して仰向けになる，あるいは安定性がないためにすぐに仰向けになるからです．

子どもを寝かせるときに，子どもにとってはよいけれども，快適でない姿勢で寝かせることは好ましくありません．子どもが好む睡眠姿勢を観察し，良い姿勢が取れるようなサポートをしたり，補助具を使ったりすることで，将来起こる問題を最小限にしましょう．時がたち，横向きに慣れてくると，昼間の活動で役立つことがあります．

夜間の身体のポジション

この20年間，CP児の24時間のポジショニング（とくに夜間をとおして）に関して，より多くの考えと認識が発展してきました（Goldsmith 2000）．子どもが起きているときに四肢や頭部をサポートする，特殊な座位保持装置や立位保持装置を用いた日中のポジショニングは，身体全体を良いアライメントに保ちます．正しい位置に身体を保持し，定期的にやさしく四肢の運動を行うことは，関節や骨，筋肉を正しく発達させるのを助け，またしばしば起こる痛みを伴う変形も防止するでしょう（Pountney, Mandy 1999）．

現在の考えでは，日中と同様に夜間のポジショニングに焦点を当てることが増えてきています．子どもが，ベッドで横になる時間のほぼ半分をとても良い快適なポジショニングで過ごすかもしれない姿勢のサポートや，身体を正しい位置に保持するための姿勢のサポートは熟慮すべきです．CP児には筋緊張の異常があり，一般とは異なる位置で横になる傾向があるかもしれません．下肢は外側もしくは一方へ倒れ，関節と骨と筋肉は異常な位置に固定されるかもしれません．生命維持に必要な臓器もまた不利な影響を受けているかもしれません．

ベッドに寝ているあいだ，CP児が受容して継続できる，より共通したポジションは以下の通りです．

1. 体幹が回旋しているほうへ頭部を保持します．
2. 股関節，膝関節を内旋（図12.1）・外旋（図12.2）させ，もしくは体幹が回旋しているほうへ保持します（図12.3）．
3. 身体全体を非対称な位置に保持する，もしくは前方へ屈曲させるか，後方へ伸展させるかします．

子どもは，身体のポジションや非対称的な姿勢を完全にコントロールすることはできませんが，もし夜間に良い姿勢を維持することができれば，身体の発育と快適な睡眠を長期にわたり継続できます．それゆえ，快適な対称姿勢の臥位は役に立ちます．子どもの頭と四肢をサポートすることで，快適さを保てるように，できるだけ対称的な姿勢で，また，できるだけ正常に近い形で寝かせるとよいでしょう．**図12.4**と**12.5**は装置を使用して修正した側臥位を示しています．

有害な姿勢を防ぐことを支援し，対称姿勢を促すための，商業的に利用できるシステムがあります．子どもにとって最適で身体が安全に許容でき快適であるトレーニングを実施するときに，理学療法士の支援や助言は非常に貴重です．子どもがどのように眠っていても，長い期間そのままだと固くなってしまうかもしれません．低酸素のような合併症を避けるための，この分野における経験

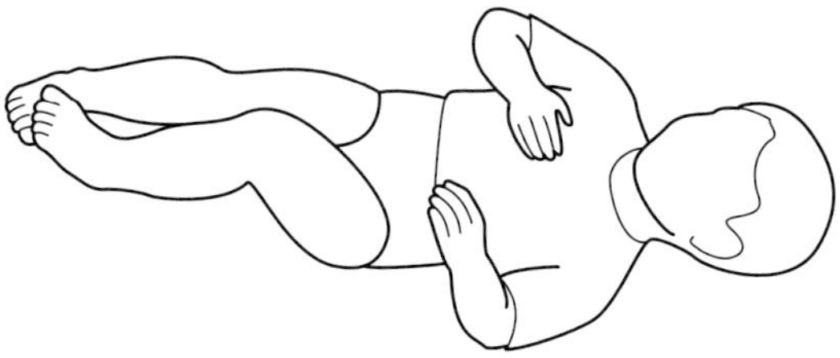

図 12.1 両股・膝関節が内旋した臥位.

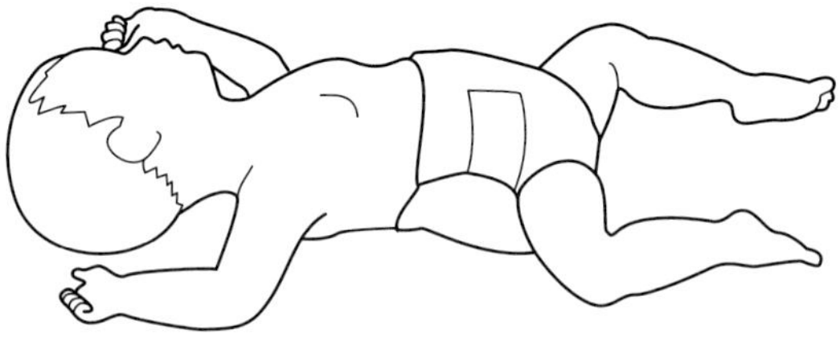

図 12.2 両股・膝関節が外旋した臥位.

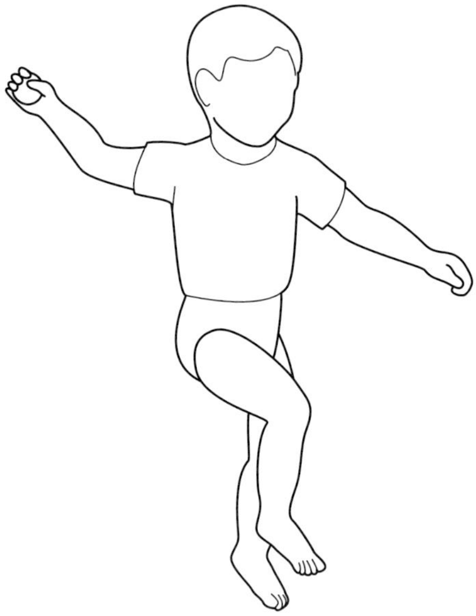

図 12.3 両股・膝関節を，体幹が回旋しているほうへ向けた臥位.

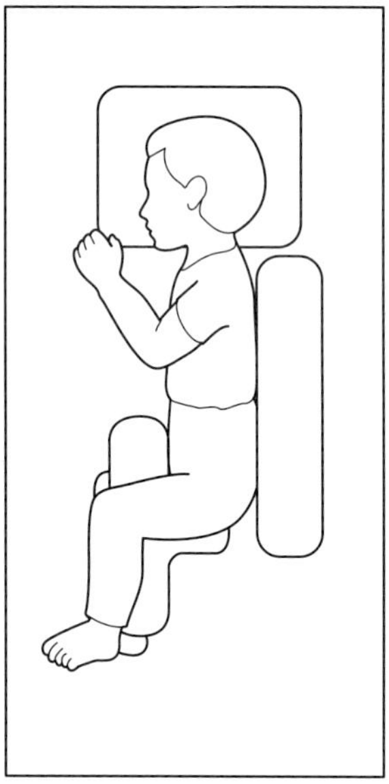

図12.4 耐火性のロールと枕を使用しての修正側臥位.

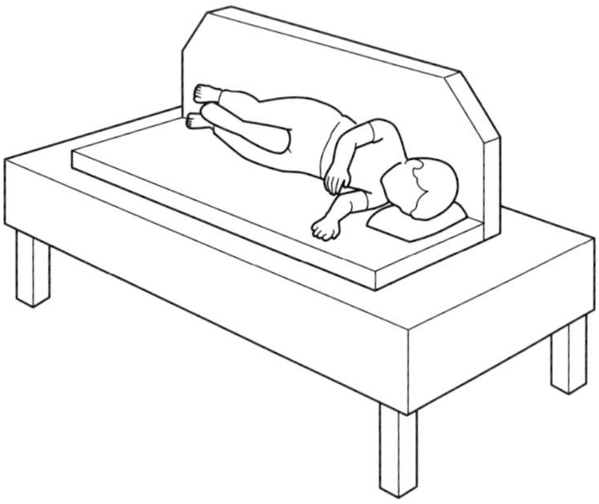

図 12.5 側臥位保持装置を使用しての修正側臥位.

ある小児科医によって行われるすべての睡眠評価は，睡眠システムを使用する前に推奨されます(Gericke 2006)．もし快適で，暖かく，リラックスした状態であれば，子どもは，夜間に親の注意を必要としないでしょう．

重度の視・聴力の問題

子どもの視力が，明暗の区別すらできないくらいとても重度に障害されている場合，体内時計もまた狂わされているかもしれません．規則的な就

表 12.2 24時間のうち健常児に必要とされる平均睡眠時間

月齢	夜間の平均睡眠時間	日中の平均睡眠時間（年齢に依存する，1度もしくはそれ以上の機会）
1	8.5	7
3	10	5
6	11	3.5
9	11	3
12	11.5	2.75
18	11.5	2.5
24	11.5	1.5
36	11	1
48	11.5	0
60	11	0

寝時間に行う日課と明確な言語指示があり，服と柔らかいおもちゃがすべてベッドに用意されることは，子どもが寝る時間だと理解するのを助けます．体内で，夜のホルモンであるメラトニンの産生が減少するかもしれず，その場合は入眠が問題となります．子どもが就寝時間に関連した社会的合図を学ぶまで，体内時計のリセットを助けるためにメラトニンが短期間処方されるかもしれません．

日中に補聴器を装着する聴覚障害児は，それらなしでは夜に孤独を感じます．正常な家の中の音を拾い上げることができず，孤独でないという安心感を得たいと感じる子どももいます．また，規則的な日課，なじみのある就寝時間の環境，小さい常夜灯と夜のおもちゃは，子どもに夜であることを知らせることができます．

昼寝

CP児には，ほかの年少の子どもと同様に，日中を過ごすために短い昼寝が必要です．多くの年少の子どもは，約3～4歳で昼寝をしなくなります．昼寝のタイミングと長さは，就寝時間の安定に影響を与えます．長過ぎるもしくは遅過ぎる昼寝は，午後7～8時までに就寝準備ができないことを意味します．昼寝なしに過ごすことは，しばしば，過度に疲労した子どもがリラックスして眠りにつくことができないことを意味します．昼過ぎまでに終わる約1時間の定期的な昼寝は，すべての年少の子どもに有益です（**表 12.2**）．ベッドと睡眠の関連づけをさらに促すために，昼寝はベッドでする必要があります．

ベッドルーム

子どもは，暖かく快適でよく換気されたベッドルームでリラックスして眠ります．それは，明るい色やパターン，好きなアニメの絵で満たすことで促されますが，反対に，興奮させる刺激的な部屋は睡眠を阻害するということを忘れないでください．可能であれば，室内装飾を，柔らかい2，3色を使った落ち着いたものにして，できるだけ多くおもちゃの保管場所を提供して，就寝時間には見えないところに片づけておきます．多くのおもちゃが入浴前に片づけられていて，また弱い照明と柔らかい色の整理整頓されたベッドルームは，遊びの時間が終わり，眠る時間になることを穏やかに催促します．

サイズが許されるなら，ベッドルームでの位置決めに注意が必要です．頭部がおもに一方向に回旋する子どもには，ドアもしくは好きなおもちゃのほうとは反対方向を見るように促します．**図 12.6** と **12.7** は子どもがよく眠れることを援助するようなベッドルームのレイアウトを示しています．

ベッド

ベッドは，十分に大きく，安定し，支持性のあるマットレスであることが必要です．柔らか過ぎるマットレスでは，子どもが動きにくくなり，不快の原因となります．柔らかいマットレスの下に十分な長さのある板を置くことで，安価で効果的に解決できます．とくに子どもの寝相が悪いときは安全性も問題となります．ベッドの側面に気泡

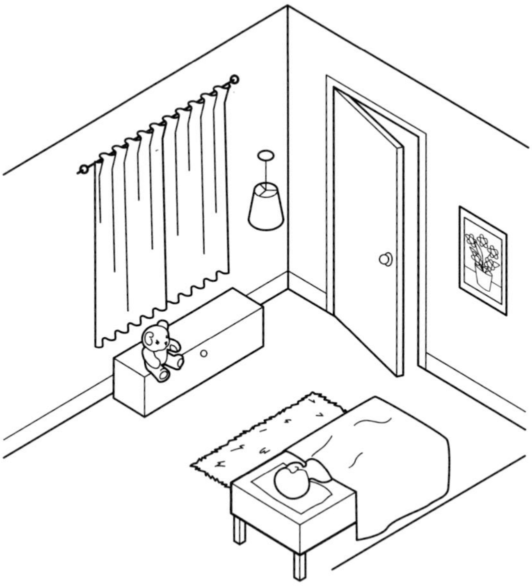

図 12.6　子どもが落ち着き，容易に眠るのを援助するベッドルームのレイアウト．

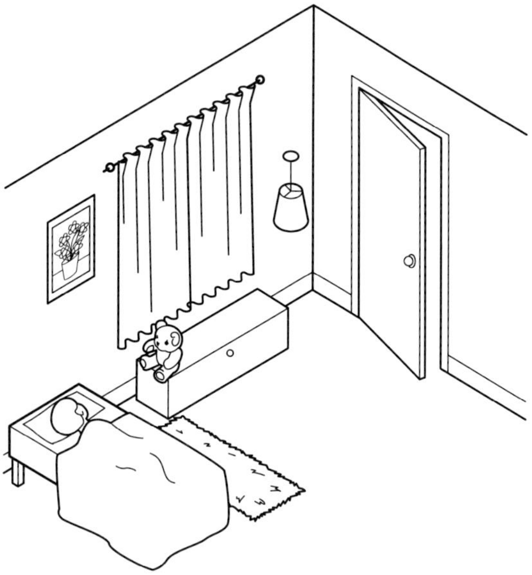

図 12.7　子どもが落ち着き，容易に眠るのを援助するベッドルームのレイアウト．

性のパッドを取りつけることもできますが，ベッドガードやヘッドボードが理想的です．ベッドの高さは，介護者が，努力なしに，子どもを快適かつ安全に介助し持ち上げられるように，調節ができるほうがよいでしょう．英国では，社会福祉事業（社会福祉士）と作業療法士の助言によって，車いすからベッドへ移乗するためのホイスト（リフト）とレールが提供されることがあります．年齢や，体重，能力低下の程度により，多くの装置が利用できます．作業療法士はそれらの入手先を助言するでしょう．

寝具

親は，子どもが，ベッドカバーをベッドから落とすこと，あるいはカバーを引き寄せることができないことを知り，スリープスーツ*が寒い夜に役に立つことに気づくでしょう．四肢や体幹を圧迫しない軽量で暖かいカバーが最適です．

ベッドルームの振り分け

子どもの多くは，ベッドルームを1人以上の兄弟と共有しています．このことは彼らが結束することを助けるかもしれません．さらに，不安なときの早朝の遊び相手として，心強い存在になるかもしれません．親は，CP 児にたびたび接する必要がある場合，ほかの子どもの睡眠に迷惑をかけないかを心配します．管理する1つの方法は，子どもの状況について隠さず話し，夜間の介入について話し合うことです．一般的には，落ち着いた会話は，日中に行うのが最適で，子どもは夜間のどんな出来事にも心構えができます．早期の年少の子どもでさえ，発作や姿勢を整えていることについてを隠さずありのまま相談すると，落ち着いた筋緊張に戻ることができます．ベビーモニターや比較的安価な有線テレビ（CCTV）は，親が子どもをモニターで管理することを助け，あらゆる安全を提供します．

＊訳注：上下が1つになった寝巻き．

今後，子どもに起こりうる睡眠障害を防ぐスキル

年少の子どもにおける睡眠の問題は，しばしば年少の子どもの時期から始まります．脳性まひの診断が，早期の年少の子どもの時期，もしくはそれ以降にされるのにかかわらず，のちの大きな睡眠問題を防ぐのを助けるいくつかの有用なスキルがあります．それらは，経験の浅い母親が使用するには若干難しいのですが，もし説明を受け，周りに助けてくれる人がいるならば，試してみる価値があり，良い睡眠習慣の構築につながるでしょう．

1. 1日24時間のうち少なくとも3回，子どもが眠たいけれどもまだ起きているうちに，眠りにつくために（ベッドに）寝かせてみるとよいでしょう．親の腕の中で，年少の子どもが眠りにつくまで常に授乳し，抱くことで落ち着かせますが，このことで年少の子どもが自分で眠りにつくことを学ぶことは決してないでしょう．

2. 睡眠中に動く場合は，しばらくのあいだ，落ち着くかどうか観察して待ってみます．年少の子どもは，授乳や，おむつ替え，快適さをいつもは必要としていないでしょう．これは年少の子どもが部分的に覚醒し，親の支援なしに睡眠に戻る機会を提供します．のちに熟練するための良いスキルです．

3. 赤ちゃんが起きてしまったときは，その部屋で寝かして落ち着かせてみましょう．これは環境の変化によって驚くことを防いで，安心させます．赤ちゃんが落ち着いていれば，ぐっすり眠るまで常に部屋にいる必要はありません．自信をもって，そして静かに，赤ちゃんが1人で落ち着けるように離れましょう．

4. できることなら，昼と夜の明確な違いを作りましょう．夜間の授乳は薄暗い照明の部屋で静かに行い，赤ちゃんを静かにベッドに戻します．昼間の授乳は，光や家族の喧騒によって，しばしば遊びや楽しい時間につなげることができます．

これらのスキルは，CP児だけでなく，すべての赤ちゃんに用いることができます．5歳未満の子どもの50％以上は，睡眠の困難を経験しますので，早くから良い睡眠習慣を促すという価値があります．

CP児の良い睡眠の機会の最適化

就寝時刻にうまく疲れて眠りにつくことは，誰にとっても，落ち着いた夜を過ごすことを最大にしてくれる良い方法です．快適な疲労に到達するために，子どもの昼間の活動を考慮する必要があります．子どもは，探索し，刺激され，愛する人々と交流する必要があります．子どもが，動いて，伸びをして，手を伸ばして，起き上がって遊ぶことができるすべてのことを促す必要があります．良い姿勢管理は，まさに達成感を感じさせることができ，子どもが疲れ果てるまで遊ぶことなどを可能にします．年少の子どもの時期の終わりに，身体的に可能であれば，とても短い時間，子どもに支持性のある椅子もしくは床の上で，親のそばで1人遊びをさせるべきです．子どもが1人で日中に慣れた家庭内で遊ぶのを促すことは，夜間1人で過ごすための良い準備となります．子どもはまた，すべてのニーズが満たされないことにより，待つことを学ぶ必要があります．親は言葉で反応することもできますが，いらないおもちゃを片付けるか飲み物を飲む前に，しばらく制止することもできます．これらは非常に小さな課題ですが，子どもが夜間に対処するのを助ける独立心や自信を発展させることができます．そして，困難を受け入れてくれ，自分のレベルで参加するように励ましてくれる保育所に通うことは，彼らの自立や自己価値観を改善させるかもしれません．またそうすることで，親に，自分の子どもの世話をほかの人と分担できるということや，短時間であれば親がいなくても子どもは幸せに過ごせるということを気づかせます．この親子の両方の信頼が発展することは，平和な就寝時間と夜を迎えることを助けるでしょう．

夕方の日課

子どもは日中に起こることの順番を知っている必要があり，CP 児も例外ではありません．子どもが理解して受け入れる，落ち着いた規則的な夕方の日課は，子どもに安心感を与えるのに役立ちます．

毎日の就寝時間に対する提案

1. 夕食は遊び時間のあとにして，できれば親や兄弟とともにとります．
2. 激しい遊びは，静かで落ち着いた遊びを導きます，できれば家族向けのテレビは付けないようにしましょう．
3. 遊びの時間が終わることを告げ，父親の膝の上で少量の飲み物や夜の薬を飲ませるとよいでしょう．
4. 入浴は，浮力により，動きにくい手足を支えて，リラックスさせてくれる，子どもにとってすてきな時間です．入浴時間はとりわけ，特別で楽しい 1 日の終わりになるでしょう．
5. 身体拭きと着衣は，子どもの部屋で行うのが望ましいです．リビングルームに戻ることは，そこで遊んでいいという間違ったメッセージを与えます．身体を拭き，寝間着を着る時間は，親子にとって非常に楽しく，あやしたり，抱きしめたり，マッサージをしたりすることさえできます．
6. 子どもを快適に，そして対称的にベッドに寝かせます．
7. 親は，ベッドの上ではなくベッドの近くに座って，短いお話を聞かせるか，絵本を見せます．
8. すべての照明を暗くし，刺激となるおもちゃを前もってしまっておきます．テレビ，ビデオ，音楽はつけません．いまは，遊ばずに眠るための部屋なのです．
9. それから，子どもが 1 人で落ち着いたら，立ち去るか，暗い部屋にやさしく座り続けたとしても子どもに対して知らないふりをします．これは，質問を受けたり，話をしたり，会話をしたりする時間ではなく，ただ眠る時間であることを知らせます．

子どもが眠るまで部屋に残ると決めたら，その週にわたり，座る椅子を徐々にベッドルームのドアに近づけていき，ついには外に引き上げるようにします．これは，子どもに，親から離れて眠り，ついには視界から外れていくことを教えます．子どもは，泣いたままでも見捨てられることはなく，落ち着いて，やさしく無視され，眠ることになります．

夜間覚醒

前述のように，すべての子どもは夜に短時間目覚めます．CP 児にとっては，それが不快や体調不良によるものと容易に想像できます．その場合，原因を特定し，対処する必要があります．目覚める明らかな理由がない場合，子どもに，まだ夜であり，静かで暗いことをやさしく教える必要があります．就寝時間なのでふたたび落ち着くために 1 人で残すようにします．親がまだ就寝時間で部屋に残っているときは，この方法を繰り返す必要があります．自分自身に快適な椅子と毛布を用意することで，子どもを自分のベッドに運びたいという誘惑に耐えることができます．子どもはたとえ何が起こっても，自分の部屋に残るということを学ぶべきです．

発作や痛みのあるスパズムなどで介入が必要なときでさえ，それが終わったら，子どもは自分の部屋で対応され，睡眠に戻ることを促されます．手当や体位変換をするときでも，それは子どものベッドの上で行うべきで，子どもに，睡眠が終わったのではなく中断していると認識させなければなりません．夜間の妨げやわずかな騒ぎに静かに対処することは，子どもに何も心配することがないことを教えます．親がうまく対処することで，全員が眠りに戻ることができます．部屋を共有している兄弟は，そのような出来事をとおして眠るということを学ぶことができます．翌朝，不安や感情の高ぶりなしい昨晩の出来事を話し，子どもと兄弟は，その出来事を受け入れることを学び始めます．睡眠問題に適切に対処することは一仕事で，すでに疲れている親のさらなる努力を必要とします．親子のことを理解し，夜間管理について経験のある専門家からの支援を受ければ大きな力になるでしょう．

習慣を変更するためには，最適な時期を選ぶことが重要です．親子と家族が比較的安定した時期がよいでしょう．そのとき，あなたは，この問題にどのように取り組むかについてのプランを考えましょう．日中の支援を増やしてもらって，あなた自身の余力を蓄えましょう．提案された毎日の就寝時間を確立し，各段階における計画を明確にしましょう．子どもが病気になったときのような予想外の出来事に対処する方法と計画を書き留めます．親子を支えるのに役立つ友人や家族との関係を形成しておきます．改善には時間がかかり，落胆することもあるので，週単位で進展状況をまとめましょう．まず，第一にあきらめないようにしましょう．子どもが脳性まひのために睡眠が困難だから何もできないという考えは理性的ではありませんし，そのような結論に従う必要はありません．睡眠を改善する何かがきっと見つかります．完全に成し遂げることは難しくても，現在の状況を改善することはできます．脳性まひであることは変わりませんが，夜の睡眠を改善することによって，親として，子どもの発達と自身の楽しみを援助することは何でも行っている，ということを実感できます．

参考文献

Gericke T. et al. Postural management for children with cerebral palsy：consensus statement. Dev Med Child Neurol 2006；48：244.

Goldsmith S. The Mansfield project. Postural care at night within a community setting. Physiotherapy 2000；86：10.

Jan JE, Freeman RD. Melatonin therapy for circadian rhythm sleep disorders in children with multiple disabilities：what have we learnt in the last decade? Dev Med Child Neurol 2004；46：776-782.

Phillips L, Appleton RE. Systematic review of melatonin treatment in children with neurodevelopmental disabilities and sleep impairment. Dev Med Child Neurol 2004；46：771-775.

Pountney T, Mandy A. Postural management and clinical effectiveness. Association of Paediatric Chartered Physiotherapists, London, 1999.

追加図書

Durand VM. Sleep better, 1998. Paul Brookes, Baltimore, 1998.

Martin P. Counting sheep. Flamingo, London, 2003.

Quine L. Solving children's sleep problems. Beckett and Karlson, Peterborough, 1997.

Stores G, Wiggs L. Sleep disturbance in children and adolescents with disorders of development：its significance and management. Cambridge University Press, Cambridge, 2001.

第 13 章

13

摂食

Helen Cockerill

章の内容

食べたり飲んだりといった技術の複雑さは，あまりにも普通に行われている行為であるため，すぐには理解されません．それは，発達が障害されるまで気づかないほど，私たちが当たり前と思っている日常行為です．脳性まひでは，姿勢と動きに障害が生じるため，著明な嚥下障害が起こります．食べたり飲んだりする技術の練習には，医師，言語聴覚士，栄養士，理学療法士といったさまざまな専門家の介入が必要です．たいていは親が脳性まひをもつ子ども（以下，CP 児）の面倒をみているので，親がこの領域の発達に重要な役割を果たすことになります．

摂食はいくつかの身体の構造を使う技術で，完全な解剖学的形態に依存します．吸ったり，咬み切ったり，咬みしめたり，飲み込んだりするのに伴う筋肉のコントロールと協調や，感覚認知，消化機能，心臓と肺の機能といった，これらの機能を神経学的に統合することが必要です．

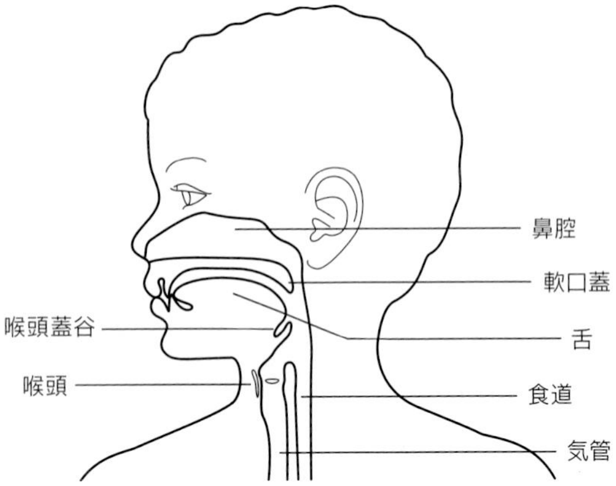

図 13.1　嚥下機構に含まれる解剖学的部位．

食事は，家族や生活において中心的なものです．食事を始めることは，親にとっても子どもにとっても感動的な体験です．食事は，積極的なコミュニケーションを親密にとる機会ではありますが，戦場にもなりえる場面です．健常児の親でも，3分の2が食事の問題を訴えています．たとえば，少食，偏食，食事をとるときの妙な癖などです．CP児特有の問題もあり，食事の時間は幸福ではない時間にもなりえます．しかしながら，ほとんどの親は，CP児に安全かつきわめて上手に食事をあげることや，子どもに十分な栄養を摂取させることができるようになります．また，子ども自身の食事の技術を最大限に発達させることもできます．

成長期：
哺乳もしくは哺乳瓶による哺乳

哺乳の多くは，生まれたときから備わっている反射によります．生まれて数週間で哺乳技術はさらに洗練されますが，ほとんどの子どもは最初から十分に哺乳でき，体重は増加し，成長します．反射には，探索（口の周りを刺激すると，子どもは刺激を受けた方向を向きます．これは，乳首や哺乳瓶の乳首を見つけるのに役立ちます），吸うこと（乳首，哺乳瓶の乳首，指，もしくは口の中にいれた何かを吸うこと），吐き出すこと（もし何かが口の奥に入れば，気道に異物が入らないようにします）が含まれます．乳児の授乳にはリズムとサイクルがあります．吸って→飲み込んで→息をすることの繰り返しを，1秒に1回ぐらいの割合で行っています．少し成長すると，吸って→吸って→飲み込んで→息をするというリズムになります．

妊娠32週以降で産まれた未熟児では，哺乳を確立できるかもしれません．子どもの哺乳技術は34～40週で顕著に上達するというエビデンスもあり，未熟児のなかには哺乳技術が発達するのに時間がかかる子どももいます．哺乳技術が発達するまでは経管栄養が必要になります．一般的には，経鼻栄養です．つまり，鼻からチューブを入れ，のどと食道を通って胃に入ります（**図 13.9a** 参照）．

CP児の多くにとって，哺乳は原始反射によるのであまり問題ではありません．神経学的問題を抱えている子どもは，吸って→飲み込んで→息をするというサイクルの協調が悪く，咳き込んだり，目に涙をためたり，顔を赤らめたり，呼吸のリズムを狂わせたり，鼻孔を膨らませたり，乳首を離したり，飲んだものをこぼしたりすることもあります．

飲み込みの仕組み

飲み込みに問題のある子どもに起こりうるリスクを理解するためには，飲み込みの仕組みの複雑さを理解するとよいでしょう．**図 13.1** では飲み込みに必要な主要な解剖学的部位を示しています．

乳児が乳房（または哺乳瓶）を吸うとき，まず口で乳首を固定し，舌で巻き込みます．そして唇で乳房（乳首の周り）に閉鎖空間を作ります．子どもが舌を後上方に動かすことでミルクが流れ込みます．ミルクは喉頭蓋谷へ入り，このことが嚥下反射を引き起こします．飲み込みは高い協調性が必要な運動で，喉頭を引き上げ，喉頭にある声帯ひだを閉じ，喉頭蓋を引き下げ，軟口蓋を（ミルクが鼻のほうに行かないように）挙上し，上部食道括約筋を開き，喉をしぼって，ミルクが気管ではなく食道に行くようにします．飲み込んだ直後，子どもは息を吐き出し，再び気道を閉じます．この一連の動きは，素早くかつ自動的に起こります．飲み込みの協調運動に問題のあるCP児では，誤嚥〔ミルクが間違った方向（気管）に入り，肺まで行ってしまうこともあります〕が生じることがあります．哺乳時に過度の咳をしたり，呼吸時もしくは哺乳後に泡立つような音がしたりするようであれば，言語聴覚士による，嚥下の安全性に関する専門的な評価が必要となるでしょう．

初期の哺乳の問題のマネジメント

初期の哺乳において，1つもしくは複数の側面において苦労しているCP児をマネジメントするさまざまな簡単な技法があります．

姿勢

健常児は，最初，少し寝かした姿勢でミルクを飲みますが，首が据わってくるともっと起きた姿勢をとるようになります．吸って→飲み込んで→息をするというリズムがうまくとれる子どもは，この姿勢で気道を確保できます．CP児のなかでもこのリズムがうまくとれない子どもの場合は，より垂直に近い姿勢で保持してあげるとよいでしょう．なぜなら，子どもは，不快だったりストレスがあったりしたときにわずかなサインを出すことがあり，哺乳者にとっては，そのサインを見逃さないように，子どもの顔が見えたほうがよいからです．この姿勢は，半座位にして枕で支えて哺乳者と向かい合わせになるようにするか，横向きに寝かした状態にすることによって可能となります（図13. 2）．

顎を支える

顎の骨の部分を指で支えて顎を安定させてあげると，舌の動作や乳首と唇のあいだの閉鎖がより効率的に行えるようになります．また，頬を支えてあげることで，吸う動作を改善することもできます（図13.3）．

ペースどり

何回か吸うごとに，息を整えるための数秒間の休憩をあげると，子どもは哺乳時の呼吸がしやすくなるでしょう．乳首を離したり，子どもの口を少し開けさせることで，乳首との閉鎖を緩めたりすることが必要です．多くの子どもは，こうして引き離すことによって，ひとりでに休憩をとることを覚えていきます．

増粘剤

飲み物にとろみをつけることで口によりゆっくり入るようになるので，子どもに安全に飲み込むための時間を与えることができ，咳き込むことを避けられます．これを行う場合には，言語聴覚士に助言を求めましょう．

栄養補充

必要量の栄養が摂取できていない子どもには，最小限の努力で最大限のエネルギーを摂取できるように，栄養を濃縮したものを摂らせるとよいでしょう．栄養士が適切な食べ物について説明してくれます．

コップから飲む

吸うことが難しい子どもの場合でも，コップを使うことで改善できることがあります．この方法は，いくつかのアジアの国々で，母乳を吸うことができない子どもによく用いられています．また，子どもの集中治療室では，直接，母乳が飲めるようになるまで搾乳した母乳をこの方法で与えています．

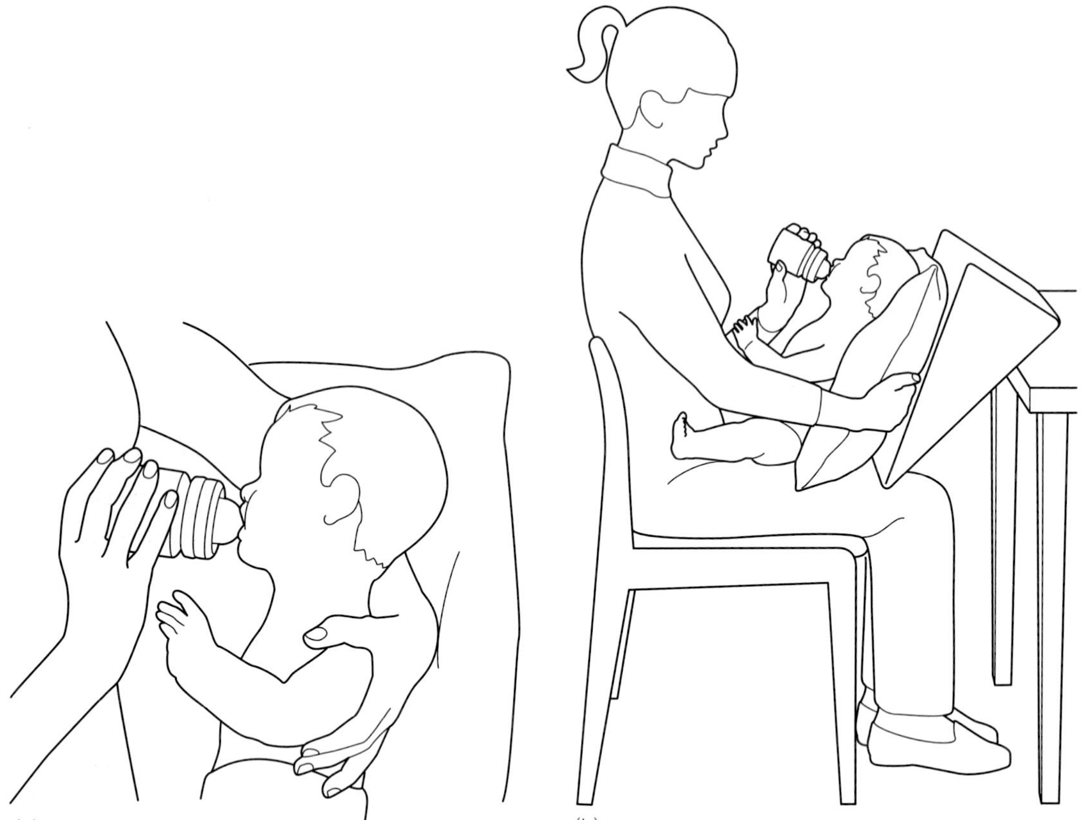

(a)　(b)

図 13.2　(a) 横向きに寝かせる．(b) 哺乳者と向かい合わせ．

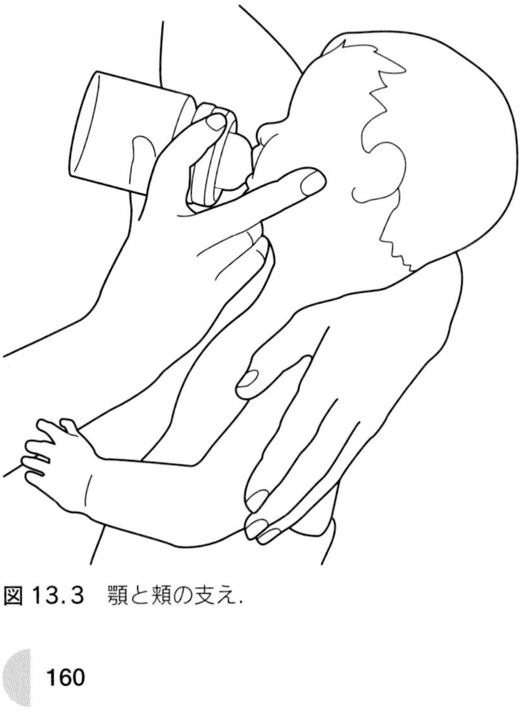

図 13.3　顎と頬の支え．

口を使う経験

もし，子どもが経管栄養であったり，子どもに逆流があったり，口から飲むのが難しかった経験があったりするならば，顔や口を積極的に刺激することによって，そういった負の経験を埋め合わせなければいけません．顔をなで，それを口のほうに動かしたり，顔や口にキスをしたり，また（子どもが許容するようであれば）親の指を咬ませたり吸わせたりすることで，子どもに口を使うことは楽しいことだと理解させることができます．このことは，のちに起こりうる問題（たとえば，過敏症や歯磨きを嫌がること）を避けるためにも役立ちます．

胃食道逆流症

胃食道逆流症は「胃の内容物が食道に上がってくること」に対して用いられる用語です．胃の内容物は酸性なので，逆流は不快感と痛みをもたらします．ほとんどの子どもには何らかの逆流がありますが，たいていは問題ありません．より重症の逆流は，とくに未熟児によくみられ，CP児にもみられます．逆流を経験した子どもすべてに明らかな嘔吐があるわけではありません．ほかのサインとしては，食後に泣いたり不快感を訴えたり，弓なりになったり，膝をお腹のほうに持ち上げたり，突然起きたりすることなどがあります．嘔吐が続けば，成長と体重増加の妨げとなります．重症の逆流を有する子どもは，痛みを想起させるので，哺乳を嫌がります．そのため，逆流を止めることは非常に重要です．食べたあと，半座位姿勢にしたり，横向きにしたりすることが，逆流の影響を減少させるのに役立つことを見い出した親もいます．また，一度に大量に哺乳するよりは少量ずつ何度かに分けて哺乳するほうが快適で，結果的に多く哺乳できます．逆流をコントロールする薬が必要な子どももいます．

離乳（半固形）食のスタート

4～6カ月ぐらいで，ほとんどの子どもは，なめらかなピューレ状の食べ物を食べ始めます．新しい質感の食べ物に対応するために，子どもは口の動きのパターンを変化させる必要があります．吸うときには，舌は口の中で前後に動きます．最初，子どもは，固形物に対してもこの動きのパターンを用いますが，そうすると食べ物は口の外に出てしまいます．子どもは徐々に違った舌の動きを使い始めます．また，スプーンが近づいてきたときの口を開けるタイミングを学び，上唇でスプーンの上の食べ物をとるようになります．こういった技術には，年少の子どもの時期の反射がなくなり，また食べるときに用いる随意筋が発達することも含まれます．

ほとんどのCP児で，ピューレ状の食べ物への移行を簡単に行うことができますが，この質感の食べ物に適切に対応する口腔運動の技術を身につけるのに時間のかかる子どももいます．哺乳に苦労した子どもでは，哺乳をマスターするまで固形物を始めるのも遅れることが予想されます．しかしながら，明確な医学的原因がない限り，離乳食を始めるのを遅らせるべきではありません．必要とされる協調性のレベルが異なるため，液体よりも離乳食のほうが得意な子どももいます．離乳食の開始が，胃食道逆流を減少させることもあります．

姿勢

健常児では，離乳食のスタートは，頭部のコントロールがよくなること，および座る技術が発達することとほぼ同時になります．口腔運動機能は，ほかの運動機能（とくに，肩，首，顎の安定性）と一緒に発達します．そのため，粗大運動の発育が遅れている子どもでは，口腔運動機能をよくするため，食事時の付加的な姿勢保持の補助が必要となります．

姿勢の保持は，子どもを，少し寝た姿勢からより起きた姿勢にするのに必要となります．子どもを膝の上に座らせることで良い姿勢を獲得できるという親もいますが，子どもが成長し体重が増加するに従って，それは難しくなります．子どもの股関節を屈曲させたまま（子どもが後ろに押し戻されないよう）にするためには，親は片方の足をもう一方の足よりも少し高めにしておく必要があります．また，子どもの体幹の位置を良い状態で保つためには，親はさらに肘を保持してあげる必要があります（図13．4a）．

膝の上に横向きに座らせる代わりに，テーブルや壁に楔状もしくはV字状のクッションを置き，その前に親と向かい合わせで子どもを座らせる方法もあります．ある種の車の子ども用シートやバ

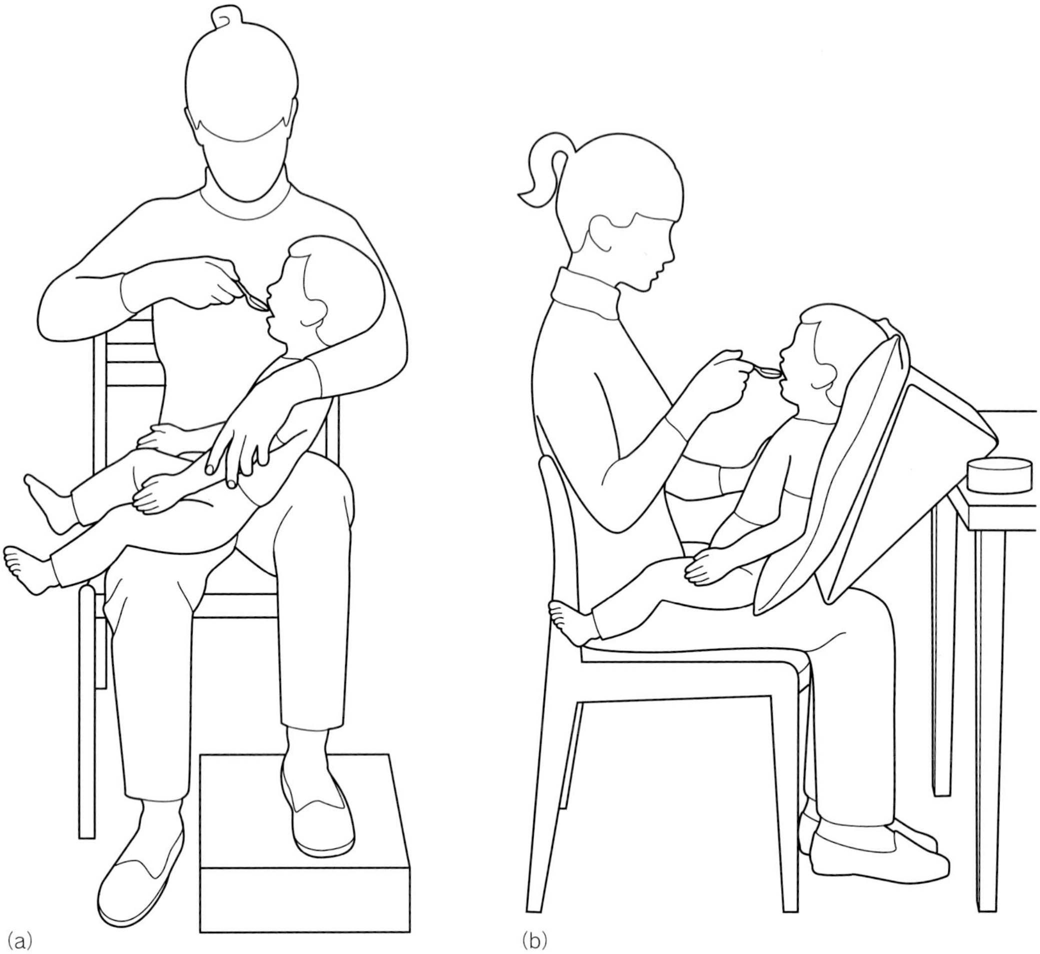

図 13.4　(a) 膝の上に座ります．(b) クッションで支えます．

ウンサーを用いても，この姿勢をとらせることができます (**図 13. 4b**).

子ども用の背の高い椅子も選択肢の 1 つですが，子どもが横に落ちないように何らかのサポートが必要になります．腰のベルトを用いると，子どもの股関節の屈曲を保つこと，座るための安定した土台を与えること，伸張反射 (extensor spasms) が出現するのを避けることができます．子どもによっては，理学療法士や作業療法士によって食べたり飲んだりするための特別なシーティングシステムが処方されることがあります．

子どもの食事姿勢の一般原則は，子どもが反り返って伸展しないようにすることです．子どもが背中を反ると，首は後ろに落ち込みます．この姿勢では，口の中で食べ物をコントロールするのがさらに難しくなり，嚥下も困難で，また気道が開いたままになるので，食べ物や飲み物の誤嚥のリスクが高まります．首を伸ばすと，口腔運動はしやすくなり，嚥下の安全性も上昇します．

食べたり飲んだりの技術的な面に加え，食事時に子どもが起きた姿勢をとると，子どもと親は向き合い，コミュニケーションをとることができます．

顎を支える

子どもの顎を支えてあげると，固形物を食べるためのより成熟した舌の動きの発達を促すことができます．親が，側面か前面から支えるとよいで

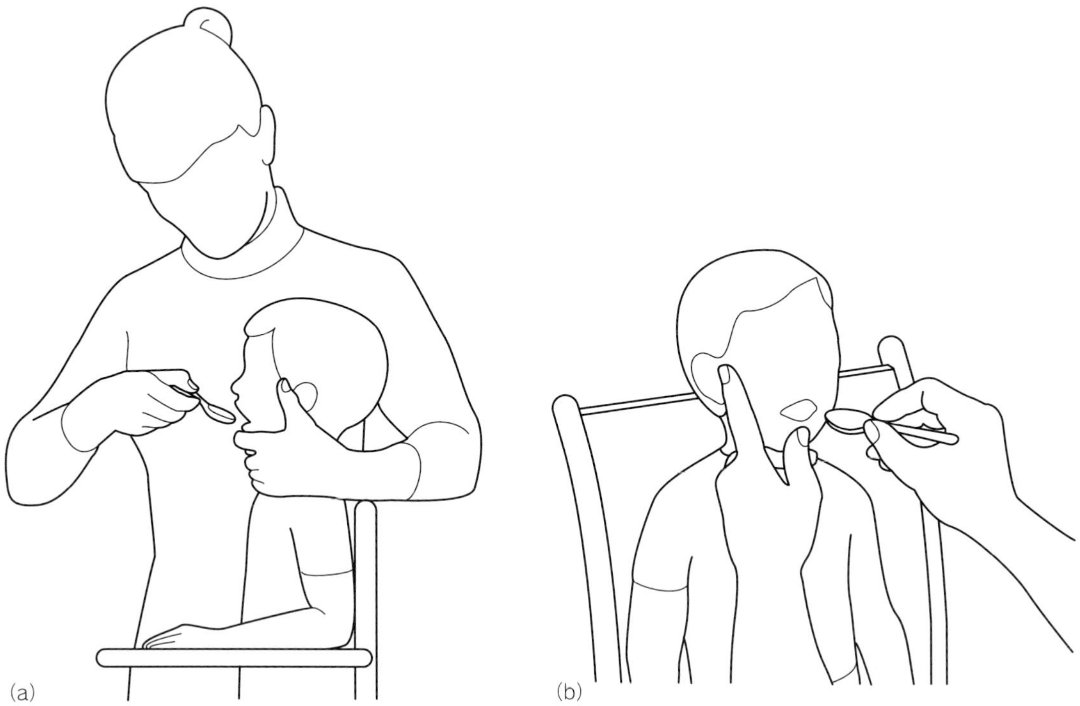

図 13.5　(a) 横から顎を支えます．(b) 前から顎を支えます．

しょう．指で，顎と舌を支えましょう．食事時に触れられるのに子どもが慣れるまで，時間がかかるかもしれません．子どもの技術が上達するにつれ，顎の支えを減らすことができます（図 13.5）．

スプーン

子どもが唇を閉じて（歯肉や歯でこそぎとるのではなく）食べ物を口に入れるのには，小さくて浅いスプーンが適しています．そのときに，やさしく舌を下に押し下げてあげると，子どもは，舌を前に出すのをやめ，唇を閉じやすくなります．スプーンから食べ物をとるときに子どもの上唇に指を当てて唇を下げてあげるのもよいでしょう．

CP 児のなかには咬反射の強い子どももいます（何かが口の中に入ると強く顎が閉じてしまいます）．そういった場合は，ゴムかシリコン製のスプーンが必要になります．咬反射は，屈曲した姿勢をとらせたり，過敏症を治すプログラム（下記）を行ったりすることでなくなってくるでしょう．

コップから飲む

子どもは6カ月までに，コップや吸い口（spouted beaker）から少しずつ液体を飲み始めます．CP 児のなかには，反射で起こる哺乳からコップを使用して少しずつ飲む動作に移行するのが難しい子どももいるので，この動作を習得する努力をしなければならないでしょう．年少の子どもの時期の哺乳動作が長引くと，より成熟した口腔運動の技術の発達が妨げられると考えられています．あまり哺乳が上手でなかった子どもでも，コップから飲む動作ではうまくいくかもしれません．

初めは，飲み物の粘りを強くし，ゆっくり口に入るようにして，子どもが安全に嚥下するための時間を与える必要があるでしょう．子どもが舌を持ち上げてしまって口の中に液体を保持するのが

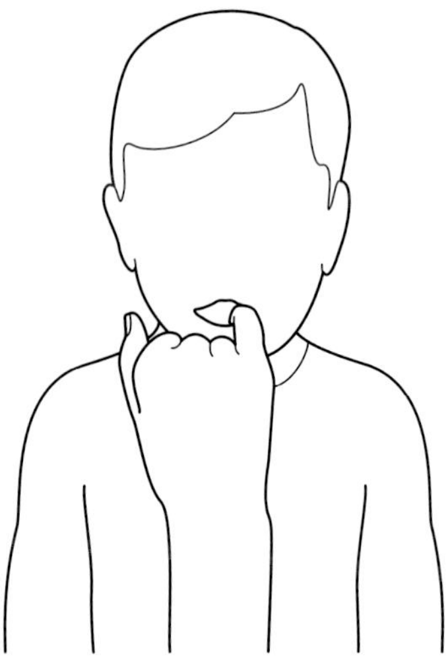

図 13.6　積極的に触ります．

難しかったり，喉へ液体を流し込むことをコントロールするのが難しかったりする場合は，とくに粘り気をつけたほうがよいでしょう．飲む技術が向上すれば，増粘剤を減らせる子どももいます．うまくならなければ，増粘剤を使い続けましょう．

コップで飲む技術は，顎の安定性が増せば向上し，それは舌の動きとはあまり関係ありません．この技術をゆっくりとしとか獲得できない子どもでは，介護者が顎を支えてあげる（唇は支えたり支えなかったりする）ことが必要です．このような介護者の介入は，食事時の子どもの座位姿勢を評価して考えるべきです．椅子や立位保持用装具，トレーやテーブルは，介護者が，自分自身快適に，そして無理な姿勢をとることなく，子どもに適切な支えを与えられるものでなければなりません．こうした理由から，食事時のシーティングシステムの構築は，親，理学療法士，作業療法士，言語聴覚士が協同して取り組まなければなりません．

咬むスキルの発達

健常児は，固形物を食べ始める前に，すでに口の中にさまざまなものを入れてみた経験をもっています．子どもは4～5カ月までに何でも口の中に入れますが，この経験が，液体やピューレ状のものから，より高度な舌の動きを必要とする固形物への移行に必要なのです．CP児は物を取り上げて口に入れることができず，その結果，必要な感覚入力を得ることができません．親は，この潜在的な必要性を認識し，子どもに必要な口腔体験をさせる必要があります．顔や口の周りにキスをしたりなでたり，介護者の指を咬ませたり，子ども自身の指を口にもっていったり，おしゃぶりを咬ませたりなど積極的に触れるとよいでしょう．この種の介入は，とくに逆流があって口腔体験が少ない場合や，換気や経管栄養などの侵襲性の高い処置をしている子どもに必要とされます（**図 13．6**）．

塊を含んだピューレ状の食べ物は，健常児では7カ月ぐらいで食べ始めます．この段階は，CP児，とくに胃食道逆流症の既往がある子どもにとって問題となることが少なくありません．胃食道逆流症では，食べ物のテクスチャーに異常に過敏に反応するようになり，吐き気をもようしたり食べることを嫌がるようになったりします．また，この段階の食べ物のテクスチャーは，より成熟した舌の動きを必要とします．子どもは，食べ物を十分飲み込める状態に準備することを学びます．初めに，子どもは，塊を押しつぶすために顎と舌を同時に用いてむしゃむしゃと食べます．次第に，舌の動きはより洗練されてきて，顎をあまり動かさずに舌をより上手に動かし，食べ物を口の中で動かせるようになります．これができるようになれば，軟らかいものからより硬いものを食べる段階に移行でき，咬みごたえのある肉を食べるときに必要とされる，口の中で食べ物を回しながら食べるパターンに向かっていくことができます．

このテクスチャーの食べ物が苦手なCP児は，塊を含んだピューレ状の食べ物の段階をとばし，「咬むと溶ける」食べ物をとることを始めるとよいでしょう．多くのスナック食品はこのテクスチャーであり，練習に使うことができます．子どもの口の中の側方に，顎のラインに沿って小さな食べ物のかけらを置いてあげると，顎を使って咬む動作と舌を側方に動かす動作を誘発させることができます．

口の中で食べ物のかけらをうまく扱えない子どもは，哺乳動作を続けていて，食べ物が入ると飲み込む準備ができないので吐き気をもようしたり咳き込んだりします．そのため，咬むための中間段階の練習をする必要があります．咬むことのできる食品を薄い綿でできた袋（湿らせたハンカチのような）に包み，口の中の顎のラインに沿って置いてあげると，咬むことや舌の側方運動を誘発させることができます．飲み込む必要はありません．摂食困難を専門とする言語聴覚士が，このような技法を適切に教えてくれます（**図 13. 7**）．

子どもが塊をうまく食べられるようになったら，フィンガーフードが導入されます．たとえば，パンのスティック，トースト，調理した野菜のスティック，チーズの塊などを子どもの口に入れます．健常児は，軟らかい食べ物から咬む食べ物への移行期では，咬む動作と吸う動作を複合して用いています．CP 児もこのようなテクスチャーの食べ物に移行することができますが，食べ物を保持するのに補助が必要かもしれません．しかしながら，口腔運動機能の発達が十分でなく，このテクスチャーの食べ物を安全に扱えない子どももいます．無理にチャレンジすると，窒息や誤嚥を引き起こす可能性があります．咬反射のある子どもは，食べ物のかけらを咬むことはできるでしょうが，その後は，哺乳動作しかできないので，きちんと食塊形成して飲み込むことはできません．

姿勢のマネジメント

食べたり飲んだりするスキルは，子どもの粗大運動の技術に沿って発達していきます．すなわち，頭部のコントロールや座位バランスを獲得するに従って，口腔運動機能も変化するということです．脳性まひによって正常な発育が阻害されている場合は，座位保持装置や，姿勢をマネジメントするほかのシステムで代償する必要があります．粗大運動と，食べたり飲んだりするための口腔運動機能の発達の双方の必要性の結果として，緊張が起こりえます．親は，過剰な姿勢のサポートは，子どもの頭部コントロールや座位バランスの発達を妨げると助言されるでしょう．しかしながら，もし食事時にこのような姿勢のサポートがなかったら，安全かつ効率的な飲食ができないでしょう．座位バランスを保持できない子どもは，補助的に体幹のサポートをしている子どもに比べて，効率的に口の中の食べ物を扱うことができないでしょう．

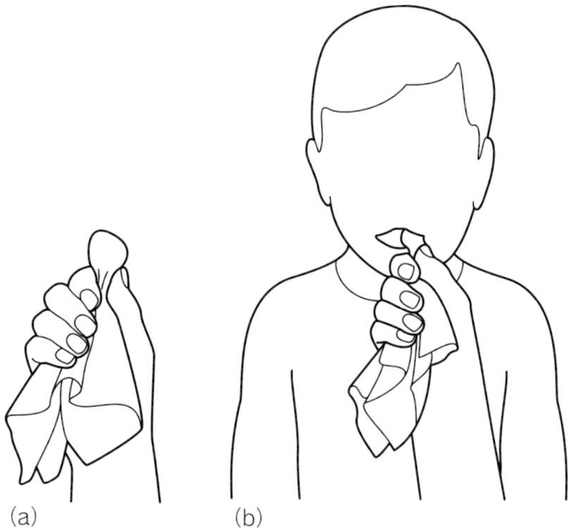

図 13.7 食べ物の入った袋を使った咬む練習．

効率的に食べるためには，子どもは安定した座面を必要とします．座面の表面は支えとなる形態で，股関節は 90° 以下に左右対称に屈曲し，足は平らに置き（しかし反り返らないように），肩が安定するような体幹の姿勢をとり，頭部のコントロールもとります．もし CP 児が自分でこの姿勢をとれないようであれば，座位保持装置（もしくは，立位保持装置のようなもの）と，手を置くためのサポートが必要です．

栄養

すべての子どもにおいて，成長と体重増加について観察します．歴史的に，CP 児は小さいままであることを予期されていましたが，現在では，栄養学や食餌療法学の進歩により，ほとんどの CP 児が十分成長し，体重も増加することが予期されます．しかし，CP 児と，CP 児を持ち上げて介護する者の双方にとって，CP 児が太り過ぎるのは明らかに望ましくありません．といって，子どもを持ち上げるのが楽になるからと子どもの成長を妨げるのは道徳的とはいえません．子どもの体重を標準未満にしておくことは，運動機能の発達や，健康のための感染症との戦いにとってもマイナスの影響を与えます．標準体重未満の CP 児は，手足が冷たく，睡眠さえも不十分なことがあります．

（おもに英国でみられる，家庭を訪問する）巡回保健師・医師は，たいてい子どもの身長と体重の成長曲線を記録します．もちろんすべての子どもが同じ体重や身長ではなく，そのため成長曲線上の基準線の範囲が，その年齢における標準と考えられます．50 パーセンタイル曲線は，その年齢における 50％の子どもがその体重より重く，50％が軽いということを意味します．身長と体重が，9 パーセンタイルから 90 パーセンタイルまでは標準的と考えられます．子どもの成長と体重増加は，生下時体重と遺伝的因子に加え，摂取エネルギーと消費エネルギーのバランスが適性に保たれているかどうかに依存します．標準的な成長曲線が CP 児に適応可能かどうかは，完全にはわかっていません．しかし，多くの子どもは安定した成長および体重増加を示し，それらはつり合っており，パーセンタイル曲線に沿っていて，標準範囲内に収まります．一時的な体重の増減より，成長曲線の傾向のほうが重要です．

CP 児においては，適切な成長と体重増加を獲得するために栄養をとるこというとと，運動技術を発達させるということの 2 つの重要な要素があります．発達という観点からみると，子どもが 1 人で座り，咬んで溶ける食べ物から始め，軟らかいもの，そして硬いものが自分で食べられるようになることが望ましいのです．しかしながら，食事時の姿勢の補助を減らすと，効率的な食べ方ができずに，（子どもがバランスをとるのが難しいため）食事時間は長くなり，十分な量の食事は摂取できなくなります．つまり，自分で食べることを習得するには，とても時間がかかり，摂取量が減ります．CP 児の研究によると，健常児と比べて，ピューレ状の食べ物を同量食べて飲み込むのに 12 倍の時間がかかり，硬い食べ物を咬んで飲み込むには 15 倍もの時間がかかるとされています（Gisel, Patrick　1988）．CP 児の成長は体重増加と密接に関わるので，このように食事に時間がかかるのは現実的ではありません．

自分で食べる

子どもが成長するにつれて，自分で食べることが多くなってきます．6 ～ 9 カ月のあいだ，子どもは，哺乳瓶を自分で持つことを覚え，また食べ物に触れ，口に持っていきたがります．そして，吸い口に移行し，12 カ月ごろには，スプーンのコントロールが徐々によくなり口に持っていけるようになります．フィンガーフードも適確に把持できるようになります．健常児は，18 カ月ごろには，1 人でスプーンを用いて食べられるようになり，口の開いた普通のコップから 1 人で飲めるようになります．

CP 児がこの段階までいけるようにするためには，種々の程度の姿勢のサポートが必要になります．適切な座位保持装置（もしくは立位保持装置）があれば，1 人で食べられるようになる子どももいます．自分で食べられるようになるか頼ったままであるかは，トレーやテーブルの高さによっても変わってきます．トレーやテーブルには，子どもがスプーンを口に持っていくときに肘を置いて安定するだけの高さが必要です．スプーンを把持したり上手に扱ったりするのが苦手な子どもには，

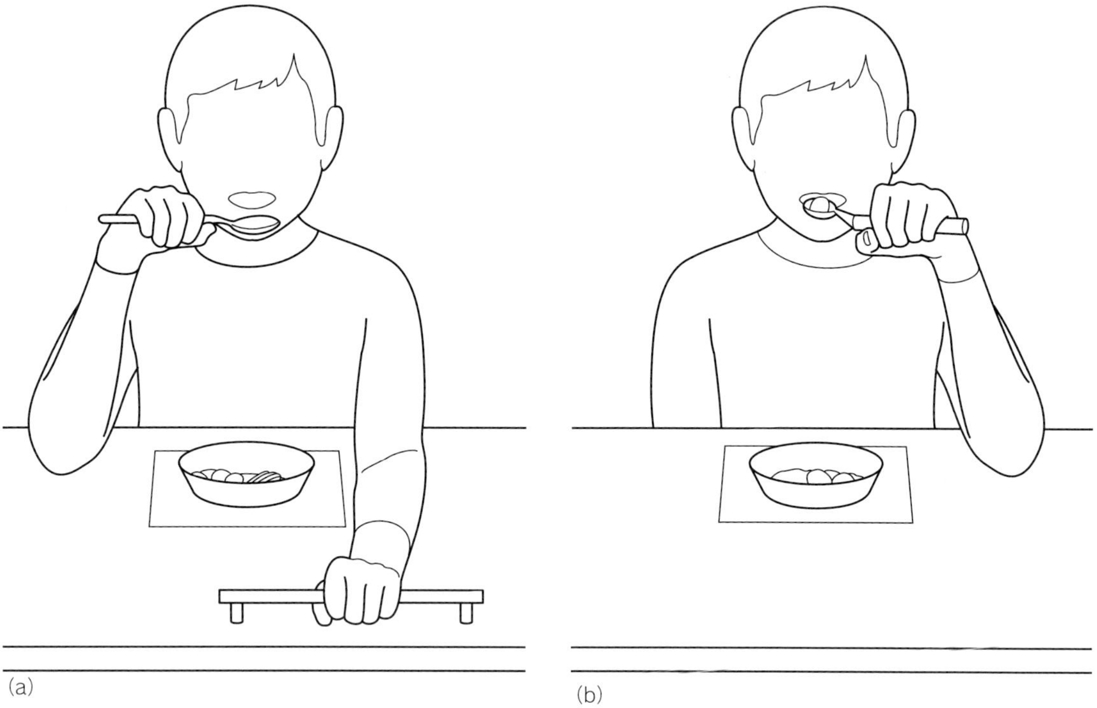

図 13.8 (a) 姿勢を保つためのレールを設置します．ボールの下にマットを敷きます．(b) 角度のついたスプーンを使用します．

手の上から把持してあげて練習し，コントロールできるようになってきたら徐々に1人で食べさせるのがよいでしょう．ご飯やおやつを食べるとき，少し手伝ってあげることで，運動機能の発達を促し，また栄養も摂取させることができます．

子どもによっては，角度のついたスプーンやくぼみのある（椀状の）皿，自動摂食装置（NeaterEater）のような特殊な装置を用いれば，1人で食べられることもあります（**図 13.8**）．

安全な嚥下

CP児のほとんどは，安全に嚥下することができ，摂食による誤嚥の危険性はありません．しかし，食べたり飲んだりの嚥下期に困難を抱えるCP児も少数います．これは，成長とともに変化しうるものです．上手にできていた子どもでも，成長して口や喉の形態が変化すると，もしくは姿勢が変化すると途端にできなくなることがあります．嚥下期がうまくいっていない徴候には，咳き込むこと，眼をうるませること，顔色の変化，食べたあとの湿声，食中食後の泡立つような呼吸があります．このような徴候があれば，深刻に受け止め，言語聴覚士による，嚥下の安全性に関する詳しい評価を受けるべきです．

まず，言語聴覚士は「食べること」と「飲むこと」を慎重に観察します（ときに評価基準の表を用います．付録1参照）．子どもの首に聴診器を当てて嚥下音を聞くことで（頸部聴診法），嚥下のタイミングと効率についての情報を得ることができます．とくに重症な子どもについては，X線による嚥下診断（嚥下造影検査）を用いてさらに詳しく調べることもあります．こうした検査は，病院の放射線科で専門家によって行われます．この検査をするためには，専門施設への医学的な紹介状が必要になります．親は，一般に，検査に立ち会って子どもの嚥下造影を見ることができ，口からの食事についての所見について説明を受けます．

食べたり飲んだりしたものが間違った方向（つまり肺のほう）に入っていくリスクのある子どもでは，姿勢に（とくに，頭と首の角度に）注意を払うことでうまくいくことが少なくありません．ほかの戦略としては，硬いものはピューレ状にする，細かく切る，とろみをつけるというように食べ物の形状を変える方法があります．

栄養補充/非経口栄養

子どもの成長や体重増加がとてもゆっくりである場合や，親や医療スタッフが子どもの栄養状態を心配している場合は，栄養士がサポートすることができます．食べるスピードがゆっくりなのであれば，高カロリー食が推奨されます．食べる努力を最小限にして最大限のエネルギーを摂取するには，カロリー付加食品を用いるとよく，これによって成長と体重増加を改善させることができるでしょう．これは簡単な方法でできます．たとえば，いつもの食べ物に，バターやクリーム，チーズを加えるとか，スーパーで売っているカロリーの高いデザートを食べさせる，などです．あるいは，カロリーとともに栄養素も特別に付加してある飲み物やデザートもあります．栄養士は，アドバイスをしたり，子どものかかりつけ医に処方箋を出してもらうようにしたりすることができます．

親が最大限に努力をしても，非経口栄養が必要な子どももいます．この選択肢を考慮する場合は，おもに以下の２つの要因があります．(1) 経口摂取では，誤嚥の危険性がある場合，(2) 経口摂取では，子どもの必要とする栄養がまかなえない場合です．これは，一時的な場合もあれば，永久に続く場合もあります．非経口栄養は，子どもが普通に食べたり飲んだりを続けたまま，付加的にチューブからの栄養を入れるといったように使うとよいでしょう．

非経口栄養にはいくつかの選択肢があります．

1. 経鼻胃管—鼻から入れて，胃にいたるチューブ．とくに小さい年少の子どもに，経口摂取が確立されるまで用います．もう少し年長の子どもには，重症の病気のあいだだけ一時的に用います．経鼻胃管を入れたまま食べたり飲んだりすることは物理的には可能ですが，経鼻胃管を取ったあとでも，嘔吐反射や過敏症が残存することがあります．子どもにとって，チューブを挿入することはとても不快なことで，口腔の刺激（食べ物も含む）を嫌悪するようになることがあります．そのため，長期的な選択肢としてはよいものではありません（図 13. 9a）．

2. 胃瘻（いろう）造設—この方法は胃壁から胃に到達するもので，外科的処置が必要です．子どもの服の下に隠すことができ，また鼻や喉の不愉快な刺激を避けることができるという利点があります．また，チューブが要らなくなったときに撤去可能で，傷はすぐに治ります．欠点としては，外科的処置を必要とする点，胃食道逆流症のリスクが増加する子どもがいる点があげられます．親は，子どもがチューブを引き抜いてしまわないか心配しますが，そのようなことはほとんどありません．引き抜いてしまうと，病院で取り替えなければなりません．過去には，胃瘻造設の際に，同時に，胃の上部の括約筋を狭くする手術（噴門形成術）を受ける子どもが多かったですが，現在ではあまり行われません（図 13.9b）．

3. 空腸造瘻—チューブを空腸（胃より下）に挿入しますが，たいていは胃瘻にします．この方法は，子どもにひどい逆流症があったり胃の疾患があったりする場合に用いられます．

子どもの経口摂取技術は時とともに変化するため，非経口栄養の指針も年少の子どもの時期から成人まで変化します．非経口栄養を考慮するべき因子として以下のものがあります．

1. 年少の子どもの時期において，吸う→飲み込む→息をするという協調がうまくいかない．

2. 慢性肺疾患（未熟児であることが原因の場合もある）．

3. 経鼻チューブに長いあいだ頼っている．

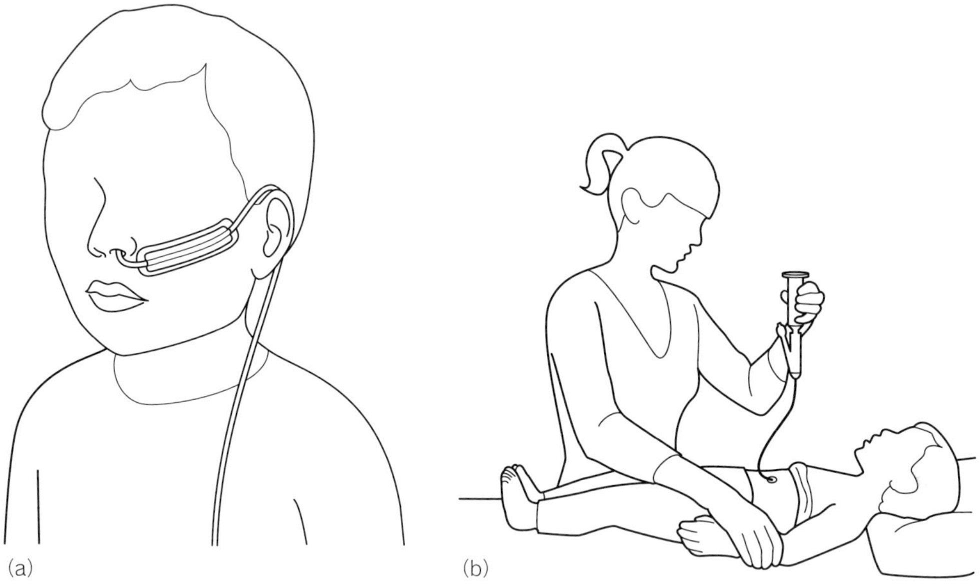

図 13.9 (a) 経鼻胃管. (b) 胃瘻からの食事.

4. 食べ方がうまくなく，必要量の栄養摂取が難しい.
5. てんかん発作があって経口摂取が中断される.
6. 年少の子どもの時期の飲み込み反射は消失したが，随意コントロールが十分発達していない.
7. 嚥下困難で，肺炎の再発を繰り返す.
8. 経口摂取だけでは，成長および体重増加を維持するだけの必要エネルギーを満たせない.
9. 食事時間が長過ぎる.
10. 液体摂取が制限され，便秘や脱水症状をきたしている.
11. 学校に通いだして，親ほど上手に食事を与えられる人がいない.
12. 骨の手術をする前に，一時的に栄養の増大が必要である.
13. 循環不良.
14. 易感染性で，病気が治りにくい.

年少の子どもにとって，非経口栄養は一時的な手段で，（食べる）技術が上達すればやめることができます．また，子どもによっては，液体をとるためだけ，あるいは具合が悪いときの投薬のためだけに用いる場合もあります．さらに，家では経口摂取し，学校では経管栄養を用いる子どももいます．重度に経口摂取が難しい少数の子どもだけが完全に経管栄養を用います．

とくに一度経口摂取が可能だった子どもの場合，親は当然のことながら非経口栄養を考えることを嫌がります．胃瘻造設に先立って意思決定する際の親の懸念を情緒的側面から研究したものがあります（Craig ら　2003）.

1. 食事を与える役割の喪失.
2. （家で調理する食べ物に比べて）液体栄養に対する信頼が薄い.
3. 子どもの楽しみがなくなる.
4. 子どもと家族にとっての一般的経験の１つの喪失.
5. 麻酔や手術のリスク.
6. 体重が増加して，子どもを持ち上げることがさらに難しくなることへの恐れ.

7. 将来，進行するかもしれないという希望の喪失，専門家がギブアップすることへの恐れ．

8. 子どもに食事を与えた過去の努力のすべてに対する否定．

親は胃瘻造設に対してとても慎重になりますが，術後の満足度が非常に高いことを示す研究があり，子どもにとって健康上の利益は大きいものです．たとえば，体重増加に伴って肺炎による入院の回数が減少する（Sullivanら　2005），介護者のQOLが向上する（Sullivanら　2004）などです．昔は，胃瘻造設は，子どもの栄養需要を満たそうと数年間格闘したあとにとる最後の手段でした．最近では，丈夫に育つため，便秘や脱水を避けるための予防手段として，子どもの覚醒・集中力・学習能力を改善するため，口腔運動機能獲得に必要な栄養状態の向上のために用いられています．

便秘

便秘はCP児にとってよくある問題です．以下の要因がこの問題に関わると考えられます．

1. 水分摂取量が少ない．液体を飲むための口腔機能のコントロールが悪く，こぼしたり咳き込んだりむせたりする．

2. 食物繊維の少ない食べ物．

3. 活動性が低い．同じ場所で長いあいだじっとしている．

4. 腸の筋肉の動きが悪い．

CP児のなかには，便秘を和らげる薬を飲んでいる子どももいますが，やはり栄養のマネジメントが，この問題に関して，重要な役割を果たします．液体の摂取はきわめて重要です．粘性を高めた液体にすると，摂取量が増え，こぼすことが減ります．水分含有量の高い食べ物，たとえばフルーツをピューレ状にしたもの（カロリーを増やすためにクリームを加えてもよいでしょう）や，野菜をすりつぶしてゼリーにしたもの（動物性のゼラチンを使うと，ゴムのようになって飲み込みにくくなるでしょう），すりつぶした野菜（バターとともに）を摂取させると，液体も食物繊維も増やすことができます．生きたヨーグルトや温めた飲み物も腸を刺激し，腸の動きをよくするとされています．親がよくあげる経管栄養のよいところの1つに，便秘による不快感の減少があります．

歯磨き

歯の健康はすべての子どもにとって重要です．ほとんどの親は，甘いものや，砂糖の入ったスナック，夜間の哺乳瓶の使用を制限することの必要性を認識し，早期から口腔衛生状態を良く保とうとします．摂食困難なCP児は，歯の健康もより脅かされます．舌のコントロールが悪くよだれがでるということは，舌が口の中を活発に動いていないということを意味します．舌がよく動けば，食べかすを取り除け，唾液で歯や歯茎を洗い流せます．口呼吸，液体摂取の制限，薬の一種は口腔内を乾燥させ，酸性にします．胃食道逆流症が重度であれば，さらに口腔内の酸性度を増します．

歯を磨く習慣をつけることは重要です．経鼻チューブ，人工呼吸，服薬，胃食道逆流症，もしくは早期の摂食困難など，あまりうれしくない口腔刺激を経験した子どもは，口腔内が過敏になっているため歯磨きを嫌がります．口腔内に歯ブラシを入れるのさえ嫌がる子どももいます．たいていの子どもは，繊細にアプローチすることで歯磨きを克服することができます．最初は顔や口の周りをは繊細にタッチし，徐々にそれを強めていくとよいでしょう．子どもが一度親の指を口の中に受け入れることができれば，軟らかいゴム製の指サックについた歯ブラシで歯茎を磨くことができるようになります．そして，ゴム製の歯ブラシ，軟らかい歯ブラシへと進んでいくことができます．代替手段として，濡らしたガーゼや布を指に巻きつけて歯茎や歯を磨く方法があります．口腔内を4つの部分に分けて考え（上の歯の左側，下の歯の左側，上の歯の右側，下の歯の右側），濡らした指かゴム製の歯ブラシを子どもの口腔内のサイドに入れ，やさしいがしっかりしたストロークで，後ろから前に4つのパートを順に磨きましょう．これが最も簡単で受け入れやすい方法でしょう．口の後方を触ると，最初は嘔吐反射を引き起こすでしょうから，後ろのほうではとくにゆっくり慎重にする必要があります．

歯磨きは，唾液の産生を促すので，横向きに寝かせて行うのがよいでしょう．そうすれば，子どもは余分な唾液を飲み込もうと努力せず，タオルの上に出すだけでよくなるでしょう．

すべての子どもは，歯科医の定期検診を受けるべきです．英国のほとんどの地域でCP児のケアのノウハウをもった専門的な歯科医がいます．

唾液のコントロール

よだれは小さな子どもにとって正常なことです．ほとんどの子どもは，成長するにつれて（15～18カ月ぐらいで），これをコントロールする方法を学びますが，特別な状態では3～4歳までよだれをたらす子どももいます．唾液をコントロールする能力は，食べたりほかのことをしたりする運動機能と一緒に成長します．とくに頭部のコントロールは，子どもが上手に唾液をマネジメントするために重要です．

CP児のなかには，唾液のコントロールの成長がとてもゆっくりな子どもがいて，家族にとっても本人にとっても悩みの種になることがあります．よだれは，液体の喪失による脱水の原因になります．また，皮膚がひりひりしたり，服がぬれたり，ほかの子どもからからかわれる原因になったりもします．

私たちは，起きているあいだ，1分間に1回嚥下をします．これは自動的な動きですが，口の中が唾液で満たされてくる感覚や，唾液を集めたり飲み込むために後ろへもっていったりする舌の運動に依存します．よだれは，口唇閉鎖が悪いことや唾液の過剰産生よりも，舌の動きの悪いことや嚥下が十分でないことが原因です（Sennerら2004）．

子どものよだれをマネジメントする5つの主要なアプローチ法があります．(1) 口腔運動の練習，(2) 投薬，(3) 手術，(4) 保存的マネジメント，(5) 口腔内装置です．

口腔運動の練習

舌の運動をすることで，ある程度，唾液のコントロールができるようになる子どもも少数います．言語聴覚士は，舌のコントロールをよくするための運動プログラムを作ってくれるでしょう．その運動を毎日したとしても，ある程度コントロールできるようになるには数カ月を要し，それも子どもが集中して行った場合に限ります．コントロールの程度は，子どもが何をしているときかにもよります．たとえば，静かに座っているときによだれを止めることができても，学校の勉強に集中するとまたよだれがでるといったようにです．プログラムを開始するためには，以下の状況が整っていることが重要です．

1. 子ども自身が，いつよだれがでているかに気づいていること．
2. 子どもがよだれを止めたいと思っていて，何が必要か理解していること．
3. 子どもと家族が毎日練習をしようと思っていること．
4. 子どもが，唇を閉じる，舌を突き出す，舌を横から横へ動かすといった動きを真似ることができること（4歳以下でこれができる子どもは少ない）．

投薬

よだれをコントロールするために使われている薬が，現在，数種類あります．これらは，元々酔い止めとして使われていた薬ですが，唾液の産生を抑制するのにも効果的であることがわかってきました．ほかには，手術のときに使われるもので，麻酔の前に唾液産生を止めるものです．耳の後ろや背中に貼るパッチタイプのものもあれば，液体の薬もあります．よだれを止める薬には副作用がありますので，これらの薬を処方してもらう前に，この領域に詳しい小児科医や小児神経科医とよく話し合ってください．

唾液腺へのボトックス注射が英国のある地域で試験的に行われています．このような介入を行うためには，専門家への紹介が必要です（Bothwell ら 2002）．

子どもが飲んでいるほかの薬が，唾液の産生やマネジメントに影響することもあります．たとえば，筋肉の痙攣を減少させるバクロフェンはよだれを増やします．てんかんの薬は，唾液産生を増加させることもあれば，減少させることもあります．

手術

手術は，投薬（適応であれば口腔運動）を試したあとに考慮されます．唾液は，3つの唾液腺で産生されます．下顎にある唾液腺（顎下腺と舌下腺）は粘稠な唾液を作り，耳下腺はより水っぽい唾液を作ります．この薄い唾液がよだれの原因となる可能性が最も高いので，この唾液腺が手術の対象となります．手術の方法はいくつかありますが，唾液腺を支配する神経を切断したり，腺を切除したり，唾液の出る方向を口の前方ではなく喉に向けたりすることなどがあります．

よだれの手術の結果はさまざまです．長期的予後のよい子どももいますが，一時的な改善のみの子どももいます．避けられない副作用として，ドライマウス，口腔衛生状態の低下，咬むのが少し難しくなることなどがあります．この方法においても，小児科医や小児神経科医，そしてこの領域を専門とする外科医と話し合うことが必要です．

保存的マネジメント

よだれが続く子どもには，以下の助言が役立ちます．

1. もし子どもが自分で自分の顎を拭けるのであれば，手首にタオル地の汗止めバンドをしておくほうが，ティッシュペーパーやハンカチを使うよりよいでしょう．

2. 子どもの顎を拭いてあげるときは，口や顎の周りを拭くというより軽く叩くほうが，さらなる唾液の産生を避けることができ，また子どもの顎への注意も増やせるでしょう．

3. 吸収性の高い柔らかい綿のネッカチーフのほうが，よだれかけより年齢相応でしょう．

4. 甘い飲み物は唾液産生を刺激すると考えられているので避けたほうがよいでしょう．

5. 酔い止めのツボを刺激するリストバンドが効果的な子どももいますが，短期的です．これには長期的効果は望めませんが，特別な状況のときに使うとよいでしょう．

口腔内装置

専門の歯科医は，日中の短い時間（場合によっては夜）に装着するプレートの作製を考えるでしょう．プレートは，一時的なワイヤー装具のような感じで装着します．それには凹凸があり，舌の動きを活発にするようにデザインされていて，考えれば嚥下できるけれども自動的にはできない子どもに適しています．口腔内装置は，舌の唾液を集めて，嚥下しやすいように後ろに運ぶ動きを刺激します．この方法は，英国では比較的新しい治療法の選択肢の1つですが，ほかの国では良い結果が報告されています（Johnson ら 2004）．

まとめ

摂食は，CP 児の健康にとって鍵となる要素です．脳性まひは，食べたり飲んだり唾液をコントロールしたりするための口腔運動機能の発達に大きな影響を与えますが，ほとんどの子どもにとって，食事の時間は安全で楽しい経験です．ポジショニングをしっかりすること，特別な装置や技法の使用，栄養摂取に注意を払うことのすべてが，栄養不良，便秘，呼吸の問題のリスクを最小限にするために必要なことです．成長の遅れや嚥下困難のある子どもには，さらなる摂食テクニックを導入する必要があり，言語聴覚士や栄養士，医師のアドバイスとサポートも必要になります．

参考文献

Bothwell JE, Clarke K , Dooley JM et al . Botulinum toxin A as a treatment for excessive drooling in children. Pediatr Neurol 2002；27：18-22.

Craig GM, Scambler G, Spitz L. Why parents of children with neurodevelopmental disabilities requiring gastrostomy feeding need more support. Dev Med Child Neurol 2003；45：183-188.

Gisel EG, Patrick J. Identification of children with CP unable to maintain a normal nutritional state. Lancet 1988；1：283-286.

Johnson HM, Reid SM, Hazard CJ et al. Effects of the Innsbruck Sensory Motor Activator and Regulator in improving saliva control in children with CP. Dev Med Child Neurol 2004；46：39-45.

Senner JE, Logemann J, Zecker S et al. Drooling, saliva production and swallowing in CP. Dev Med Child Neurol 2004；46：801-806.

Sullivan PB, Juszczak E, Bachlet AME et al. Impact of gastrostomy tube feeding on the quality of life of carers of children with CP. Dev Med Child Neurol 2004；46：796-800.

Sullivan PB, Juszczak E, Bachlet AME et al. Gastrostomy tube feeding in children with CP：a prospective, longitudinal study. Dev Med Child Neurol 2005；47：77-85.

追加図書

Eating and drinking assessments

Evans Morris S, Dunn Klein M . Developmental pre-feeding checklist . In：Evans Morris S , Dunn Klein M (eds) Prefeeding skills, 2nd edn. Therapy Skills Builders, Tucson, AZ, 2000.

Jelm JM . Oral-motor feeding rating scale. Psychological Corporation, San Antonio, TX, 1997.

Reilly S, Skuse D, Wolke D. Schedule for oral-motor assessment. Whurr, London, 2000.

Resources for professionals

Arvedson JC, Brodsky L. Pediatric swallowing and feeding：assessment and management. Whurr, London, 1993.

Arvedson JC, Lefton-Grief MA. Pediatric videofluoroscopic swallow studies：a professional manual with caregiver guidelines. Communication Skills Builders. Psychological Corporation, San Antonio, TX, 1998.

Evans Morris S, Dunn Klein M. Pre-feeding skills, 2nd edn. Therapy Skills Builders, Tucson, AZ, 2000.

Reilly S, Wisbeach A, Carr L. Approaches to managing feeding problems in children with neurological problems. In：Southall A, Schwartz A (eds) Feeding problems in children-a practical guide. Radcliffe Medical Press, Abingdon, 2000.

Scott A, Johnson H. A practical approach to the management of saliva, 2nd edn. Pro-Ed, Tucson, AZ, 2004.

Sullivan P, Rosenbloom L. Feeding the disabled child. MacKeith Press , Cambridge , 1996 .

Winstock A. Eating and drinking difficulties in children. Speechmark Publishing, Bicester, 2005.

Wolf LS, Glass RP. Feeding and swallowing disorders in infancy：assessment and management. Therapy Skills Builders (Winslow Press) , Tucson, AZ, 1992.

役立つウェブサイト

Dysphagia website：New Visions (Suzanne Evans Morris)：http://new-vis.com (with links)

第14章

14

抱っこと移動

Julia Graham

章の内容

健常児

正常な筋緊張をもつ年少の子どもを抱き上げて運ぶのは比較的容易です．しかし，赤ちゃんや年少の子どもを毎日抱き上げる回数の多さは，両親にとってかなりの肉体労働になります．

たとえば，両親は，毎日何回，次のような動作を行うでしょうか．

1. ベビーベッドに入れたり出したりするために子どもを抱き上げること．
2. 更衣用のマット（一般には，床と同じ高さ）に子どもを下ろすこと．
3. 子どもの衣服の着脱をすること．
4. 子どもを階上や階下に運ぶこと．
5. 子ども用の椅子に乗せたり降ろしたりすること．
6. 子どもに食べさせること．
7. 子どもを入浴させること．
8. 子どもをバギー（乳母車）に乗せたり降ろしたりすること．
9. 子どもをカーシートに乗せたり降ろしたりすること．
10. カーシートを運ぶこと．

両親はこの作業を，家事や，買い物，兄弟姉妹の世話といったほかのすべての身体作業に加えて行わなければなりません．また同時に，まだ母親自身の身体に妊娠中に生じた身体的変化の影響がある場合は，母親にはより負担がかかることになり，けがをしやすくなります．

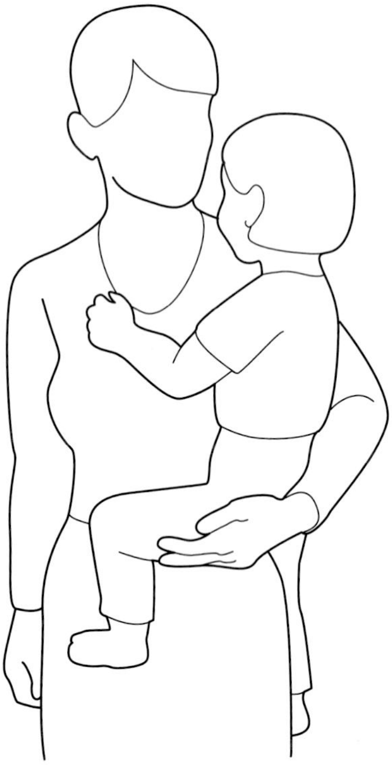

図 14.1　バランス良く子どもを抱っこして運ぶ.

生後数カ月ごろからはさらに活動的になり，子どもが大きくなるにつれ，たとえば，抱っこしてくれる人のほうに手を伸ばすなど，抱っこに協力し始めます．子どもは，上肢の関節を安定させることで抱っこを期待します．顎を引いて，まさにいま起ころうとしている動きに備えます．両親あるいは介護者は，子どもが自動的にしっかりつかまることを知っているので，抱っこして運ぶことができます．子どものバランスが向上すると，ほんの少しの支えだけで姿勢を調整するでしょう．このように，介護者は徐々に介助量を減らし，自ら協力するように子どもを励ますことで，ハンドリングはダイナミックなものとなります．

図 14.1 は，バランス良く子どもを抱っこして，運ぶ方法を示しています．

子どもは次第に，動きに関与するようになります．生後 9〜12 カ月ごろには，介護者のほうに向かって腹這い移動や四つ這い移動をし始めるかもしれません．抱っこしてくれるのを期待して，立位姿勢をとろうと介護者の足によじ登り始めます．そしてついに，周囲の状況に合わせて動けるようになり，自分独自の方法を編み出し始めるので，それほど抱っこしてもらう必要がなくなります．子どもは 1 カ所からほかの場所へ動くこと，たとえば，更衣用のマットに横になったり，食事の時間に子ども用の椅子のところに来たり，バギーやベビーカーに乗ったり降りたりというような親の要請に応えるようになります．

CP 児

しかし，脳性まひをもつ子ども（以下，CP 児）は，かなり異なった状況を示します．子どもを抱き上げるとき，脳性まひの障害の本質や，CP 児の筋緊張への作用は，子どもが両親や介護者の腕の中でどのように感じるかや動きにどのように反応するかといったことに影響を与えるでしょう．

筋緊張が亢進している CP 児は，動く際に硬く感じますし，腰部を曲げるのが容易ではないかもしれません．

動くことが難しいという点では，物を握ったり保持したりすることが困難な筋緊張が低い子どもや，動揺性があったり変化したりする筋緊張をもつ子ども，突然コントロールできない動きが出現する子どもも同様です．

介護者が子どもをどこに連れて行くにしても，抱っこして運ぶ基本原則は同じですが，そのときの状態や状況において子どもがどう反応するかにより，ハンドリングの方法を修正し変化させる必要があります．しかし，子どもが発達するにつれ，援助の仕方を調整し，介助をなくしていくことが大切です．そうすることによって，子どもに，自分で姿勢を調整し，バランスを維持したり回復したりすることを学習し，周りを見回し環境と相互作用する機会を与えます．

両親と介護者のための腰背部のケア

子どもと親・介護者の両者が，不必要に関節や筋肉を痛めないようにするためには，子どもが小さいときから適切に抱っこして運ぶことが大切です．

CP児は両親の介助を必要とし，健常児よりも長い期間にわたって両親や介護者の援助に頼るでしょう．

子どもが成長すると身体の大きさも体重も増加するため，子どもをある場所から別の場所に移動させようとして抱っこしたときに，介護者の負担が増すことになります．

もし早期から介護者の背中を保護できていれば，子どもと介護者が年をとったときにも，もっと子どもの世話をすることができるでしょう．

可能なら，両親あるいは介護者として子どもの全体重を持ち上げるのを避けるために，自発的に動くこと，あるいは動きを助けるよう子どもを励ます必要があります．子どもにできる限り手伝うよう頼んでください．このような方法は，子どもの自立能力の発達を促しますし，学習の機会も与えるでしょう．

しかし，子どもを介助しているとき，介護者自身の姿勢に注意をしなければなりません．最も良いやり方について，担当のセラピストの援助を求めることをお勧めします．

腰背部損傷

児童期，青少年期をとおして援助の必要な子どもを手で持ち上げている介護者，つまり何の機械的補助も用いていない介護者には，負担が蓄積してしまいます．これは，身体の構造，とくに脊柱や上肢に損傷が起こる長期にわたる過程（プロセス）です．それは，抱き上げること，コントロール能力が乏しい姿勢を保持したり維持したりすること，ほとんど休む暇もなく繰り返される活動，そして筋肉や関節といった身体構造の過剰な引き伸ばしや過大な負担といった活動が原因となって引き起こされます．

脊椎の強さと安定性は，背骨の椎間板と靱帯の状態によります．これらはまさに，介護を行うなかで反復して力をかけられることによって蓄積性の傷害を被るという構造です．

不適切な方法で抱き上げるたびに，介護者は自分の身体を損傷し，それを積み重ねてしまうかもしれません．機械的援助を利用したり，正しい抱き方や運び方の技術を導入したりすることによってこの活動を最小にすることが，将来的に介護者の背中を保護するのに役立つでしょう．

リスク評価

健康関連機関や，社会機関，教育機関に勤務するスタッフも，子どもの日々のケアを行っているほかの多くの機関に勤務するスタッフも，動くことや抱き上げることに関しては法の枠組み内で働かなければならないということを，両親と介護者は気づいているかもしれません．

ヨーロッパの立法の枠組みには，マニュアル・ハンドリング規則（Manual Handling Operations Regulations 1992）があります．法律は，スタッフと患者あるいは依頼人の両方を保護するために有効です．

規則では，スタッフが仕事をするうえで子どもの管理をとおして確認されたどんな危険な移動やハンドリング作業でも，リスク評価を実行するように求めています．

起こるかもしれないリスクは，どんなものでも害を起こす可能性をもっています．

損害は，起こっている被害とそれがどの程度重症であるかということです．

リスク評価の目的は，作業が行われているあいだ，この場合は介護者と介護されている子どもの両方のリスクレベルを識別することです．いったん識別されると，補助器具や課題を行うためのトレーニングなどのようなコントロール手段によって，リスクはマネジメントされるかあるいは減少させることができます．

手術あるいは成長というような，子どもの状態に変化があるときは，いつでもリスク評価が再検討されるべきです．

それぞれの子どもは，1人ひとり異なっています．したがって，このような一般的文章で具体的な指導をすることは困難です．それぞれの状況は，4つの分野，つまり(1)作業，(2)個人，(3)負荷，(4)環境において独自に評価されるべきであるので，介護者によって行われる負担についてアドバイスすることは賢明ではありません．

1. それぞれの作業が行われると，各作業によって異なった問題が出てくるでしょう．ベッドから椅子まで直接移動することかもしれませんし，浴槽の出入りについてかもしれませんし，あるいは立位フレームに立たせたり下ろしたりすることかもしれません．

2. それぞれというのは，ハンドリングを行う人のことです．両親と介護者のスキルや能力は，彼ら自身のそのときの状況によってまったく異なるでしょう．それぞれの介護者は，経験豊かであるかもしれませんし，1日の終わりで疲れているかもしれません．最近気分がすぐれない状態にあるのかもしれませんし，あるいは背中に故障を抱えているかもしれません．これらすべての要因が彼らの操作能力に影響する可能性があります．

3. 対象はそれぞれ異なったタイプのCP児かもしれません．あるいは，箱や装置の一部のような物体かもしれません．

4. すべての環境は異なっているでしょう，しかし，よく考えなければいけないのは，スペース，散乱物，照明，騒音，そして注意散漫です．

本章で与えられた情報は，子どもを抱っこして運ぶときに考慮されるべきおもな問題に対するきわめて一般的なアドバイスです．

あなたとともに働いているセラピストは，抱っこして運ぶということに関してアドバイスし，支援することができなければなりません．もし彼ら自身が専門家でないなら，動くことに関する問題を議論する人材，またハンドリングにおける助言者，あるいはこの分野の専門家であるセラピストをもつべきです．

伸展優位の年少の子どもを抱っこして運ぶ

横になった姿勢から座位にする

子どもを座位に起き上がらせる前に，体重が均等に乗っていて，できるだけ対称的に横たわっていることを確認してください．

子どもを横向きにし，股関節をやや曲げて，それから上肢を前にもってくると，横向きから座位に起き上がらせることができます．伸展優位の子どもは自分で起きることができません．

図14.2は，伸展が優位で上肢が屈曲し，肩が後方に引かれている子どもを，起こして座位にする方法を示しています．介護者の前腕を使って，子どもの下肢を開かせて外向きにしておきます．そして，図のように子どもの肩をコントロールするために両手を自由に動かせるようにしておき，肩を前にもってきて内向きにします．このようにコントロールされれば，子どもが頭と上肢を前にもってきやすくなり，腰と脚を曲げるのも容易になります．

伸展優位の子どもを抱っこして運ぶときは，子どもの股関節と膝を曲げ，肩を前方に出し，手は正中位にして，自分の身体に近づけて抱くようにします．**図14.3**に示されているように，こうすることで，介護者は伸展傾向をコントロールでき，子どもにとっても介護者自身にとっても良い姿勢を保持することができます．

子どもを片方の腰で抱っこするとき，抱っこする人の姿勢が非対称性になるので，注意が必要です．抱っこする人には，抱く側を交互に変えることをお勧めします．そうすると，子どもと抱っこする人の両方の姿勢を対称的に維持することができます．

図14.4は，抱っこする人から顔をそらしている

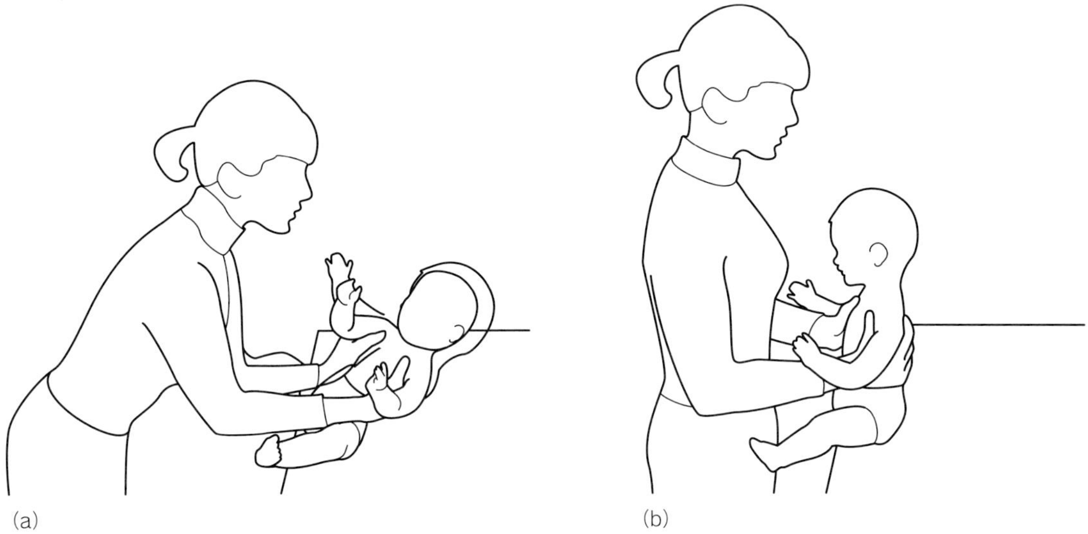

図 14.2 伸展優位の子どもを起こして座位にする.

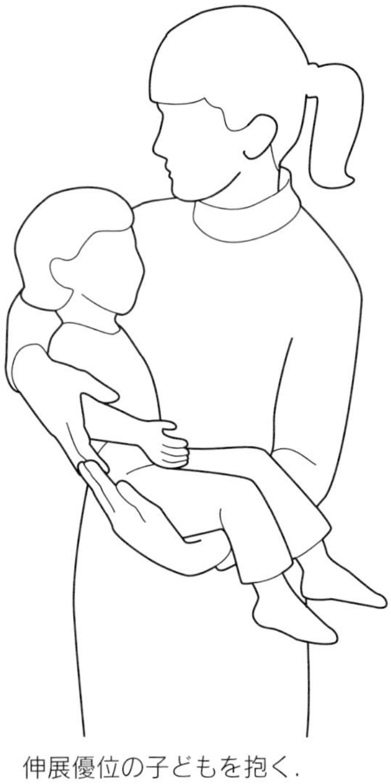

図 14.3 伸展優位の子どもを抱く.

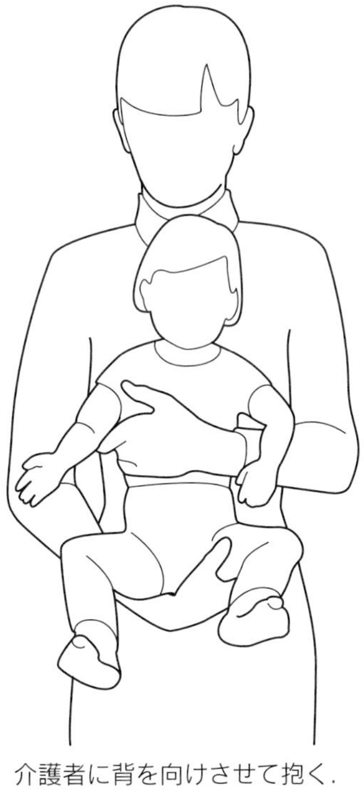

図 14.4 介護者に背を向けさせて抱く.

子どもを抱っこして運ぶ方法を示しています．このようにして運ぶと，子どもは，コントロールされた方法で，頭や脊柱を伸展して周囲を見ることを促されます．また，介護者は，対称的な位置を維持し，結果的に腰背部を保護することができます．

中等度から重度の痙縮をもつ屈曲優位の年少の子どもを抱っこして運ぶ

屈曲優位の年少の子どもは，頭は伸展位，顎は前方に突き出し，腕は肩で内側に回旋し，身体の

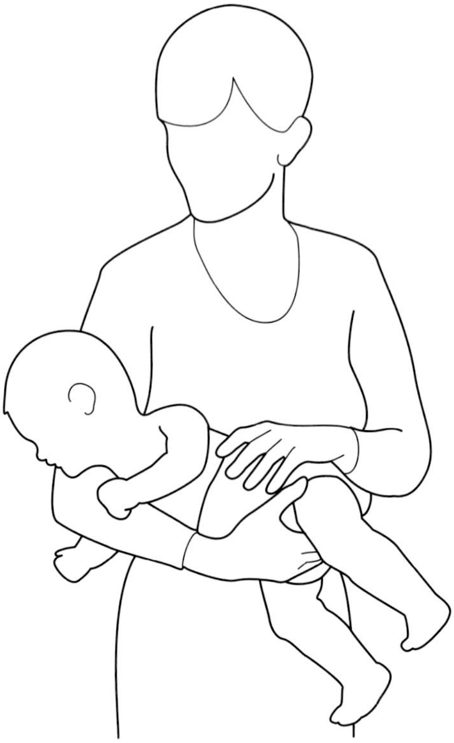

図 14.5　痙縮をもつ屈曲優位の年少の子どもを抱っこして運ぶ．

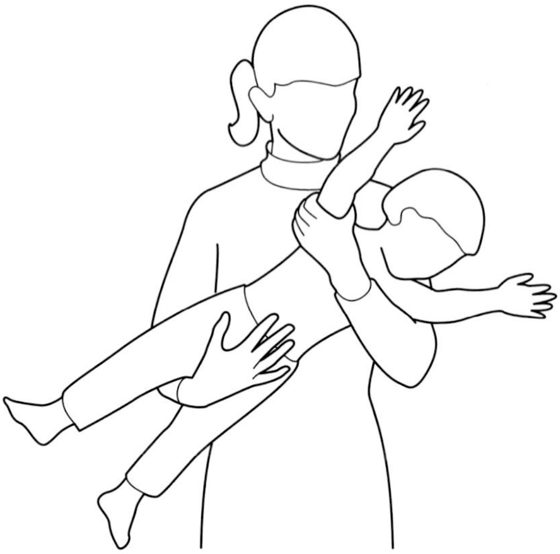

図 14.6　中等度の痙縮をもつ屈曲優位の年長の子どもを抱っこして運ぶ．

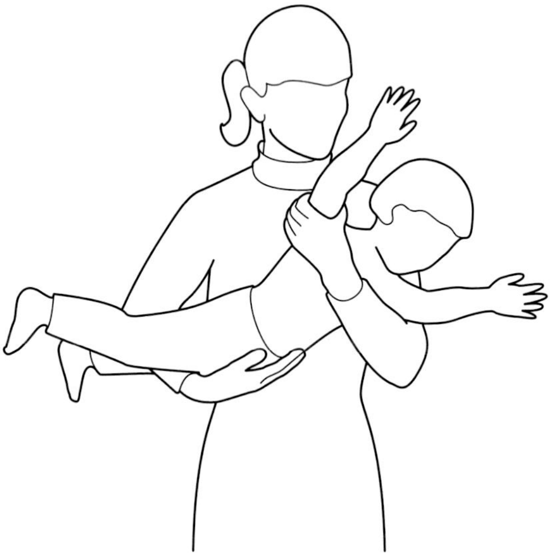

図 14.7　中等度の痙縮をもつ屈曲優位の年長の子どもを抱っこして運ぶ．

ほうに屈曲するという姿勢をとっています．片方あるいは両方の手は握り込み，腰と下肢は内側に回旋し，一部は伸展しているかもしれません．

そのような子どもを抱っこして運ぶ１つの方法を**図 14.5** に示しています．

図 14.6，7 は，中等度の痙縮をもつ年長の子どもを，どのようにして抱っこして運ぶのかを示しています．

この姿勢では，子どもの背部を伸展し，下肢を分離し，さらに股関節の伸展と外側への回旋を保持することができます．

動揺性のある子どもを抱っこして運ぶ

子どもを抱き上げる前に，子どもの下肢を曲げ，手を真ん中にもってきてひとまとめにします．子どもを横向きにするか，あるいはまっすぐに引き起こすか，どちらかやりやすい方法で座位にします．**図 14.8～11** は，子どもが頭と肩を上げられるように，必要に応じて骨盤や肩甲帯の安定性を与えたり，腕を前方にもってきたり，介護者や環境と相互作用できるよう脊柱を伸展したりして，子どもを運ぶ良い方法を解説しています．

抱っこして運ぶのは最小限にすべきです．抱っこは時間の短縮にもなりますし，注意を促すため

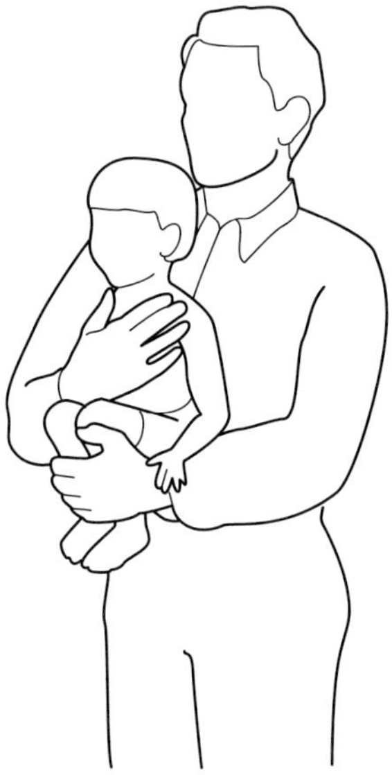

図 14.8　必要に応じて骨盤支持と肩甲帯支持をして動揺性のある子どもを抱っこして運ぶ.

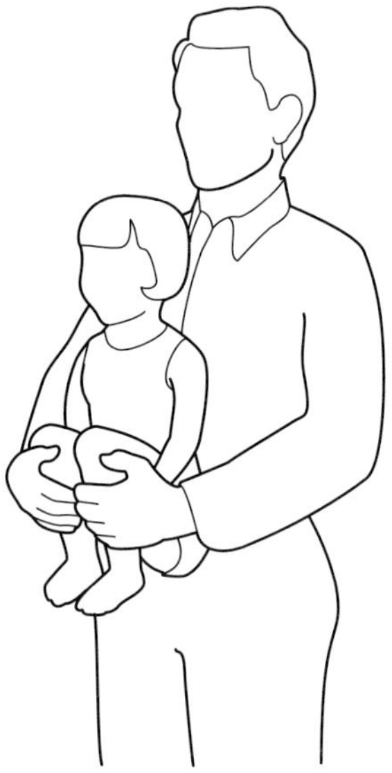

図 14.9　必要に応じて骨盤支持と肩甲帯支持をして動揺性のある子どもを抱っこして運ぶ.

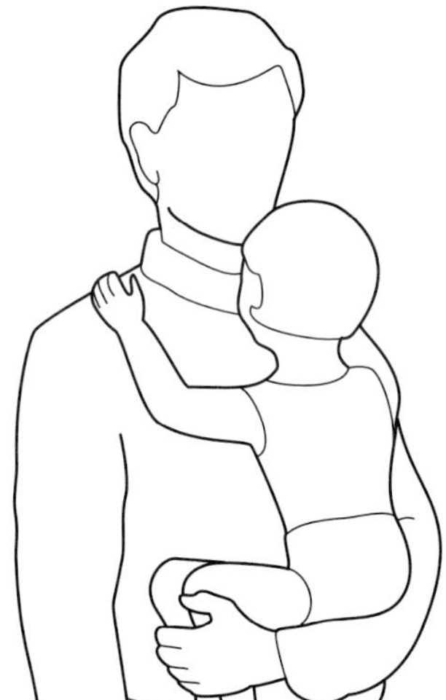

図 14.10　必要に応じて骨盤支持と肩甲帯支持をして動揺性のある子どもを抱っこして運ぶ.

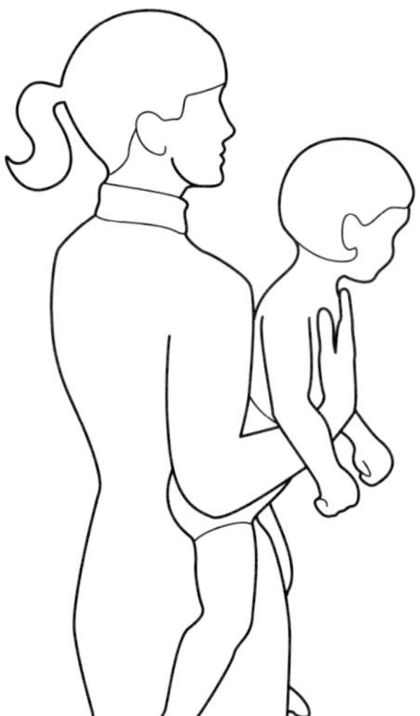

図 14.11　必要に応じて骨盤支持と肩甲帯支持をして動揺性のある子どもを抱っこして運ぶ.

の口答指示に対する反応で行われるものでもあるので，介護者はしばしば子どもを抱っこして運びます．しかし，抱っこして運ぶときはいつも，子どもの自分で動く機会を奪っていること，また，介護者自身，自分の腰背部に負担をかけていることを忘れてはいけません．

装置（補助具）

担当のセラピストは，家でのハンドリング装置について話すかもしれません．両親や介護者は，子どもの世話をすべて自分の責任でやらなければいけないと感じているので，装置を用いることを

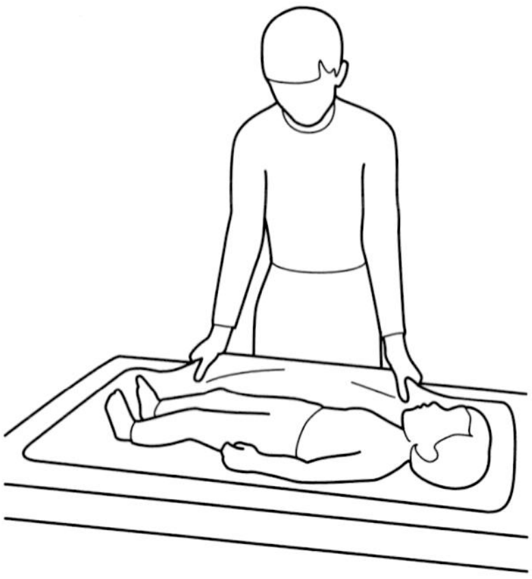

図 14.12　スライドシート.

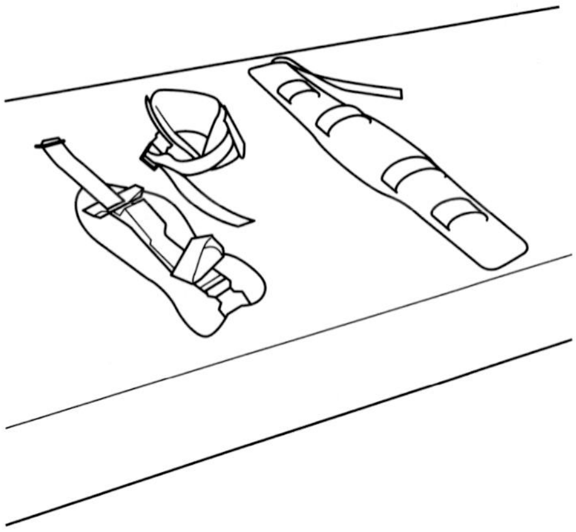

図 14.13　ハンドリングベルト.

なかなか受け入れようとはしないでしょう．しかし，そのような装置は，将来一緒に家庭生活を楽しむことができるように，親と子どもの両方を保護してくれることになるでしょう．結局のところ，もし両親や介護者が腰背部を痛めたら，誰が子どもの世話をしてくれるのでしょうか？

両親や介護者は，託児所，学校，あるいは一次預かり施設において，子どもは法律によって移動とハンドリングを評価されていたかもしれないと気づくでしょう．ある活動からほかの活動への移行，あるいはある器具からほかの器具へ動くあいだも，子どもやハンドリングをしてくれる人々にリスクがあるかどうかは評価によって明らかにされるべきです．評価の結果，子どもはこれらの環境においてはハンドリング装置を使っているかもしれません．数例をあげると，スライドシート(glide sheet．**図 14.12**)，ハンドリングベルト(**図 14.13**)，トランスファーボード(transfer board．**図 14.14**)，あるいは吊り上げ用のボードなどです．

学校やセラピー部門では，子どもが立位保持装置，治療用のソファー，あるいは水治療法のプールを利用できるようにするために介護(助)用リフトを所有しているかもしれません．

年長になり，身長が伸び，体重も重くなったとき，ソフトプレイルームや介護用リフトの設備を

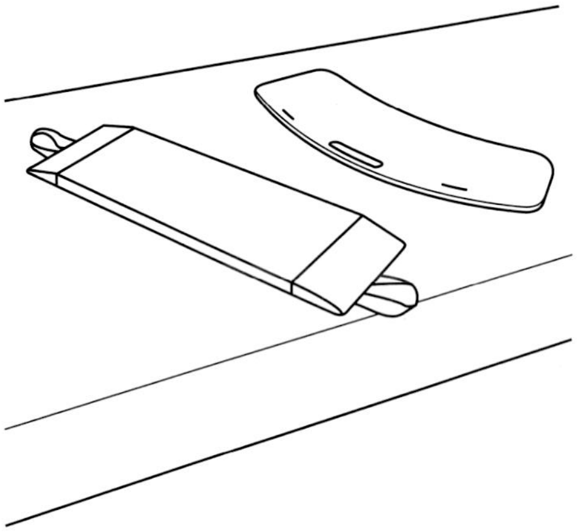

図 14.14　トランスファーボード.

備える多重感覚刺激の部屋があると，子どもが利用し続けられ，有益かもしれません．

学校ではこのような装置を使用しているにもかかわらず，家ではそのいずれをも使用していないかもしれません．しかし，このような装置は日常の活動のなかで親や介護者を援助できるかもしれませんし，子どもが動かされる際には一定の方法を与えると思われるので，この可能性について担当のセラピストと話し合ってみたくなるでしょう．

将来，介護用リフトが必要であるかどうかを考慮するとき，しばしばあらかじめ計画を立てることがあります．障害の内容によっては，子どもは，足に体重を乗せて立位移動を行う機能的能力に到達しないかもしれません．それと同時に，子ども

は，時間とともに移動するための立位機能を失ってしまうかもしれません．そして，ある場所からほかの場所に移動するのに介護者の援助に依存してくるでしょう．

もし子どもが介護用リフトを必要とする可能性が高いなら，家庭への適用が必要になるかもしれません．介護用リフトを配備する前に，どのような作業に用いられるのかによって，どのようなサイズや型のスリングが必要であるかを十分に評価しなければなりません．

子どもをベッドから持ち上げて椅子へ移す手順

1. できるだけ介護者が介助しやすい高さにベッドを上げます．
2. 吊り上げ用のスリングを半分の長さに巻きます．
3. 必要に応じて，子どもの頭，肩，骨盤を支え，子どもを横に寝かせます．
4. 子どもの身体の下にスリングを半分敷きます．
5. 子どもを反対側に向かせます．
6. ベッド上でスリングが平らになるように，子どもの身体の下に広げます．
7. レッグサポートを子どもの下肢の下に置きます．
8. 介護用リフトを子どもの近くに寄せます．
9. スリングの輪が取り付けやすいように，介護用リフトを下げます．
10. 子どもをベッドから持ち上げる前に，スリングが正確に位置していることを確認してください．
11. 介護用リフトと子どもを動かすときには注意して，介護用リフトが子どもの椅子の上にくるように動かしてください．
12. 椅子の上に，慎重に子どもを降ろしてください．
13. スリングの輪を介護用リフトから取り外してください．
14. スリングを子どもの身体の下から取り除いてください．

以下に，子どもをベッドから吊り上げて椅子へ移すおもな手順を，イラストを用いて示します．

手順 1

子どもをベッドから吊り上げて椅子へ移すときは，場所を準備し，すべての必要な器具が手の届くところにあることを確認してください．電動介護用リフトが充電されていて使える状態であることをチェックしてください．そして，スリングを使う前に，すべての縫い目が完全な状態であるかどうかを確認してください．介護用リフトのスリングを，向こう側に向って縦に巻いてください．

手順 2

吊り上げ用のスリングをできるだけ子どもの身体の近くに置いて，その側に子どもを寝かせます（図 14.15）．もしあなたが1人で作業をしているのなら，ベッドの反対側の柵が固定されていることを確認してください．もし2人で作業をしているのなら，もう1人の介助者が，ベッドを挟んであなたと反対側に立っていることを確認してください．

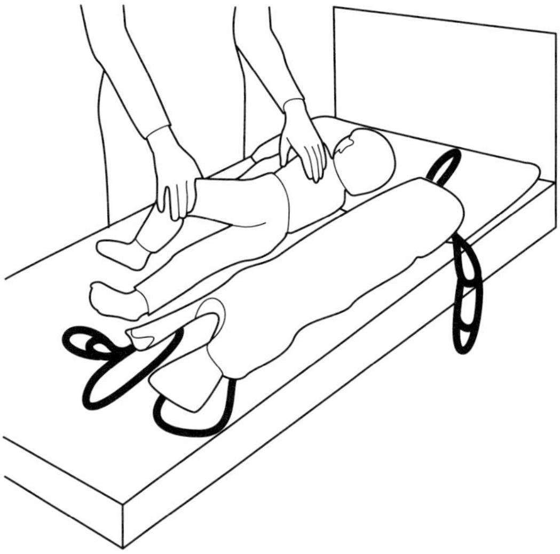

図 14.15　子どもをベッドから吊り上げて椅子へ移す（手順 2）．

手順 3

吊り上げ用のスリング上で，子どもが向こう側を向くようにしてください（**図 14.16**）.

手順 4

子どもの身体の下に吊り上げ用のスリングを広げてください（**図 14.17**）

手順 5

置かれたスリングの上に確実に乗るように，子どもを仰向けで寝かせてください（**図 14.18**）.

手順 6

レッグサポートを子どもの下肢の下に置き，スリングの輪あるいは留め金を介護用リフトに取り付けてください（**図 14.19**）.

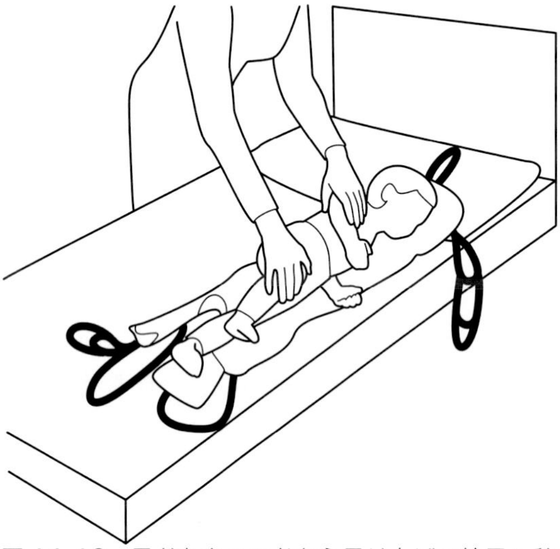

図 14.16　子どもをベッドから吊り上げて椅子へ移す（手順 3）.

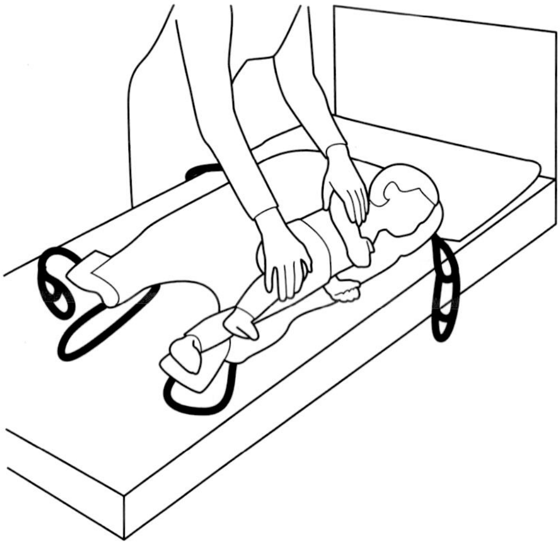

図 14.17　子どもをベッドから吊り上げて椅子へ移す（手順 4）.

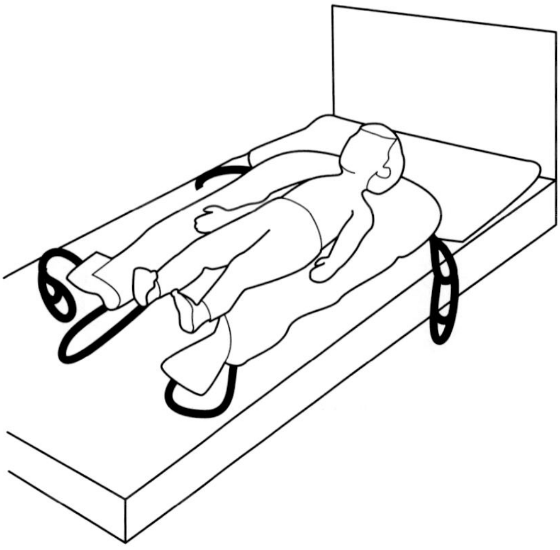

図 14.18　子どもをベッドから吊り上げて椅子へ移す（手順 5）.

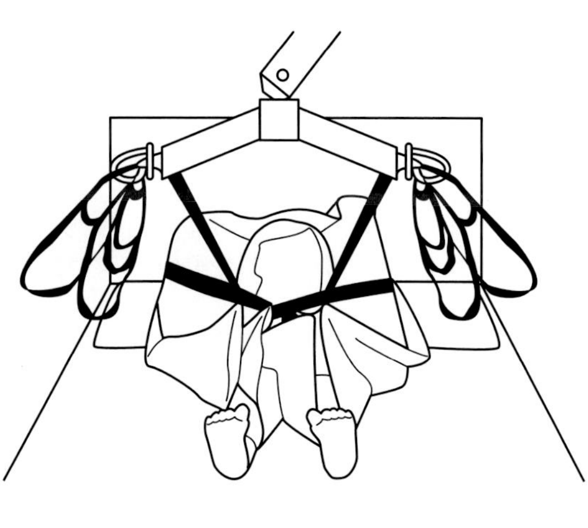

図 14.19　子どもをベッドから吊り上げて椅子へ移す（手順 6）.

手順 7

子どもが正確に横になっているかを確認して，徐々に支持面から子どもを持ち上げ始めます（**図 14.20**）．もしスリングに問題があれば，子どもをベッドに降ろして，もう一度必要な調整を行ってから持ち上げてください．

手順 8

子どもの椅子の前で，所定の位置に向かって，慎重に介護用リフトを操作してください．側面に立つと，ポール上に置いた片手とまっすぐなフレーム上に置いた手で介護用リフトを回すのが比較的容易になります．所定の位置に移ったら，徐々に子どもを椅子の上に降ろしてください．介護用リフトからスリングの輪あるいは留め具を取り外して，子どもの身体の下からスリングを取り去ってください．

両親と介護者は，子どもの世話を援助するためのものとして，家の中における介護用リフトの有用性を発見するかもしれません．すべての介護者は，家庭内環境における，正確かつ安全な装置の使用方法に関するトレーニングを積むべきです．そして子どもは，持ち上げられることを徐々に経験し，それに慣れ親しんでいかなければなりません．

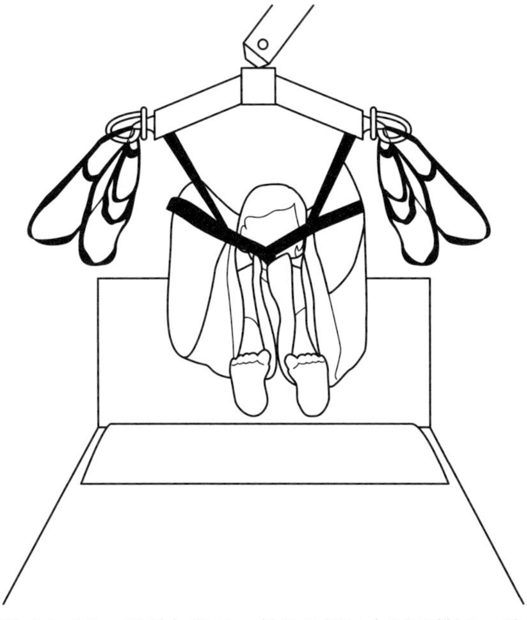

図 14.20　子どもをベッドから吊り上げて椅子へ移す（手順 7）．

介護者のためのトレーニングには以下のものがあります．

1. ハンドリングに備えて環境を調整する方法．
2. 吊り上げ用のスリングを子どもの身体の下に敷く方法．
3. スリングを介護用リフトに取り付ける方法．
4. 介護用リフトの操作方法．
5. 介護用リフトを使用して，子どもを安全に動かす方法．
6. 緊急時にするべきこと．
7. 介護用リフトの手入れ方法．

メモ：介護用リフトを使用することで，子どもを動かす際のリスクを必ずしもすべて取り除けるわけではありません．介護者は，介護用リフトを使用するときに装置が腰背部を確実に保護するように，自身の姿勢を認識しているべきです．

抱き上げと移動作業

子どもを介助するのに最も難しい場所の1つが浴室です．浴室は低くなっており，子どもは浴室で介助されるとき濡れていて滑りやすくなっています．この状況での介護者の姿勢は最も重要です．もしこの作業を援助するためのリフトがないのであれば，介護者は，浴室の端にひざまずくことで，子どもの身体を洗うために前かがみの姿勢で立たないようにするべきです．浴室，シャワールーム，あるいはトイレへの出入りは非常に問題になります．すべての子どもはおかれている環境

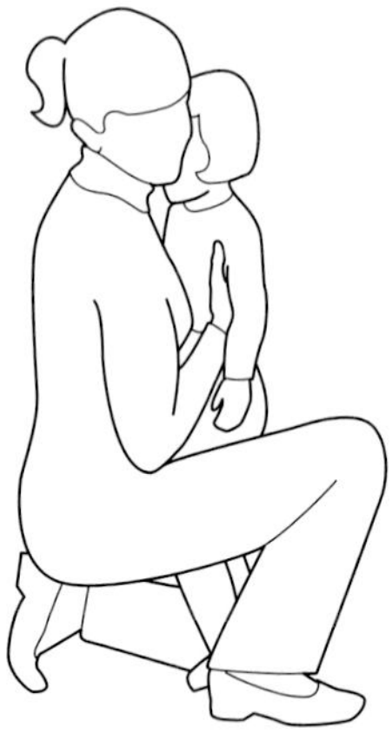

図 14.21　子どもを床から抱き上げる手順.

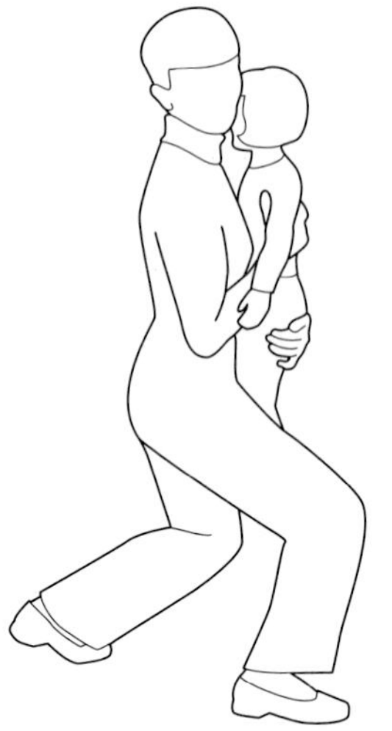

図 14.22　子どもを床から抱き上げる手順.

のなかで評価され，それぞれのニーズに合った機器が供給されなければなりません.

床から年少の子どもを抱き上げる

低い位置から高い位置へと１回の動作で子どもを動かさなければならないとき，高くした床面や高さ調節可能な床面を使えない場所では，的確なハンドリングと姿勢認識があると，そのような動作における介護者への負担を軽減することができます.

床の上に敷かれた更衣用のマットの上に子どもを下ろしたり，マットから子どもを抱き上げたりすることは，介護者の腰背部にとってのリスクとなりえます．できるだけ，介護者は，子どもの近くにひざまずくようにします．子どもの骨盤の下に一方の手を置いて，介護者の前腕の上に子どもを乗せてください．そして子どもを介護者の身体に近づけて持ち上げてください.

それから介護者は，必要に応じて子どもの抱き方を調整して片膝立ちになります．段階的に床から持ち上げて，自分の姿勢を意識しながら立ち上がります．**図 14.21～23** は，介護者が子どもを抱っこして立ち上がる様子を示しています.

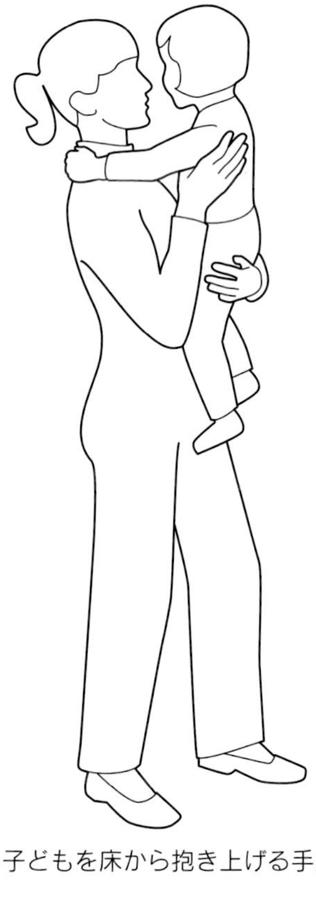

図 14.23　子どもを床から抱き上げる手順.

ベッドから年少の子どもを抱き上げる

年少の子どもをベッドから抱き上げることでさえ，介護者の腰背部へのリスクとなります．それらのリスクを軽減するために，早期の段階から注意深いハンドリングが奨励されるべきです．環境を操作することや，抱き上げの補助として自分の身体を使って介護者自身の姿勢を調整することが，懸念されるリスクを軽減するのに役立ちます．

以下に，ベッドから子どもを抱き上げるおもな手順を，イラストを用いて示します．

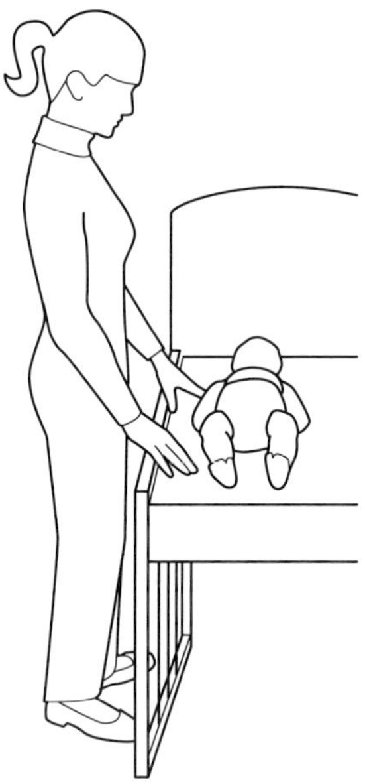

図14.24　ベッドから子どもを抱き上げる（手順1）．

手順 1

環境を整えます．ベッドの側面を下げてください．自分自身も準備します．自分の姿勢を調整し，足を運動方向に置いてください．膝をわずかに緩め，脊柱をまっすぐに保持してください（図14.24）．

手順 2

子どもの身体の周囲を抱えてください（図14.25）．

手順 3

子どもを自分のほうに向け，前腕の上に乗せてください（図14.26）

手順 4

もう一方の手を子どもの骨盤の下に置いて抱き上げ，自分の身体の近くに保持してください．（図14.27）．

手順 5

子どもを自分の身体に近づけたまま，抱き方を調整してください（図14.28）．

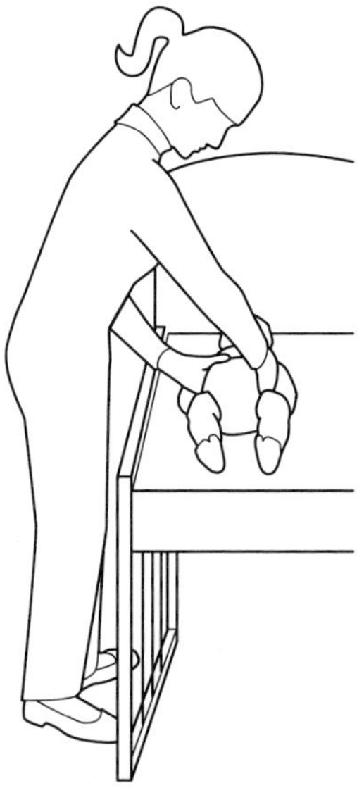

図14.25　ベッドから子どもを抱き上げる（手順2）．

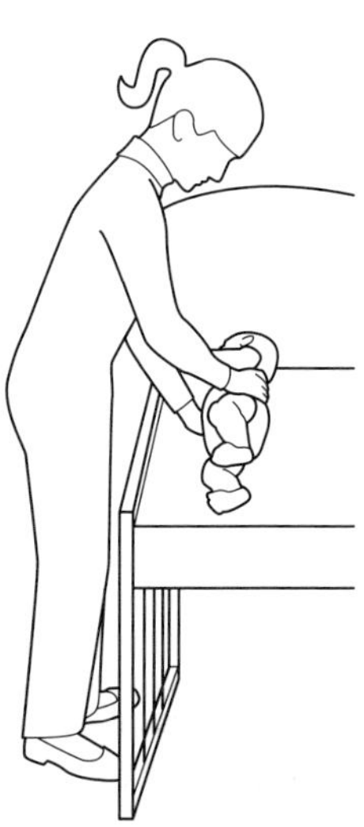

図14.26　ベッドから子どもを抱き上げる（手順3）．

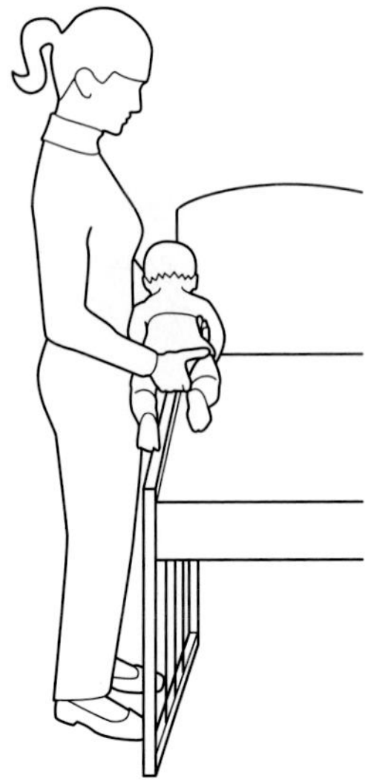
図 14.27　ベッドから子どもを抱き上げる（手順4）.

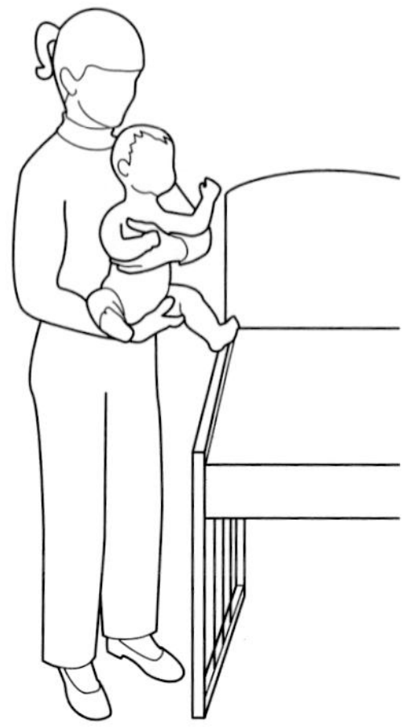
図 14.28　ベッドから子どもを抱き上げる（手順5）.

バギーあるいはベビーカーから子どもを抱き上げる

バギーから子どもを抱き上げるとき，介助をしながら自分の姿勢について考えることが重要です.

手順 1

介護者の身体を子どもの高さに下げてください．バギーと並んでひざまずいてください（図 14.29）.

手順 2

前腕の上に子どもを寄りかからせ，そして静かに子どもをバギーから出しながらもう片方の手を子どもの骨盤の下に置きます（図 14.30）.

手順 3

子どもを自分の身体の近くに寄せ，必要に応じて手の把持の仕方を調整してください（図 14.31）.

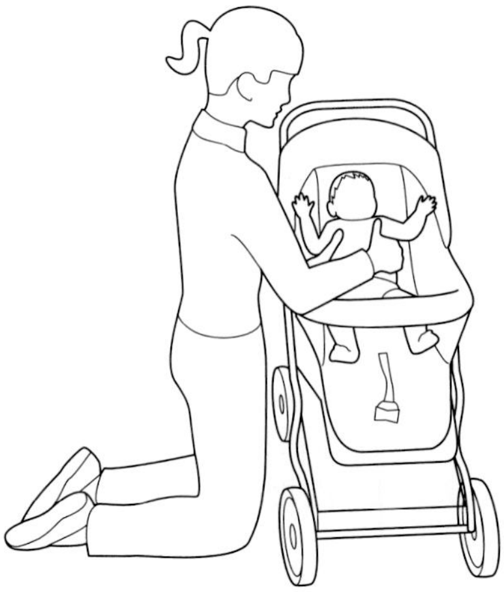
図 14.29　バギーから子どもを抱き上げる（手順1）.

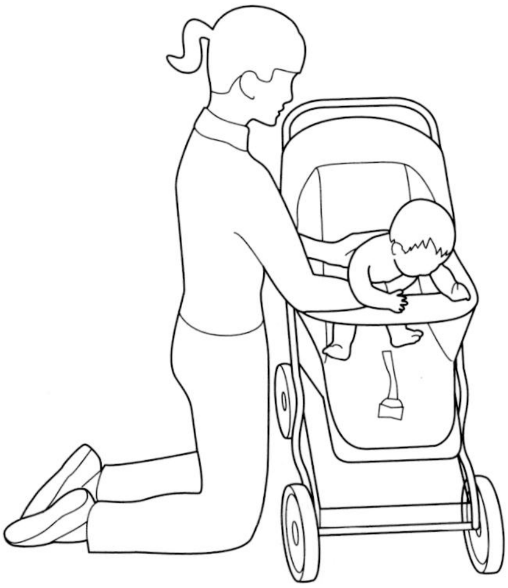
図 14.30　バギーから子どもを抱き上げる（手順2）.

手順 4

片膝立ちをするために，一方の足を上げてください（**図 14.32**）.

手順 5

立ち上がるために，体重を一方の足からもう一方の足へと移してください（**図 14.33**）.

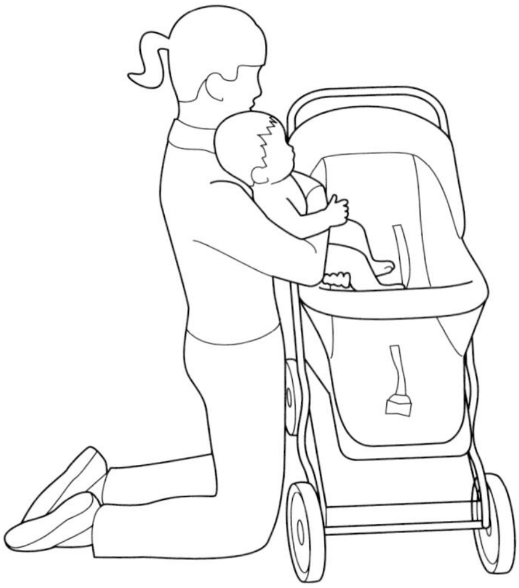

図 14.31　バギーから子どもを抱き上げる（手順 3）.

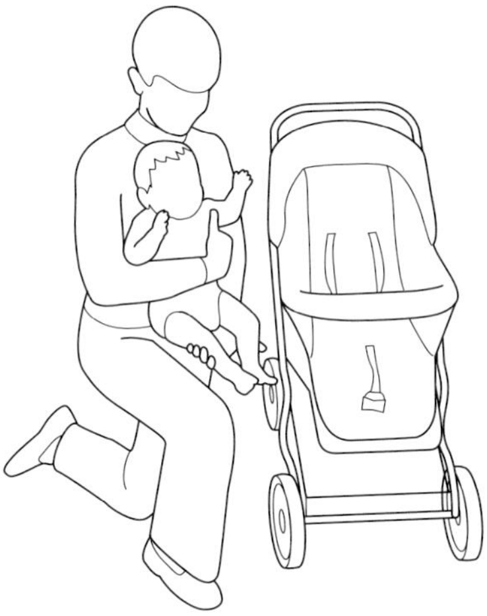

図 14.32　バギーから子どもを抱き上げる（手順 4）.

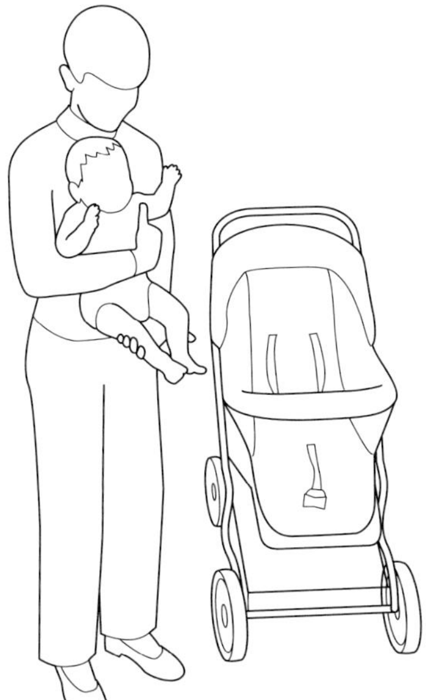

図 14.33　バギーから子どもを抱き上げる（手順 5）.

特別な椅子で子どもをハンドリングする

もし子どもが特殊なシーティングシステムを使っているのなら，ぴったりフィットしたシーティングシステムの特徴から，一般に，子どもの周囲に介護用リフトのスリングを置くのは難しいかもしれません．最近では，良質な絹タイプの生地から作られているスリングがあり，これらを用いると，特定の場所に滑り込ませるのが非常に簡単になります．スリングを置くことは，非常に多くのハンドリングを伴うため，介護者はそのあいだに自分自身の姿勢を認識しなければなりません．若干のスリングは置かれたままになりますが，もし子どもの皮膚が敏感でケアが必要であれば，このことは担当のセラピストとスリング製造業者に最初に説明したほうがよいでしょう．

子どもに介護用リフトを用いる前に，製造業者は，セラピストあるいは供給会社の代表者から，子どもの個々のニーズについての十分な評価を与えられなければなりません．可能なら，設備が共用できるように介護用リフトを決定すると，学校や一次預かり施設と連携するのにしばしば有効です．

子どもを抱き上げて運ぶことへの感覚や認知障害の影響

子どもを抱き上げるときは，手で持ち上げるか，機械的手段を用いるかどうかにかかわらず，子どもが動きに対してどのように反応しようとしているのかを考慮しなければなりません．

子どもは，自分に何が起ころうとしているのかを知り，そのような活動について決定する権利をもっています．なぜ抱き上げられ，あるいは運ばれる必要があるのか，そしてどのように，いつ抱き上げられたり運ばれたりするのかについて子どもと一緒に話し合うことが大切です．子どもには，誰が抱き上げて運ぶのかについての選択と，その過程をとおして子どもが対処できるだけのコントロールが与えられるべきです．たとえば，もし子どもの上肢機能が良好なら，介護用リフトで移動するあいだに自分でコントロールボタンを操作できるかもしれません．

視覚障害のような障害を有している感覚障害児は，介護者が装置と一緒に近づいてくるのを見ることができないかもしれないので，突然触れられたり動かされたりすると驚くかもしれません．子どもが自分自身を調整し準備できるように，介護者は，いまから何が起ころうとしているのか，そしてどこに動かそうとしているのかを正確に説明しなければならないでしょう．

聴覚障害児は，介護者が適切な視覚的合図を与えるか，あるいは適切なコミュニケーションの方法を用いない限り十分に準備できないかもしれません．

車いす上に取り付けたコミュニケーションエイドを使っている子どもは，持ち上げられたときにもはやこれらを利用できないかもしれませんし，これから行われる動きに対する準備がまだできていないことを介護者に告げることができないかもしれません．子どもが，何を望んでいてどのように感じているのかを伝える機会がもてるように，コミュニケーションエイドを取り外す前に子どもと話し合ってください．

学習障害をもっている子どもは，何が起こるのか，あるいは何が求められているのかを理解しないかもしれません．何が起こっているのかを子どもが理解できるように，いい方を工夫するか，あるいはジェスチャーを用いてみてください．

知覚処理能力に問題をもつ子どもは，持ち上げたり動いたりする課題が困難であることに気づくかもしれません．もし子どもが，移動する距離や，深さ，そしてスピードの見当をつけることができないか，あるいは左右がわからないのなら，指示に従ったり，どれだけ離れていてどのくらい速く動くのかを判断したりするのが難しいかもしれません．介護者は，子どものために，これらの問題に気づいて，やり方の準備やハンドリングを調整する必要があります．

介護者がどのように子どもに近づくか，そしてどのような声をかけるかということが，持ち上げたり運んだりするときの子どもの反応に影響するかもしれません．重度のCP児で筋緊張が亢進している場合，大きな声で話しかけたり，突然話しかけたりするとびっくりしてしまうかもしれません．このことは，筋緊張がさらに増加する原因となり，彼らが動くのをいっそう難しくするでしょう．逆に筋緊張が非常に低い子どもは，刺激的で活発な働きかけをすることで彼らの筋緊張を少し上げられるのなら，動きに対してより準備を整えられるようになるでしょう．

動きが起こるスピードは，子どもがそれにどのように反応するのかということに影響するかもしれません．介護者はどのくらい速く，あるいはゆっくりと作業を行い，そしていま起こっていることに適応する時間を子どもに与えられるかを慎重に判断しなければならないでしょう．

介護者は，常に障害のために痛みを経験している子どもに気づいて，それをできるだけ最小限にしなければなりません．

持ち上げそして移動が行われる環境はまた，子どもが操作に対して反応する方法に大きな影響を与えます．もし，子どもの周囲であまりにも多くのことが起こっていたり，突然彼らを驚かせるかもしれない音がしたりするために子どもが作業に集中できないなら，その作業を行うのは非常に難しくなるでしょう．彼らの筋緊張と姿勢は，環境からの刺激に反応して変化するでしょう．そしてこのことが彼らを持ち上げ動かすことをいっそう難しくするかもしれません．もし後方で本当に興味深いことが起こっているなら，子どもは，介護用リフトのスリングの周りをグルグル動きまわって，より良い視界を得ようとするでしょう．これは危険です．介護者は操作手順に従いながら危険を少なくする環境を整える必要があります．

持ち上げ作業がすべて終了したあとに，介護者はどれくらいうまくできたか，そして今後どのような改善の余地があるかについてじっくり検討するべきです．子どもを抱っこし，運び，動かすことは，子どもにとって受け身的な経験であってはいけません．またそれは，いまあるいは将来，両親や介護者の腰背部を損傷させるリスクがあってもいけません．

謝辞

本章のイラストの元になった写真を撮影してくれたヘレン・カラム（Helen Cullum）に感謝の意を表します．

第 15 章

15

トイレトレーニング

Anne J Wright・Rosie Kelly

章の内容

トイレトレーニングは親子にとって難しい時間であり，日中，子どもが清潔で，おもらしをしなくなるのにかかる時間は個々でかなり異なります．そのコツは，あなたが進行が遅いと失望していることと，子どもが上手にできたと褒めることのあいだで釣り合いをとることです．一部の脳性まひをもつ子ども（以下，CP 児）では，健常児と同じ時間枠内でトイレトレーニングが達成されます．両まひで学習障害のない子どもでは，7 歳までにトイレトレーニングが達成されることが期待されるという研究が示されています（Roijen ら 2001，Wright ら 2002）．四肢まひで学習障害のある子どもでは，トイレトレーニングにより長い時間が必要となります．それでも，トイレトレーニングは，自立と社会的受容を可能にする，子どもの一生において重要な発達指標です．

一般に腸管の抑制能力は，膀胱の抑制能力より前に達成されます．そして，トイレトレーニングを手伝うために，これら基礎的排出機能の理解を進めることが役立ちます．

基礎的腸管機能

腸管もしくは胃腸管は，体内で食物と流体栄養分を取り扱うシステムです．それは口から肛門への，幅広く単一の連続するシステムです．そして，波状の筋肉収縮活動に従って，食物を押し出すこと（蠕動（ぜんどう））のできる管状の構造です（**図 15.1**）．食物は口をとおして胃腸に入ります．それは食道を通って胃に落ちます．胃に食物が入ると，自動的に，食物が入る余地を作るために腸管がより低い方へと下がり，有用で自然な胃の反射活動が起こります．これは胃結腸反射とよばれ，この反射

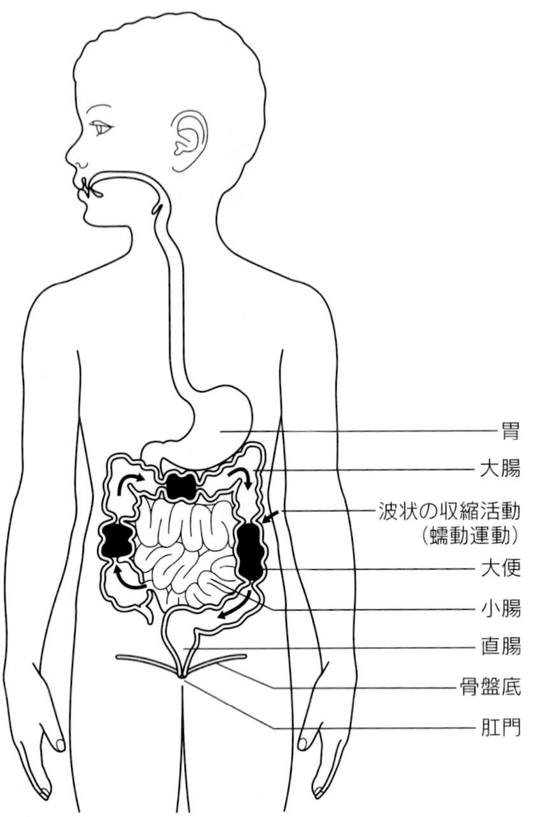

図 15.1 大腸での便形成を伴う胃腸管系.

により，食後約 15～20 分に，子どもをおまるに座らせることで排便のトイレトレーニングが有効にできるようになります.

食物は胃に入ったあと，小腸へ入ります．小腸では，一連の消化過程が身体に吸収される栄養分の抽出を可能にします．小腸での消化のあと，残っているものの多くは老廃物であり，これは液体泥漿として大腸へ移動します．次々できている便（いわゆる“うんち”）を移動させるために蠕動運動している一方で，大腸は液体泥漿から水分を抽出します．大腸の終末に達するころ，それらは固まっているが軟らかい状態となっているため，容易に腸に沿って移動させることができます．便は大腸の終末で直腸に入ります．直腸の出口は肛門であり，これは栓のように活動する 2 つの括約筋からなります．上部にある内肛門括約筋は不随意的コントロール下にあります（平滑筋）．一方，下部にある外肛門括約筋は随意的コントロール下にあり，骨盤底の一部であり，骨格筋からなります．この骨格筋は，脳性まひによる影響を受けるかもしれません．便が直腸に入るとき，直腸は収縮し，内肛門括約筋へ便を押し下げます．排便する必要があることを知らせるために脊髄神経を経由して脳へメッセージを送る神経終末によって，私たちは内肛門括約筋の真上にある便の存在が感じられます．この点で各個人には 2 つの選択肢があり，それは以下の通りです．(1) 私たちはトイレに行き，腸を空にすることができます．(2) もし不都合であるなら，随意的に外肛門括約筋を圧搾することで便を直腸へ押し戻すパターンを保持しながら働かせることができ，時間を稼ぐことができます．しかしながら，直腸は貯蔵する臓器ではなく，短期間とどめておく臓器です．そしてそれは，肛門の中に反射的に便を押し込み続け，常にトイレに行く必要があると意識させます.

排便のあいだ，外肛門括約筋は自発的に弛緩し，内肛門括約筋の弛緩とともに直腸の収縮は，便の排出を可能にします．もし便が正確な硬度であれば，排出は難しくありません，また，子どもの肛門を傷つけることもありません．脱糞もしくは排便することは，排尿することよりも自然で時間のかかる過程です．多くの便は，たくさんの塊で直腸へ運ばれ，一般により多くの“うんち”として存在し，それは子どもに，忍耐強く座って，最初の塊が出たあとに続いて便が排出されるのを待つことを要求します．“うんち”の量は食事に関連するので，ミルクを与えられる赤ちゃんは，頻繁にうんちを出す傾向にあります．乳児が離乳し，食事が固形物に置き換えられると，時間とともに頻度は減少し，1 日 3 回から 1 日おきのあいだで脱糞が起こるのが正常になります.

健康な腸のために不可欠な構成要素は，容易で痛みのない便の排出ができるような正常な便の硬度，運動および規則的で完全な脱糞です．これらの要因は，健全で適切なときに，腸管からの老廃物を排出することを可能にします．水分と食物繊維は，便が適切な硬さになるのに重要であり，乾燥しすぎて硬くなること，また腸管にとって排出するのが難しくなることを防ぎます．運動は，便を直腸に運ぶのを助けるので有用です．

規則的で完全な脱糞は，定期的な老廃物の排出と増大の防止を確実にします．その過程は，子どもたちにとって，不快もしくはみじめなことではないので，腸管からのメッセージに反応する気になるような場所で健全な排泄練習を行うことにより達成されます．

基礎的膀胱機能

尿は腎臓で産生されます．腎臓は，連続的な血液の清浄もしくは洗浄，毒素の除去，水分と塩分のバランスコントロール（ホメオスタシス機能）によって，体内における非常に重要な排泄機能を実行します．この結果，（排泄機能は）血液から必要のないすべての老廃物を除去し，液体状の尿を産生します．腎臓は，昼夜をとおして，しずくのような様式で尿を絶えず産生します．尿は，腎臓から落ちてくる尿のしずくを膀胱（風船状の貯蔵器官）に移動させる尿管とよばれる導管で集められます．膀胱はその容量に達するまで尿が溜まったとき，より大きくなり，脊髄神経を介して感知され，尿を排出する必要性の警告を脳に伝えます．膀胱の底は，蛇口のような２つの括約筋からなっています．上部にあるのは，不随意的コントロール下にある，平滑筋からなる内尿道括約筋です．一方，下部にあるのは，随意的コントロール下にある，骨格筋からなる外尿道括約筋です．そのうち１つは，膀胱がいっぱいになっている一方で，絶えず閉じています．このことは，私たちが，失禁することなくいられることを可能にしています．骨格筋は脳性まひの影響を受けます．後述の排尿のトイレトレーニングは，外尿道括約筋の弛緩によって随意的に始められます．そして膀胱の筋肉（排尿筋）は，連続的な流れで尿を体外に排出し，尿道とよばれる短い出口の管をとおして絞り出すときに収縮します．腎臓から尿を排出して空にすることは短い過程（分というより秒単位）であり，腎臓は，排尿が止まる前に完全に空になるように常にプログラムされています（**図15.2**）．

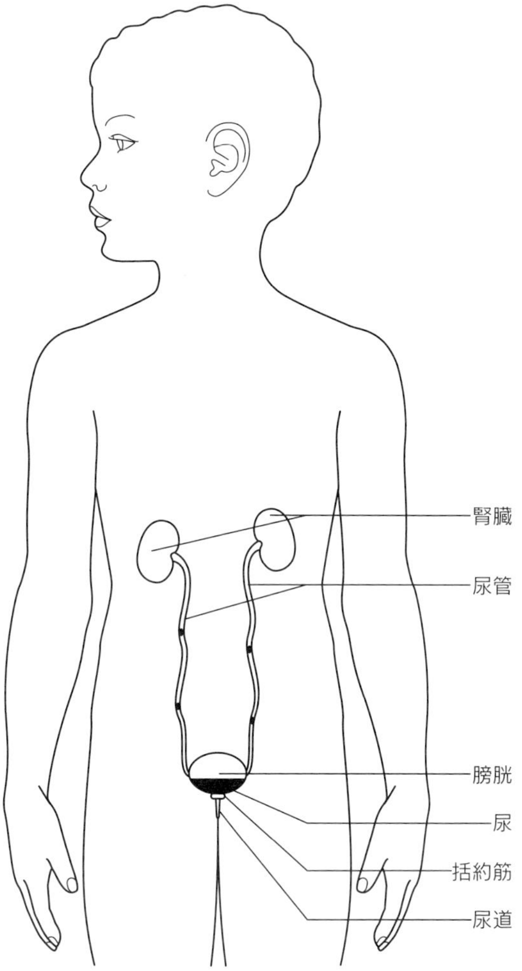

図 15.2 泌尿器系．

赤ちゃんの膀胱（30～60 ml）は大人のもの（平均容量 400 ml もしくはそれ以上）よりも明らかに小さく，膀胱を空にする要求は，膀胱のサイズと同様に，飲んだ液体の量により影響を受けます．赤ちゃんは排尿が頻繁です．それは１日に 20 回以上です．子どもが年を重ねるにつれて，５歳以上までにはこの頻度は減少し，平均的な子どもで

1日の排尿は5～7回になるでしょう．直腸とは異なり，膀胱の主要な機能は貯蔵器官としてあることで，排尿から排尿までのあいだ，ほとんどの時間を持尿に費やしています．このシステムにより，適切な時間と許容できる方法で，尿を体外へ排出することができます．尿は皮膚にとって有毒なので（おしめによる湿疹で明示されるように），膀胱のシステムが効率的に働くことはとても重要です．

健全な膀胱機能の構成要素には，十分な水分摂取とすぐに応答する排泄が含まれます．便秘は正常な膀胱機能を崩壊させ，尿路感染症の素因となるので，健全な腸管はまた，膀胱機能にとっても重要になります（後述の「便秘」の項目を参照してください）．

腸管・膀胱機能の随意的コントロールの達成

腸と膀胱の括約筋と関連づけられ要求される排泄活動を意識的に管理することを学習するのと同様に，排便もしくは排尿の必要を示す腸と膀胱からの感覚の認知は，トイレトレーニングをするとき，子どもたちが到達する過程です．これはむしろ，座って話をすることを学習するような，神経システムの成熟を含む正常な神経発達上の過程です．神経システムの準備が整う以前にトレーニングを受けることは悪くはありませんが，不適切な早期のトイレトレーニングの試みは失敗を約束し，子どもと親の双方に挫折感や幻滅感を生むかもしれません．すべての発達上の指標のように，これが起こるという年齢で多くの変化があり，発達上の年齢は暦年齢よりもさらに重要です．2～2歳半の年齢以前にトイレトレーニングを開始すべきでないことが，現在一般的に認められています．しかし，一部の子どもは，このタイミングより早くトレーニングを行い，一方で，トレーニングまでに長い時間がかかる子どももいます．年齢の範囲を規定する以上に有用なのは，明確な準備指標の評価です．以下に，トイレトレーニングの成功を示すような基礎的構成要素の有用なチェックリストを示します．これらの要素がみられるほど，よりよいとされます．

トイレトレーニング準備のチェック

1. 数分間，1人でもしくは支えがある状態で，安定した位置で座ることができます．
2. 夜間の排泄が自然に止まっています．
3. 便が硬くならずに形成されますが，便秘ではありません．
4. 普通1時間以上はおむつが乾いた状態です．
5. おむつが湿っている，もしくは固くなっていることを知覚します．
6. 単純な指示が理解できます．
7. 言葉，音，ジェスチャー，目で示す方法，または図を示す方法によって，あなたもしくはもう1人の介護者に，自分のニーズを知らせることができます．
8. おまるやトイレが何のためにあるのかを理解できます．

ときどき，準備の指標について確信するのが難しいことがあります．もし確信がないならば，適切な専門家と問題点を協議することは価値があります．なぜ子どもに正常な感覚がないのか，もしくはなぜ子どもが硬すぎるか軟らかすぎる便であることに助けを求めないのかの理由について，医師か小児科医は検討できる一方で，担当の理学療法士に，座位保持の問題とポジショニングについて意見を聞くこともできます．子どもにとって，日常生活と社会的発達の自然な部分を観察することは，トイレ行動のモデル化として価値があります．このことは，年上の兄弟もしくは姉妹のトイレ行動を指し示すか，あなたが実際に説明することによって行うことができます．それは，理解し，使用し，始めるための，語彙や単語を子どもに提供する手助けとなり，これはおむつ替えのとき，子ども自身の排泄観察をすることによって実行できます．「まあ，うんちしたのね」「おむつが素晴らしく湿っているね．それはおしっこをしたということなのよ」．誤解や失望を防ぐために，コミュニケーションの適切な意味を見い出し，子どもをケアするすべての人が，子どもとあなたに，同様の表示とコミュニケーション手段を使用することを確実にしてください．

入門

子どもがトイレトレーニングを始める準備ができていて，上記の指標がチェックできたと感じるなら，まず初めに計画の一部を行う価値があります．

安定した日常の取り組み

子どもの日常的な取り組みの観点から，安定している期間を選びましょう．これが，保育所や保育士のようなほかの介護者を含むなら，彼らが同様の計画に参加し実行できることを確認しましょう．異なる場所で異なる取り組みがあることは，子どもを混乱させます．できるだけ，進行中の基準で日常の取り組みに対応させるように試み，週末や休日にそれをやめないようにします．着脱が容易な，軽くて薄い衣服を着る温かい気候のあいだに，トレーニングを始めることを好む親もいます．

日記

1週間の間，日記をつけてみます．子どものおむつが湿るまたは汚れたときを記録します．これは，数日間，頻繁におむつを確認することを意味しますが，それは，おむつを一度外したときに，子どもをいつおまるに誘導するかについていくつかの考えが得られるかもしれません．これは，成功の可能性を増やすかもしれません．規則的なパターンとして出現しなくても心配しないでください．食事後に，おしっこやうんちをするように子どもに勧めることから始めることができます．

おまる/トイレ

適切なおまるを選び，できれば，常に容易に利用でき，目の届く範囲内に設置できることを確認します．もし子どもがすぐにトイレを使いたがるようであれば，どのようにすれば容易に可能かを考える必要があります，また，トイレが2階に1つしかないような困難さがあるなら，出入りが容易な階下のトイレのような選択肢を提供することは大いに価値があるでしょう．

最も重要なことは，おまるもしくはトイレが快適であり，子どもが安心安全で危険がないと感じることです．トイレから落ちる心配は，トイレ動作の妨げとなります．市販のおまるには，いくつかの後方のサポートと，広い縁があります．一部には，トイレ行為を励ましたり，ご褒美を与えたりする，音楽の反応のような特徴をもつものもあります．家庭にあるトイレは一般的なフリーサイズで，子どもにとってしばしばとてもサイズが大きいものです．多くの子どもはトイレを怖がり，それを，未知の行く先へ物を飲み込んでいく，音をゴボゴボ立てる，大きくて白いボウルとみなしています．同時に，それは冷たさや不安定さをも示します．このことは，トレーニング成功の助けとはなりません．補助便座や踏台を使用することは，子どもがより安全で安心するための助けとなります．トイレの中が明るく，暖かいことを確認します（図 15.3）．

おむつ外し

子どもがより確実にトレイを行おうとするとき，まだ紙パンツやおむつを着けているなら，それを外してから始めるとよいでしょう．もし最新

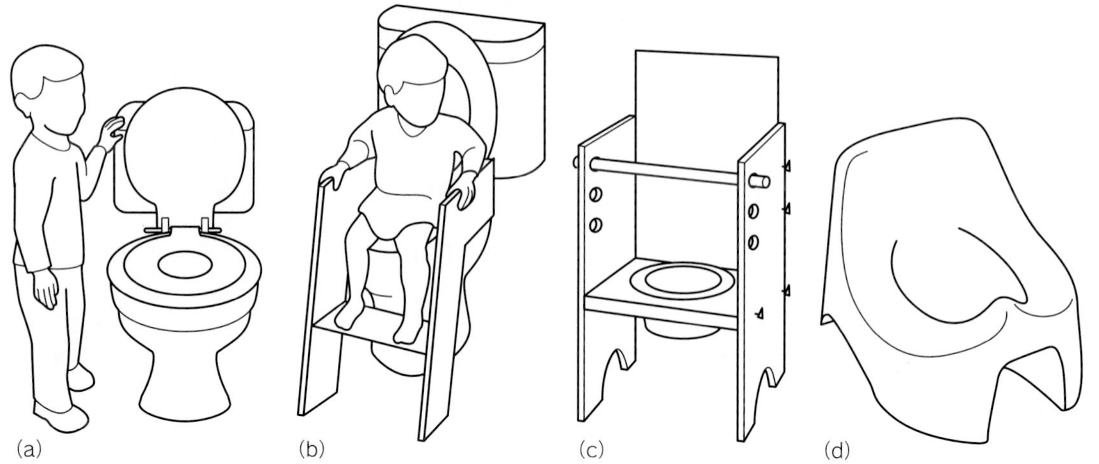

図 15.3 トイレトレーニングの援助のためのさまざまなトイレの工夫．(a) 補助便座．(b) 足部のサポートと手すり付の腰かけ．(c) 全体的なサポートと安全な横手すり付の便座．(d) 広い面のサポートとバックサポートのある便座．

の使い捨てのおむつを使用しているなら，これらの製品はとても吸収力があり，子どもはおしっこしたあとに湿っていることを感じるのが難しいということに気づきます．この場合，湿っていると感じられるように，普通の綿パンツにおむつ，もしくはキッチンペーパーを敷いて子どもにはかせることで援助可能です．のちに，それは，おむつまたは紙パンツを外して，子どもがパンツをはくために役立ちます．失敗は必ず起こるので，数枚の予備のパンツを用意しておきます．

トイレに行くようになると

トイレを使い始めることを知らせ，“うんち”や“おしっこ”が出る可能性が最も高いと思われる食後の数分間，子どもをトイレに座らせることによって，徐々にトイレトレーニングを始めていきます．子どもを数分間は座っているように励ましますが，子どもを長く座らせたままにしないように，また何かを出すように要求しないようにします．さらに，トイレトレーニングの楽しみを作ります．絵本を見たり，一緒に童謡を歌ったり，または blowing bubbles のようなゲームをしたりすることは，子どもが，トイレ行為ができるようになるのを助けるかもしれません．また，もっとリラックスすること，トイレに行くことに興味をもつことも可能にします．時間とともに，トイレでの積極的な結果は必ず褒めて，トレイに行く頻度を増やしますが，子どもが何も出さない，または失敗があった場合でも，少しの失望も否定も示さないようにします．目標とする合理的な日課として，食事のあとや，食事と食事のあいだ，起きたとき，寝るときに行います．

しばらくして，子どもはトイレに座ることを見越して，トイレをする必要を示し始めるでしょう．これは，励まし促すべき大変重要なステップであり，もし子どもがトイレへの出入りのための支援を必要とするなら，この支援は子どもに主導権を与えるために，また失敗を避けるためにできるだけ早急に実施されるべきです．

学習曲線のように浮き沈みがありますが，時間とともに，そして一貫して，安定した進歩がほとんどの子どもに起こります．

CP 児への特別な配慮

座位保持装置（シーティング）

排泄をしているあいだ，効果的な排尿と排便を

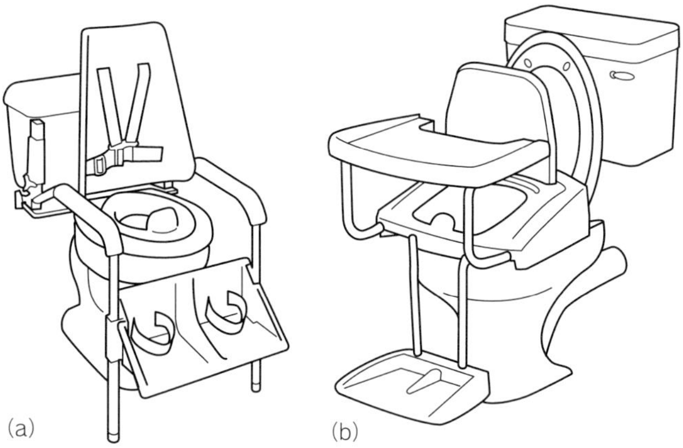

図 15.4 さまざまな専門的トイレシステムは，サポートの程度を変化させて，提供することが可能です．

可能にするために，骨盤底筋と括約筋は弛緩しなければなりません．骨盤底筋の弛緩を最大にするために，体幹の安定性を提供する安定した座位保持装置が必要とされます．理想的には，股関節はごくわずかに屈曲し，大腿部はわずかに離れる（股関節は外転する）べきです．一部の子どもでは，これは，一般のトイレ，補助便座，腰かけを使用することで達成されます．しかしながら，ほかの子どもでは，より多くの支援を必要とするかもしれませんし，専門的なトイレ設備が適切であるかもしれません．これは，トイレ椅子，サポートレール（手すり），もしくはほかの専門的な改造を含むかもしれません（**図 15.4**）．この場合，助言は，座位保持装置や専門的なトイレ設備についての助言が可能な，理学療法士や作業療法士から得られます．

必要な設備が，ほかの家族が使用する際に取り外し可能かどうか確認します．子どもが痙攣を起こすときは，股関節を屈曲し，大腿を離す（股関節を外転する）ような肢位にゆっくり静かに動かすようにします．内転防止パッドは大腿を離して（股関節外転）おくことに有用です．子どもがリラックスし，また良い位置に座るまでのあいだ，待つ必要があるかもしれません．それは，子どもがトイレの機会を得る前に，2，3分以上長く居続ける必要があることを意味しています．子どもがトイレに１人で座る自信を得るまで，トイレの後ろの縁に（一緒に）座り，前方の子どもに支えと快適さを提供することが有用であると考えている親もいます（**図 15.5a**）．または，椅子に座り，親の足のあいだにおまるを置き，その上に子どもを座らせることが有用だと考えている親もいます（**図 15.5b**）．

同様に，トイレで子どもの前に座っていると十分な支持を提供できると考えている親もいます．ストラップと固定装置が器材の一部であるなら，子どもをあまりに長くトイレに座らせておくために使用しないよう，またトイレの縁やストラップが子どもの身体や足に当たらないように注意します．子どもをトイレの後ろに向けて座らせてはいけません（逆向きの座位）．この位置は，子どもを座らせるのを容易にしますが，抱き上げるのが難しく，子どもがトイレから後方に落ちる危険もあります．決して，子どもを，トイレに１人で置いておかないことです．

機動性

子どもが適切な時間と方法でトイレに行くという能力は，長期的に見て，トイレトレーニングの成功を確実にします．まず第１に，家の中で移動させられるおまるを使うことが役立ちます．しかし，一度これが確立され，子どもがより堅実にトイレを使うことへ発展することを必要とするなら，適応のために事前に計画をすることが必要か

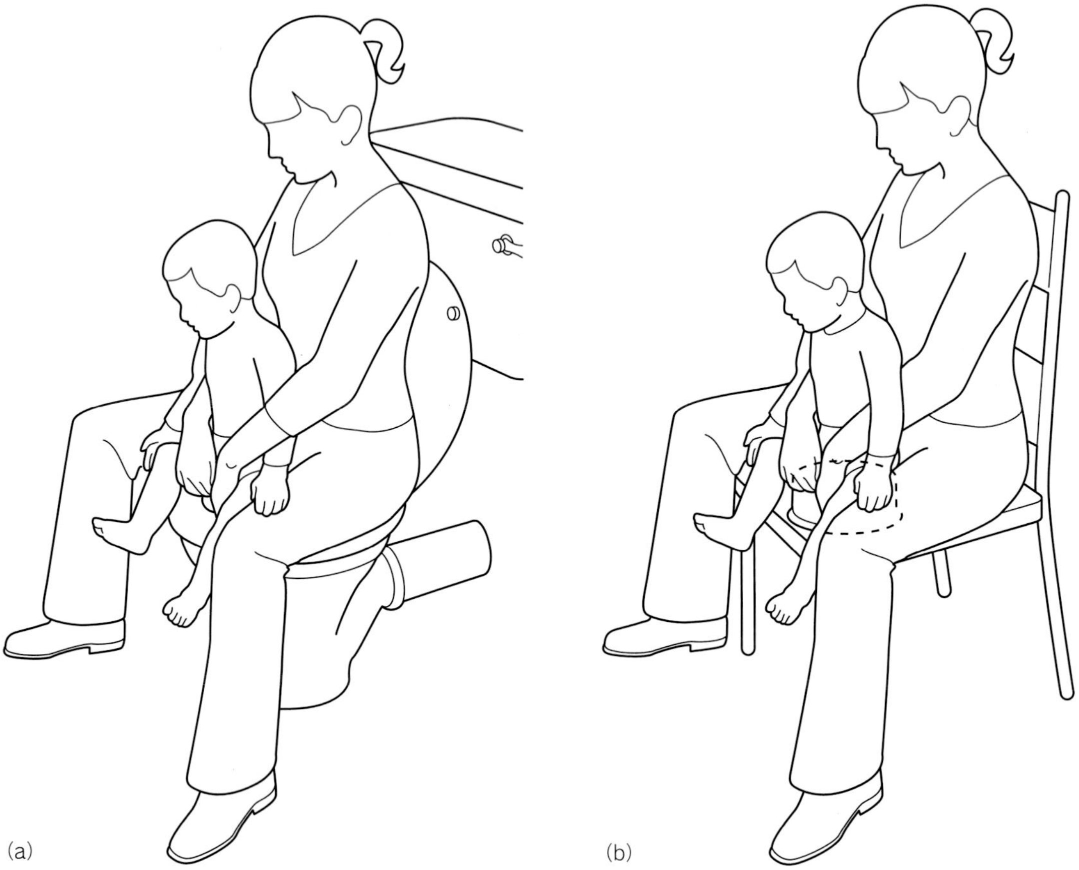

図 15.5　トイレまたはおまるに座っている子どもに信頼とサポートを与える方法.

もしれません．子どもが無事に，遅れずにトイレに到着できることを確認します．もし子どもが歩行援助を必要としたり，車いすを使用したりするなら，子どももしくは大人が身体の向きを変えたり，椅子から便座へ移るのに十分なほどトイレが広いかどうかを確認します．子どもがより大きくなると，安全バーや手すり，または昇降機でさえ必要になると気づくかもしれません．メインのトイレへ容易に移動できないとき，持ち運び可能な寝室用便器は，夜間の排泄時，または，ほかの状況時に有用です．同様の検討が，子どもが通う保育所と小学校で必要となります．

利用可能な多くの異なる援助があり，住宅改修が必要かもしれません．助言は，自宅を訪問し，必要な紹介もしくは提案をする作業療法士から最も求めることができます．

セルフケアスキル

本来の排泄過程の一部は，衣服の着脱，排尿または排便後の後始末（処理），手洗いのようなセルフケアスキルです．一部の子どもは，ボタンを外したり，ズボンを下ろしたりするような課題を遂行することが難しいと気づきます．そして，マジックテープの固定，フック，または前フラップのあるズボンがそれを援助するかもしれません．**図 15.6** は，子どもがパンツ，ズボン，スカートの上げ下ろしをするのを助ける肢位を示しています．

とくに排便後の後始末は，相当な協調的取り組みであり，トイレットペーパーで始めるよりもむしろ，温水洗浄便座の使用が役立つかもしれません．

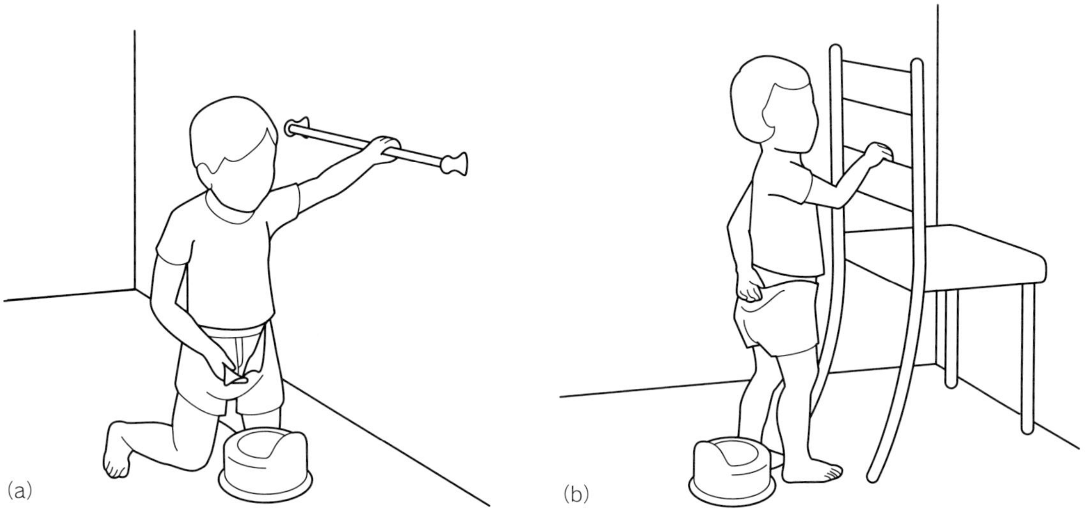

図 15.6 ズボンやスカートの上げ下げを助ける肢位.

また，蛇口と洗面台に手を伸ばすことが困難なときは，近づきやすい場所に，石鹸と水の入った容器を置いておくこと，または手を拭きとることのほうがより簡単な場合があります.

夜間

夜間のトイレトレーニングの達成は，日中の確実なトイレトレーニングの達成に続いて起こりますが，昼夜間では著しい時間的なギャップがあるため，ほとんどの親は，子どもが日中のトイレ動作を習得するまで，夜間おむつを使用します．一度，日中のトイレトレーニングが達成できれば，夜間のトレーニングを始めることができます．子どものおむつが朝まで乾いていた時点で，あなたは，子どもがおもらしをしていないと気づくかもしれません．あとはおむつを外すことだけです．そのほかでは，就寝前最後に適切な飲み物を飲むのを，ベッドに入る1～1時間30分前に制限することが役立ちます．ベッドに入る前に“おしっこ”をすることはとても重要ですが，子どもは必要を感じないので，初めは理解をすることが容易ではありません．ベッド用の保護カバーはマットレスを保護し，また使い捨てや洗うことのできる吸収力のあるマットも有用です．子どもが排尿する必要があり覚醒した場合，夜間にトイレへ行くことが可能であることが重要です．また，おまるもしくはバケツがベッドのそばにあるとうまくいくかもしれません.

便秘

便秘を避けることは，健全な腸とトイレトレーニングの成功に重要で必要な条件です．便が正常より長く大腸で保持されると，便秘が起こります．これは，便が固くなり，腸の中を通過しにくくなる結果として起こります．それは，固くて丸い便のまれな通過（3日ごとより少ない）であり，子どもの肛門を傷つけ，将来的に腸を外科的に開いて取り除くことを引き起こすかもしれません．子どもは便意を感じたとき，それを我慢しようとするので，悪循環に陥ります．その結果，便はたまり，押し戻され始めます．大腸はこの状況を好まず，子どもが腹痛として経験するような強い収縮で便を移動させようとします．とても重度の場合は，結腸の近位部にある軟らかくて液状の便（泥水のような）が，硬くて塊になっている便よりも先に押し下げられ，肛門から漏れ出します．実際に子どもがひどい便秘のとき，軟らかい便の状態によって下痢と間違えられるかもしれないので，混乱する可能性があります．便秘は，食欲不振と腹痛を伴い，誰もが不愉快であると感じます．便秘はまた，完全な排便を妨げ，感染しやすい子どもには，尿路感染の素因となることで，膀胱機能にも影響を与えます．

CP児には，食事動作が難しいことにより食物や液体の摂取が損なわれるという事実のせいで，便秘になる素因があるかもしれません．運動機能の不調のため，いくらかの機動性の減少（腹筋の使用を含む）と，骨盤底筋，外肛門括約筋の弛緩を経験するかもしれません．重要なことは，便秘が，子どもにとって，トイレトレーニングを妨害するような排泄との不快な関係を作るかもしれないことです．

好ましい排便習慣を促すための保守的な方法は，高繊維食品を含む規則正しい食事と，1日あたり6～8杯の水分摂取を組み込むことです．子どもに高繊維食品を食べるよう促すのは容易ではありませんが，レーズン，繊維を含むシリアル，黒パン，ベークドビーンズ，焼き芋などがきっかけとなります．加えて定期的な腹部マッサージは，手の付け根による，おへその左側から腹部の下部中央へのやさしい動きを伴うものが有用であることがわかっています．もしこれが，定期的に容易に排泄されたり，軟らかく形成される便の“コツ”や結果とならないなら，主治医または小児科医から援助または助言を受けなければなりません．便秘のサイクルが根深いようなときは，早期に行うことが重要であり，長期にわたる治療がより必要となるでしょう．主治医はしばしば，援助のために緩下剤を処方するでしょう．緩下剤は，整った軟らかい便をつくるために腸での局所作用に対して使用されるべきであり，またベストな影響を与えるための基本に基づいて使用されるべきです．服用は，多すぎると下痢や腹部痛となり，少なすぎると便秘が進行するので，望ましい効果を達成するために量を規定すべきです．緩下剤には，軟化剤と興奮剤の2つの種類があります．軟化剤は便を軟らかくするために使用され，それによって腸にとって便を押し出すのが容易になります．軟化剤だけで望ましい効果が生じないようであれば，興奮剤が追加されるかもしれません．軟化剤は，ラクツロースとマクロゴール3350（モビコール）などで，興奮剤は，センナとビサコジルなどです．

トイレトレーニングの失敗

トイレトレーニングが上手くいかないのではないかと心配する必要はありません．子どもが単に発達の準備ができていないのかもしれません，また2，3カ月後にさりげなく試みるべきです．不安を取り除くため，将来の計画を立てるために，訪問看護やほかの専門家と問題点を話し合うことは価値があります．もし特定の問題に気づいたなら，再度やってみる前に，それらを申し出ることが重要です．子どもが準備基準を満たしており，トイレトレーニングにおいて，基準に沿った，共同して一貫した努力をしたにもかかわらず，トイレトレーニングができないようであれば，これを適切な医療専門家と協議することが重要です．問題がどこにあるかを正確に示すために，子どもの運動性疾患や関連する発達の状況において，膀胱・腸管機能をより注意深く評価することが必要です．

ときおり，子どもは，より集中的に体系化された行動トレーニングプログラムから利益を得るかもしれません（Azrin, Foxx　1974）．おむつやパンツに装着式のブザーアラームを付けるようなそのほかの戦略は，膀胱がいっぱいになる感覚を確認することを助けるかもしれません．

CP児の一部には，トイレトレーニングの完成を妨げ，診断・治療を必要とするような膀胱機能不全があるかもしれません．とくに，膀胱過活動とよばれる状況は，子どもに，ごくわずかな前兆（緊急の）を伴う頻尿や尿失禁を引き起こします．神経因性排尿筋過活動とよばれるこの状況は，健常な人々に起こりますが，CP児に関連しての報告もあります（Bauer 2002）．治療は，一般に，膀胱トレーニングと投薬を必要とします．ときおり，排尿不全を引き起こす括約筋のさらなる過活動，もしくは外排尿括約筋が弛緩できないことがあり，治療は同様に，清潔間欠導尿を含むかもしれません．これらの状況は専門的な評価と管理を必要とし，一般開業医または小児科医は適切な紹介をすることができます．

いずれにしても，ケアの問題に明らかな影響を与え，長きにわたり社会心理的な個人の尊厳に重要な役割を果たすので，トイレトレーニングの課題をあなたと子どもの目標にし続けることはとても大切です．ほかのすべての差し迫った要求の狭間でトイレトレーニングのことを忘れてしまうかもしれませんが，あまりに遅くまで放っておくと，ほかの困難なさまざまな問題につながりかねません．挑戦し続けましょう．しかしあなたが進歩を達成できないと感じるのであれば，援助を求めることを躊躇してはいけません．

参考文献

Azrin NH, Foxx RM. Toilet training in less than a day. Simon and Schuster, New York , 1974 .

Bauer SB. Special considerations of the overactive bladder in children. Urology 2002；60（Suppl. 5A）：43-49.

Roijen LEG, Postema K, Limbeek YJ et al. Development of bladder control in children and adolescents with cerebral palsy. Dev Med Child Neurol 2001；43：103-107.

Wright AJ, et al. The attainment of continence in cerebral palsy：a population based study. BPNA presentation 2002, Newcastle, UK.

第16章

16

入浴

Eva Bower による改訂

章の内容

脳性まひをもつ子ども（以下，CP 児）の入浴においては，子どもが入浴に協力できるようになること，または将来的に自分で入浴できるようになることが親にとっての課題となります．とくに，子どもの成長に伴う身長と体重の増加は現実的な問題です．さらに障害が重度の子ども〔Gross Motor Function Classification System（GMFCS）Ⅳ，Ⅴレベル．Palisano ら 1997〕の入浴では，座位がとれないという問題に直面します．障害が軽度の子ども（GMFCS Ⅰ，Ⅱ，Ⅲレベル）は座位がとれ，管理がしやすくなります．座位バランスが安定して，手や腕での支えに頼らなくなるまでは，入浴の自立は難しいでしょう．一般的に健常児では，座位が安定して転倒の危険が少なくなるのは生後 10 カ月ごろです．

私たちがお風呂に入る際にどれくらいバランスが必要か考えてみてください．たとえば，足を洗うために下肢を持ち上げたり，背中を洗うときに身体の向きを変えたりすることなどです．座面が不安定ななか，座位バランスが不十分な子どもが入浴することの難しさが理解できるでしょう．また，片手しか使えない場合，バランスをとることはさらに難しくなります．

本章では，それらいくつかの問題を検討し，CP 児の入浴の際に少しでも負担が少なくなる方法を提案します．入浴に適した補助具（とくに椅子）と年長の子どもの自立を促す方法について提案します．

子どもにとって，お風呂の時間は楽しい日課の 1 つです．一般的に，生後 20 週目の子どもは，お風呂の中で手足を動かして，お湯をバシャバシャするのを楽しみます．遊びが中断される，あるいは自分で入浴するようになると，その魅力を失い始めます．

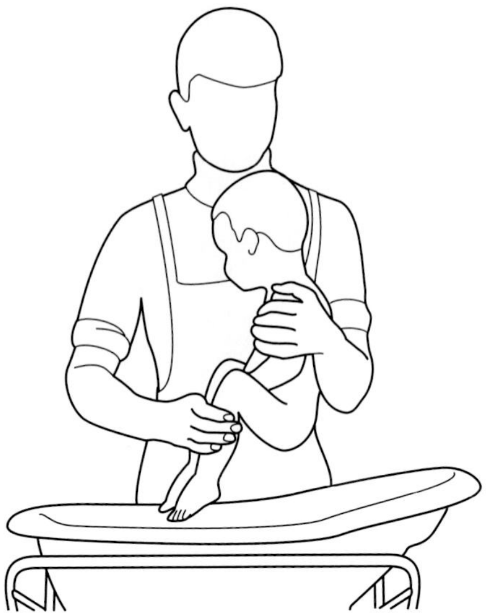

図 16.1 浴槽に入れたり出したりする際には，股関節を曲げて身体と腕を前にもってきて抱き上げます．

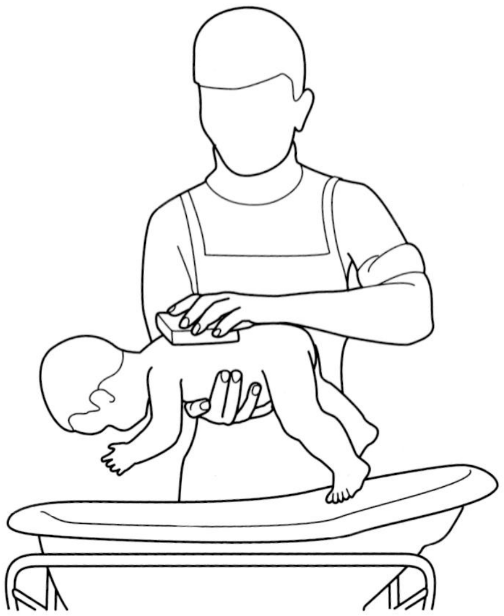

図 16.2 屈曲させるのが難しい場合の洗い方．

年少の子どもの入浴方法

CP 児の入浴は，浴槽の底に安全のためのすべり止めがあれば，子どもが小さいあいだは比較的容易に行うことができます．表面が滑りやすければ，小さいタオルを子どもの下に敷くか，浴槽の底に小さいバスマットを敷くとよいでしょう．

抱き上げて浴槽に入れたり出したりする前に，あなた自身と子どもに準備のためのケアと注意が必要です．子どもが腕を後ろに反らせたり，子どもの頭部のコントロールが不十分だったり，子どもの体幹の緊張が低かったりする場合，介護者の手から滑り落ちそうになるなど扱いにくくなることがあります．そのような場合は，半臥位の姿勢で抱くよりも，股関節を曲げて身体と腕を前にもってくるようにしたほうがコントロールしやすくなるでしょう（**図 16.1**）．

月齢が小さく屈曲させるのが難しい場合，一時的な方法として，**図 16.2** のようにして洗うのもよいでしょう．

また，子どもが大きい場合は，**図 16.3** や**図 16.4** のようにするのもよいでしょう．

顔を洗うとき，頭を後ろに押しつける（反る）子どもの場合は，両腕を前にもってきて，肩からしっかりとタオルで包み，胸で交差させることで，頭の押しつけを防ぐことができます（**図 16.5**）．

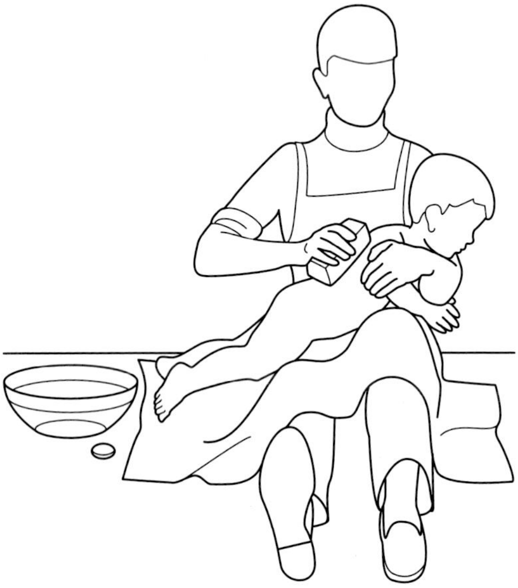

図 16.3 屈曲している子どもの場合は，母親（介護者）の膝の上にうつ伏せにして洗います．

ベビーバスの選択

ベビーバスで最も良いタイプは，子どもの背中

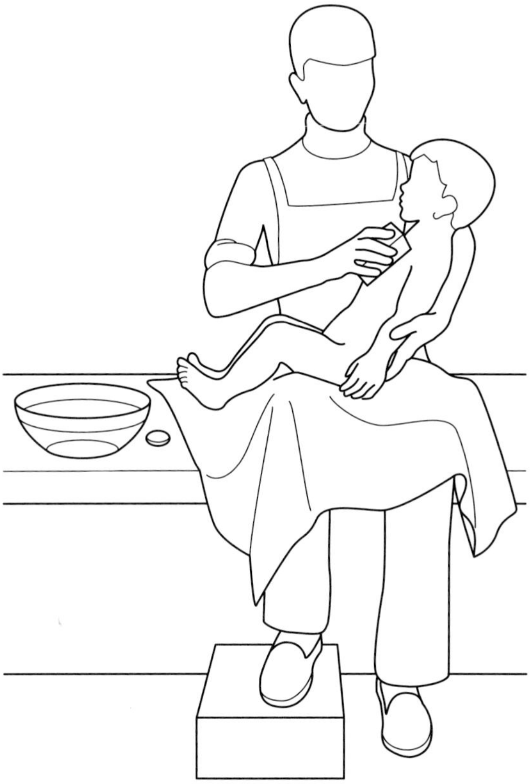

図 16.4　過伸展する子どもの場合は，母親の膝の上で洗います．

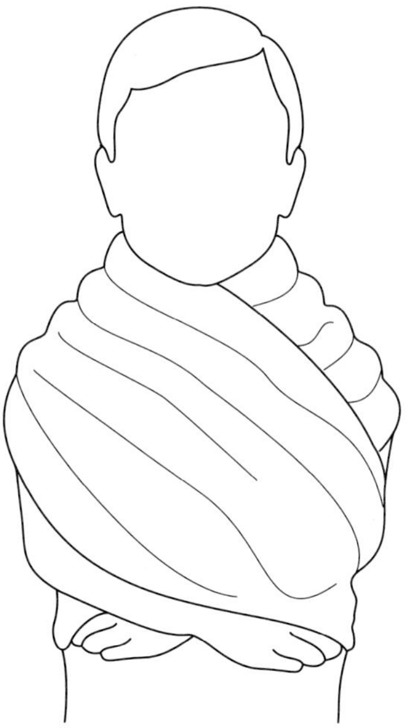

図 16.5　顔を洗うときに頭を後ろに押しつける（反る）子どもの場合は，タオルを使って肩の周りと胸を包んで両腕を前にもってきます．

を支えられるよう緩やかな傾斜があるものです．台はしっかり安定していて，親（介護者）が腰を曲げなくても操作しやすい高さのものがよいでしょう（**図 16.6**）．もし頭の支えが必要な場合は，吸収性のあるフォームラバー製の枕をマジックテープで浴槽の上端に取り付けるとよいでしょう．

赤ちゃんが成長して最初のベビーバスが小さくなったとき，一般的な浴槽で入浴させるのは難しいと考える親もいます．このような中間的な段階では，**図 16.7** のような浴槽を検討してみるのもよいでしょう．このような浴槽はたいてい一般の浴槽にぴったりはまり，使いやすく操作しやすい高さになります．蛇口から直接お湯を入れることができ，ベビーバスには中のお湯を排出する栓が付いているので，浴槽にお湯を流すとそこから排水することができます．そのため，赤ちゃんを抱き上げてベビーバスから出す前にタオルで包んであげることができます．

もう 1 つの可能性として，滑りにくい床の場合は，床上でシャワーを浴びさせる方法があります．しかしこの場合，子どもの床への上げ下ろしが必要となります．頭のコントロールが十分でない低緊張の子どもの場合は，用途が広く使いやすいプールの補助具が役に立つかもしれませんので，担当の理学療法士や作業療法士に相談してみましょう．

決して，子どもを浴槽や入浴補助具の中に 1 人にして離れないようにしてください．

入浴時間での触れ合い

親にとっては，子どもの入浴時間は日課の 1 つにすぎないかもしれません．しかし，子どもにとっては遊びをとおして学ぶ良い機会になりま

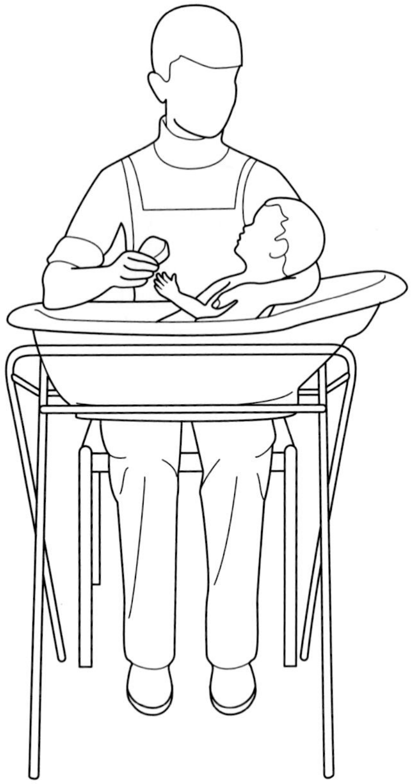

図 16.6　ベビーバスは背中の部分が傾斜していて，母親（介護者）がそばに座って洗いやすい高さに調整します．

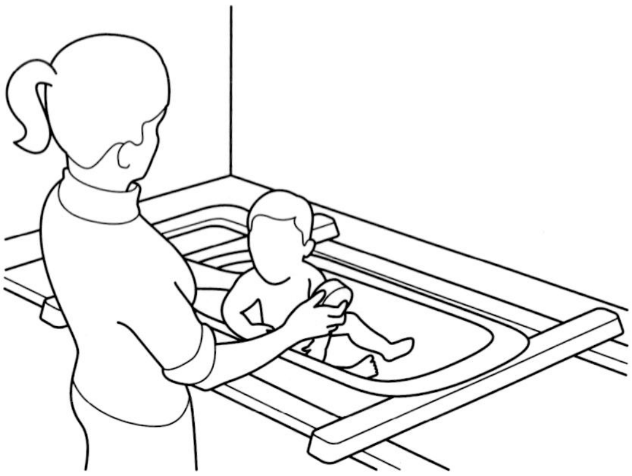

図 16.7　一般の浴槽にぴったりはまるベビーバスを使うと，母親（介護者）は浴槽のへりで膝をつくことができます．

す．入浴時間以外に親子相互にすばらしい経験を共有する時間がほかにあるでしょうか．これは親子で過ごす親密な時間というだけでなく，特別な時間を意味します．

初期のコミュニケーションは，子どもの発達面から見て重要です．運動発達が未熟で，浴槽（お湯）の中でリラックスし楽しんでいる時期では，入浴時間は，言葉コミュニケーションの発達の基本を築く絶好の機会となります．話しているあなたの顔を見るように促しましょう．子どもが「クークー」といったり，キッキングをしたりして反応しているときは，子どもの声を繰り返し，次から次に誘導して会話を続けましょう．やさしく声かけし，両手を合わせるようにして手をしっかり見るように促したり，バシャバシャとお湯をはねさせたりします．また，お湯の中で子どもを前後に揺り動かしてみて，子どもが喜ぶようなら仰向けとうつ伏せの両方の状態で行ってみましょう．

多くのおもちゃのカタログには，子どもがお風呂で遊ぶために特別にデザインされたものがたくさんみられます．浴槽の側面に取り付けることができる吸盤が付いているものは，とりわけよいでしょう．

年長の子どもの入浴方法

子どもが成長して身体が大きくなり，一般的なサイズの浴槽を用いるようになると，入浴は難しくなるでしょう．小さい子どもの場合は大人が操作しやすい高さに設置したベビーバスに入れることができますが，一般の浴槽では深すぎて扱いにくいのです．そのような場合は，以下のものを試してみてもよいかもしれません．

軽度もしくは中等度の障害（GMFCS Ⅰ，Ⅱ，Ⅲレベル）がある子どもたちは，たとえ座位がとれたとしても，浴槽の中では座位が不安定になることがあります．浴槽の底が滑り止めになっていない場合，吸盤付の一般的なバスマットを底に敷けばより安心でしょう．滑りにくい床に加え，2

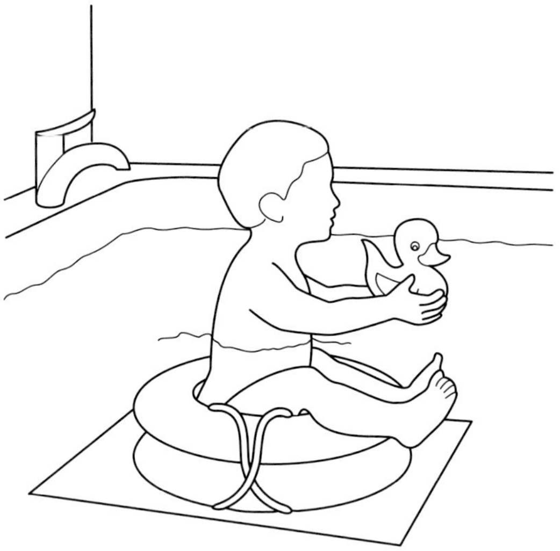

図 16.8　浴槽の中に敷いた滑り止めマットの上に浮き輪を2つ重ねて置き，その中に子どもを座らせます．

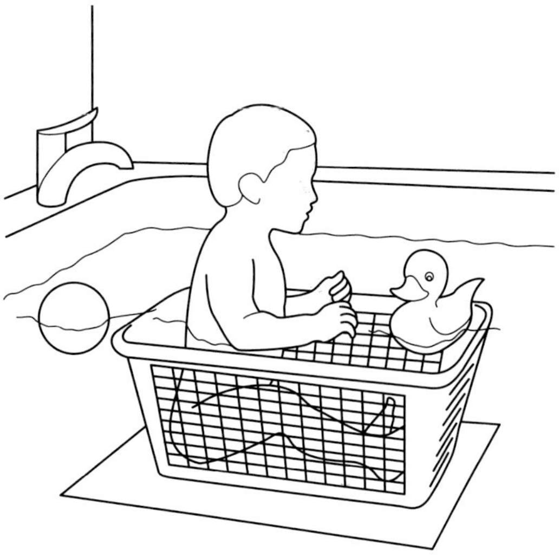

図 16.9　底に滑り止めマットを敷き，プラスチック製の洗濯物用のかごを置いて，その中に子どもを座らせます．

つの浮き輪の中に座らせると，子どもは楽しめることが多いようです（**図 16.8**）．この下部体幹と骨盤のサポートは，上部体幹と上肢の活動を容易にします．

ほかには，子どもに自信をもたせ，浴槽内で遊べるように，底に滑り止めマットを敷き，プラスチックの洗濯物用のかごを置いて，その中に座らせる方法があります（**図 16.9**）．

子どもの座位バランスにもよりますが，子どもが把持する吸盤付手すりをバスケットの穴に通して浴槽の側面に取り付ければ役に立ちます（**図 16.10**）．

障害が重度の子ども（GMFCS Ⅴレベル）のある母親は，半分ほど膨らませたボールを浴槽に入れ，その上に子どもをうつ伏せにすればお風呂に入れやすいということを発見しました．この例は，親が問題点を理解していれば，日常的な場面のなかで子どもに効果的に対応できることを示しています．

入浴椅子の選択

入浴用の補助具を選ぶ際に優先することは，子どもにとって快適で，お風呂の中で安心できるようなシートとサポートがあるということです．サイズとフィット感が合えば，椅子の多くはシャワーの際にも使えます．選んだ椅子を使って，浴槽に入れやすいかどうかを親自身で確認することも大切です．入浴椅子を一時的に借りることが困難で確認するのが難しい場合があります．そのような場合は，同じ問題に直面したことのある親がいたり，あなたが勧められた椅子をもっている場合があるので，支援グループが助けになります．次のような難しさがあれば，親は尋ねることができるでしょう．

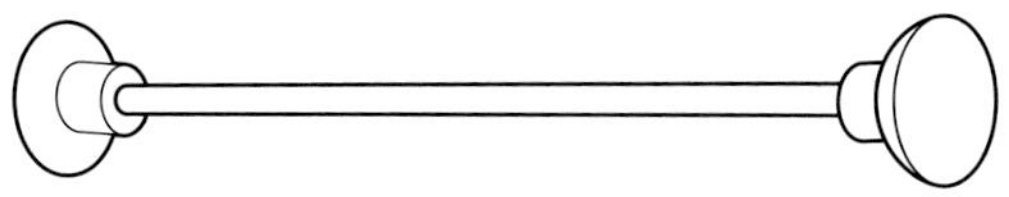

図 16.10　子どもが把持するための吸盤付の手すり．

1. シートあるいはサポートの適合性．
2. 子どもを椅子に乗せたり降ろしたりすること．
3. 髪，背中，お尻などを洗うこと．

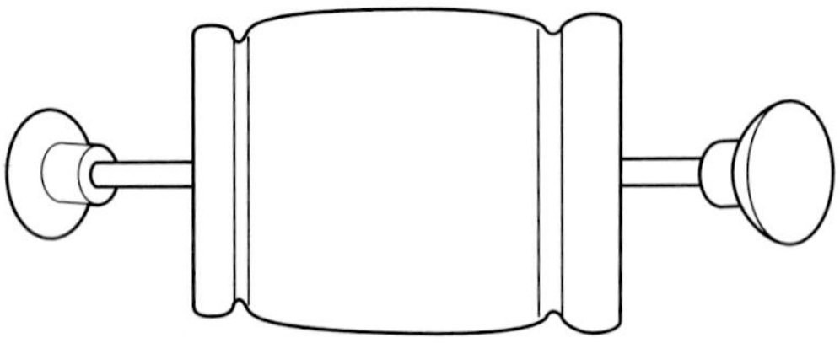

図 16.11　頭と身体のコントロールは良いが中等度の座位バランスがある子どものための，吸盤付のプラスチック製の背もたれ．

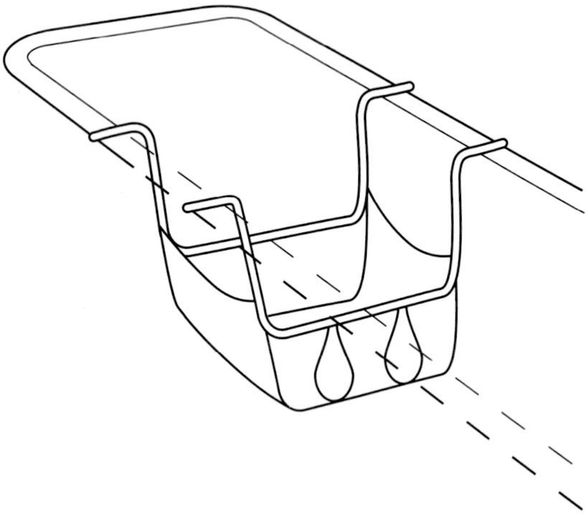

図 16.12　座位バランスが不十分で股関節を曲げることが難しい子どもに対する浴槽の横幅にはめる椅子．

入浴椅子を購入する前に次の点を確認しましょう．

1. 浴槽支え部分の角度と，椅子の高さ調節のしやすさ．
2. 快適で型崩れしない素材でできた椅子であること．ビニールやプラスチックの素材のものは，冷たくて滑りやすくなります．
3. 保証期間と取り替え部品の入手方法．

年少の子ども

中等度の座位バランスがある場合

頭と身体のコントロールが良くても，座位バランスの能力が中等度の年少の子どもには，プラスチック製の背もたれ（図 16.11）と浴槽手すりが役立つでしょう．これらは，一般的なサイズの浴槽の幅に合わせることができ，吸盤で浴槽に取り付けるようになっています．プラスチック製の背もたれは，手すりの1つに取り付け，子どもの背中の角度に合うように回転します．手すりは，必要に応じて子どもの前に設置します．スレート製の入浴椅子も，手すりと一緒に使うことができます．

座位バランスが不十分な場合

一般的な浴槽の横幅にぴったりの椅子は，股関節を十分に曲げることができない子どもに役立ちます．両足を浴槽の底に着けることができるので安心感を与え，もし必要なら椅子の周りの金属バーを把持することができます．この製品は，プラスチック製の吊り椅子で，脚を入れる穴とプラスチックでできた吊り下げ型の背もたれが付いています（図 16.12）．

マジックテープとベルト（バックル式ストラップ）とプラスチック製の股関節の内転防止*でフィットさせるプラスチック製のコーナー椅子は，さらにサポートが必要な子どもによいでしょう（図 16.13）．

座位がとれない場合

入浴椅子（シャワーチェア）は，座位がとれない子どもに適しています．椅子にキャスターが付いていると，シャワールームへの出入りの移動が容易になり便利です．プラスチックとアルミでできたものは錆びにくく洗いやすいでしょう．伸展して反り返ったり，屈曲して前に崩れてしまう子どもにはティルト機能が必要でしょう．頭と脚の支えや，胸のサポート，内転防止パッド，肩ベルト（ハーネス）は，子どもに合わせて調整する必要があります（図 16.14）．

* 訳注：原著では外転とあるが，図 16.13 から内転の間違いと思われる．

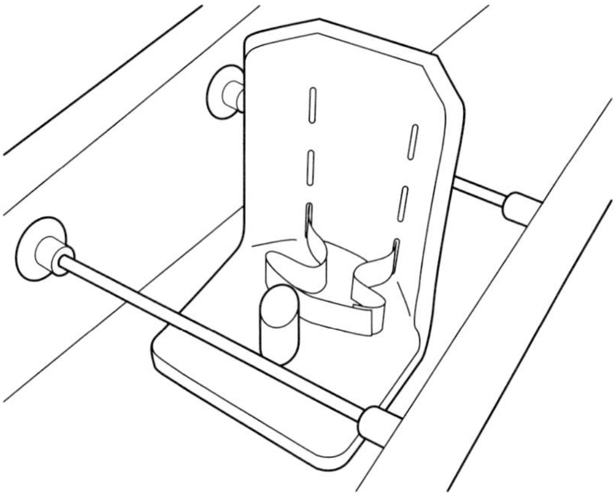

図 16.13　座位バランスが不十分な子どもに対するコーナー椅子.

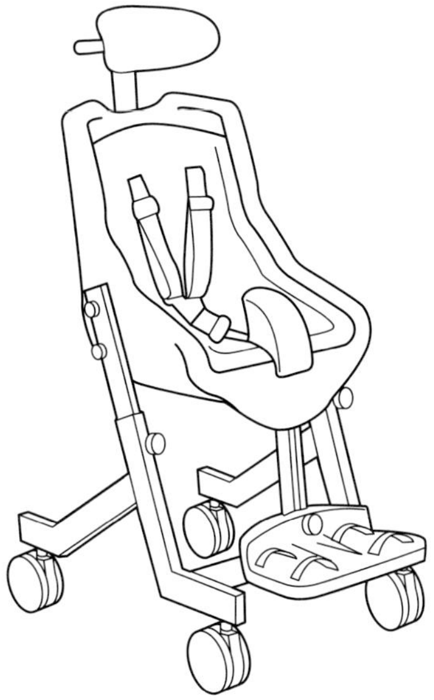

図 16.14　座位がとれない年少の子ども用の入浴椅子.

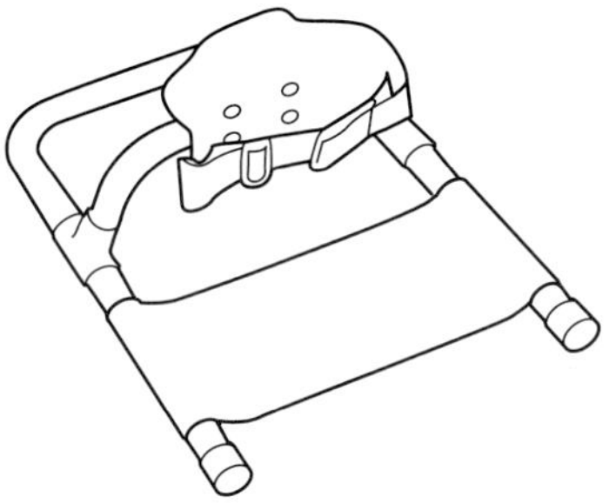

図 16.15　座位バランスが比較的良い年長の子どもで，頭と上部体幹のコントロールは良いが骨盤周りのサポートが必要な場合の補助具.

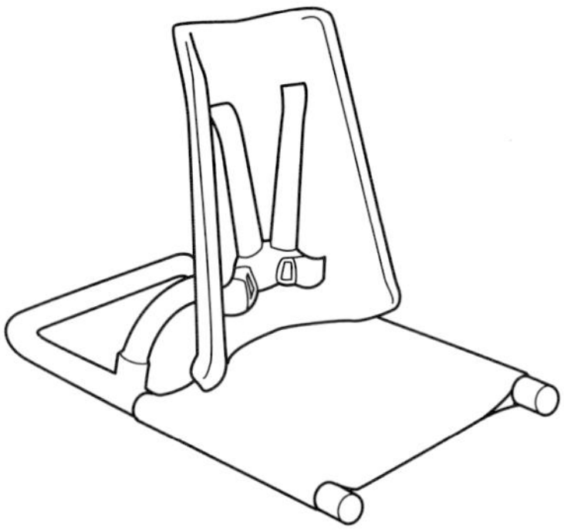

図 16.16　体幹と，場合によっては頭のコントロールが必要な年長の子ども用の補助具.

年長の子ども

年長の子ども用の入浴補助具はたくさんあるので，子どもの座位の能力の評価をして最も適したものを選ぶ必要があります．評価には，The Chailey Level of Ability Assessment Charts（Chailey Heritage Clinical Services）の Box Sitting Assessment Chart が役に立ちます（入手先：Beggars Wood Road, North Chailey, East Sussex BN-84JN, UK）．年長の子ども用の入浴補助具の例を次に紹介します．

座位バランスが良い場合

図 16.15 は，頭と上部体幹のコントロールは良いが骨盤周りのサポートが必要な子どもに適した補助具で，一般的な浴槽に使用することができます．

図 16.16 は，背もたれが高く垂直になっていて，プラスチック製の背もたれは，体幹と，場合によっては頭のサポートが必要な子どもに適しています．ハーネスは，肩，胸，腰のサポートを提供します．

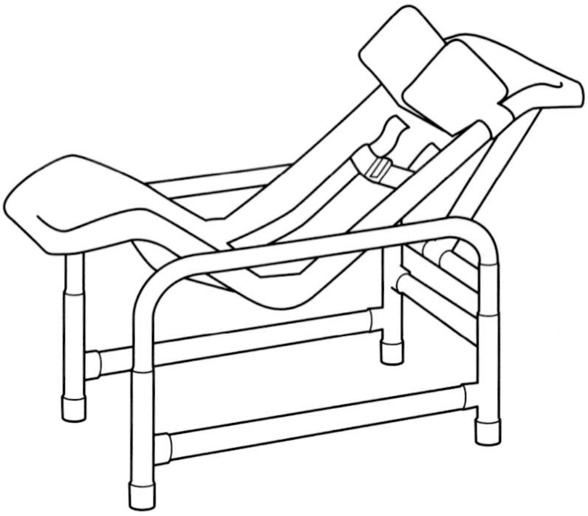

図 16.17　年長で座位がとれない子ども用のリクライニング式入浴椅子.

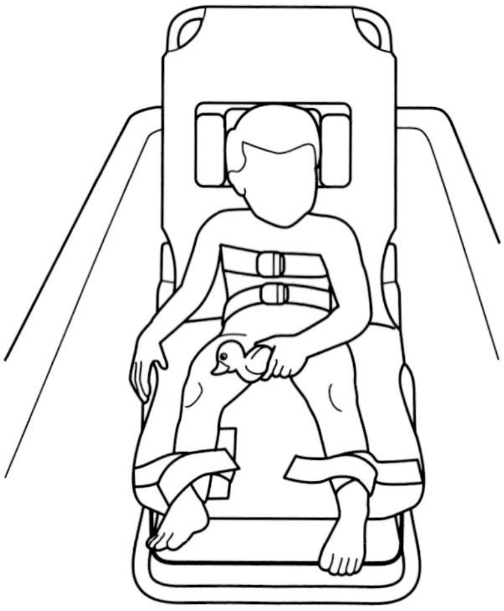

図 16.18　**図 16.17** よりも調節可能なタイプのリクライニング式入浴椅子.

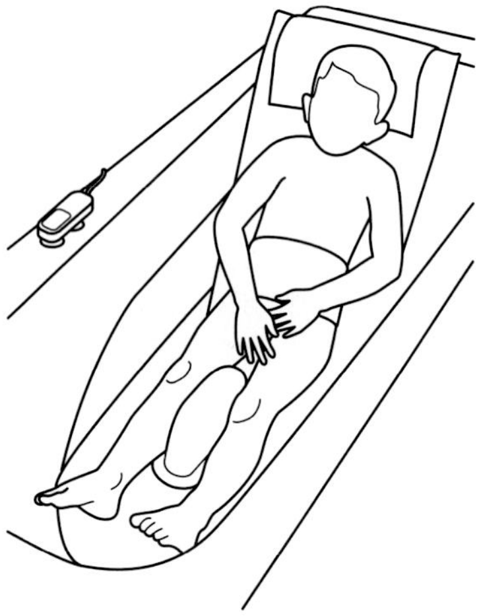

図 16.19　電動式入浴リフト.

座位がとれない場合

子どもが自分で座れるようになるまでは，入浴椅子は，半臥位の姿勢のものがよいでしょう．**図 16.17** は，ベルトサポートが使え，背もたれを倒すことができるリクライニング式入浴椅子です．**図 16.18** は，同じようなリクライニング式の入浴椅子ですが，より調節が可能なタイプです．

図 16.19 は電動式入浴リフトです．この補助具では，浴槽内にいる子どもを上下に動かすことはできますが，リフトに乗せるためには抱えて移乗させることが必要になります．

座位姿勢がとれない場合

座位姿勢がとれない年長の子どもに最も適しているのは，滑りにくく熱可塑性の素材でできた浅い浴槽でしょう．このタイプの浴槽は，一般的なタイプの浴槽にぴったりはまるので，使いやすい高さになります．また，軽く浴槽への取り外しが容易で，蛇口から直接お湯を注ぎ，大きな排水口からお湯を出すことができるので，子どもを抱き上げて浴槽から出す前にタオルで包むこともできます．浴槽の長さは，背もたれを差し込むことで短くすることができます．幅は一般的な浴槽と同じで，子どもを横向きにするゆとりがあるため，洗うことをより簡単にします（図 16.20）.

蛇口にハンドシャワーを取り付けると便利かもしれません.

子どもの体重が増えると，シャワーしか方法がないと思うかもしれません．大規模な住宅改造をする前に専門的なアドバイスを求めることをお勧めしますが，排水しやすくなるように傾斜をつけ，床を滑りにくくし，子どもを入浴用の椅子に乗せたまま直接浴室に入れるように段差をなくしておくことは良い解決策となるでしょう．またハンドシャワーを使うと，腋の下などを洗うことが容易になるでしょう.

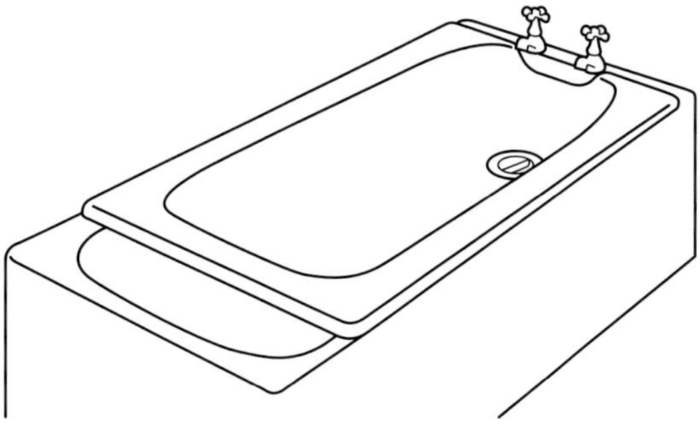

図 16.20　座位姿勢がとれない年長の子ども用の浅型浴槽.

親の腰背部痛の予防

子どもが成長して，身長が伸び，体重が重くなるにつれて生じてくる問題の1つに，親の腰背部の負担があります．これを避けるために，クッションの上に膝をつく，もしくは腰かけに座ることで腰背部の負担が減るかどうかを試してみることは価値があるかもしれません.

学びの場としての入浴時間

私は，以下に説明することのすべてを，入浴時間にいつもするように提案しているわけではありません．CP 児をお風呂に入れるのには時間がかかり，それゆえに子どもと遊ぶ時間は限られてしまうこと，またほかの家族もお風呂に入りたいと思っていることはもちろん理解しています．この項では，特定の問題やある発達段階における子どもに対してどのような活動が適しているかということについて，検討することを試みたわけではありません．あなたがよく知っているものもあれば，目新しいものもあるかもしれませんし，いろいろな活動を提案しています．子どもに適した働きかけの選択はあなたにお任せします.

お風呂の時間を安心して楽しめるよう，子どもに自信をつけさせるのなら，たとえば「これから腕を洗うよ．頑張って腕を持ち上げるのを手伝ってね」というように，何かをする前にこれからやることを説明してあげましょう．蛇口を触ってその名前を教え，1つは温かいお湯，もう1つは冷たい水が出ることを説明し，どうやって水が出てくるのか蛇口を回して見せてあげましょう．お湯（水）の温度を確認するところを見せて，なぜそのようなことをするのか説明してあげましょう．「見て，お水が出てくるよ」といって，水がたくさん出るときと少ないときとの違いを触らせて感じさせてあげましょう．このようにすれば，入浴の時間は，子どもにとって，遊び場としてだけではなく，注意力や協力を引き出す貴重な学びの経験の場にもなるでしょう.

入浴時間における感覚の気づきと運動学習

蛇口にシャワーが付いているなら，身体全体を石けんで洗ったあと，身体のいろいろな部分に軽くお湯をかけ，その部分を見たり触ったり，できれば名前をいってあげましょう．それは，子どもの自分自身の身体への気づきの発達に役立ちます．お風呂の中で，スポンジやタオルの濡れた状態と乾いた状態の違いを感じさせ，絞る動作をさせてみましょう．身体を拭く際に，少し粗めのタオルで，ときには強く，ときにはやさしく拭くことでも，子どもにとっては楽しい遊びになります．それは，拭いている身体の部分の気づきを促すことにもなります．

入浴時間は手の機能の練習には絶好の機会です．空のプラスチック容器や，ヨーグルトの容器，コルク栓など，子どもが扱いやすい物やおもちゃを浴槽に浮かべてください．いろいろなものが浮いたり沈んだりする様子を見せてあげましょう．容器をお湯（水）で満たしたり空にしたり，お湯（水）を注いだりすることで，運動のタイミングや段階付け，目と手の協調性を促します．このような遊びは，台所や居間よりもお風呂でするのが散らからずよいでしょう．

タオルやスポンジ，石けん，そしてお風呂から出る前におもちゃを渡すように促すことで，いろいろな物の握り放しの練習になります．また物の名前をいうことで言葉が広がるでしょう．

言葉と運動

私たちはお風呂の中で歌うのは好きなものです．子どもがお湯をバシャバシャと音を立てるのが好きで楽しんでいれば，どんどんやらせてあげてください．言葉は運動を促し，運動の促しは活動へのモチベーションにつながります．子どものコミュニケーションや言葉が発達するにつれて，「お顔はこうやって洗います♪……お手てはこうやって洗います♪……お膝は……」というように，身体の動きと合わせて歌を歌いましょう．

自立への働きかけ

手と顔を洗う

子どもが学校に行くまでの準備としても，また学校に行ってからも，自分で手や顔の洗い方，拭き方を覚えることは大切です．一般的に，子どもは生後24～30カ月ごろに1人で手を洗ったり拭いたりすることができるようになります．

自分でできるための手順を考えてみましょう．

1. 洗面器に栓をする，もしくは洗面台の栓を操作する．
2. 蛇口をひねる．
3. 石けんを手にとる．
4. タオルに石けんをつける．
5. 顔と手を洗う．
6. 顔と手をすすぐ（泡を流す）．
7. タオルを取る．
8. 顔と手を拭く．
9. タオルを元のところに戻す．
10. 洗面器の水を流す．

これらの課題をやり遂げるには，運動性，安定性，手の機能が必要です．子どもができるようになるためには，これらの課題すべてが必要となるわけではないでしょうが，課題を成し遂げるのに必要な動作の多くは，日常的な活動で使っていることに気づくでしょう．機能的課題の発達のためのおもなメッセージは，課題をいくつかの段階・ステップに分けるということです．1つの課題から別の課題へ移るときには，学んだことをたくさん維持し，自立に向けて励まし，子どもが頑張っているときには能力を越えた課題で挫折させないようにしましょう．子どもが課題を拒んだとき，それはしたくないというより，むしろできない場合があることを忘れないでください．

まずは座って手と顔を洗うことから教えましょう．年少の子どもには，普通の洗面台は高すぎるので，水の入った洗面器をテーブルの上に置いてあげてください（図16.21）．将来的には，洗面台の前に置いた椅子に立たせます．この段階では，蛇口をひねることもできるようになり，立位

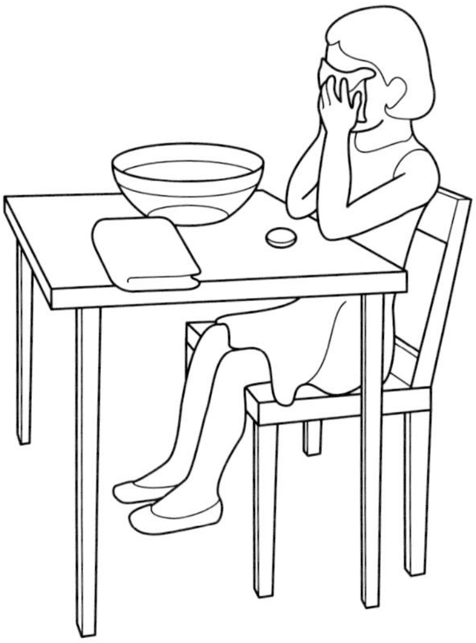

図 16.21　水の入った洗面器をテーブルに置き，椅子に座ると，自分で手や顔を洗うことができます．

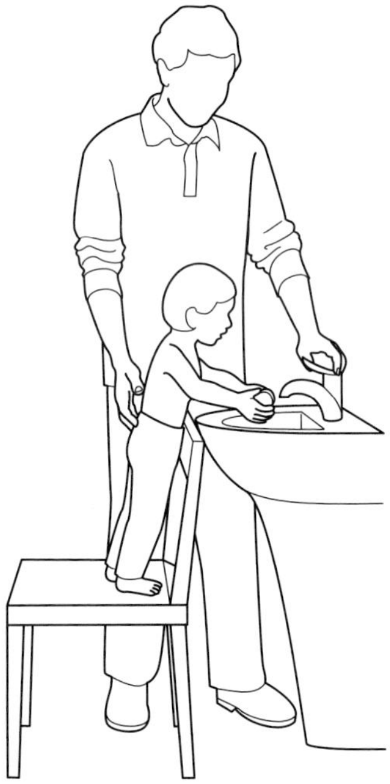

図 16.22　洗面台の前に置いた椅子の上に立って自分で手や顔を洗います．

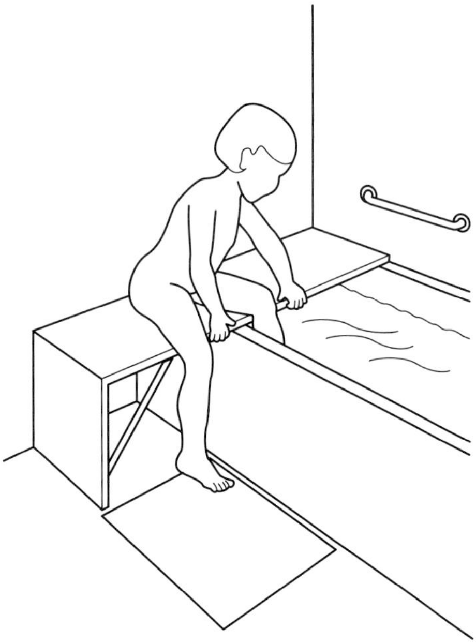

図 16.23　浴槽への出入りにバスボードを使います．

で手を伸ばして把持することが必要になります（**図 16.22**）．

入浴

子どもが自分で入浴できる段階に達していても，何かの支えがなければ，まだ１人で浴槽への出入りはできないかもしれません．滑り止めマットを敷き，浴槽に入るときに腰かけられるよう適切な高さの腰かけか箱を置いてあげましょう（**図 16.23**）．手すりは有効ですから，何か把持するところがあるか確認してください．最初に水温と水量を確認しましょう．

子どもが1人で洗えるような段階に達したときは以下のものが役立つでしょう．

1. グローブ型，もしくはミトン型のタオル．
2. ミット型のヘチマ．
3. 把持しやすいように両側にギザギザが付いている，もしくは手が差し込めるようベルトが上に付いている木製の爪ブラシ．
4. 長い柄のブラシ．
5. 液体石けんの容器．
6. 吸盤の付いた石けんと爪ブラシ．
7. シャワーが固定式でない場合は，すすぎのためにハンドシャワーを蛇口に取り付けます．
8. 頭から被せることができる，真ん中に穴のあいた大きなタオル，身体を包むテリー織りのタオル，もしくは壁にかけられるようにテープが付いたタオル．
9. 手が届きやすいところにタオルかけを付け，服を置くための腰かけもしくは椅子を近くに置きます．

本章で強調したいのは，できるだけ早期から子どもに協力させ，子どもの障害に合った自立を目指して，子どもとともに努力することの重要性です．

参考文献

Palisano R, Rosenbaum P, Walter S et al. Development and validation of a gross motor function classification system for children with CP. Dev Med Child Neurol 1997；39：214-223.

第17章

17

更衣動作

Eva Bower による改訂

章の内容

本章では，脳性まひをもつ子ども（以下，CP 児）が衣服を着脱するときに起こる問題をあげながら，できるだけ協力および自立を促す方法を提示し，さらに，CP 児により適している衣服について具体的に述べていきます．

実用的な手技の説明に入る前に，子どもの着替えがとても複雑であることを，自分たちの衣服の着脱をとおして考えてみることが役立つと思います．子どもの更衣動作では，座位バランス，目と手の協調性，リーチ動作，把握とリリース，片手を動かしているあいだに反対の手は固定することといった能力だけでなく，ボタンはめや，ファスナーやひもの取扱いなどの巧緻動作も必要とされます．さらに，服の前部と後部，上部と下部，内部と外部の違いを理解して，さまざまな衣類の大きい開口部と小さい開口部を見分ける能力が必要とされますし，その課題を遂行するために，動作を予測して計画しなければなりません．したがって，大多数の子どもの着替えの自立が，早くても5歳であるということは驚くべきことではありません．

一般に健常児は，約 12 カ月で，靴を履かせてもらうために片足を持ち上げたり，袖に腕を通すために腕を差し出したりして着替えに協力し始めます．約 18 カ月では，安定した座位バランスが確保されて両手が使えるようになるので，わざと靴や，靴下，手袋，帽子を引っ張って脱ぐこともあります．この時期以前は，何気なく脱いでいたかもしれません．18カ月から2歳の間では，服を着るときも脱ぐときもさらに協力し始めて，一般に，3歳までにすべての衣服を脱ぐことができるようになります．しかし，自分で服を着たり脱いだりできるようになるのは4歳ぐらいでしょう．4，5歳になると，ボタン，ファスナー，ひもを除いて，子どもは衣服の着脱ができるようになります．このころまでに，靴ひもを結ぶことを学習して，内外の方向や，どの穴にどの方向にひもを締めたらよいかを理解し始めます．靴の左右の違いが認識できるようになるのは，もう少し先です．

CP児の衣服の着脱

一般原則

1. 子どもの衣服の着脱のために，子どもの動作を邪魔せず，筋肉が緊張しない体位を選んでください．そうすると，あなたも，楽に手伝うことができます．子どもの特性によってリラックスできる姿勢は，臥位，座位，または膝立ち，あるいは立位かもしれません．

2. 子どもを，臥床，座位，膝立ちや立位にするときには，その姿勢にする前と保持しているあいだでできるだけ対称的にしてください．一般に，衣服の着脱は，まひ側から着せて，まひ側から脱がせたほうがより簡単です．

3. 優先すべきは，服を着せるとき，どんな子どもでもすべての衣服を見ることができて，簡単に手に届くようにすることです．

4. 衣服の着脱において，子どもが手伝いを必要としているあいだは，あなたが介助しやすい高さに子どもを寝かせるか，座らせるかしましょう．

5. 着替えさせているときには，子どもに，自分で更衣動作を行う機会を多く与えましょう．そして，子どものスキルにどんなに制限があっても，すべての動作を練習させ，使用させていきましょう．常に子どもは，あなたが何をすべきか，また自分に対して何をしてほしいかを教えています．

CP児の体位，姿勢保持と動作

年少の子どもの時期のCP児（8カ月未満）

筋肉の硬さや，運動障害，動揺性は，この段階では目立たず，衣服の着脱に問題がないことが多いです．

図17.1に示すように，身体は柔らかく，膝の上でより簡単に着替えをすることができます．

もし，後方に反り返る傾向があるなら，**図17.1**に示すように膝の上，または**図17.2**に示すように大腿の上に乗せて着替えをすると，より簡単になるかもしれません．

中等度の高筋張（硬さ）をもつCP児（1歳未満）

中等度の高筋張をもつ一部のCP児では，約8〜10カ月になると，脚を広げる動作のときや，袖に腕を通すために，肩を前に出して，腕をまっすぐに上に挙げるときなどに抵抗があるかもしれません．**図17.3**は，おむつを変えるときに脚を動かす方法を，**図17.4**は，袖に腕を通す方法を示しています．

図17.5は，寝かせた状態で一方に顔を向けたときに，後頭側にある腕の屈曲が増強してしまう子どもに服を着せる際の間違った方法を示しています．**図17.6**は，子どもの顔を自分のほうに向かせることによって，子どもと対話しながら腕をまっすぐにして，肩を前方突出することが簡単にできることを示しています．

図17.7に示されているように，この段階では，子どもの衣服の着脱に協力する能力は未熟です．そして，体位を保持することや動作が緩慢な

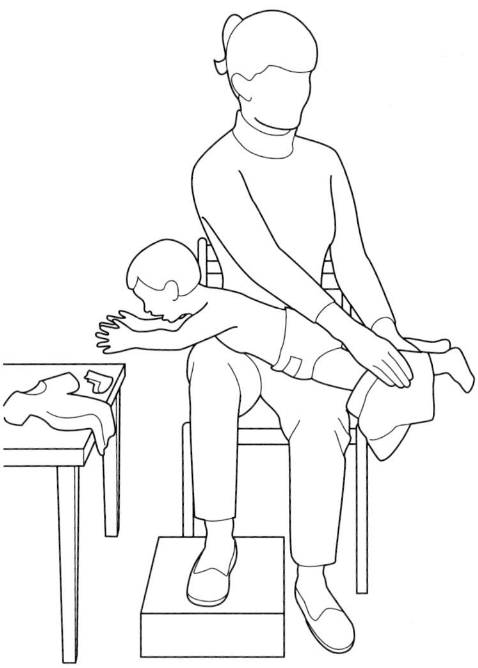

図 17.1　上半身を前方に屈曲する年少の子どもの衣服を着脱させる体位.

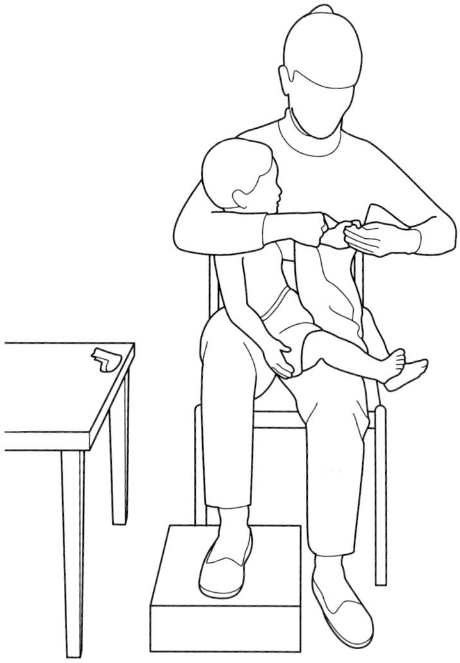

図 17.2　後方に反り返る年少の子どもの衣服を着脱させる体位.

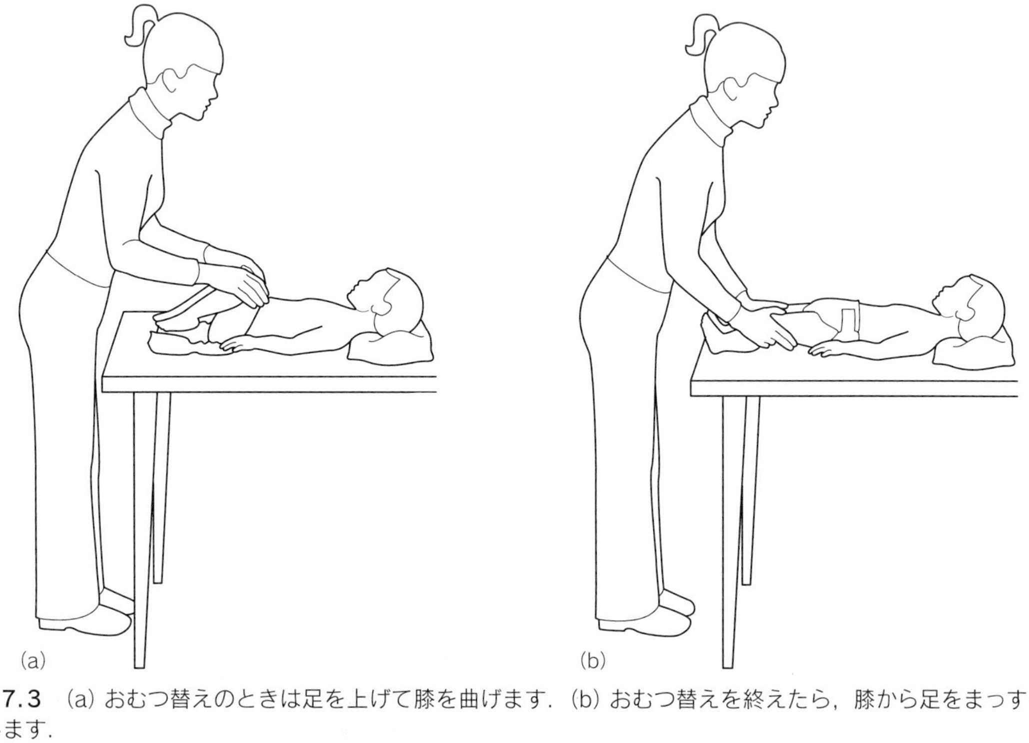

(a)　(b)

図 17.3　(a) おむつ替えのときは足を上げて膝を曲げます.(b) おむつ替えを終えたら，膝から足をまっすぐにします.

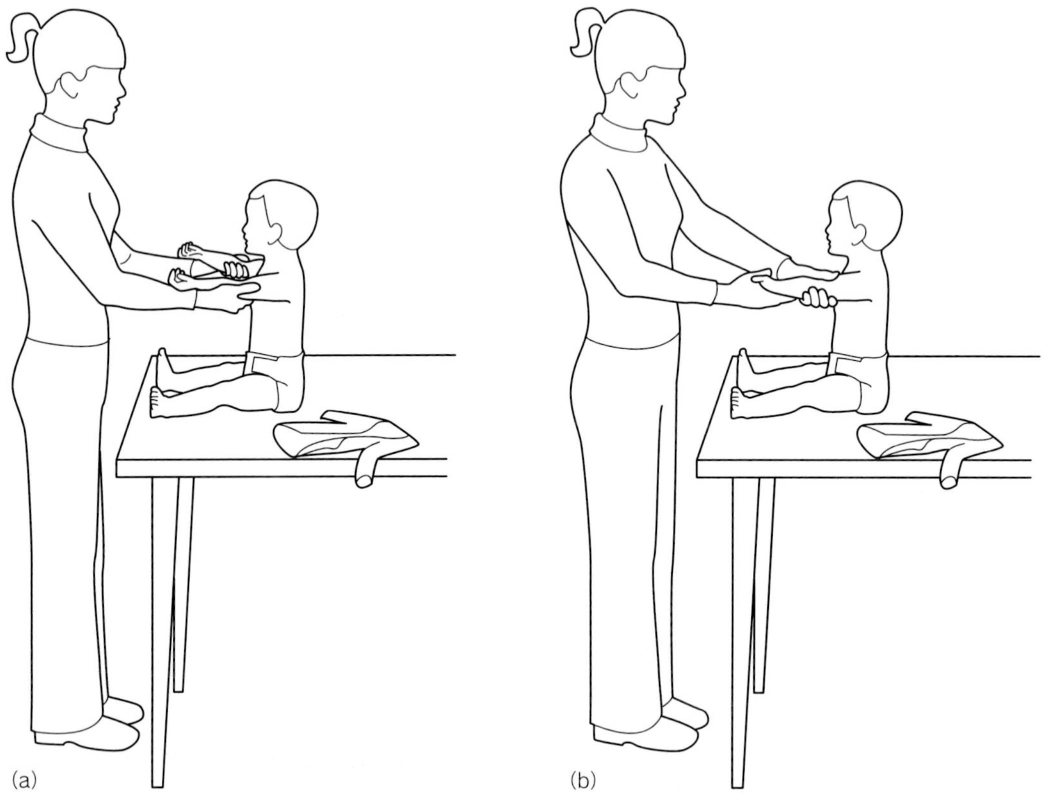

図 17.4　(a) 子どもの腕を外に向けてから肘をまっすぐにします．(b) 子どもの手を握って，肘をまっすぐに保ちます．

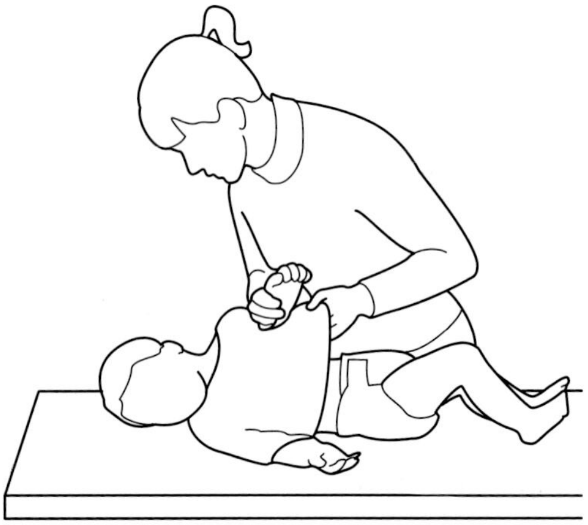

図 17.5　仰向けで服を着せるときのより難しい方法（あなたから顔をそらしています）．

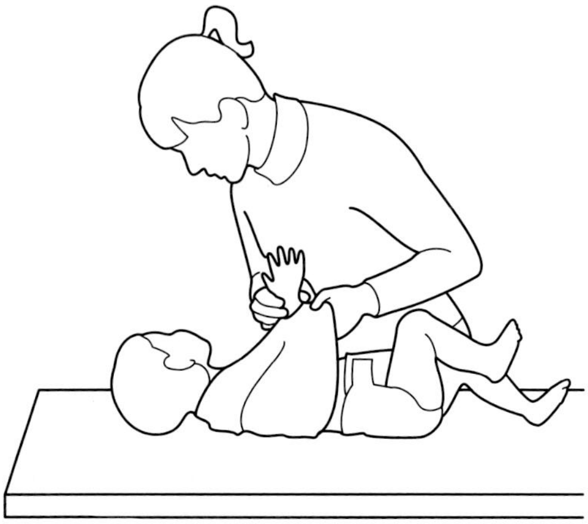

図 17.6　仰向けで服を着せるときのより簡単な方法（あなたと顔が向き合います）．

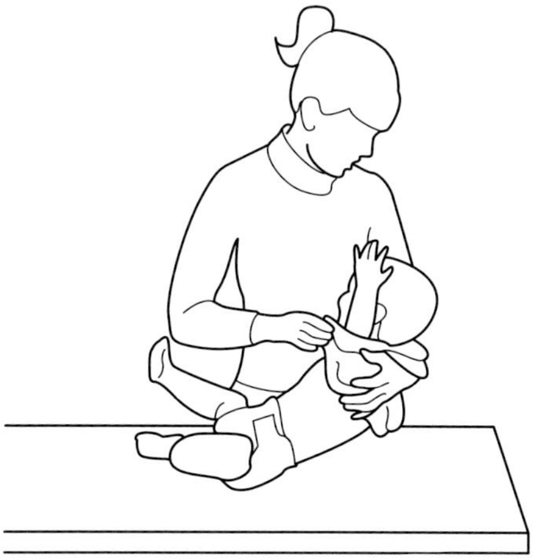

図 17.7 座位姿勢で子どもに服を着せるときのより難しい方法（子どもが滑ってしまいます）.

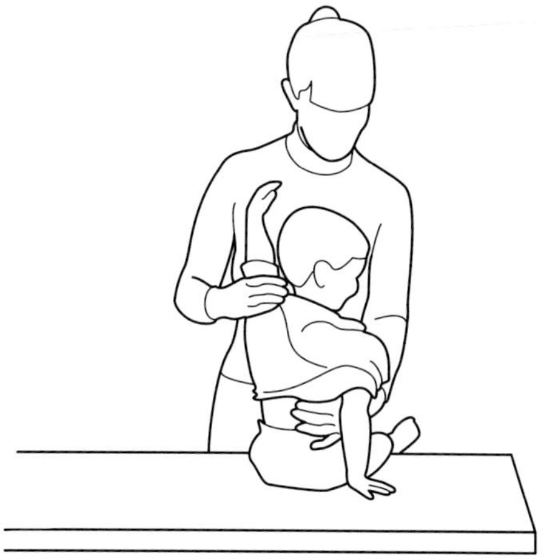

図 17.8 座位姿勢で子どもに服を着せるときのより簡単な方法（しっかりと座位が保てています）.

ので，着替えの問題はしばしば起こります．**図 17.8** は，異なる体位と動作を工夫することを示しています．この例では，座位姿勢で子どもが一側上肢で支え，頭を挙上することを励ましています．

伸展を伴って反り返る年少の子ども

座位バランス不良例

座位バランスがとれずに伸展を伴って反り返る CP 児には，頭が足より高くなるように，支持面を斜めにして背臥位で服を着せることができます．

このように頭を屈曲させることによって，肩や頭を前にもってくることが簡単になります．また，股関節，膝関節，足関節を曲げるのも容易になります．

あるいは，子どもを横向きにして着替えさせてもよいでしょう．着衣時はより障害の重い側を最初上に，脱衣時は障害の軽い側を最初上にします．

少し座位バランス能力のある例

子どもを膝の上に乗せて服を着せるならば，座位を安定させて，股関節は十分屈曲させ，ただし開きすぎないように気をつけてください．**図 17.9** に示されているように，子どもの体幹を回旋することができるような位置に子どもを座らせることによって，肩を前に出すことや股関節を曲げることが簡単になります．

座ると，股関節が中途半端に伸びて背中が丸まり，顎が前方に突出し，肩は前方に引かれ，腕は体側で曲がっている年少の子ども

あなたが最初に確認すべきは，子どもが良い肢位をとっていて，着替えがしやすくなっているかどうかということです．次に，子どもの股関節を前に十分に曲げてください．そして，両腕はまっすぐ伸ばして前に出して手掌が上を向くようにします（**図 17.10**）．このようにすることで，あなたは子どもの背中がまっすぐで，頭を保持するのがより簡単であるのがわかりますし，子どもが自発的に背中をまっすぐにして，頭を持ち上げて顎を引く手助けになっているかもしれません．

動揺性と不随意運動をもつ年少の子ども

動揺性と不随意運動をもつ子どもは，生まれてすぐは体幹が低緊張で，仰向けでは上肢と下肢が屈曲・外転・外旋位をとることが少なくありません．また，顔は一方を向くことが多く，体幹と骨盤が非対称になります．子どもがそのようである

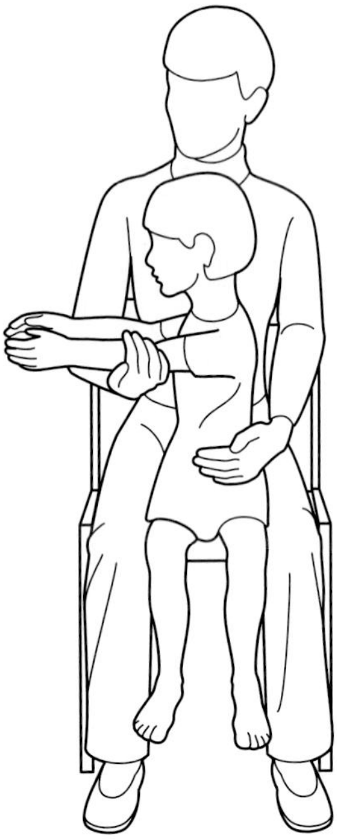

図 17.9 脚のあいだに座らせるという，後ろに反り返る傾向がある子どもの座位保持の介助方法.

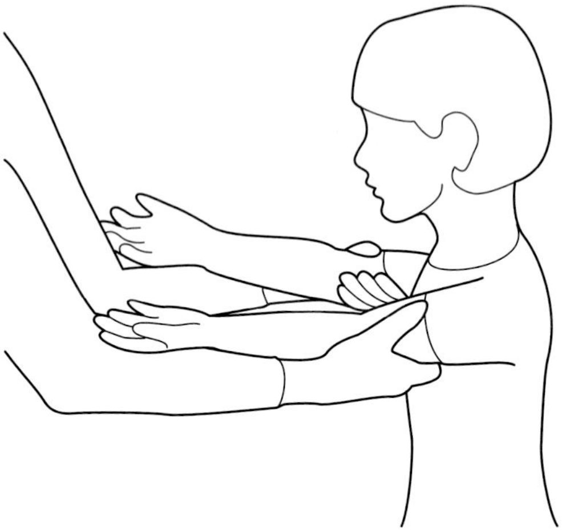

図 17.10 脊柱と腕を屈曲させてしまう子どもの座位保持の介助方法.

なら，仰向けの状態で服を着せるのはより難しいでしょう．そのため，横向きに寝かせるか，あなたの膝の上に座らせて着替えをさせるとより簡単であるかもしれません．このような特徴をもつ子どもたちのなかでも，着替えさせるときに頭と肩をのけ反らせて，足も蹴り続ける子どもでは，身体が大きくなければ，**図 17.1** に示すように，あなたの膝にうつ伏せにして着替えさせることをお勧めします.

座ることはできるが，座位バランス不良な年長の子ども

衣服の着脱において両手を使用するときに，座位バランスを維持できない年長の子どもは，股関節，大腿，膝，または足に，1つの固定点を与えられることによって，着替えやすくなるかもしれません．どこをどのくらい固定すればよいのかは，子ども自身の座位をコントロールする能力によるでしょう（**図 17.11**）.

図 17.12 に示すように，椅子の背に子どもを向き合わせて座らせることは，自分で座位を安定させる近道となります．片手で椅子を把持することによって，子どもは，もう片方の腕を持ち上げて袖に通すことができます．また，足の下に箱を置くことによって，安定性を高めるもう１つの固定点となります.

袖，靴下および靴

年長の子どもの場合，袖の着脱と靴下や靴の着脱を介助するときに，親が対処しなければならないよく起こる問題が2つあります．前者の問題は，上肢の屈筋群の筋緊張の亢進で，後者の問題は下肢の伸展筋群の筋緊張の亢進です．以下の実用的なアドバイスは，これらの困難を克服するために役立つでしょう.

袖の着脱

子どもが対称的に座り，体重が左右均等にかかっているかという点と，股関節を屈曲させて足を床にぴったり着けているかという点を確認してください．股関節が伸びて肩と体幹が反り返って

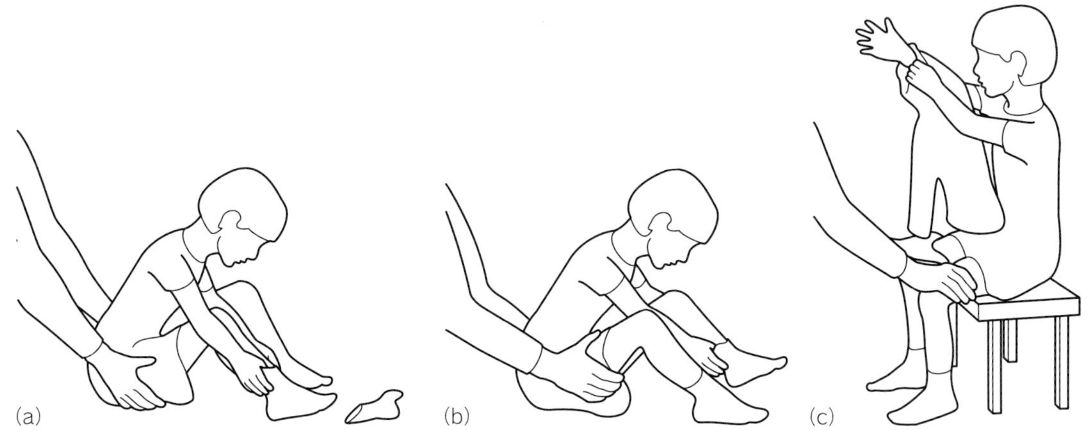

図 17.11 (a) 座る際に子どもの骨盤を支持します．(b) 座る際に子どものももを支持します．(c) 椅子に座る際に子どもの膝を支持します．

しまうと，腕を前に運ぶことは非常に難しくなります．決して，子どもの腕をつかんで引っ張らないでください．この行為は，子どもの屈筋の筋緊張の亢進をもたらしてしまいます．まず，肩を外旋して腕をまっすぐに伸ばしてください．肘がしっかり伸びていることを確認してから袖に腕を通してください．袖から脱がせるときにも同じようにしてください（**図 17.13**）．

靴下と靴の着脱

袖の着脱と同様に，座位姿勢を確認してください．子どもの下肢が伸展して足が底屈しているときは，靴下や靴を履かせないでください．こうすると，下肢の伸展筋の筋緊張を増加させてしまい，その結果，足指が丸まってしまい，ますます曲げにくくなります．

最初に，足を屈曲させて，股関節が外旋するのを確認してください．こうすれば，足を動かすのはより簡単なはずです（**図 17.14**）．靴を履かせるときには，足が床にぴったりと着いているようにしてください．

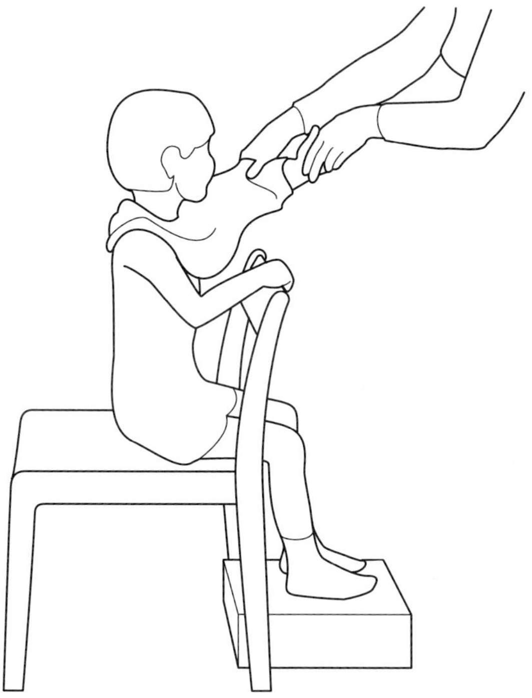

図 17.12 椅子に座りながら自分で安定させる方法．

重度な CP 児の更衣動作：Gross Motor Function Classification System レベルⅣ，Ⅴの子ども（Palisano ら 1997）

CP 児の衣服の着脱は，決して簡単なことではなく，子どもの成長や体重増加に伴い，筋緊張が増強し，不動が生じ，筋肉が固くなり，ますます困難になっていきます．このような子どもは，座位バランスが悪いので，ちょうどよい高さのベッドか堅固な面に横たわっている状態で，服を着替えさせられます．子どもは，仰向けでは，筋緊張

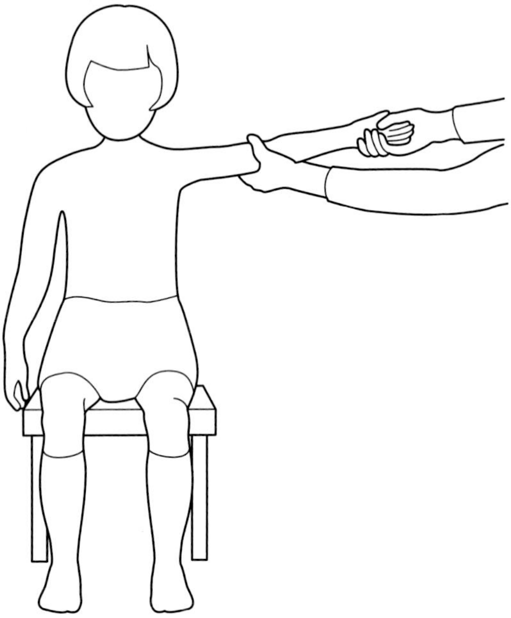

図 17.13 袖に腕を通す前に腕をまっすぐにする方法.

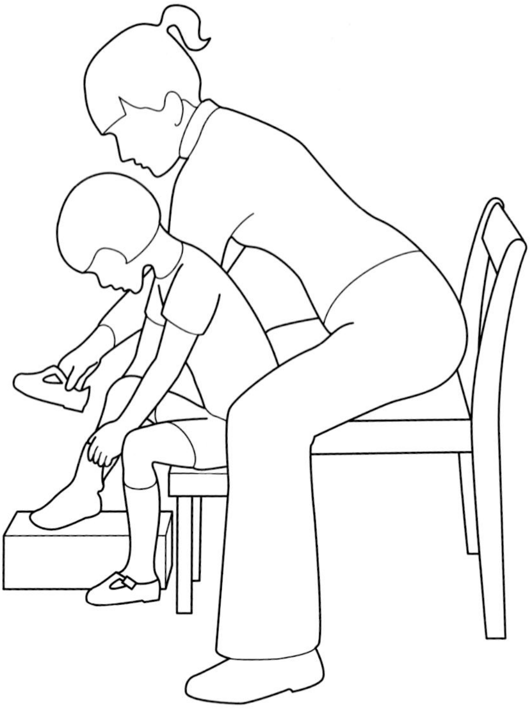

図 17.14 靴下と靴を履く前に膝を曲げて外旋させ，おじぎをした状態を保つ方法.

が増加することが多くなり，異常運動もみられるので，横向きにして着替えをさせることを試してみる価値はあります．更衣動作のあいだ，子どもを左右に転がすことになるので，子どもは長く同一肢位をとることはなく，そのためにこわばったり反り返ったりしません（**図 17.15**）．横向き姿勢では，服を頭から被らせることや，腕を袖に通すこと，ズボンをはかせるために股関節と下肢を曲げること，背中のファスナーを扱うことなどが楽になります．**図 17.16** は，高さ調整ができるおむつ替え用テーブルを，そして**図 17.17** は，壁に取り付けられた折りたたみ可能なおむつ替え用テーブルを示しています．

床，テーブル，椅子に座ること

本章には，母親が子どもの後ろに座るのを示しているイラストが多くありますが，注意すべきは，衣服の着脱に介助の必要がある場合，もしくは，子どもが自分で着替えを始めるときだけに適用していただきたいということです．あなたが子どもの後ろにいることで，着替えをする子どもに自信を与えられるかもしれません．必ず，子どもとあなたのあいだにスペースを確保してください．そうすることで，子どもがあなたにもたれかかるのを思いとどまって，股関節から身体を前方へ出すようになります．

図 17.18 は，子どもが母親のしていることがわかる適切な位置を示しています．子どもがＴシャツを脱ぐときや，**図 17.19** のように靴下を脱ぐときの最終段階に使う手の位置は，母親の手と同じ位置にあります．また，股関節を屈曲させて，体幹を十分前に保つことで，上肢を持ち上げて前に出したり，下肢を上げて曲げたりするときに，子どもがバランスを崩す危険性が低くなります．子どもがしっかりと１人で座れるようになったら，すぐに子どもの横か正面に移動してください．

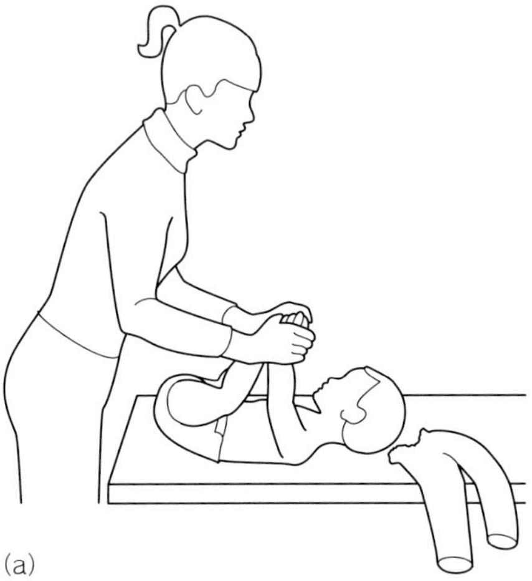

(a)

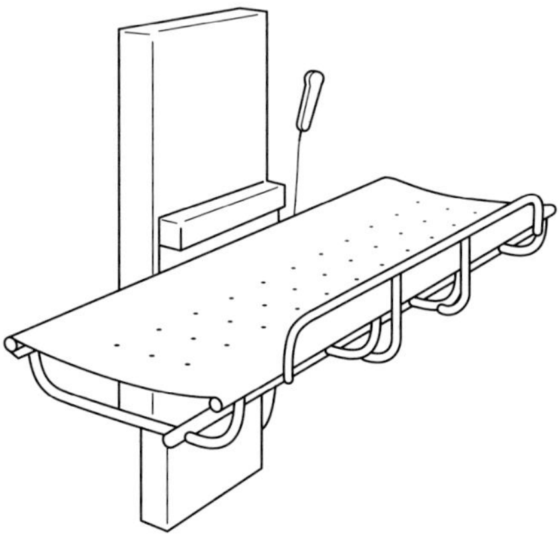

図 17.16　高さ調整ができるおむつ替え用テーブル.

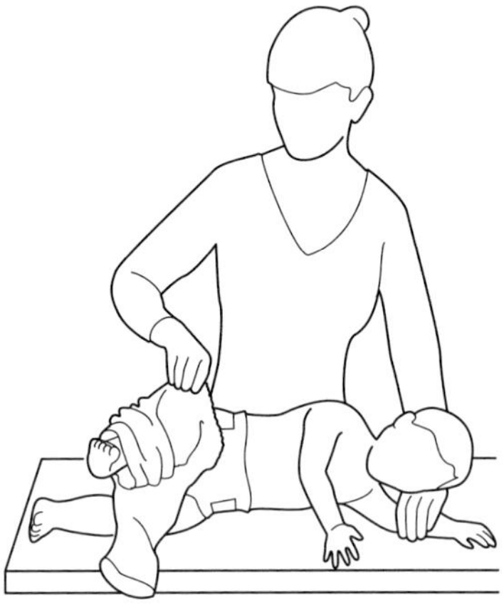

(b)

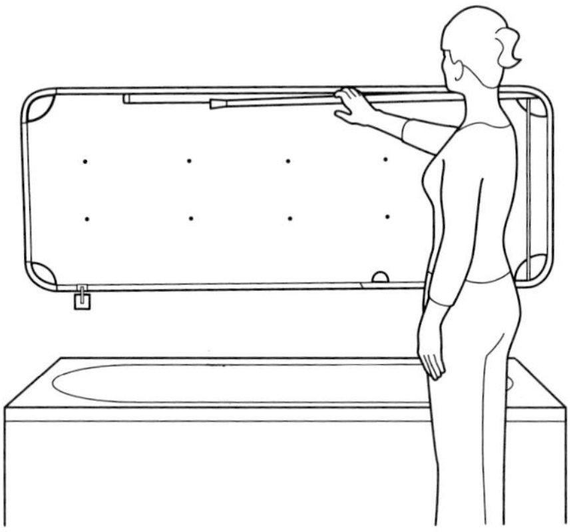

図 17.17　折りたたみ可能なおむつ替え用テーブル.

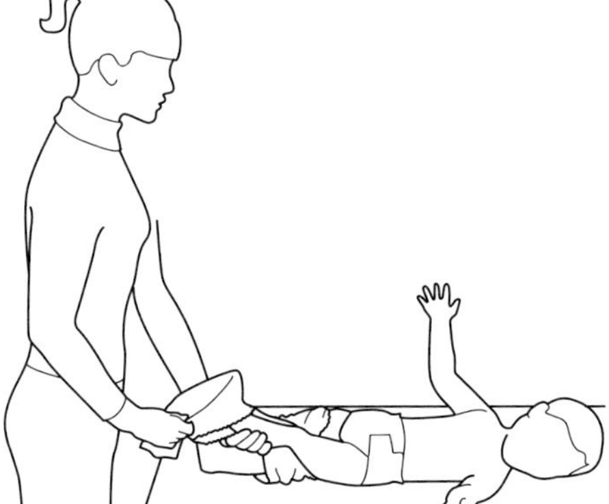

(c)

図 17.15　(a) 子どもを左右に寝返りさせます. (b) 最初に, 一方の足を上げてズボンをはかせます. (c) もう片方の足にズボンをはかせます.

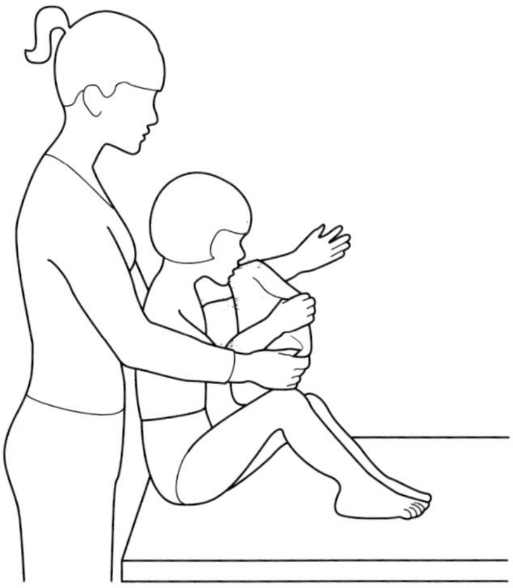

図 17.18　T シャツの着せ方.

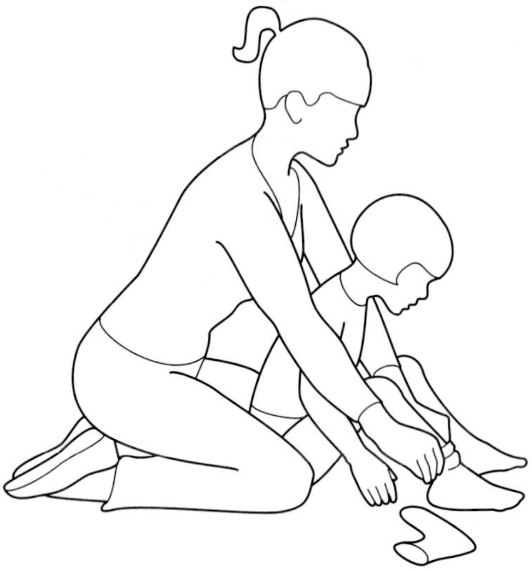

図 17.19　靴下の履かせ方.

参加するようになったら，ただちに，あなたは，子どもに対してあらゆる励ましをしてください．最初は，どんなに小さなことをやり遂げるのにも子どもは大変な努力を必要とし，母親のほうが諦めてしまうこともあるかもしれませんが，忍耐強く，子どもがやろうとしているときは決して干渉しないようにしてください．もちろん，本当に困っているときは別です．あなたは，子どもが自分でできることは何か，助けを必要とすることは何かについて，子どもを注意深く観察することで，わかるようになります．ただし，これがわかるようになるには，時間と忍耐を必要とします．

必要なスキル

子どもに，自分で着替えることができるように励まして教えていく前に，更衣動作が，意図的で，目的に即した一連の活動になるために必要となる能力を詳細に見ていきましょう．子どもは，おそらく，以下のことをできる必要があるでしょう．

1. 支えなしで座り，股関節の可動性が十分にある．
2. 人がしていることを見ることができ，そして，その行動を模倣するために，目が手を誘導できる．
3. いろいろな体位で腕を動かすとき，たとえば，上肢を挙げたときに後方に倒れないようにバランスを調整して維持することができる．
4. 肩に十分な安定性と固定性があり，身体の正中線に向かい交差する動作を含む，上肢と手の巧緻運動を行うことができる．
5. 上肢の位置にかかわらず，把持すること，放すこと，および指の巧緻動作ができる．たとえば，片手を挙げているあいだに，反対の手で押したり引いたりできる．
6. 身体と衣服の開口部の関係，たとえば，頭に通す先端の大きな開口部と，腕を通す小さい開口部の違いを理解することができる．
7. 上と下，外側と内側，表と裏，後と前，左と右の違いを知っている．

一般的な問題と解決策

初期の協力

赤ちゃんのときの着替えを観察していると，母親が子どもに対して自然に語りかける様子や，子どもがまだ話せなくても片言で要求をねだる様子がみられます．CP 児はこのように応じることができないので，そのうちに，母親は子どもに話しかけなくなり，黙って着替えさせるようになってしまいやすいです．子どもの着替えに時間がかかるために，子どもに語りかける時間がとれないときもあるでしょうが，できるだけ話しかけるように努力してください．それは努力の価値が十分にあります．なぜなら，まるでその子が人形であるかのようにいつも黙って服を着せられるなら，子どもは孤立してしまい，受け身になって，私たちのすることに関心を示さなくなってしまうからです．

子どもの更衣動作の自立に向けて

子どもが更衣動作を自立する機会を逃さないようにしてください．子どもが自ら進んで着替えに

表 17.1　靴下を履くときに必要な項目

疑問	必要な機能
1. 子どもは何をするように指示されたかわかっていますか？	知的能力
2. 子どもには，両手か片手の支持なしで座るための適切なバランスがありますか？	運動制御機能
3. 子どもは足を持てるくらい，前のめりになることができますか？	粗大運動能力
4. 子どもが座って足を上げたとき，後方に転びますか？	運動制御機能
5. 子どもは課題を遂行する際に適切な運動を使いますか？	運動企画能力
6. 子どもには，手と目の協調性運動や作業に必要な操作ができますか？	適切な運動制御と運動機能に加えて視覚機能と活動能力
7. 子どもは上肢を伸展して靴下を把持しながら，靴下を履くことができますか？	粗大および巧緻動作
8. 子どもは正中線を越えられますか？	身体認知

8. 更衣動作の順序を考える能力がある．たとえば，靴下は靴より先に履き，シャツはセーターより先に着ることを知っている．

9. 頑張ったりしても，着替えに影響を与えるような過剰な運動が身体のほかの部分に起こらない．

必要なスキルのこれらの項目を読むと，あなたにはすぐ理解できると思いますが，それらには，運動機能だけでなく，知覚などの発達面での成熟も要求されます．これを認識したうえで，たとえば子どもが靴下を履くことができない場合に何がそれを阻害しているかを自問する必要があるでしょう．**表 17.1** にその問題点と必要な機能のいくつかを記載します．

表 17.1 に記載された問題と記載されなかった問題がありますが，1つの困難だけによって引き起こされるのではなく，たくさんの問題が影響し合って靴下を履けないのかもしれません．子どもが1人で着替えをできるようになるまでに必要なさまざまの範囲の能力に関して，あなたはきっと，最初に子どもの全体的な発達レベルを理解することなく，単に子どもの手の機能だけに集中するのは時間の浪費であることがわかるでしょう．たとえば，知能，運動機能（巧緻運動および粗大運動），視覚，認知能力のレベルを知る必要があるのです．

子どもが自分で着替えを始めるとき，それぞれの課題をいくつかの簡単な段階に分けるべきです．子どもにとっては，最初に，活動の最後の部分を仕上げることが最も簡単です．たとえば，子どもが靴下を履いたり脱いだりすることができるように，下肢を伸ばして足先の靴下を引くことができる支持された座位姿勢をとらせます．また，注意深く観察して，子どもが自分でなんとかできるのはどこまでか，最小限の助けが必要なのはどのポイントかを把握することが必要です．親は，子どもに対して，必要とされる以上に多くの助けを与えてしまいますが，子どもができるようになるために余計な手出しをしないようにしてください．

運動機能面の一般的な問題点

更衣動作時に起こる運動機能面での問題を以下にあげます．

1. 後方へ倒れやすい子どもでは，とくに頭から被る動作時に衣服を把持し上に挙げる必要がある．

2. 衣服を広げるためには両手を必要とすること．

3. 靴下を履こうとして足まで手を伸ばして，靴下を引っ張って踵に被せること．

4. ズボンを引き下ろそうとすること．

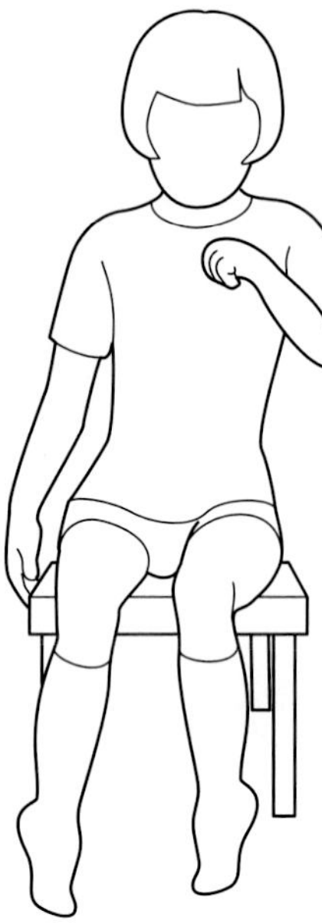

図 17.20　左片まひ児が両手を一緒に使用することの困難さを示しています．

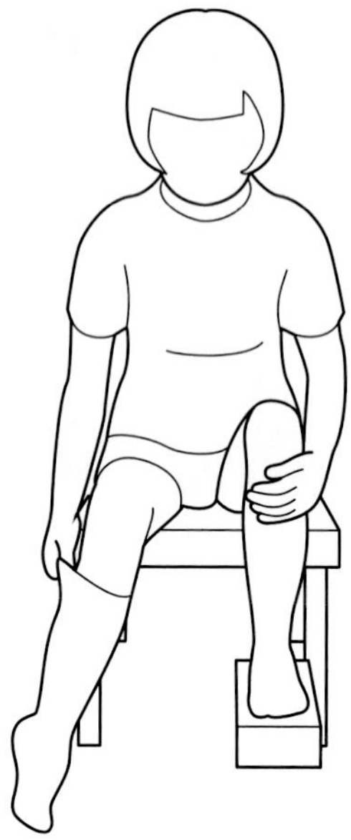

図 17.21　左まひ側での支持方法．

5. 一側の袖に腕を入れたあと，他側の腕をコートの袖に入れること．
6. ファスナーの上げ下ろしで，とくにそれが背中についている場合．

片まひや一側の障害が優位な場合，非まひ側を使うことによってしばしばまひ側に連合反応が起こり，両手を使うことが困難になります（図 17.20）．したがって，連合反応の影響を受けるまひ側の手を支持に使うことができれば，子どもは比較的簡単に靴下を脱ぐことができるでしょう（図 17.21）．そして，まひ側を姿勢保持手として使用することで，非まひ側手で靴下（図 17.22）や靴を脱げるようになります（図 17.23）．

援助の時期と順序

多くの症例では，機能を補助するために，椅子や，衣服の改造，自助具の使用が必要かもしれません．たとえば，自分がしている動作が見にくい子どもに眼鏡を提供することなどです．

子どもの機能的なレベルは，歴年齢ではなく，

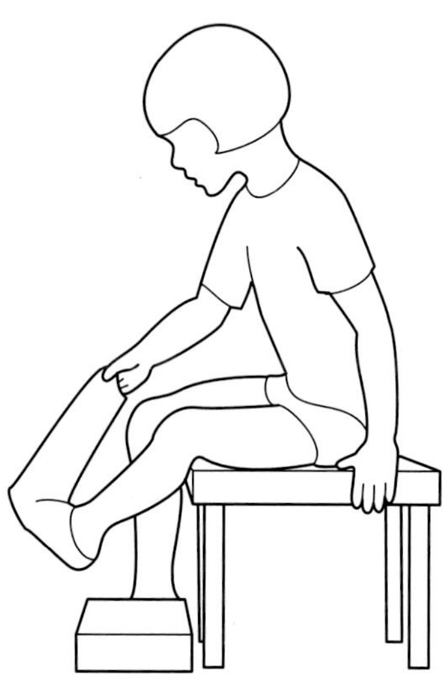

図 17.22　左まひ側で支えて，非まひ側の右手で左の靴下を自分で脱ぐ方法．

発達レベルで決まるということを覚えておくと，子どもの能力を超えるようなことを求めたり期待したりするのを避けられるでしょう．誰にとっても，最終的に報われない厄介な問題に取り組むほど憂鬱なことはありません．

子どもと一緒に遊ぶとき，子どもに更衣動作の原理を理解させるために，人形かテディーベアに

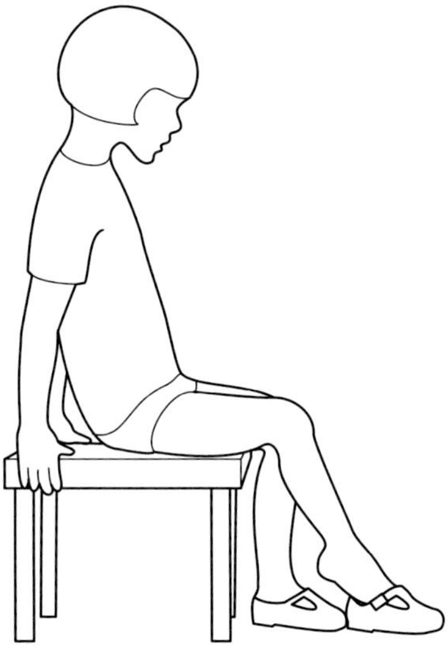

図 17.23　両手で支えて右の靴を脱いでいるあいだ，右の足を安定させるために左の足を添える方法．

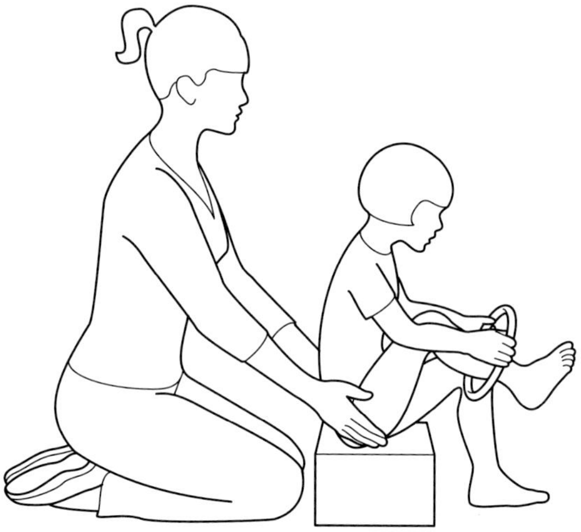

図 17.24　脚や体幹を介助して座位姿勢を保持させて，子どもに輪を脚にはめたり外したりさせる練習．

服を着せたり脱がせたりするのは名案です．子どもに１人で着替えることを教えるときには，着替えを運動として練習させるよりも，むしろ子どもの衣服を着替えさせているときにいつも教えるようにしてください．このことは，当然あなたに負担がかかるでしょう．急いでいては少しも達成できないでしょうし，子どもが新しいスキルを習得するためには，時間と多くの反復を必要とするでしょう．

幸い，一般に子どもは，１人で服を着ることよりも服を脱ぐことを先に学びます．服を脱ぐのはたいてい夜になるので，親にとっても慌ただしくないという利点があります．あなたにとって時間がないことが問題であるなら，着替えの練習は週末に始めるのがよいでしょう．

頭部と体幹のコントロール，座位バランス，股関節の可動性，把持したり放したりすることを含む粗大運動と巧緻動作機能を成長させるトレーニングの主な目的は，子どもが日常生活動作において機能的および自立できることです．

更衣動作は，私たちの社会と気候で不可欠の機能的活動であるだけでなく，多くの異なったスキルの統合を必要とするので，さまざまなスキルを練習する良い場面となります．子どもに着替えを教えるときは，何をしなければならないかを見せ，それをする目的を言葉で伝え，どのように行うかを明確に指示することが役に立ちます．たとえば，「靴を履いて」とか「腕を袖から抜いて」というように声をかけながら，その動作をあなた自身が最初に実行することによって，子どもがその言葉と動作を関連させることを助けることができます．そして，子どもがしゃべれるようになったら，そうした言葉を交わしながら動作を実行して，あなたはできるだけ支援を減らしていくべきです．子どもが知的にも運動的にも成長すると，その会話に色を追加できるようになります．「靴を履いて」，「袖の先から腕を抜いて」や「右の青い靴を右の足に履いて」など，子どもはどう着替えるかを学ぶだけではなく，ほかの活動に使用できる知識を積み重ねていきます．

把持する，引く，押すといった基本的動作を年少の子どもと年長の子どもに学ばせるときにお勧めしたい方法のいくつかを，前者は図 17.24-17.28 に，後者は図 17.29-17.35 に示します．

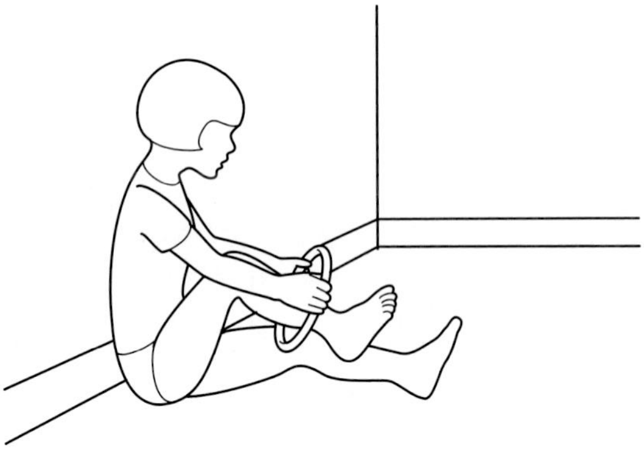

図 17.25　子どもが壁を利用して座位姿勢を保持しながら輪を脚にはめたり外したりする練習.

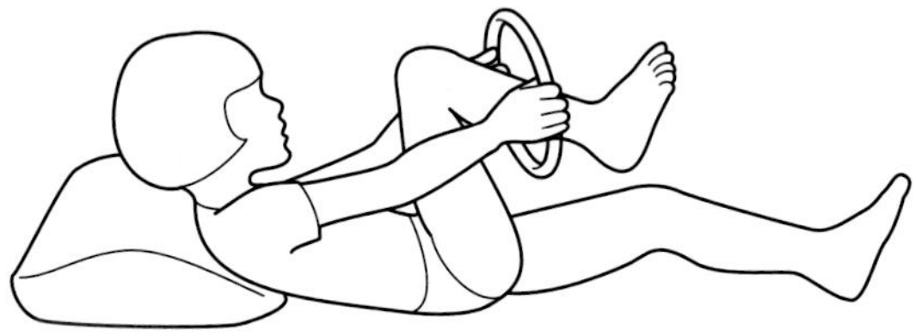

図 17.26　子どもが寝ながら輪を脚にはめたり外したりする練習.

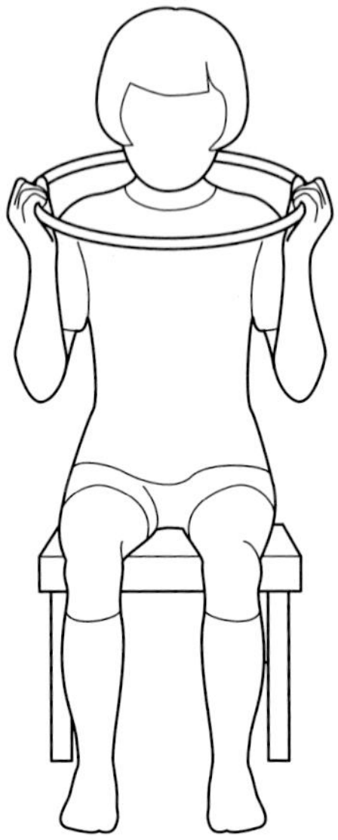

図 17.27　子どもが椅子に座りながら輪を頭から被ったり外したりする練習.

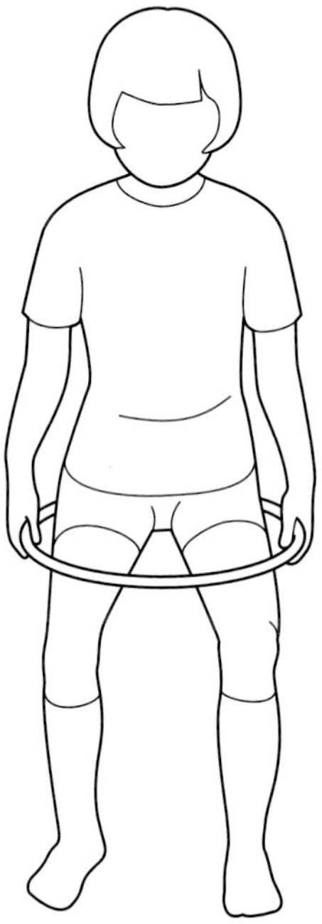

図 17.28　輪を足元から腰まで引き上げたり下げたりする練習.

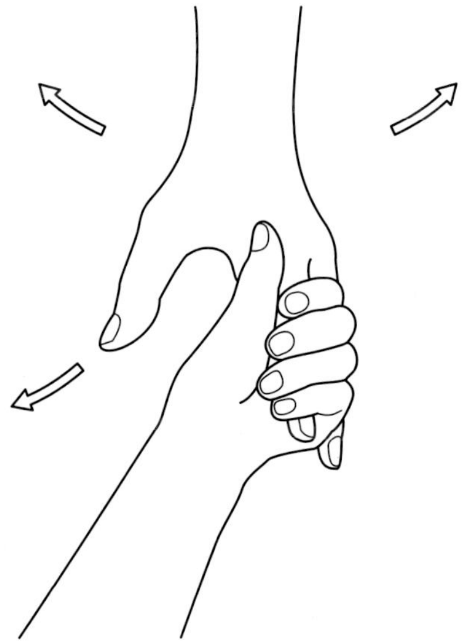

図 17.29　子どもがあなたの指を把持しているとき，多方向に子どもの腕を動かすことができます．のちには，タオルを把持させて同様のことができます（注意：あなたの指は，子どもの手のひらの親指と人差し指のあいだに置きます）.

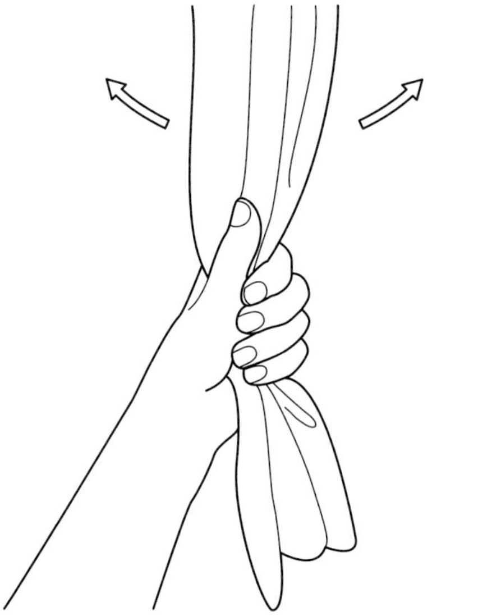

図 17.30　子どもがタオルを把持しているとき，多方向に子どもの腕を動かすことができます（注意：タオルは，子どもの手のひらの親指と人差し指のあいだに置かれます）.

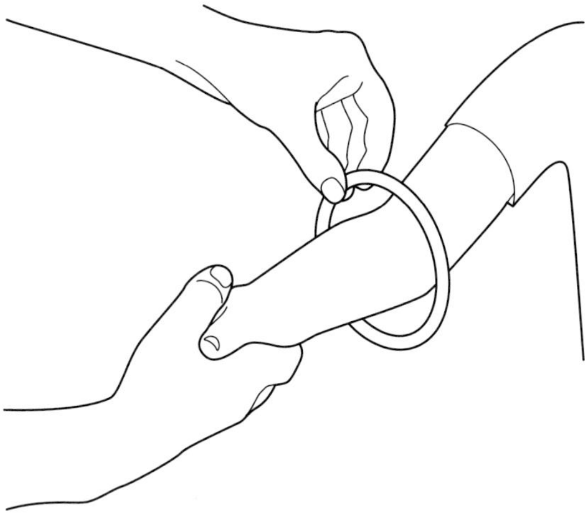

図 17.31　子どもの手と輪をしっかり把持してください.

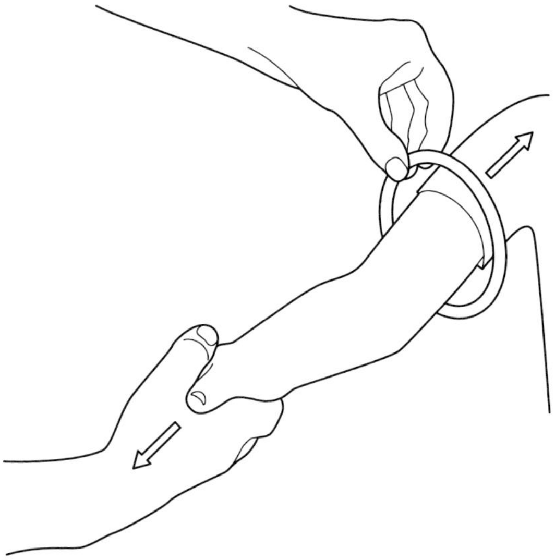

図 17.32　子どもの手を引きながら輪を子どもの腕から肩まで通してください．そのとき，子どもに「押して」というように促してください.

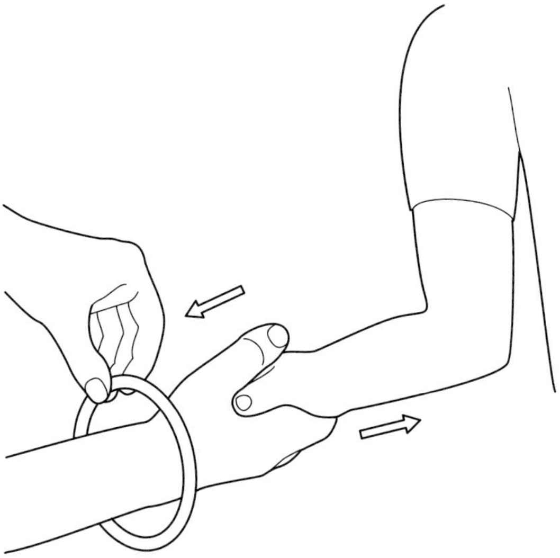

図 17.33　子どもの手を押しながら輪を子供の肩から腕へと外してください．そのとき，子どもに「引いて」というように促してください.

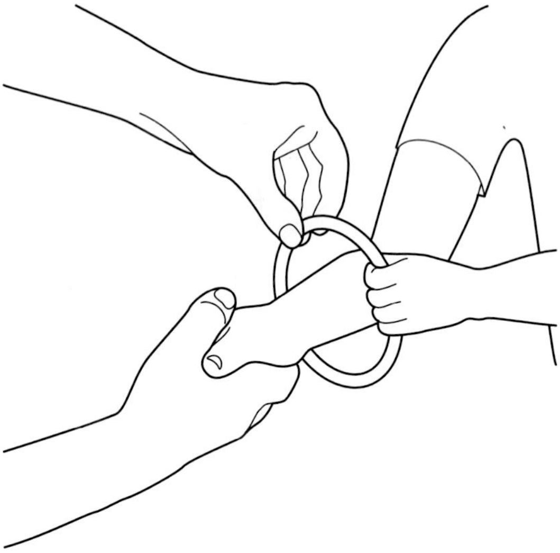

図 17.34　子どもは，あなたに助けてもらいながら輪を押したり引いたりします．

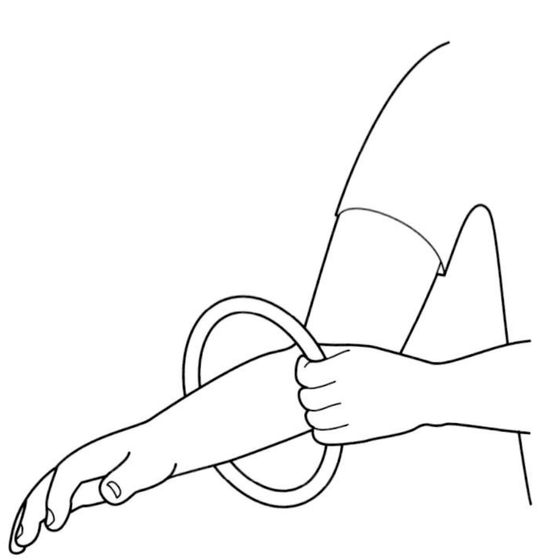

図 17.35　子どもは，自分で輪を持って，同じ動きを繰り返します．

更衣動作時の体位の選び方

子どもが着替え始める体位は，安定した座位を維持してバランスをとる能力で決まります．中等度の座位バランスの子どもが，より簡単にできるようになる体位を**図 17.36–17.41** に示します．かなり活動できる子どもに，服を着替えるときに自信を与える方法を**図 17.42–17.49** に示します．

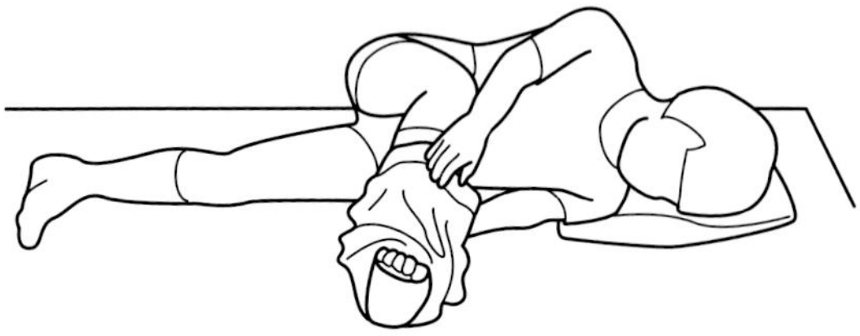

図 17.36　ズボンをはく練習は最初，側臥位で行います．

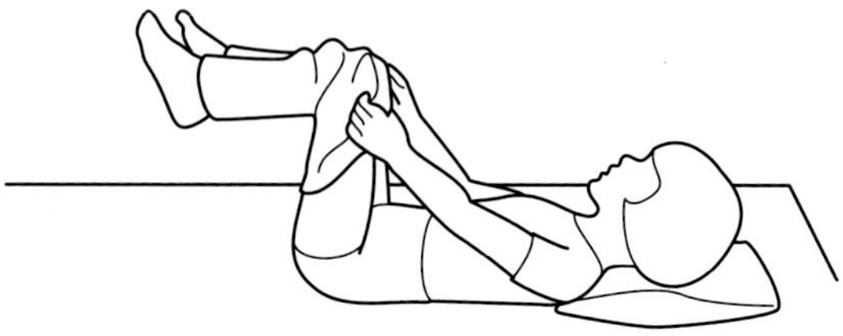

図 17.37　仰向けでズボンをはく方法．

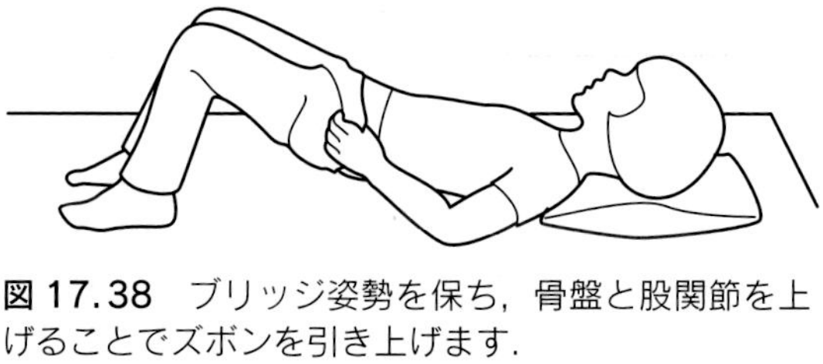

図 17.38　ブリッジ姿勢を保ち，骨盤と股関節を上げることでズボンを引き上げます．

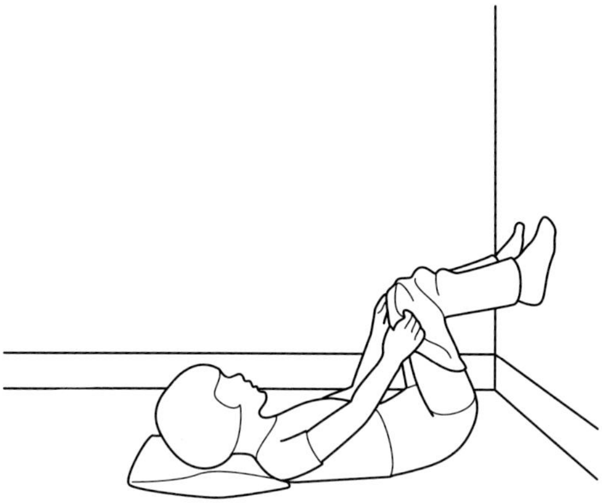

図 17.39　壁を利用してズボンをはく方法.

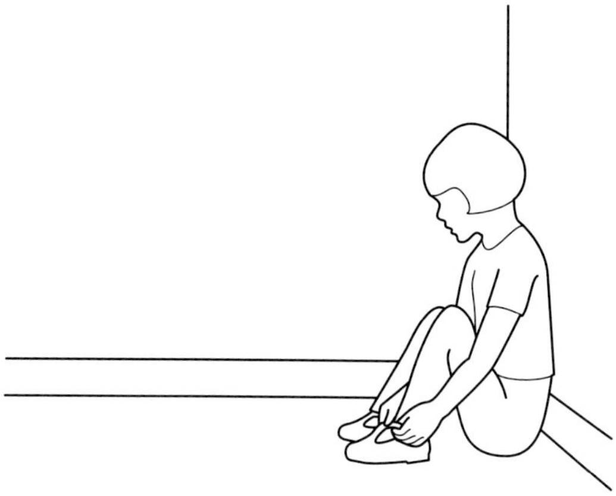

図 17.40　壁にもたれて股関節と膝関節を曲げ，靴を履く方法.

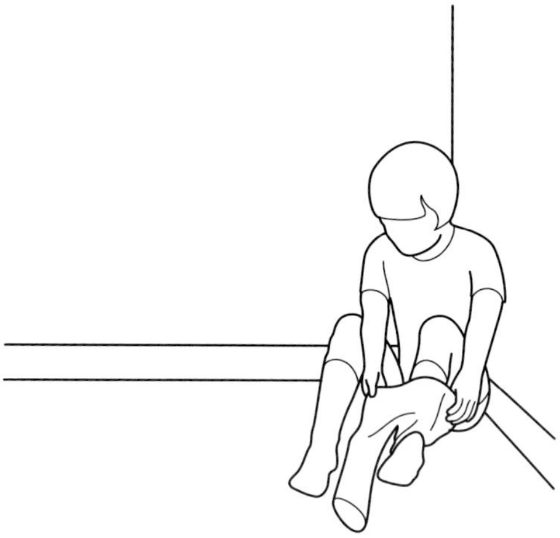

図 17.41　壁の隅を利用してズボンをはく方法.

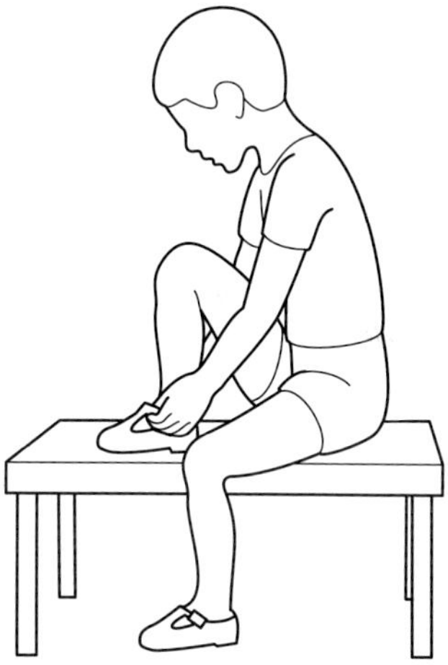

図 17.42　椅子に横向きになって座り，右足を持ち上げて靴を履く方法.

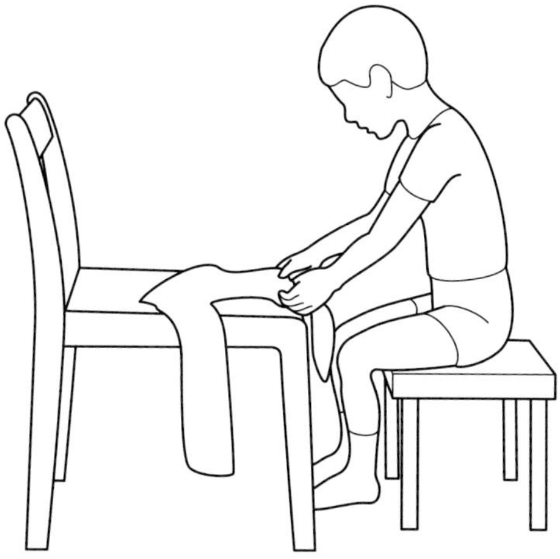

図 17.43　ズボンの前後・上下を正しい位置に置いて確認するための方法.

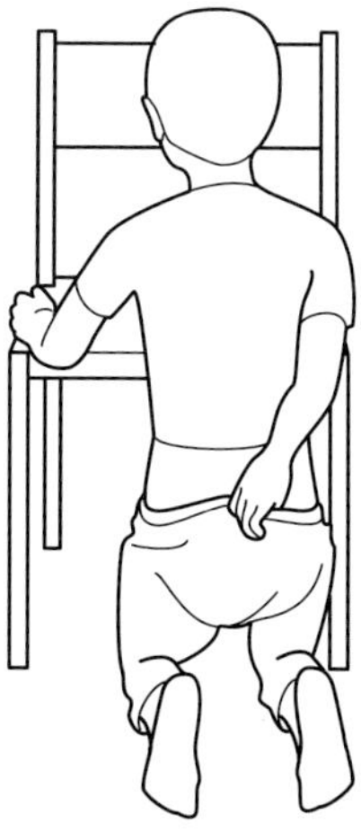

図 17.44　椅子を利用して膝立ちでズボンを上げる方法.

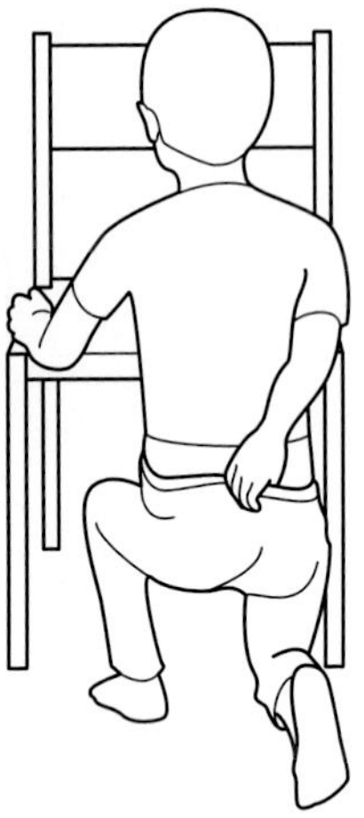

図 17.45　椅子を利用して片膝立ちでズボンを上げる方法.

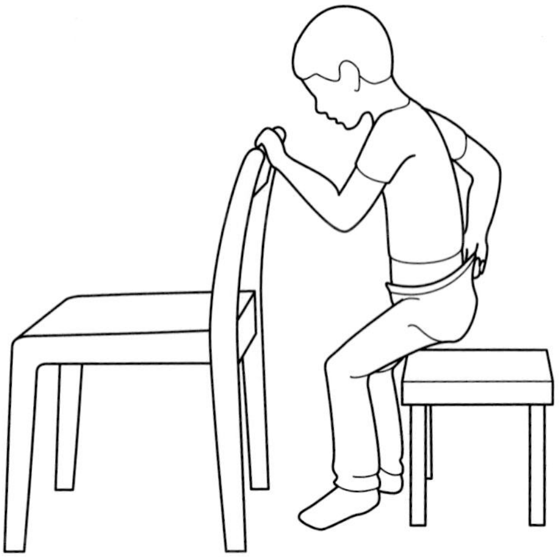

図 17.46　座位姿勢からズボンを引き上げる方法.

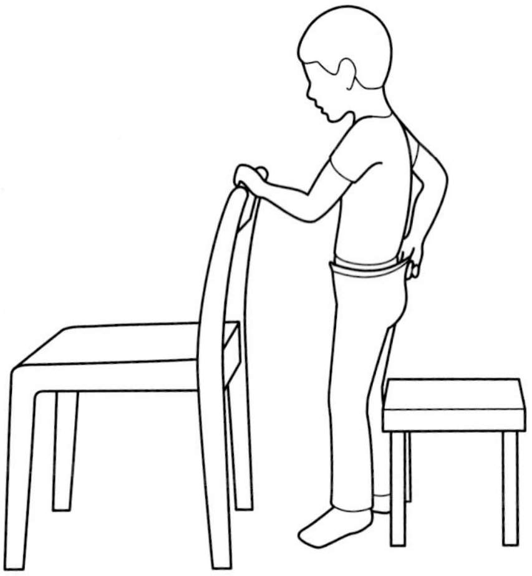

図 17.47　立位姿勢からズボンを引き上げる方法.

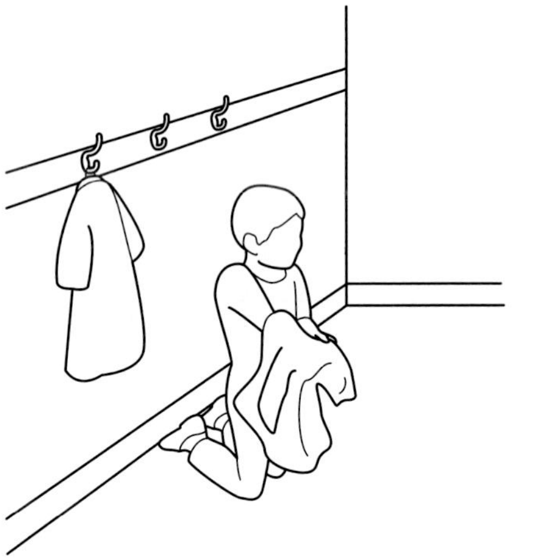

図 17.48　膝立ちでコートやケープを脱ぐ方法.

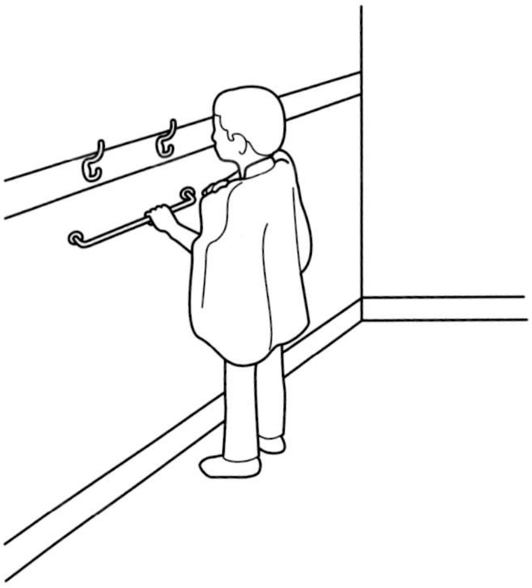

図 17.49　手すりを持ちながらケープを脱ぐ方法.

これらは，一般的なポイントのアドバイスであり，個々の子どもの特定の問題に合わせて適合させる必要があるかもしれません．

習慣から，またはそのほうが早いからといって，子どもの服の着脱をやってあげ続けないようにしてください．子どもが自立できるように，最初に，何をどのようにするかを指導して，自分で挑戦するように導きます．さらに自力でやらせるべきだと思うなら，あなたはほかの仕事を続けて，子どもを1人にしておいてみてください．そうすると，あなたが戻ったときに驚くかもしれません．子どもは非常に悪賢いものです．私が知っている症例では，母親がよばれて玄関に行き，戻ってくると，いつも何もできないと思っていた子どもが，自分で着替えをしてしまっていたことがありました．その瞬間まで，誰もできるとは考えていませんでした．

衣服

子どもが幼いときには，衣服の選択は両親の個人的な好みによることが多く，成長にしたがって子ども自身が選べばよいので，衣服については一般的なことを述べていきます．

材質

できれば，綿か羊毛などの天然繊維を含んでいる衣服を選んでください．たとえば，綿80%とポリエステル20%のものやスウェットシャツの素材のものなどです．天然と合成繊維の混合は軽くて快いものです．滑りやすい素材は，裏地を除いて避けるほうがよいでしょう．

防水服は，高価ですが，衣類の裏地が通気性のある素材で作られているために，軽くて風を通さないゴアｰテックスかその類似品を選ぶのがよいでしょう．冬用の上着としては，暖かくて軽く，また洗濯機で簡単に洗うこともできるので，断熱素材を使用しているものか，100%のポリエステルの綿が入っているジャケットをお勧めします．

CP児のなかには，皮膚が敏感で，そのうえ大量の汗をかくために，生地に過敏になる子どもがいるかもしれません．

衣類に使用される材料が，安全規格に一致していて，完全に耐火性か難燃性であるかを確認してください．

袖

すべての袖をできるだけ緩くすべきです．袖口が大きいので，ラグランかドルマンスリーブのシャツ，カーディガン，セーター，またはジャケットを選んでください．これは，子どもが袖を通すときに，精度や正確な操作を必要としないので役立ちます．

もし，必要があるなら，あなたの手を袖口に入れて，子どもの腕を通すことができるくらいの大きさを確保するとよいでしょう．袖口がきついなら，継ぎ目を開いて，マジックテープで留めることができます．

留め具

どんな子どもにとっても，更衣動作で最も難しい動作の1つは留め具です．子どもにとって，練習のために自分の正面に広げられた衣服の留め具を開閉するのは簡単かもしれませんが，実際に子どもが着た衣服の留め具の扱いはまったく違った問題なのです．したがって，子どもが，自分でしていることを見ることができなければ，さらに難しくなります．子どもと一緒に，異なった締め具をいろいろと試してください．そうすれば，あなたは，子どもに適しているのは，シャンク（脚付）ボタン，大きいスナップボタン，またはいくつかのボタン穴を縫い合わせてその下にマジックテープを縫い付けたものなどと決めることができます．マジックテープは広く応用が利き，異なった幅で長さを選んで購入できます．マジックテープを長持ちさせる秘訣は，ときおり，ワイヤーブラシでそれをブラッシングすることです．

親たちのなかには，ボタンをゴムひもで縫い付けたり，小さいボタンを下に縫うことによってボタンを持ち上げたりする人もいます．また，大きいボタンやループ状のボタン，ファスナーやマジックテープも使用できます．したがって，目的は子どもの自立であるので，子どもが1人で扱える留め具を選ぶためには，十分な時間と手間をかける価値があります．

服の種類

ボディー・スーツ

ボディー・スーツは，赤ちゃんにとって，暖かくて着心地の良い下着です．綿100%か，綿80%とポリエステル20%の混紡のどちらかで，袖なしか短い袖，首の部分は筒状で，股の部分はスナップで開くようになっています．この衣類をお勧めする理由は，赤ちゃんが最大限自由に動けることと，あなたも一緒に動きやすいからです．

ベスト

襟ぐりが大きく開いているものが最も適しています．年少の子どもには，合わせ襟の開襟タイプ，年長の子どもには，肩ひもの付いたスクープネックのものがよいでしょう．幅広の肩ひもがお気に入りなら，縫い目を開いてマジックテープを使用することもできます．親たちは，寒さ対策に保温性の高いベストを勧めています．

パジャマ

年少の子どもに最もお勧めしたいパジャマは，伸縮性をもつ上下が一体化したパジャマで，スナップの留め具がついたものです．一般に，これらのパジャマでは，足の成長を見込んで大きく作られておらず，定期的に縮んでいないかどうかをチェックするようにしてください．生地が固くなってきたら危険信号で，子どもの足が底屈位（つま先が床に向く）のままになります．これが起こるようなら，足の動きは制限されるようになるでしょう．そして，爪先は拳のように丸まり始めるでしょう．年長の子どもには，上下が別のツーピースのパジャマで，袖口と足首の部分がリブ編みになっているものが向いています．必要なら，上下をボタンで結合できるもの，また重度の障害があれば，後ろが開くようになったものが役に立つかもしれません．または，パジャマに代わる手段として，ルーズなナイトシャツがよいかもしれません．

靴下

フィッティングの良い靴下は，ぴったりと合った靴と同じくらい重要であり，家族間で使いまわさないほうがよい衣服の1つです．

CP児の足は汗まみれになりやすいので，綿の割合が多い靴下を購入すべきです．とくに，通気性の悪い靴下だと足に汗をかきやすくなります．子どもにとって，靴下を取り去るのは比較的簡単ですが，それらを履くのはかなり問題になります．したがって，子どもがより上手になるまでは，かかとのない管状の靴下を使用することをお勧めします．

タイツはとても役に立つ衣類です．それらは，暖かく，留め具の問題なくウエストまで引き上げられる利点をもっています．足の部分のないタイツかももひきは，足を組み込む問題なしに脚と腰を保温できる方法であり，男の子たちも許容できるかもしれません．

シャツとジャンパー

子どもの半袖か長袖のTシャツ，フード付かフードなしのスウェットシャツ，ジャンパーは，ゆったり裁断されていて気軽に購入できます．襟ぐりの種類は多く（ロールネック，クルーネック，スクープネック，襟と袖がリブ編みになったもの）あるので，一般に特別な直しも必要ありません．ただ子どもが成長すると，長袖のシャツを着る場合に困難が生じるかもしれません．ズボンの中にシャツの裾を入れ続けるのが問題でしょう．これに対しては，シャツの下にテープを縫うか，ズボンとシャツにボタンをかけることによって直すことができます．もしもカフスボタンが問題なら，ゴムひもによって接続された2個のボタンを使用してください．シャツの前部のボタンのかけ外しをしないで済むように，マジックテープをシャツの前部のそれぞれの側に縫い付けて，そしてボタン穴は縫い合わせてしまってください．または，超大型スナップボタンを縫い付けてください．

ズボン，ジョグスーツ

少年と少女の柔らかい素材のズボン，ジョグパンツ，またはスウェットパンツは，一般にゆったりと裁断されており，激しい磨耗に耐えられるように設計されています．

あらゆるサイズの子ども服で最も役に立つ衣類の1つは，ニット素材か綿かポリエステル繊維でできたジョグスーツです．その大きな利点は，首の開きが単純な作りになっていることです．そして，扱わなければならない留め具がまったくありません．そして，ズボンには，伸縮性があります．それは，子どもにとっては暖かくて着心地の良い衣類であり，お勧めできます．お勧めしないのは，光沢のあるナイロン製のシェルスーツです．

ドレス

シフトドレス（ウエストに切り替えのない肩からまっすぐのドレス）かピナフォアドレス（袖なしのエプロンドレス）が最も実用的です．これらは，留め具がなく，着るのが簡単です．いくつかのデザインは，肩の上にボタンをもっています．そして，これらをマジックテープに取り替えることもできます．この場合，ピナフォアドレスのほうが肩ひもなどにボタンがあるので，扱いがより簡単かもしれません．

シフトドレスとピナフォアドレスはさまざまな素材で作ることができて，下にTシャツやセーターを着ることもできます．

自分でドレスを着ることができない年長の子どもは，最初にその両腕に袖を通すことができるように，背中のファスナーを下げて床に置くと着やすくなるでしょう．

スカート

ファスナーのないゴム製のウエストのスカートは，ズボンのように上げたり下げたりできますし，頭と肩の上から被ることができて，またTシャツやタイツと一緒に着ることもできます．

オーバーオール

ポリ塩化ビニール（PVC）や同じような素材のオーバーオールは，脱がなくても流水で流したり拭いたりすることができるので便利です．食事時にオーバーオールを着るなら，その縁に深いポケットがあって，こぼした食物を受け止められるものにしてください．背中にファスナーが付いているものが最もよいでしょう．

よだれかけ（ビブス）

PVCが裏に付いているパイル生地の吸収性タオルのよだれかけ（ビブス）は，年少の子どもに最も適しています．これらは後ろで簡単に結べて，ポンチョタイプのものなら頭から被るだけです．ただ自分で食べることを始めたばかりの食べこぼしの多い子どもに関しては，長袖の付いたオーバーオールのほうがよいかもしれません．年長の子どもに関しては，食べこぼしキャッチポケット付よだれかけ（ビブス）が，首の部分で調整することができて，簡単に拭き取ることも洗うこともできて便利です．

また，絶えずよだれを流す子どもの衣服の下に，タオルか同じような素材の布地をあてておくと清潔を保てます．また，いまは吸収材料付のスカーフもあります．

ケープとジャケット

雨天時と晴天時に合わせてフードを脱着するケープとポンチョは，色の種類が豊富であり，袖がないので，すばやく身につけることができます．必要ならば，滑り止めのゴムひもの輪を肩と腕に挿入できます．ポンチョのデザインは非常にシンプルなので，簡単に作ることができます．肩パッド付ジャケットは着脱が難しい場合がありますが，最近は選択の幅が広がっているので，いろいろ試してみることをお勧めします．

コートの下に着る保温用のカーディガンの代わりになり，着脱が簡単でかさばらないものは，袖のないベストかジレー（チョッキ）です．それは，毛糸で編むか，生地で作るか，または購入することができます．

ミトン

一般に，ミトンは手袋より着脱しやすいものです．子どもがなくさないように，ウエストにゴムひもかテープを取り付けてください．

帽子

帽子は被ったままでいることが難しいので，顎ひもとスナップが付いたずきん，またはずきんとスカーフを組み合わせたものなどは，より実用的です．多くのジャケットとコートには，簡単に取り外しができるフードが付いています．

靴

さまざまなタイプの靴について議論する前に，最初に，私たちの足がバランスと歩行のために果たす重要な役割について見ていきましょう．ポイントを実証するために，あなたが以下のことを試みてください．

まず，片足で立ってください．そして，足と爪先でその動きを感じてください．今度は，体重があなたの足の内側にくるような状態で立ってください．そして，片足でバランスをとるようにしてください．あなたは，それが非常に難しいのがわかるでしょう．爪先で地面をつかむようにして，誰かに押してもらってください．すると後方に傾き，バランスを失いそうになります．自分の体重を最初は内側にかけて，次に外側にかけて歩いてください．そして，これが，あなたの全体の歩行パターンと身体の姿勢に与える影響を見てください．

これらは，歩こうとするときに子どもが経験しているかもしれない問題のいくつかです．

いままでに間違ったサイズの靴に悩んだことがあるなら，そのとき感じた不快感と，その結果生じた水ぶくれが，あなたの歩き方にどんなに影響したかを覚えているでしょう．つまり，子どもの履く靴がぴったりと合っていて，足を支持していて，必要な場合は容易に手直しができるかどうかをチェックしなければならないということの重要性がわかると思います．さもなければ，子どもの立位バランス能力や歩行が悪化してしまうかもしれません．

いうまでもありませんが，同じニーズをもつ子どもは２人といませんから，靴のタイプも状態に応じて変化するということを踏まえて，履物に関する特定のアドバイスを受けるようにしましょう．

子どもによっては，特別にブーツか靴を処方してもらう必要があるかもしれません．靴の内側や外側に補助的な支えを付けたり，踵の高さを変えたりすることなどが必要になるかもしれません．これらの適合は，義肢装具士か地元の靴店か靴の修繕屋によって行われるかもしれませんが，靴を購入する前に，その目的を果たすために，セラピストと一緒に履物の問題について議論することがとても重要です．しばしば担当セラピストは，地元のどの店が最も役に立つかを知っています．ほかのものよりあなたの子どもに適した靴があり，ほかのものより適合させやすい靴があり，よりしっかりと作られている靴があります．

履物の一般注釈または総評

最初に求める靴は，その後のものと同じくらい重要です．そして，年少の子どもの時期においてさえ正しいサイズの靴を求めることは重要です．左右の足の長さと幅を測定し，その結果を見て，一方が他方より長かったり幅広だったりするかどうかを調べます．その違いは片まひ児に多くみられます．このタイプのCP児のまひ側は，軟部組織における異常によって骨の成長を妨げているのでしょう．また，子どもが靴を履いているときと脱いだときの両方で，その体重がどのように分散しているかという点と，その靴は履いたり脱いだりしやすいかという点を確認することが必要です．

大きく前が開いた靴は，踵と足部を入れやすいでしょう．子どもが歩けるようになったら，どの靴を購入するか決める前に，店で試着するように勧めるべきです．子どもが話すことができなくても，彼らのお気に入りの靴は，それを脱がせようとすると大騒ぎして知らせるので，すぐにわかるでしょう．ほとんどの子どもが自分の靴を誇りに思っているので，子どもがある色を気に入っているのであれば，できれば，その色を購入してください．これは歩けるのに歩かない子どもにとってとくに重要であるかもしれません．自分で靴を履いたり脱いだりすることができる段階に達しているにもかかわらずそうしようとしなかった子どもが，靴屋で自分が気に入った靴を買ってもらうと，その場で自分で靴を履いたり脱いだりすることがあります．最近，多くの靴とブーツがマジックテープで留めるようになっているので，靴の脱ぎ履きはもうそれほど問題ではありません．現在では，ひもで結ぶことより簡単に足に適合させることができる，スリップオンモデル，両側にゴム布の入った靴，ゴムの結びひもと鳩目などが便利です．わかりきったことかもしれませんが，靴下やタイツの厚さによって靴の合わせ方が違ってくることも忘れないでください．

健常児でもそうですが，とくにCP児では，靴がすぐに破損します．ポリエステル樹脂，つややかなコートを形成するゴムのようなウレタン，または歯科のプラスチックから発展したアクリル・セメントキャップアプリケーションが，靴を保護するために購入できる素材です．靴の補強に用いるための新製品は頻繁に導入されています．したがって，それらに注意して，義肢装具士かセラピストに尋ねてください．子どもの靴に摩耗のサインがあったら，先革（さきがわ）（訳注：靴の爪先の部分）を補強するようにセラピストに頼んでください．または，どうしたらよいか助言をもらってください．穴があくまで待たないでください．多くの母親が，予防策として，新しい靴がすり減る前に保護素材を被せてもらっています．子どもの靴は高価なので，これは考慮する価値があります．

特別な改造を靴にした場合は，作った最初の2～3週間のあいだ，子どもがそれらを履いて散歩するときの様子をチェックすることが不可欠です．必要であれば，すぐにさらなる変更をするためです．

子どもが，「靴が不快である」ということができないなら，定期的にチェックして，赤くなった皮膚の領域があるかどうか，または足に靴ずれがあるかどうかを確認してください．靴の踵と靴底を確認して，それらが均等にすり減っているかどうかを見てください．

しかし，子どもが最初の靴にどんなに愛着を感じていても，絶えずそれらを家の中で履かせておかないでください．靴と足は通気を必要とします．

以下にあげるのは，両親が自分たちの子どもに適当であるとわかった靴のタイプです．一般に，英国では，優良靴店においてこれらを購入することができます．

年少の子ども用

図17.50は，狭い踵とアーチサポートがある靴です．**図17.51**はスポーツブーツです．

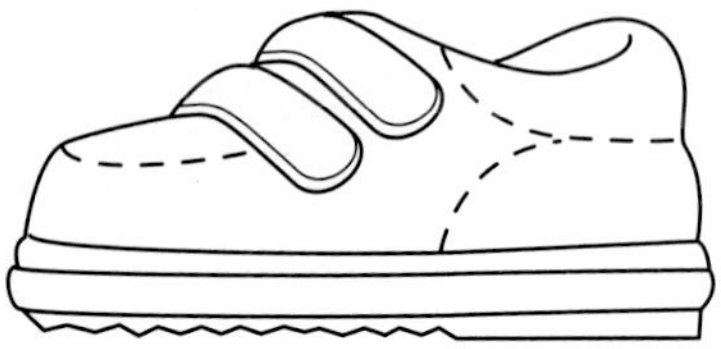

図 17.50　狭い踵とアーチサポートがある靴.

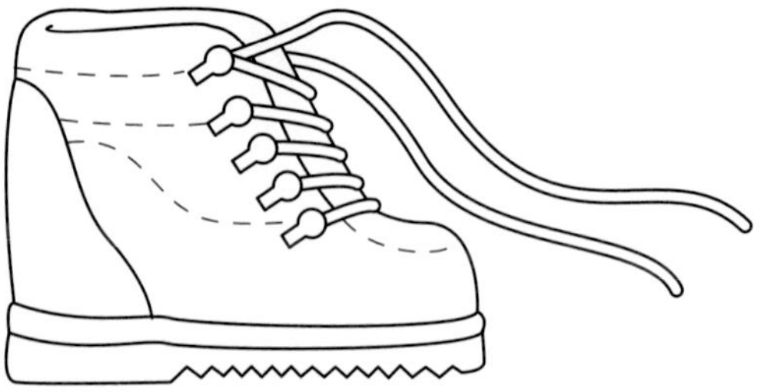

図 17.51　スポーツブーツ.

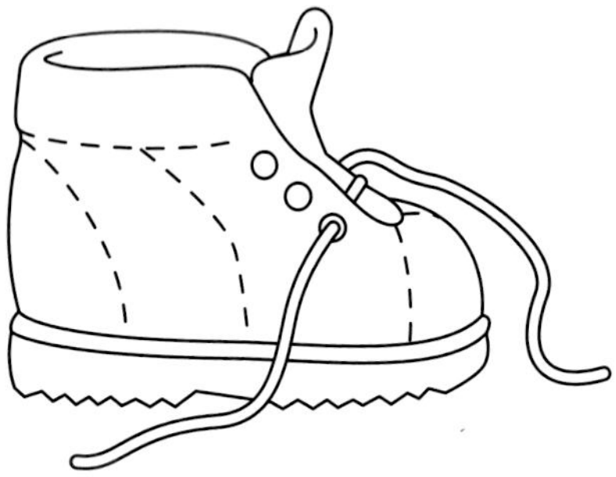

図 17.52　ペドロブーツ.

年長の子ども用

1. 柔らかいパッド入りの舌革とアーチサポートがある運動靴.
2. 支えのしっかりしたサンダル.
3. 靴を履けない子どもには，革の靴底があるニットの靴下が役に立つかもしれません.
4. ウェリントンブーツは，現在ではPVC（ポリ塩化ビニール）製で，あらゆるサイズと色があり，長短にかかわらず暖かい裏地がついています.
5. ペドロブーツは，さまざまな色とサイズがあり，安定性があり，しばしばセラピストによって推薦されます（図 17.52）. ペドロブーツは，ときどき短下肢装具（AFO）とともに装着します. しかしそのようにすると，AFOが提供する特有の安定性を悪化させてしまうことがあります. AFOは，運動靴やスニーカーとともに使うこともあります.

警告：これらの靴は高価ですが，靴は身に着けるもののなかでは最も優先すべきものです. 安価な靴では，子どもに必要で適切なサポートができないかもしれません.

一般ポイント

CP児は，健常児より運動量が少ないので寒さを感じやすく，おそらく余分に衣服を着る必要があるでしょう. とくに乳母車や車いすに座っているときに，膝かけ，そして/または，その子に合わせたデザインで，子どもの背中，骨盤，および脚と足部を覆うものが必要です.

どんな子どもでも，「とてもいいね」といわれることを楽しんでいるので，彼らの外観に誇りをもたせなければなりません. 適度で十分な年齢に達したら，彼らに，自分の好みの衣服の色やタイプを選ばせましょう.

参考文献

Palisano R, Rosenbaum P, Walter S et al. Development and validation of a gross motor function classification system for children with CP. Dev Med Child Neurol 1997；39：214-223.

第 18 章 コミュニケーション

18

Helen Cockerill

章の内容

脳性まひはコミュニケーション能力にどのような影響を与えるか

脳性まひは姿勢と運動の障害です．コミュニケーションには運動がかかわっており，それには，介護者には意味が理解できる年少の子どもの表情や四肢の動きから，より複雑な話し言葉を構築するための口腔運動まであります．そのため，脳性まひは，年少の子どもと介護者のコミュニケーションの発達に重大な影響を及ぼします．

脳性まひでは，ほかの領域の障害を伴うこともあります．たとえば，視覚・聴覚障害，学習障害，てんかんなどです．この付加的要素もコミュニケーションの発達に影響を及ぼします．

脳性まひをもつ子ども（以下，CP 児）のコミュニケーションをどのように促そうかと考えるとき，言葉にのみ焦点を当てがちでしょう．多くの親は，「私の子どもは話すようになりますか？」と聞きます．最初の数年は，この問いに答えるのは容易ではありません（**表 18.1**）．本章では，もっと幅広いコミュニケーションについて考えたいと思います．すなわち，子どもがどのように感じ，何を欲しているかについて，理解できる行動すべてです．健常児は，話せるようになる前からきわめて多くのことを表現できます．ですから，私たちは，この能力がいかにして発達し，脳性まひがこの能力にいかなる影響を及ぼし，そして親や介護者が最初の数年間に何をすれば，子どもの潜在的コミュニケーション能力を最大限に引き出せるのかについて考える必要があります．言葉とコミュニケーションのおもな発達の目安を簡単に**表 18.1** に示します．

表 18.1　言葉とコミュニケーションのおもな発達の目安

年齢	ふるまい
0～3カ月	鳴き声，クーイングや喃語（なんご），母音 大きな音にびっくりします しゃべっている人のほうを見て，アイコンタクトによって反応します 笑顔
4～6カ月	声の語調に反応します 自分の名前を認識します 大人の言葉を真似て遊びます 手遊びを楽しみます　例）「お庭をぐるぐる」の手歌遊び 興味のあるものを見ます 大人がしていることや見ているものを見ます 子音を含む言葉　例）「バ」「ダ」
6～9カ月	名前をよばれると，よんでいるほうを止まって見ます 「いや」の反応をします 連続した音　例）「バババババ」「ママママ」 「ママ/パパはどこ？」の問いかけに対して，周りを見回すことによって反応します 欲しいものに手を伸ばします いくつかの一般的な物の名前を認識しているように見えます 音がするおもちゃのボタンを押すことを覚えます
9～12カ月	欲しいものを指差し，大人の顔を見ます 言葉かけに対して適切に反応します　例）「ばいばいと手を振る」など 言葉のような音（ジャーゴン）で人と“話します” いくつかの言葉，もしくは言葉のようなものを話します ほかの人が指差したものを見ます 意味のある遊びを始めます 例）ヘアブラシを頭にもっていく，電話を耳にもっていくなど
12～18カ月	要求するためにも社会的理由においてもコミュニケーションをとります 要求するためにも興味を示すためにも人の注意を引きつけて指差します 簡単な命令を理解します　例）「それを持ってきて」「こっちおいで」 毎週新しい単語をいくつか理解するようになります ジャーゴンと理解できる単語をミックスします 親しいものに名前をつけますが，一般化しがちです 例）「パパ」をすべての男性に用いる
18カ月～2歳	ごっこ遊びをします　例）テディーベアにえさをやる 人や物が描かれた絵を理解します 本にある一般的な物の絵を指し示すことができます 2語の命令文が理解できます　例）「茶碗を食器棚に置いて」 2つないし3つの言葉を組み合わせます　例）「ママ，車」 あまりなじみのない人でも理解できるくらいにはっきり話すようになります 質問するようになります．「いや」と答えます 話し言葉，ジェスチャー，非言語的コミュニケーション手段を混ぜて使います
2～2歳半	語彙が増えていきます（約500語） 会話のなかで何回か受け答えができます 遊びに日常動作を取り入れます　例）テディーベアを寝かせる ほかの子どもと一緒に遊びます

表 18.1 言葉とコミュニケーションのおもな発達の目安（つづき）

年齢	ふるまい
	遊んでいるときに簡単な実況中継をします 何かするときに物を選びます 例）「私たちが食べてよいのはどれ？」 3 語の命令文に従います 例）「ママの靴を玄関に置いてきて」 3 語文を作ることができます 「何？」とか「どこ？」と尋ねます 文法を使い始めます 例）複数形，代名詞，否定形
2 歳半～3 歳	簡単な会話を始め，続けます ほかの子どもとの遊びに参加することが増えます 「誰？」「何？」「どこ？」と尋ねたり，反対にそれに答えたりします．「なぜ？」を使い始めます 概念的な言葉を理解し始めます 例）～の中に，～の上に，大きい，濡れているなど．また，色を覚えます 平均 700 語程度まで語彙が増えます 過去のことを話します
3～4 歳	ほかの子どもとごっこ遊びをします 概念的な言葉も入った 5～6 個の言葉の文章を理解します 例）「大きな豚のそばに小さな馬を置いて」 代名詞，動詞の時制，所有格といった文法事項を含む，より複雑な文章を使いますが，ときどき間違いもあります 例）「I goed in grandad's big car.」 過去の出来事を語ります 未来の話をすることができます 例）「休みの日に海に行くの」 発音が未熟です 例）「ambulance（救急車）」と言うべきところを「ambilance」
4～5 歳	友達とお芝居をします いろいろなトピックスについての会話がいろいろな人とできます いくつかの概念の入った文章をどんどん理解できるようになります 例）「どの猫が白い足と黒い耳をもっている？」 数字の最初のほうを理解できます 方向や理由をいうことができます 例）「猫が木の上で動けなくなったので消防車が来た」 数千の語彙があります 物語の登場人物の感情がわかります 説明が理解でき，勉強の手段として言語が使えます

早期の対話

産まれたときから，親は子どもの行動に意味を見出そうとします．動き，顔の表情，立てる音などは，お腹がすいている，しんどい，心地よくない，興奮している，周りの人々や出来事に興味をもっている，ということのサインだと解釈されます．早期においては，このような行動はおそらく意図的なものではないでしょうが，子どもが成長するにつれ運動のコントロールが良くなり，親の反応を見ながら特定の動きを繰り返すようになってくると，より意味のあるものとなっていきます．たとえば，1 歳になるころには，唇を合わせて「マ」の音を作り出そうとすると，親は，この試みを「ママ」といいたがっているというように解釈します．親が喜ぶ様子を見て，子どもはこの音を繰り返し，親が同じ反応をしてくれるかどうかを見ています．

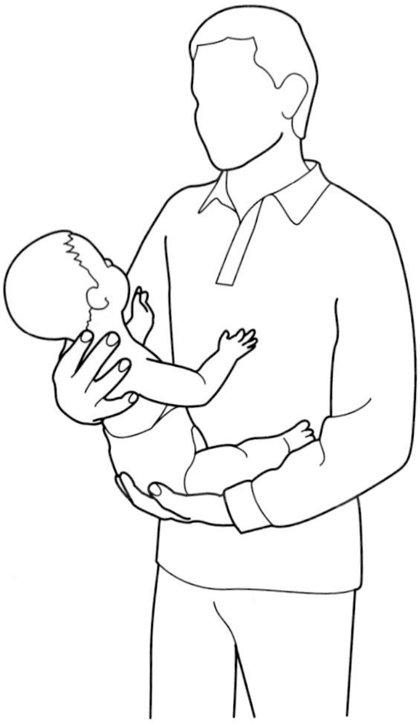

図 18.1 父親と子どもの対話.「こんにちは，パパの声が聞こえるかい？」.

最初の数カ月のあいだ，子どもはとくに人に興味をもつようになります．そして，自分に話かけるようアイコンタクトで介護者を誘い，また，大人が子どもに話しかけるときに使う声のトーンや大げさな表情に興味をもちます．この“会話”を止めたくなったら，むずがったりあっちを向いたりして，大人は，「もう話したくないのだわ．十分なのね」といいます．この子どもと介護者のあいだの早期の対話に関する研究は多くあり，“コミュニケーションのダンス”の機微と複雑さや，またいかに年少の子どもも，世話をしてくれている大人と同じくらい“コミュニケーションのダンス”に貢献しているのかを示しています（Trevarthen，Aitken 2001）．

脳性まひでは，この“ダンス”がもっと難しくなります．健常児より動きが少なかったり，違ったふうに動いたりする子どもでは，親が答える機会は少なくなります．同様に，顔の緊張の低い子どもは，すぐに解釈してもらえるようなはっきりとした表情を作ることができません．さらに視覚障害児の場合，親とコンタクトを確立することが難しくなります．CP児は，親に反応するのがゆっくりであるため，対話のタイミングがずれ，誤解を引き起こします．これらの要因により，CP児の早期の対話技術の発達はとてもゆっくりとなります．健常児であれば数カ月で達成することですが，重度のCP児やさらに障害をもつ子どもでは数年以上かかることもあります．

しかしながら，CP児をもつ親のほとんどは，自分の子どものちょっとした，もしくは特有のサインに対してとても敏感になります．親は，子どもが反応するまでより長いあいだ待つことができるようになりますし，互いに満足のいくコミュニケーション手段となりそうないかなるサインにも注意を払うようになります．このような早期のコミュニケーションのサイン，たとえば，子どもが好き嫌いや興味の有無をどうやって示すか，もう十分だということをどのように伝えるかを解釈するために，親と専門家を含むほかの人が密接に協力することが必要です．これには一貫性が重要となります．もし子どもがすることに対して皆が同じように反応すれば，子どもは，自分の行動が周りの人とのコミュニケーションの基本的手段として意味のあるものだと学ぶでしょう．

図 18.1 は，父と子どもの対話を描いたものです．

物で遊ぶ

5カ月くらいになると，健常児の興味は，人から自分の周りに見える物に変わっていきます．子どもはまだ，人やしゃべりかけに対して積極的に反応しますが，自分の周りの世界を熱心に探索するようになり，物をつかんで口にもっていきます．その結果として，親が話すことに変化が起こります．親は，子ども自身が興味をもった事柄について話し始めます．親は，子どもがどこを見ているかを観察し，子どもが見ている物を見せ，それについて子どもに話しかけます．

脳性まひによって座位バランスや頭部のコントロールが遅れている子どもには，周辺の世界への興味を促すための努力が必要になります．姿勢がまっすぐになるようサポートしてあげると，子どもは周りを見回せるようになり，興味を引かれる物や動きに注目します．そうすると，親は，子どもに何が起こっているかについて話す機会をもつことができます．しかし，見つめたり追いかけたりするには時間がかかるので，親は，子どもの様子を注意深く観察して，コメントをする時間を遅くすることになるでしょう．もし子どもが興味をもっている物に届かなければ，親が子どもの見つめている物を見せてあげるとよいでしょう．おもちゃの場所と子どもが簡単に見られるかどうかには密接な関係があります．

視覚障害児には，周りの世界を探索できるようするためにさらなるサポートが必要になります．何かを見せるときは，ゆっくり示し，意味がわかるようにする必要があります．**図 18.2** は，父親が子どもを支えながら，子どもが見えるように物を持っている様子を示しています．

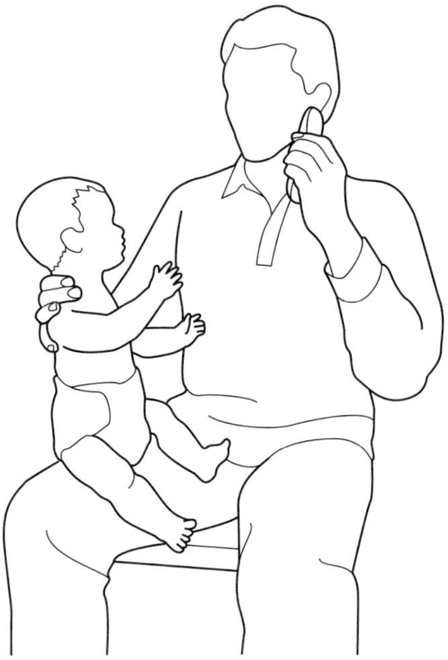

図 18.2 父親が子どもを抱いきながら，子どもが見えるように物を持っています．「パパの電話だよ」．

共同注意

発達の次の段階は，物と人とのあいだで注意を移行させられるようになったときにやってきます．物を見て，そして人（その物について話してくれる人，その物を与えてくれる人）を見る能力は，9カ月前後で獲得でき，共同注意（joint attention）とよばれます．対象物や出来事と，介護者がそれらについて語る言葉とをマッチさせることは，コミュニケーションの発達と言語習得においてとても重要です．この段階の子どもは，何かが起こったとき，説明を欲しがって，またはどのように反応したらよいかを探るように親のほうを見ます．たとえば，10カ月くらいの子どもは，知らない人を警戒するようになります．親のほうを向いて，あまり知らない人にどのように反応するか，指示を求めます．CP児では，この物と人とのあいだで注意を行き来させるといったことにも遅れがあり，それは頭と目を別々に動かすのが難しいことが原因になります．CP児が，このような注意の切り替えができるようになるためには時間が必要で，このコミュニケーションの重要な段階に到達することができれば，のちに発達してくるスキルの基礎となります．

このような共同注意スキルを向上させるためには，特別な練習が必要かもしれません．たとえば，子どもに好きなおもちゃを見せて，その後，子どもがあなたの顔を見る（注視の切り替え）までそれを手渡さないなどです．随意的な目の動きが良くない子どものなかには，見たいと思ってから，頭と目を正しい方向に向けるまでに長い時間がかかる子どももいます．子どもに，見ることがいかに有効なコミュニケーション手段かをわからせるために，こういった要因も考慮に入れておく必要があります．**図 18.3** は共同注意の図です．子どもはお皿を見ていて，母親は「もっと欲しいの？」と聞いています．

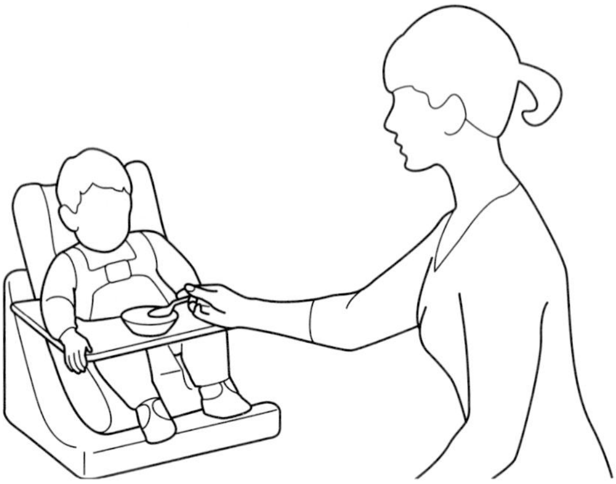

図 18.3 親と子の共同注意.「お皿を見ているのね. もっと欲しいの?」.

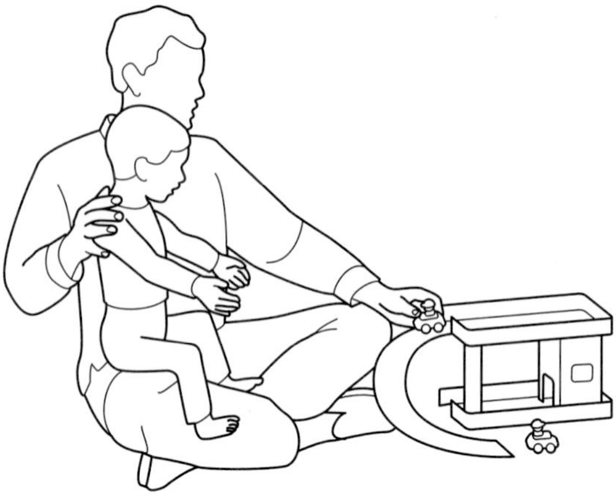

図 18.4 親と子の共同注意.「上の階の車を見ているね. 坂を下ろうとしているよ」.

ジェスチャー

健常児は，話し始める前に種々のジェスチャーを使うでしょう．ジェスチャーには，手を振ったり，物を押しやったり，拒絶するために頭を振ったり，指で指したりがあります．指差しは，子どもが物の名前を使って頼めるようになるまでの要求手段になるでしょう．また，自分が物や出来事について興味をもっていることを示す表現手段でもあり，そうすると親はそれについて話し，結果的に言語を学ぶ機会となります．指差しは，共同注意における注視の切り替えから発達したものですが，より読み取りやすくなります．たとえば，子どもが乳母車の前を通り過ぎる犬を見ていたとして，親は気づいたり気づかなかったりしますが，もし子どもが指差して音を立てれば，ほとんどの場合に気づいて「犬だね．ワンワンって鳴くよ」と教えるでしょう．

CP 児は正確に指差しをすることが難しく，そのため言語習得の機会が制限されます．指差しの代替手段は，目で見ること（物を見て→親の顔を見て→また物を見る），見て声を立てること，見て腕を上げることなどです．（興味があって）見ているだけの場合と，欲しいと思っている場合の違いもすべてこの方法を用いて示します．

ほかの共同注意スキルと同様に，目で指し示す機会も作ってあげなければなりません．敏感な親は，遊びの場において目で指し示すことをとおして，そのような機会を作ることができます．たとえば，おもちゃのガレージと車で遊んでいるとき，子どもがどこを見ているかによって，車をガソリンスタンドや駐車スペースに引き出そうとするのを手伝います．**図 18.4** では，子どもが車を見ていて，父親がそれについて話しています．

好みを伝えたり，意思決定をしたりする能力（話し始める前の重要な技術）を伸ばすためには，選択肢のなかから選ぶ機会を作る必要があります．選ぶものは，食事時の食べ物であったり，遊ぶときのおもちゃであったり，読み聞かせる物語であったりします．親が，子どもの顔がはっきり見える位置に 2 つ以上の物を置き，物の名前をいって，子どもが欲しいもののほうを見るように仕向けます．たとえば，「トーストの上に塗るのは，ジャムがいい？　それとも蜂蜜がいい？」などです．それがたとえびっくりするようなものでも，子どもが選んだものを与えることが重要で，そうすることによって子どもは，コミュニケーションの偉大さを理解するようになります（子どもが間違った選択をしたと思えば，少したってからもう一度聞いてあげてもよいでしょう）．子どもが気に入りそうなおもちゃと，子どもが興味を示さなそうなものとを一緒に提示してみて，きちんと選べるかどうかを試してみることもときには必要でしょう．

視覚障害児にも，このような経験は必要ですが，より近くに対象物を置く必要があります．2つの物を顔の両横に置いたり，それらを手で触らせたりしするとよいでしょう．**図18.5**は母親が子どもに選択肢を示しているところです．

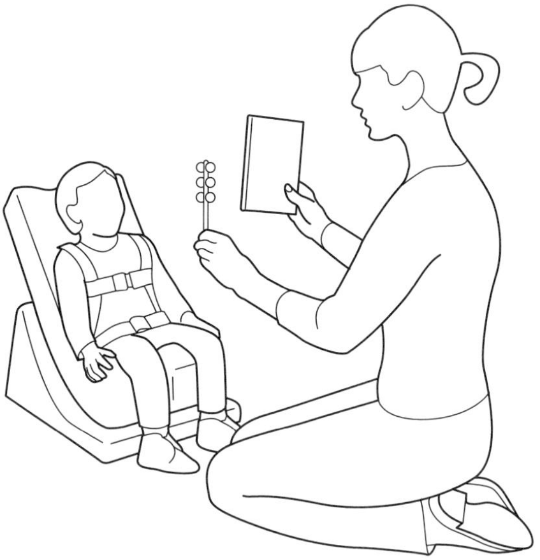

図18.5 選択肢を与える．「本がいい？ それともベル？」．

言葉（speech）

健常児では，1歳までに，クーイングや広母音（舌と上顎が最も離れて調音される母音）から喃語（子音と母音の繰り返し．「ババババ」など），さらにジャーゴン（言葉として認識することはできないが，イントネーションのある，あたかもしゃべっているかのようなフレーズ）へと進歩していきます．音を作り出す能力は，ほかの運動スキルと密接に関係しており，とくに頭のコントロールや座位バランス，顎の安定性が重要となります．はっきりした言葉が出るようになる月齢はまちまちですが，12〜15カ月までには数語しゃべれるようになる子どもが多く，これは1人で歩けるようになる時期とだいたい同じです．

言葉の始まりは，運動スキルだけによるものではありません．子どもの言語理解レベルにもよります．健常児は，簡単な指示や問いかけに反応することができます．たとえば，「パパはどこ？（子どもはあたりを見回します）」，「それをママに渡してちょうだい（ママは手を差し出しながらいいます）」，「スプーンはどこかな？（食事のときにいいます）」などです．子どもは，本のなかの絵を理解し指差すようになります．たとえば「犬はどこ？」といったように．

CP児におけるしゃべれない子どもの割合ははっきりしませんが，多くの子どもが，はっきりしゃべれなかったり，親しい介護者にしか理解できない言葉しかしゃべれなかったりする可能性があります．脳性まひの種類や重症度によって，言葉の問題の程度や種類は異なります．片まひ児や両まひ児は，たいてい言葉を話せますが，学習障害の程度によって遅れの生じることが少なくありません．痙直型四肢まひ児では，顕著な身体的障害を有することが多く，高頻度にほかの障害を合併しています．たとえば，重度の学習障害や，てんかん，感覚障害で，加えて（口や喉の筋肉のコントロールを行う）延髄の障害もあり，顕著なコミュニケーション障害や言葉の問題を抱えています．失調型脳性まひでは，種々の程度の構音障害（言葉を作り出すための口の動きが正確でない）や，統合運動障害（言葉を話すために必要な，一連の口の動きの協調性がとれない）があります．アテトーゼ型や異常運動型では，不随意運動があり，言葉を発するために口を正確に動かすことができません．しかしながら，子どもがどのようなコミュニケーション障害を呈するかを運動障害の型のみから予測することはできません．これは，脳性まひの診断や分類が難しく，多くの子どもが「混合型」とされるせいでもありますが，言葉の発達には，認知の問題，運動の問題，感覚の問題が複雑に絡み合っているからです．

CP 児では，年少の子どもの時期の発声が制限されたり喃語が障害されたりしますが，それは言葉の発達がいきなり失敗するというよりは，早期の運動のコントロールがうまくできないことに起因しています．舌や，唇，言葉を作り出すために必要なほかの部位を鍛えることで，言葉に良い影響を与えるのではないかと考えたくなります．しかし残念なことに，この練習の有用性を示す研究や臨床データはありません．言葉を発する神経学的なコントロールはとても複雑で，筋肉のマッサージや運動によって良い影響を与えることは難しいと考えられます．しかしながら，ちょっとした注意を払うことで，子どもの発声の潜在能力を最大限に引き出すことができます．姿勢をサポートしてあげることでしゃべるための呼吸を整えることができますし，頭や首や顎の安定性の向上は，発声のための口腔運動のコントロール能力を高めます．適当なサポートが得られず，直立した姿勢を保つのが難しい状態は，呼吸や言葉を発する能力に悪影響を与えます．多くの子どもが，姿勢のサポートの状態，疲労度，全身の健康状態，さまざまなコミュニケーションの状況，いおうとしていることに伴う感情などによって，自分の言葉がいろいろに変化する経験をします．

親や介護者は，いかなる発声の試みに対しても反応して，コミュニケーション手段を助長してあげる必要があります．目で指すことと同様に，子どもに，発声すると何かを起こすことができるということを理解させましょう．しかし，あまりプレッシャーを与えすぎると逆効果になります．発声しようと努力すればするほど身体の緊張が高まり，その結果，発声する能力が減少してしまう子どももいます．

少数ですが，言葉を直接的に練習するのが有用な子どもがいます．一度は理解可能な言葉をしゃべれるようになった子どもや，語彙が豊富な子ども，文章を使える子ども，自分が何をしゃべっているかどのようにしゃべったらよいかについて考えることができるくらいに成熟した知性をもっている子どもです．これは未就学児にはあまり当てはまりません．

親は言葉がいつかは発達すると考えますが，発達しづらい，もしくはとても顕著に遅れるか障害されると考えるほうが現実的です．いつか話せるようになるかもしれないと様子を見ているだけでは，非言語的コミュニケーション手段の発達を促す時間を無駄にしてしまいます．ほかのコミュニケーション手段が発達することで，言葉が話せないことによって起こるフラストレーションの一部は解消されるでしょうし，広い意味での言語やコミュニケーションを学ぶことにもなるでしょう．

言語療法の評価

コミュニケーションスキルの発達がゆっくりである子どもには，言語療法を紹介されるかもしれません．子どものかかりつけ医，小児科医によって勧められたり，両親が自発的に行ったりします．言語聴覚士の役割は，親（や学校）と協力して，子どものコミュニケーションスキルを伸ばすことです．このセラピーの主眼は，単に言葉の発達というよりは，広い意味での効果的なコミュニケーション手段の発達です．各個人に合ったアドバイスをするために，セラピストはいろいろな表を用いて評価します．それは，ある年齢の母集団において子どもがどのような言語発育をしているかを一般化したテストです．しかし，これらのテストは，身体的・感覚的・知的障害をもたない健常児を一般化したものです．そのため，絵を指し示して，おもちゃで遊んで，しゃべって，といった身体的反応が必要となります．これを CP 児に行うのは不適当です．目で指し示したり，サインのような補助的サポートが必要であったりする子どもに，厳密なスコアリング基準を適用することはできず，健常児との比較では，解釈に注意が必要です．このような制限はありますが，評価テストによって，子どものコミュニケーション能力の強さや障害のプロフィールを確立し，時系列に沿った発達の軌跡を描くことができ，また，どこにターゲットを絞って治療を行うかの指標にもなります．**表 18.2** は，英国の言語聴覚士がよく用いる評価表の一例です．

表 18.2　言語とコミュニケーションの評価表

テスト	評価できる機能
言語受容と表出のスケール Receptive-Expressive Emergent Language Scales （Bzoch K, League R　1991：Pro-Ed Inc/nferNelson）	言語理解と表現 生後～7 歳
マッカーサーのコミュニケーション発達の表 MacArthur Communicative Development Inventories （Fenson L, Dale P, Reznick J et al.　1993：Singular）	初期のジェスチャー，語彙，文法に対する親への質問表（理解と表現） 言葉とジェスチャー：8～16 カ月 言葉と文章：16～30 カ月
レーネルによる言語発達のスケール Reynell Developmental Language Scales （Reynell J, Hartley L　1985, revised by Edwards S, Fletcher P, German M et al.　1997：nferNelson）	言語理解と表現 15 カ月～7 歳半 初期の版は，目で指し示す子どもに向けて一般化したもの
就学前の言語スケール 3（英国） Pre-School Language Scale 3（UK） （Zimmerman IL, Steiner V, Exatt R：UK adaptation Boucher J, Lewis V　1997：nferNelson）	言語理解と表現 生後～6 歳
英国の絵による語彙スケール　第 2 版 British Picture Vocabulary Scale, 2nd edition （Dunn LM, Whetton C et al.　1997：nferNelson）	一語理解 3～15 歳
言語基礎の臨床的評価—英国における就学前 Clinical Evaluation of Language Fundamentals-Preschool UK （Wiig EH, Secored W, Semel E　2000：The psychological Corporation）	幅広い受容と表現技術 3 歳～6 歳 11 カ月
レンフルーによる動きを描いた絵によるテスト Renfrew Action Picture Test （Renfrew C　1997：Speechmark）	表現技術 3～8 歳
文法理解のテスト　第 2 版 Test for Reception of Grammar：version 2 （Bishop D　2003：The psychological Corporation）	文法の対比の理解 4 歳～成人
言語習得前のコミュニケーションスケジュール Pre-Verbal Communication Schedule （Kiernan C, Reid B　1987：nferNelson）	しゃべれない，もしくは数語/サイン/シンボルしか使えない子どものコミュニケーション技術の測定
子どものコミュニケーション技術における言語使用プロファイル Pragmatics Profile of Communication Skills in Children （Dewart H, Summers S　1995：nferNelson）	コミュニケーションを評価するための，さまざまな場面における親への柔軟なインタビュー 生後～4 歳
初期コミュニケーションの評価 Early Communication Assesment （Coupe O'Kane J, Goldbart J　1998 Communication Before Speech 2nd edn）	初期の意図的な，もしくはそれ以前のコミュニケーション 重症な，そして多様な学習障害を有する子どもと成人
ソーシャルネットワーク：複雑なニーズやさまざまなコミュニケーションパートナーをもつ人のためのコミュニケーション表 Scocial Networks：a communication inventory for individuals with complex needs and their communication partners （Blackstone S, Hunt Berg M　2003：Augmentative communication Inc.）	さまざまなコミュニケーションパートナーとのコミュニケーション戦略の調査 子どもと成人

表 18.2　言語とコミュニケーションの評価表（つづき）

テスト	評価できる機能
子どもの口腔機能のまとめ Paediatric Oral Skills Package （Brindley C, Cave D, Crane S et al.　1996：Whurr）	食事と言語における口腔機能（詳細に） 生後～成人
失行に関する表 The Apraxia Profile （Hickman LA　1997：The Psycological Corporation）	自動的または随意的口腔運動 2～12 歳
子どもの言葉を作り出す運動機能の評価 Verbal Motor Production Assessment for Children （Hayden D, Square P　1999：The Psychological Corporation）	言葉を作り出す運動機能 3～12 歳
子どもの言葉の明瞭さの評価 Children's Speech Intelligibility Measure （Wilcox, Morris 1997：The Psychological Corporation）	言葉の明瞭さ 3～10 歳

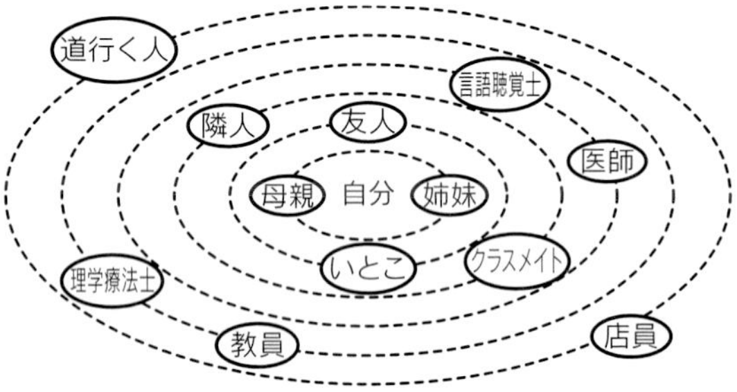

図 18.6　コミュニケーションパートナーの輪（Blackstone　1991 に基づく）．

自然発語を増やす

ゆっくりとしか言語が発達しない多くのCP児のために，言語能力習得前の段階からコミュニケーションスキルを向上させる戦略と方法を考える必要があります．無理もないことですが，親は，このようなステップが言葉の発達にマイナスの影響を与えるのではないかと心配します．最近，子どもに早期にサインを導入することは，健常児の言葉の発達を止めることにはつながらないということが示され，またダウン症のような障害をもった子どもにおける研究でも，サインが言葉の発達をスピードアップさせ，さらに言葉の遅れによって起こるフラストレーションをいくぶん和らげてくれるということが示されています．CP児におけるこの領域の研究はありませんが，私たちのもっているエビデンスは，補完・代替コミュニケーション（augmentative and alternative communication：AAC．サイン，絵，記号，コンピュータ）が言葉の発達を阻害するということを示唆していません．反対に，コミュニケーションの補完的手段が言葉を発達させやすくするというエビデンスがあります（Schlosser　2003）．サインや，絵，言葉の指し示しは，話すのと同様に，構音障害のある言葉のわかりやすさを増すということです．理解できる言葉が増えて必要がなくなれば，補完的コミュニケーション手段はやめることができます．

AACは，学校ではCP児によく使われますが，家族間ではポピュラーではありません．これは「不自然」であると思われ，また小さいときから発達してきた非言語手段が確立されてしまっているからでしょう．そして，家族がどの程度慣れており，子どもがどの程度達成できるかにもよるでしょう．かすかな，そして特有のシグナルは，家族は認識できるでしょうが，あまり親しくないコミュニケーションパートナーは認識できないでしょう．言葉は，親や兄弟は理解できるでしょうが，近しい家族以外は理解できないでしょう．

CP児のマネジメントを考えるときに多く用いられてきている概念は，コミュニケーションパートナーの輪です（**図 18.6**）．この考え方は，子どもがさまざまな関係にある人とどのような手段を使ってコミュニケーションをとるかを考えるうえで発達してきました．

子どもの最初の輪にいる人は家族で，子どもの言葉が理解できるでしょうが，3番目や5番目にいる人（知り合いやあまり親しくないコミュニケーションパートナー）は理解できないでしょう．そのため，AACは家庭では必要ありませんが，子どもを学校や地域の活動に参加できるようにするためには不可欠です．このようにアプローチすると，AACを使うかどうか決定することは，言語か非言語的方法かの二極的な選択肢ではなく，家族と地域双方におけるコミュニケーション手段を子どもに与える方法になります．4番目の輪（専門家）は，子どもの人生の一時期に定期的かつ親しくかかわるパートナーですが，長期間のパートナーになることはまれです．専門家は，子どもが，知識を学んだり，過去や未来のことを語ったり，読むことを学んだりする学校でのカリキュラムに参加できるようにすることを優先させます．

コミュニケーションパートナーの輪のコンセプトは，子どものコミュニケーションのニーズに関して柔軟性が必要であるということに重点をおいており，自然な発話，ジェスチャー，サイン，絵，記号，補助的電子機器などを総合した多様なコミュニケーション手段を想起させます．子どもの人生における時期によって，また周りの環境によって，そしてさまざまなコミュニケーションパートナーの伝達技術によって，多様なコミュニケーション手段の重要性が増したり減じたりします．もし子どもが学校でAACを必要とするならば，親がこの手段に価値がないとしたり，否定的な発言をしたりするのは有益でないでしょう．

AACの例を以下にあげます．どのシステムがそれぞれの子どもに適しているかについての決定は，親，言語聴覚士，教員，そのほかの早期にかかわる専門職のチームとしてのものでなければなりません（AAC法の概要と教授方法は，Von Tetzchner，Martinsen　2000を参照してください）．AACを導入し実行することを決定する中心的存在は親であり，専門職は，親を，子どものコミュニケーション技術の発達の協力者であると考えなければなりません（Granlundら　2001）．

AACを導入する総体的な目的は，自然な発話が制限される子どもの理解していることと，それを表現できることのあいだの溝を埋めることです．CP児が実際どの程度理解しているのかを正確に計ることは難しいのですが，子どもの一般的な認知レベルを反映していると思われます．しかしながら，フラストレーションを避けるためにも，そしてあまりにも複雑なAACシステムを使ったことによる失敗を避けるためにも，理解能力と表現技術をマッチさせることが必要です．

補助装置なしのコミュニケーション：サイン

手で形を作ることができ，自然にジェスチャーを始めた子どもにとって，サインは有効なコミュニケーション手段になるでしょう．正確な指の動きができない子どもでも，おおまかにサインらしきものができれば，多少なりとも役に立つでしょう．たとえば，手を合わせることは，食べ物や遊びを「もっと」のサインであり，手をぱっと離すことは，「終わりたい」という意味です（**図18.7**）．額に手をもってくれば「暑い」と理解されるでしょう．

子どもがサインを覚えるためには，大人が何度も口に出しながらサインを作ってあげることが必要で，これは，一般的に，子どもがしゃべり始める前に何度も何度も同じ言葉を聞く必要があるのと同じです．子どもがサインのもつ意味を理解するまで，そしてサインを真似するようになり，コミュニケーション手段として機能するようになるまで，数週間，数カ月もしくは数年かかるかもし

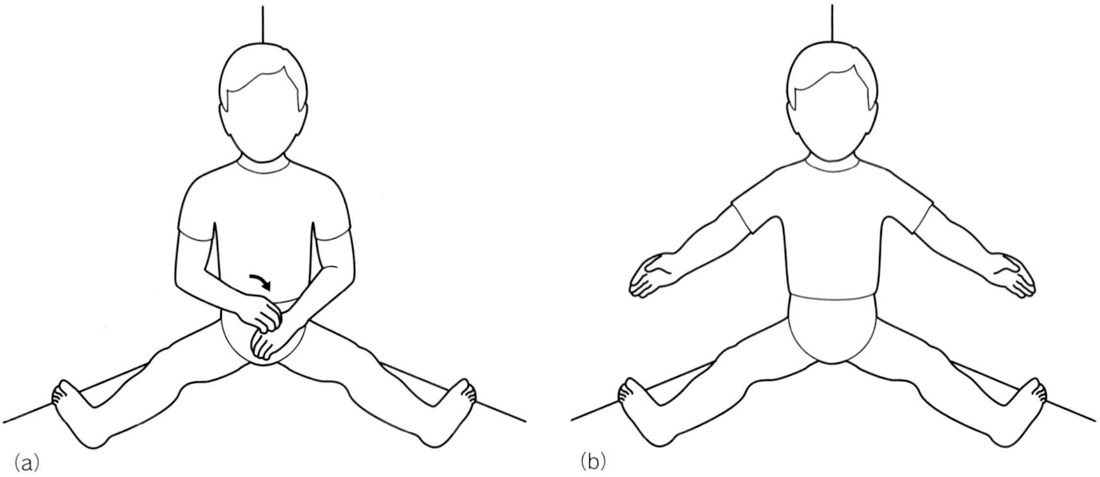

図 18.7 (a)「もっと」のサイン．(b)「終わり」のサイン．

れません．親は，自分の子どもにとって，サインをどのように用いて適用させていくのがよいのか練習する必要があります．たとえば，視覚障害児では，子どもの手を取って「上げる」サインを作らせると，子どもは起き上がらせてもらうということを予測するので，実際にそうしてあげます．これは，AACを使って自分の望みを伝えるということを期待するというよりむしろ，いかにAACが子どもの言語理解，すなわち情報入力システムを容易にするかという例です．子どもがAACを出力として使えるようになる前に，何度も繰り返し入力してあげることが必要です．このことは，言葉を使えるようになる前に，何度も聞いて，言葉の意味を学ぶ過程の発達に似ています．

補助装置を用いてのコミュニケーション

物

子どもに，何がこれから起ころうとしているかを理解させるのを助けるほかの手段として，言葉とともに物を提示する方法があります．たとえば，食べ物をあげる前にスプーンを与えます．スプーンは食事の時間に不可欠なものなので，その後の活動を示すことができます，つまり「物との関連」です．このことは，とくにしゃべり言葉を理解するのが苦手な子どもに有用です．消極的な子どもの場合，このような入力を与えることで，日常生活においてより積極的になることが期待されます．変化にストレスを受けやすい子どもは，その後に起こる出来事を予測できることで，より穏やかに受け入れやすくなります．「物との関連」を使うにあたって注意すべきことは，その後に起こる出来事を明確に連想できるようにすることです．たとえば，障害の重い子どもは，おもちゃの車を見ても，その後，車で出かけるということを理解できず，シートベルトを見せたほうが連想しやすいようです（Park　1997）．**図 18.8**は，シートベルトを見せて車で出かけることを示唆しているところです．

「物との関連」で出来事を予測できる子どもは，視覚や二次元の絵を三次元の物や出来事として認識できるかどうかの能力にもよりますが，絵を見ることでの予測に進むことができるでしょう．

絵

子どもが，一度，実際の物を使って選択肢を示すという非言語的コミュニケーションをとれるようになったら，より表現に富むコミュニケーション手段として絵を使うことを始めるとよいでしょう．実際の物を絵に置き換えることで，子どもは，実際に存在しないものについて“話す”技術を身につけます．これは，健常児が話し言葉を使うようになるのと同様です．サインと同様に絵は，子どもの話す言葉が理解しづらい場合に，コミュニケーションをとる相手に手がかりを与えたり，話すことはできないが，子どもに伝えたいと思っている明確な考えがある場合に，コミュニケーションの代替手段になったりします．

絵は，言語理解を助ける役割もします．子どもが「今日は病院に行くよ」といわれて理解できなかったとしても，病院の絵を見れば，過去に何回か行っているところであれば，認識できます．

絵はさまざまです．子どもは最初，実際の人や場所や物の写真を見ないと理解できないかもしれません．その次のステップは，線で描いた（色がついていたり白黒だったり）絵で，人や，場所，物，出来事を認識できるようになることです．この程度の抽象化ができれば，写真で示すには難しい概念，たとえば「早く」とか「もっと」なども理解できるようになります．線で描いた絵は，物や出来事について，さらにいろいろなものに適用できるようになります．「抱きしめる」は，ママやパパ，おばあちゃん，さらには人形にも使えます．

しゃべれない子どものために開発された線描画のボキャブラリーがあります．これらは，記号として簡略化して描かれ，保育園や，学校，セラピーを受ける診療所が同じ記号で描かれています．そのほとんどがコンピュータのソフトウェアになっていて，記号を描く技術のない親や専門家がコミュニケーション素材として用いることができます〔章末にさまざまなシステムの情報や情報のソース（ウェブサイトのアドレス）を載せています〕．

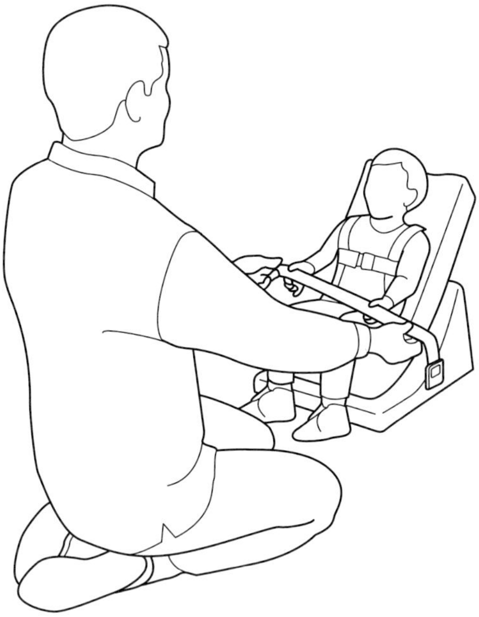

図 18.8 物を使って，その後の出来事を予測させているところ．「ここにシートベルトがあるよ．車で出かけようね」．

絵を導入する際には，自分のスクラップブックやアルバムを作るとよいでしょう．子どもにとって重要な人の写真も入れましょう．特別なお出かけやイベントのときのリーフレットや，チケット，写真も集めましょう．これを見て何をしたか“話す”ことができます（話すことのできない子どもに，過去のことについて“語らせる”ことができます）．子どもの言葉が明瞭でない場合は，話題にしているイベントに参加していなかった人でも，子どもが何を話そうとしているかを理解する助けとなります．好きな食べ物のパッケージで，好みを伝えたり選んだりすることができます．ビデオや絵本のカバーの一部は，戸棚にあるビデオや絵本そのものから選び出すとより効率的です．**図 18.9** は，行きたいところの選択肢を子どもに見せているところです．

個々の子どもに合った絵の素材を見つけるため

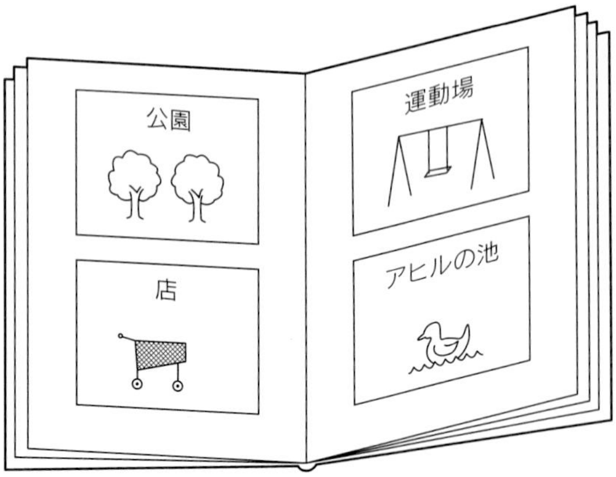

図 18.9　行きたいところの選択肢.

には実験が必要でしょう．また，子どもの視力や運動能力に合った絵の大きさやレイアウトを考えることも必要です．絵をはっきり指し示すことのできる子どももいれば，握りこぶしで指したり，目で示したりする子どももいます．物を目で指し示すという過去の経験は，コミュニケーションのために絵を指し示すことに変化します（「共同注意」と「ジェスチャー」の項を参照してください）．子どもと，子どもが選んだ絵の両方を，親が見られるようなポジションに座ることも大切です．

子どもが，話せないけれども，質問に対して「イエス」と「ノー」を答えられる場合は，質問をすることが最も効果的なコミュニケーション手段のように思われます．確かに，多くの場合に効果的で早いのですが，限界もあります．子どもは，介護者が正しい質問をしてくれるのを待たなければなりませんし，新しい話題を始めることが簡単ではありません．絵でのコミュニケーションを始めることが，コミュニケーションを広げる最初のステップとしておそらく最適でしょう．一度，子どもが，絵がメッセージを伝えるのにいかに強力な手段かということを理解すれば，よりその子どもに合ったコミュニケーションシステムが発達するでしょう．カリキュラムや，活動，興味，そしてコミュニケーションの状況についての語彙が増え，子どもはさまざまな状況において主導権をもって会話を始めるでしょう．絵に基づいたシステムによるコミュニケーションは，子どもの必要に合わせて変化させていくことができれば，何年も使うことができ，拡大していくでしょう．

いつも絵や記号に文字をつけておくと，読み書きの初歩の発達にも役立つでしょう．絵や記号について疑問をもつ親もいるかもしれません．「なぜ話せない子どもに単純に読むことを教えないのか？」と．ほとんどの子どもは，読み書きができるようになる前に言葉を理解しています．読み書きのできる大人は，海外に行って言葉が読めないために絵や記号に頼るという経験でもしないと，なぜ読めないかということを忘れてしまっています．発達期には，文章の解読ができるようになる何年も前から，絵を見て理解できるようになるという過程があります．

テクノロジー

この 20 年でコミュニケーションテクノロジーは発展してきました．自然な発話に制限のある CP 児は，音声出力機能のあるコミュニケーション補助装置を使います．これは VOCAs（voice output communication aids．音声出力機能付コミュニケーション補助装置）といいます．専門家の開発したソフトウェアを一般的なノート型パソコンに入れて使う子どももいますし，パソコンの一般的な機能のついていない電子機器に自分用のものを入れてコミュニケーション補助装置とする子どももいます．コミュニケーション補助装置を用いれば，電話で話すときや記号を知らない子どもと話すときなど，コミュニケーション用のチャート（図表）や本を用いることが適切でない場合でも，子どもは，自分の言いたいことを表現できます．しかし，コミュニケーションテクノロジーを効果的に使えるようになるには，時間がかかりますし，特別な教育/セラピーが必要になります．

コミュニケーション補助装置を用いて会話を行

うには，(1) メッセージを選ぶ，(2) コミュニケーション補助装置を操作するといった2つの基本的な技術が必要です．メッセージを選択するためには，コンピュータのスクリーン上の多くの絵や記号，またVOCAのキーボードを認識し，どれを押せば必要メッセージを呼び出せるのかを覚えなければなりません．絵の意味を理解したり，メッセージがどこに保存されているかを覚えたりなど，多くを学習しなければならないので，どのくらい使えるようになるかは，子どもの認知能力と教え方によります．

コミュニケーション用のチャート（図表）や本の場合と同様に，絵を直接指し示すことのできる（タッチスクリーンやキーボードに正確に触れることができる）子どももいますが，ほとんどの子どもはここまで正確にできず，スイッチやジョイスティックで操作することになるでしょう．子どもが効果的にスイッチを操作できるかどうかをみるためには，疲れていたり体調が悪かったりするときでも，最低限の努力で，どの程度信頼性をもってできるかを評価することが必要です．ディスプレイ上の絵を選ぶためには，「スキャンと選択」を学ばなければなりません．たとえば，1つ目のスイッチを押せば，スクリーン上の絵の枠をカーソルが順番に動き，2つ目のスイッチを押せば，色の変わっている（選択している）絵を選ぶことができます．また，子どもが1つのスイッチしか使えない場合のほかの手段として，カーソルがあらかじめ決められたスピードで移動するような自動的スキャンを使い，欲しい画像が出てきたときにスイッチを押すようにします．スキャンと選択は，習得するのが難しいスキルです．健常児を対象にした最近の研究では，このようなスキルを4～5歳以前の子どもが習得しているのはまれであるとされています．子どもに身体的障害や学習障害がある場合，十分にできるようになるまで何年もかかるでしょう．非常に努力をしないとコミュニケーションテクノロジーを用いることができない子どももいて，その場合はローテクノロジーのコミュニケーション表がより効果的でしょう．**図18.10**にスイッチ式のVOCAを示します．

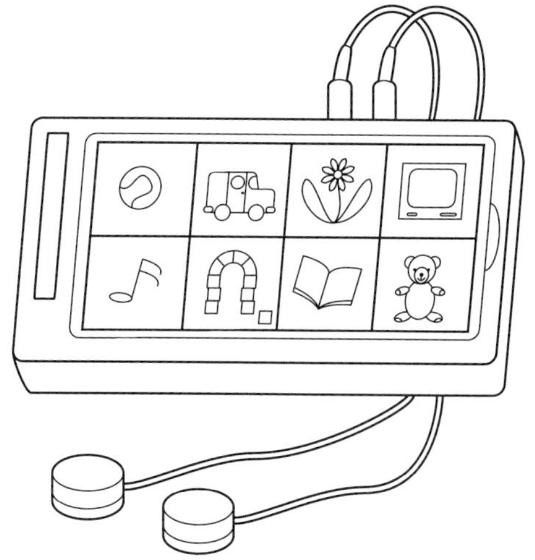

図18.10 スイッチ式の音声出力機能付コミュニケーション補助装置（VOCA）．

AACを導入する初期の段階で，記号を理解することと，正確に触れることの2つのスキルを練習することが必要です．単純な装置を使うことで，子どもの触るという技術を進歩させることができます．スイッチで動くおもちゃは，子どもに操作と結果を理解させるのに役立ちます．たとえば，子どもがスイッチを押せば，バッテリーで動く車が動き出します．アダプターを加えることで，扇風機，ミキサー，テープレコーダー，そのほかの電子機器がスイッチで操作できるようになります．これらは，スイッチで動くおもちゃよりも，とくにほかの子どもの参加を伴う場合，さらに動かしがいがあります．たとえば，椅子取りゲームのために音楽をかける，ティーパーティーにおいてミキサーでミルクシェークを作る，フットスパを作動させるなどです．**図18.11**は，ティーパーティーで子どもがスイッチ付のミキサーを操作しているところです．

あることに関してのみあらかじめ録音されたメッセージの入っている単純なVOCAを用いる

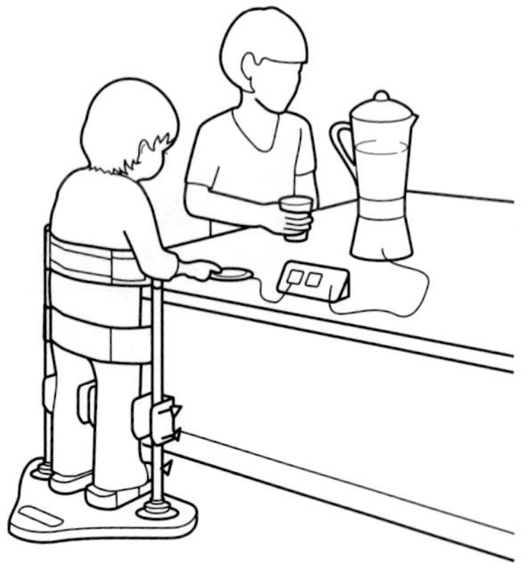

図 18.11　子どもがスイッチ付のミキサーを操作しているところ.

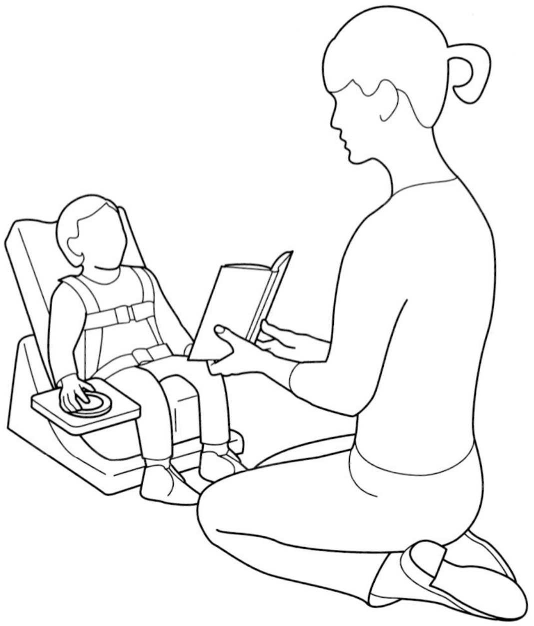

図 18.12　スイッチを押すとメッセージが流れます. 母親「そして, 狼は言いました……」, 子ども「ふっと吹いて, 家を吹き飛ばすぞ」.

と, 子どもが発話しない場合でも, ゲームや, 歌, 読み聞かせなどに参加する機会を増やすことができます. 何かの遊びをするときにスイッチを押すことで, 音声出力の威力を経験することができます. **図 18.12** は, 母親が歌の本のワンフレーズを読み, 子どもが VOCA を使って 2 フレーズ目を読んでいるところです.

まとめ

すべての CP 児は, 介護者とコミュニケーションをとる術をもっています. コミュニケーションが始まった初期と同じ程度のレベルの子どももいて, その場合は, 親や親しい人のような熟練した通訳が必要でしょう. 重度の学習障害をもつ子どもは, 言語能力習得前コミュニケーションの初期段階から進歩できないでしょう. 一方, 言葉での完全なコミュニケーションを達成できる子どももいるでしょう. 理解できる言葉を話すことが難しい子どももいて, その場合は, 自然な発話を補助する AAC が必要でしょう. ほとんどの親は, 自分の子どもの必要度にあったコミュニケーションスタイルに適応し, 十分な対話ができるようになるでしょう. 言葉に制限のある子どもをもつ親の多くは, とくに, 子どもが, あまり親しくない人とコミュニケーションをとる場合や, 学校で授業を受ける場合に, 言語聴覚士のような専門家のサポートを必要とするでしょう. 上記にあげたステージごとに対応していくことで, 親は, 子どもが効果的なコミュニケーションをとれるように発達するのを助けることができるでしょう. コミュニケーションの発達の速度や内容は, 各子どもの運動, 知能, 感覚障害の程度にもよりますし, また, 子どもの性格や家庭内でのコミュニケーションの機会の多寡にもよります. ほとんどの CP 児は, 自分が何を理解し何を伝えたいかを示すために AAC を必要とします. コミュニケーションに対する多様なアプローチを積極的に模索するとよいでしょう. 子どものコミュニケーションの必要性を満たすだけの発話が可能になれば, AAC システムはやめればよいのです. もし発話の正確性がすべての対話相手に十分疎通しなければ, AAC は自己表現の手段として引き続き必要とされるでしょう.

参考文献

Blackstone S. Interaction with the partners of AAC. consumers : part 1-interaction. Augment Commun News 1991 ; 4 : 1-3.

Granlund M, Björck-Åkesson E, Olsson C et al. Working with families to introduce augmentative and alternative communication systems. In : Cockerill H, Carroll-Few L (eds) Communicating without speech : practical augmentative and alternative communication. MacKeith Press, Cambridge, 2001.

Park K. How do objects become objects of reference? Br J Special Ed 1997 ; 24 : 108-114.

Schlosser RW. Effects of AAC on natural speech development. In : Schlosser RW (ed.) The efficacy of augmentative and alternative communication : towards evidence-based practice. Academic Press, London, 2003.

Trevarthen C, Aitken KJ. Infant intersubjectivity : research, theory and clinical applications. J Child Psychol Psychiatry 2001 ; 42 : 3-48.

Von Tetzchner S, Martinsen H. Introduction to augmentative and alternative communication, 2nd edn. Whurr, Chichester, 2000 .

追加図書

1 Voice (support group for children and families using AAC) , PO Box 559, Halifax HX1 2XL. Tel : 0845 330 7862. www.1voice.info .

ACE Centre, 92 Windmill Road, Headington, Oxford OX3 7DR. Tel : 01865 759800. www.ace-centre.org.uk.

ACE Centre-North, Units 11 and 12, Gateshead Business Park, Delph New Road, Delph, Saddleworth OL3 5DF. Tel : 01457 829444. www.ace-north.org.uk.

AFASIC (Association for all Speech Impaired Children) , 2nd Floor, 50-52 Great Sutton Street, London EC1 V 0DJ. Tel : 020 7490 9410. www.afasic.org.uk.

ASLTIP (Association of Speech and Language Therapists in Independent Practice) , Coleheath Bottom, Speen, Princes Risborough, Buckinghamshire HP27 0SZ. Tel : 0870 241 3357. www.helpwithtalking.com.

CALL Centre, Patersons Land, Holyrood Road, Edinburgh EH8 8AQ. Tel : 0131 651 6236. www.callcentrescotland.org.uk.

Communication Matters (UK Chapter of the International Society for Augmentative and Alternative Communication) , c/o ACE Centre, 92 Windmill Road, Headington, Oxford OX3 7DR. Tel : 0870 606 5463. Fax : 0131 555 3279. www.communicationmatters.org.uk.

Royal College of Speech and Language Therapists (RCSLT) , 2 White Hart Yard, London SE1 1NX. Tel : 020 7378 1200. Fax : 020 7403 7254. www.rcslt.org.uk.

SCOPE (for people with CP) , 6 Market Road, London N7 9PW. Helpline : 0808 800 3333. www.scope.org.uk.

第19章 手の機能と巧緻運動・活動

19

Dido Green

章の内容

手のスキルの発達

発達中の子どもにとって，手は，周りの環境についての情報を入手したり，身近な生活世界をコントロールしたりするためのものです．莫大な手と指の動きの組み合わせは，器用さを獲得するための複雑な動きをサポートします．たとえば，肩と肘を安定した状態に保ちつつ，ものを把持して手関節を回内・回外する能力は，こわばりや硬直もなくガラガラを振ることや円形状のものを操作することのように，物を保持して巧みに操ることを可能にします．これは，のちに，絵を描いたり字を書いたりするための初期からの準備といえます．

手は，それ単独では機能しません．物や人とかかわるための自発的な行動は，単純な反射を統合した運動過程で，多くの姿勢や認知のプロセスに依存しています．手や腕の運動を促すことで，つかまり立ちや体重移動のようないくつかの姿勢機能の発達が促進されます．運動スキルを獲得するプロセスは，経験や，実行，フィードバックに関係します（Shumway-Cook, Woolacott 1995）．物の操作だけでなく，発達初期の子どもの意欲を基本としたコミュニケーションや感情表現を含むさまざまな目的のために手を使うことを考慮すると，これらの運動学習原理は重要です．Fitts, Posner（1967）は，運動学習に関する3つの主要な段階を定義しました．

1. 認識―なすべきことの決定.
2. 統合―戦略の改善.
3. 自動化―スキルは多くが自動化される.

表 19.1　1歳までの手の機能の正常発達

年齢（月齢）	姿勢	手を伸ばすことと把持すること	巧緻運動
4〜5カ月	頭部・体幹を床から持ち上げることができる	支持のために前腕と手にもたれかかる 仰臥位で物を叩く	把握反射の減退 手が開き始める 物の大きさや形状に合わせて手を形作る
6〜7カ月	安定した体幹と分離した上下肢の運動	姿勢の安定性を助けるために手や腕が使われる	発達初期の目と手のコントロールのための注視と追視 母指が手掌より外にある手掌把持 指のかき集めるような（熊手様）運動
7〜9カ月	サポートなしの座位，体重移動と体幹回旋の出現	一側上肢で手を伸ばしているあいだ，もう一側の上肢で身体を支える 両手で物を保持する 放す動作をコントロールするための前腕の回旋	物を片手からもう片方の手に移す 手首と指を伸展させた状態で母指をそのほかの指と対立させた保持
10〜12カ月	肩の安定と頭のコントロール	より正確な把持動作と放す動作	母指と指先とで物を把持する（側把握） 物をより小さな容器に入れる 書字の前段階にあたるスキル

優れた操作スキルは，個々の課題と環境の相互作用から出現し，知的な発達に結びつきます．運動前の計画が自動化されるまで，運動を評価・計画するための初期の原動力は，課題の理解と行動の結果によって導かれます（Fitts, Posner　1967）．手のスキルの発達を考えるうえで重要な要因がいくつかあります．それは，感覚体験を楽しみ，環境と相互作用する多くの機会（たとえば，大人から期待する反応を得るために手を振るなど）に積極的に触れることです．とくに，運動の結果からフィードバックを得られる遊びを通じた練習には，十分な時間が必要です．

手の正常発達段階

手の機能の主要な発達段階を**表 19.1** に示します．これは，姿勢コントロールと上肢機能（手と腕）の熟達，感覚-知覚能力の相互作用を示しています．

体幹と頭部のコントロール

肩周辺および上部体幹の筋肉の強さと安定性は，物に手を伸ばすことや物を把持することに必要不可欠であり，目と手の協調性や物の操作にも必要です．年少の子どもが，（父親の）お腹の上でうつ伏せから頭と体幹を持ち上げるとき，手と前腕で支えます．これにより子どもには，左右に体重を移す力と持続的に腕を伸展する力がつきます．一度安定した体幹のコントロールが得られると，子どもは，一方の腕で体重を支えながら，もう一方の手を伸ばすことができるようになります．腕と手関節を伸展しながら体重を支える能力は，腕や手関節に加えて肩の筋力も強化します（**図 19.1**）．手関節の安定性は，手掌内での物の操作にとって重要です．手の筋肉は，腕に対して手関節がわずかに伸展した状態で最も効果的に物を保持することができるようにデザインされています．

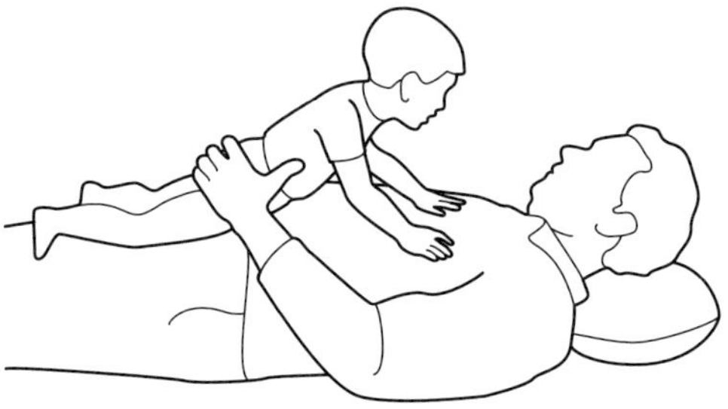

図 19.1 手を伸ばすことと把持することの準備．子どもは，伸ばした腕と手関節に体重をかけて，肩の筋力を強めます．父親は，子どもの骨盤を支えて安定させることで，子どもが自分で支えられるように助けます．

子どもが，座る，立つ，つかまり立ちをするといった体重を身体の中心から移す経験を自信をもって行えるために，肩や手関節の十分な安定性が重要です（**図 19.2**）．

体幹を安定して保つことができると，頭部や腕の分離運動が自由に行えるようになります．年少の子どもが，視線を横切るような物体を追視するときに，バランスを保ちながら頭部を回旋させるためには，体幹はじっと保たれている必要があります．年少の子どもでは，頭部と体幹が安定することで，手を伸ばすことが早期に達成されるという報告が示されています（Shumway-Cook, Woollacott 1995）（**図 19.3**）．

“運動の背景となる姿勢”や“計算された肢位のメカニズム”として述べられるのは，効率的な運動のために行われる体重の微妙な移動について言及したものです（Levitt 2004）．左右へのロッキングのような大きな体重の移動は，早期の寝返りや体幹の回旋に影響を与えます．これは，身体が，1つの単体ではなく，左右両側が協調してともに働くことを可能にします．これらの初期の運動の重要な結果は，分離運動の能力によりもたらされています．すなわち，身体の一部分をほかの部分から分離して動かすということです．これにより子どもは，四つ這い移動や腹這い移動などにおける，腕と足の交互の繰り返しの動きや，片手で体重を支えながらもう一方の手をおもちゃに伸

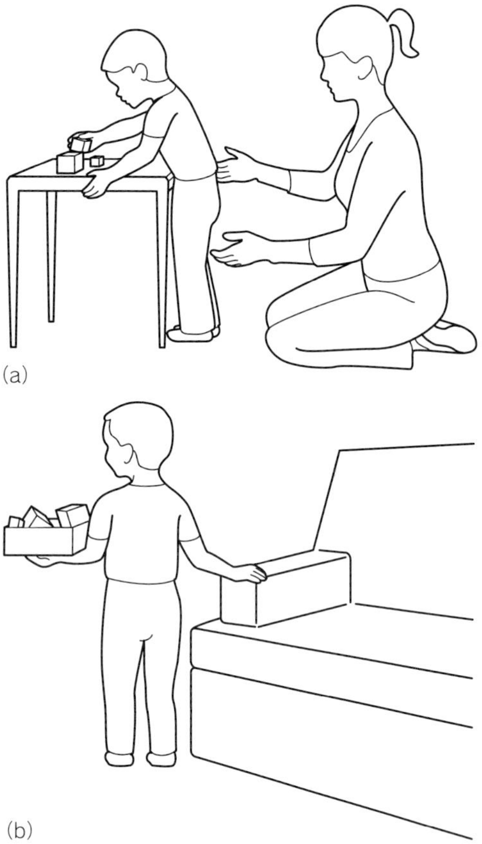

(a)

(b)

図 19.2 小さなテーブルやソファは，早期からの独り立ちを促すのに良い支えとなります．必要があればクッションなども使うとよいでしょう．(a) 最小限の助けで，立ち上がって，自ら立位保持することを学んでいます．(b) 身体から離れた場所に手を伸ばし，伸ばした腕が外側へ回旋することで体重を支えます．

ばす動きができるようになります．これらのスキルは，のちの両手のコントロールに貢献します．

手を伸ばすこと

物に手を伸ばすことは，視覚や聴覚反応と相互に関係します．子どもがいつ音を聞いたり探索したりしているのかを決定することは簡単ではありません．そのため，多くの場合は，目と手のコントロールの発達で測定されます．しかし，これらの原理のいくつかは，音と手の動作を測定するためにも適応されています．新生児は，物を瞬間的に注視することができます．その後，子どもは，

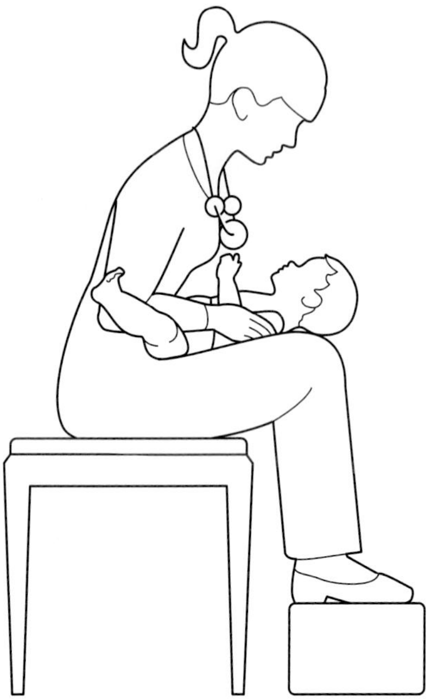

図 19.3　手を伸ばす動作を助け，視聴覚の気づきを促すように子どもを支えます．

頭を動かすことなくすべての方向に視線を向けることができるようになり，身近な小さなものを注視したり，壁にかけられた絵のような遠くのものを見つめたりすることができるようになります．

反射が，初期の自発的な手を伸ばす動作のコントロールに関与しているということに関しては意見の相違があります．ある理論では，手を伸ばす動作は，原始反射の消失や統合により自発的な運動になると述べられています．しかし一方で，反射は，複雑な運動の基本を供給し，目と手の協調は，反射の修正ではなく成熟と同時に出現するものであるという見解もあります（Schmidt, Lee　2005）．新生児は頭部と体幹が安定していれば前方へ手を伸ばすことができると示した研究は，反射の統合とは別に，前方へ手を伸ばす動作を調整する先天的な能力が存在することを示唆しています．しかし，これらの意見の相違にかかわらず，正確さとスキルの改善に経験が重要であることは明らかです．

手を伸ばすことは，姿勢コントロールや分離運動のための頭部と腕の自由さの獲得や，眼球運動の向上などの発達上の重要な変化と並行して可能になります．この段階では，視覚的に（対象物の視覚的な位置の変化から）引き起こされる状態から，視覚により誘導される状態へと移行し，より正確に手を伸ばすための調整が可能になります（Paillard　1982，Goodaleら　1996）．運動経験から得られる視覚的なフィードバックは，視覚により誘導されるスキルの発達に必要不可欠です．子どもの手を伸ばす動作は，外部の視覚的・聴覚的フィードバックによって導かれ，8，9歳までには，物を持ち上げるための力強い把持へと発展していきます（Forssberg　1998）．

把持と放すこと

手を物の大きさや形に合わせる能力（hand orientation）は，手を伸ばすことができるようになることで出現し（Keogh, Sugden　1985），それはのちに，より洗練された把持となります．子どもは乳幼児期を通じてさまざまな把持を見せますが，大人からすると，それらはしばしば不適切あるいは非効率的であるように思われます．**表 19.2** は，子どもが獲得する正常発達における手先のスキルの年齢ごとの詳細です．

子どもは，形や素材に合わせて把持の強さを調整すること，視覚情報，および皮膚，関節，筋肉といった感覚受容器から得られた情報を通じて物の形や重さを確かめます．物が手からズレたり，物を壊したりしないために，物の表面の張りを見て把持する力を調節しなければなりません（Forssberg　1998）．年少の子どもは，注意がいたらずに，手を大きく開きすぎてしまったり，強く把持しすぎてしまったりします．1歳までに，手の形が物の形状に合わせて正確に調整されるようになります．視覚は依然として，手を伸ばす動作のタイミングや，持ち上げ動作，物を操作するにあたっての運動企画にとって重要です（Forssberg　1998）．成熟した把持が出現する9～10歳前後までは，カップが水で満たされているなど，予想外の物の重量の増加といった感覚特徴の変化に対する調節の遅れが続きます（Eliasson ら 1995）.

物を放す動作は，物を保持する能力と同じくらい重要です．初期の放す動作は能動的なものではありません．子どもは，物を手から手に移し替える動作の準備として，指で触れることを始めます（Erhardt 1994）．前腕を回外，回内させることができるようになって初めて，物を放したり，物を移し替えたりすることができるようになります．手関節を伸展させた正確な放す動作は，物を小さな容器に入れることができるようになる1歳の終わりまでに獲得されます（**図 19.4**）（Erhardt 1994，HELP 1985）.

把持は，手の位置と物の関係により，その形状が決まります．洗練された把持は，子どもが個々の手指を分離して動かすことができるようになるにつれて発達していきます.

多くの子どもは12カ月までに指先つまみを獲得しますが，遊びの場面ではさまざまな異なった把持を見せます（**図 19.5**）.

1. 把握反射（図 19.5a）：触れたことが刺激になり物を手掌で把持します．しばしば，手関節の屈曲を伴います．一度自発的な把持が獲得されると，母指とそのほかの指を対立させて，（物への）働きかけができるようになります.
2. 橈側手掌握り（図 19.5b）：小指側よりも母指側で保持する握り．手関節は中間位です.
3. 未熟なはさみ握り（図 19.5c）：内側に押し込まれた母指とそのほかの指で保持する握り.
4. 鉤型握り（図 19.5d．側復つまみ）：屈曲させた人差し指の側腹と母指で物を保持する握り.
5. 3指握り（図 19.5e）：母指と，人差し指，中指の指腹で保持する握り.
6. ピンセット握り（図 19.5f）：小さな物体を母指と指先で保持する握り.

表 19.2　正常発達における手先スキルの獲得時期

年齢（月齢）	良好な運動スキル
5～36カ月	書くことの準備段階
10～24カ月	はめ板
11～36カ月	積み木遊び
18～30カ月	紙を使った活動（ページめくり，折りたたみ）
8～31カ月	ペグボード
29～36カ月	ビーズ通し
20～48カ月	留め具の操作
36～48カ月	鉛筆やはさみの操作

手内操作，熊手様かき集め，移し替え，回転

それぞれの指を識別し，それらを分離して動かす能力は，1歳を過ぎてから出現します．要求や命令的な指差しのための示指の分離能力は，手のスキルと初期のコミュニケーションの双方にとって重要な側面をもっています．手内における物の操作は，子どもが，熊手で，手掌のほうへ小さなものをかき集めようとすることから始まります．小さなものを手掌から指先へ移し替えるスキルはのちに出現し，それは上手に物を放すために必要な手を開く能力と関係します．ボタンをボタンホールに通すスキルや異なった角度の投入口にコインを入れるスキルなどの洗練されたスキルを獲得するうえで欠かせない物を母指からほかの指へ移すことや，手内で物を回転させる動きなど，スキルの発達は，早期の子どもの時期を通じて続きます（**図 19.6**）．操作スキルも同様に，母指とそのほかの指の動きの比較によっても分類されます．それは単純で，相互的もしくは連続的なパターンです（Sugden, Utley 1995）.

知覚と運動の統合

感覚の手がかりを意味のある知覚的な情報と照合させることは，計画的な運動スキルのために必要不可欠です．初期の模倣行動の試みは，子どもが，コミュニケーションのために表情や腕の動き

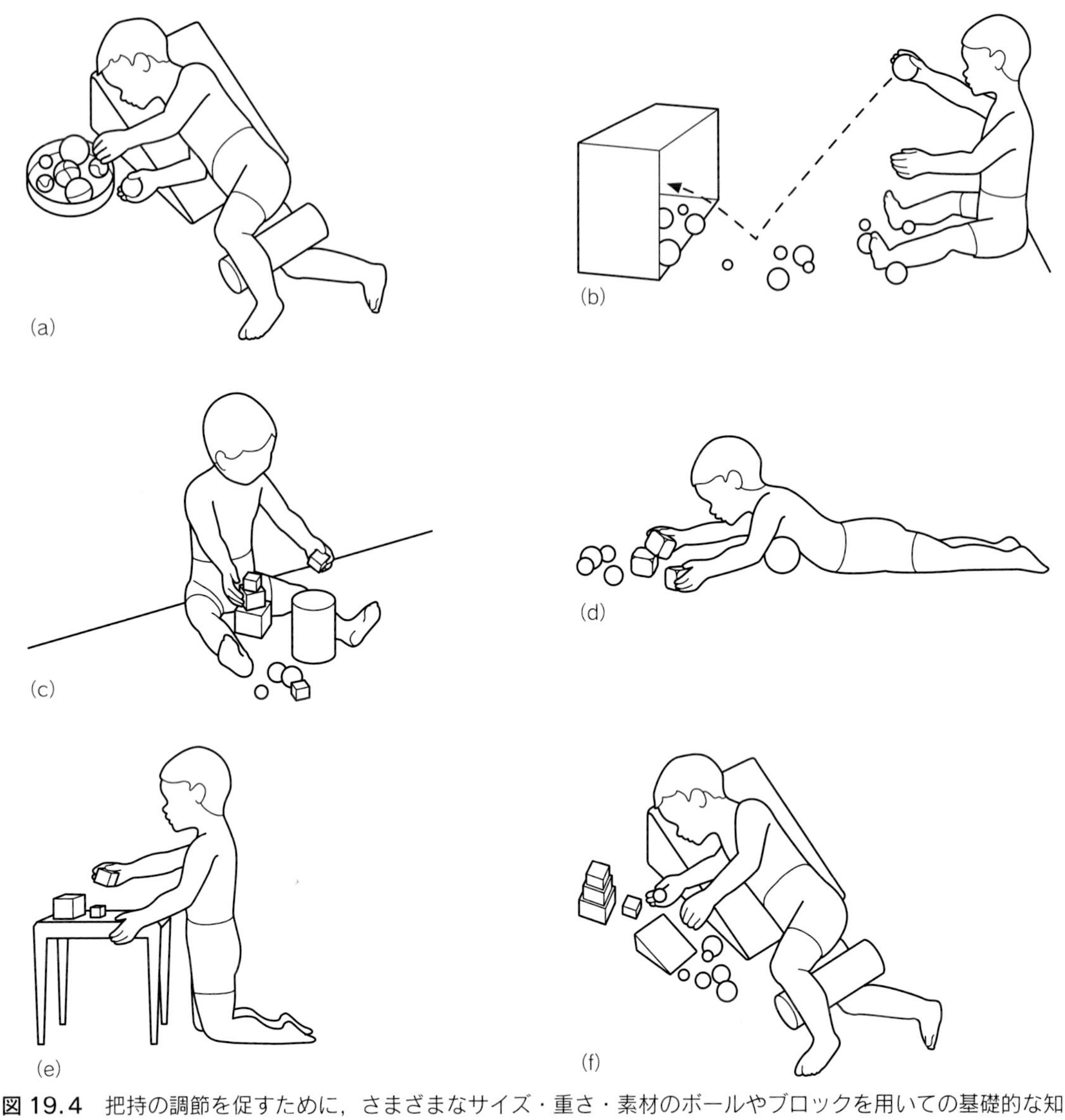

図 19.4　把持の調節を促すために，さまざまなサイズ・重さ・素材のボールやブロックを用いての基礎的な知覚の学習を行います．(a) 子どもが取り出したり手で触れて感じたりするためのボールを準備します．(b) さまざまな素材や重さのボールを加えます．(c) 音の鳴る容器にボールを落とすことで，正確に放すことが促されます．(d) さまざまな形状や素材のものを導入します．(e) 塔を作るためのたくさんのブロックを準備し，手を伸ばしながら体重負荷することを促します．(f) 斜面のようなさまざまな形のものを使って，ボールを転がしたり，塔を引き倒したりすることで，目と手の協調が促されます．

を真似ることからみられるようになります．大人が字を書いたり，絵を描いたりしているのを見て，紙の上に（点で）印を付けるというような知覚と運動の照合（なぐり描き）は，生後1年で発達します．大きさや形状を認識することにより，改善された操作スキルと，物や環境への理解とを結びつけることができるようになります．3歳では，直線や，十字，円などを模写するだけでなく，図形記号がコミュニケーションにも影響することに気づき始めます（Callaghan　1999）．片手や両手のスキルのさらなる発達は，のちの数年にわたって続きます．

幼児期を通じて発達する上肢運動スキルのすべての側面において注目すべきことは，非常に多様

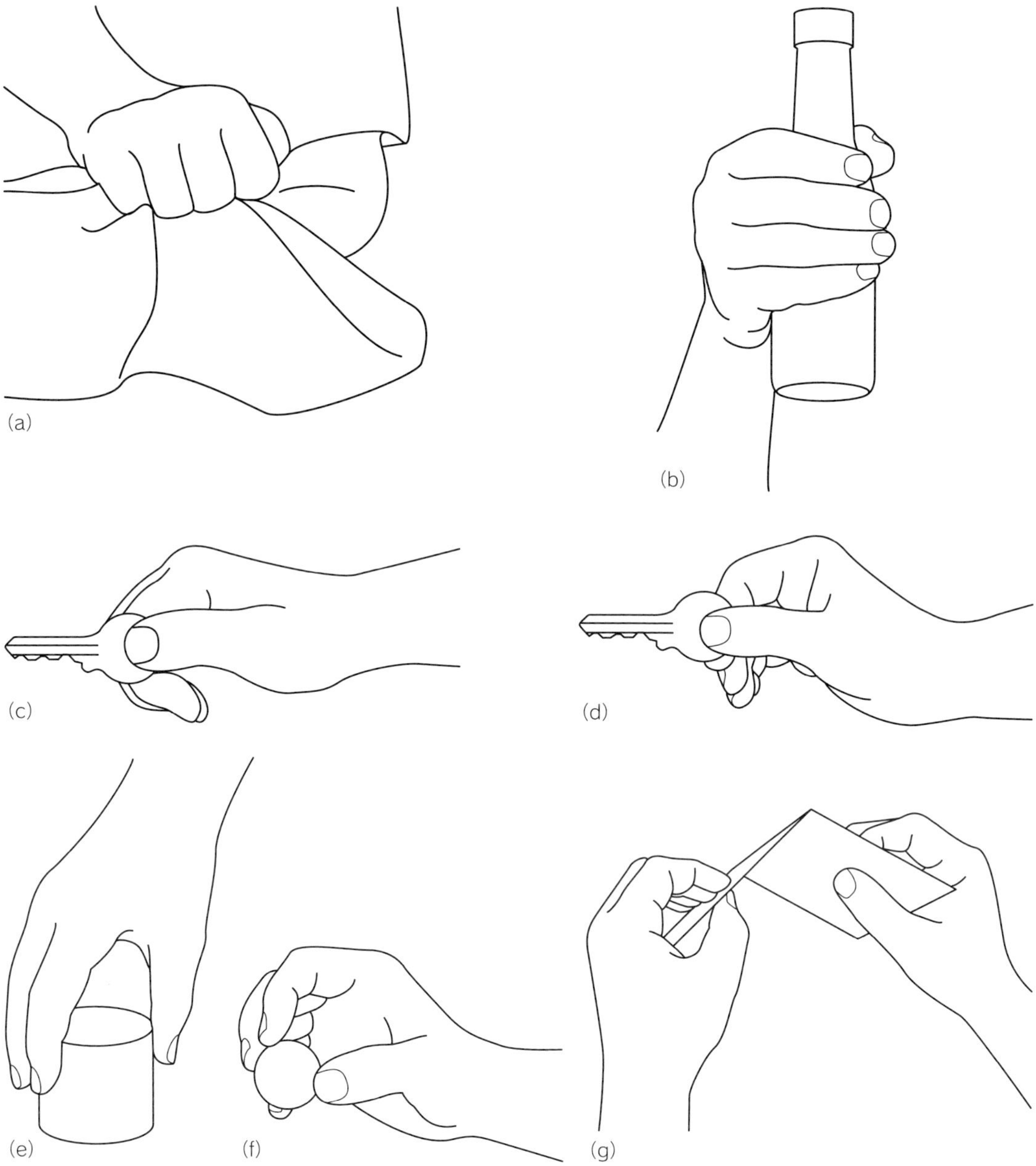

図 19.5 (a) 把握反射．(b) 橈側手掌握り．(c) 未熟なはさみ握り．(d) 鉤型握り．(e) 3 指握り．(f) ピンセット握り．(g) 両手によるさまざまな握り．

で自発的な上肢の姿勢が自然に行えるようになるということです．

異常な手の使い方

正常（または定型的）ということに関して信頼性が高くしっかりとしたルールはありませんし，異常に関してはいうまでもありません．手の肢位が獲得され，機能的に使われるようになる年齢には非常に幅があります．より重要なのは，さまざまな手の肢位を自然で自発的に獲得する能力です．脳性まひをもつ子ども（以下，CP 児）は，障害された手の機能に関連して程度の異なる神経学的な困難さを有しています．これは，不十分な筋

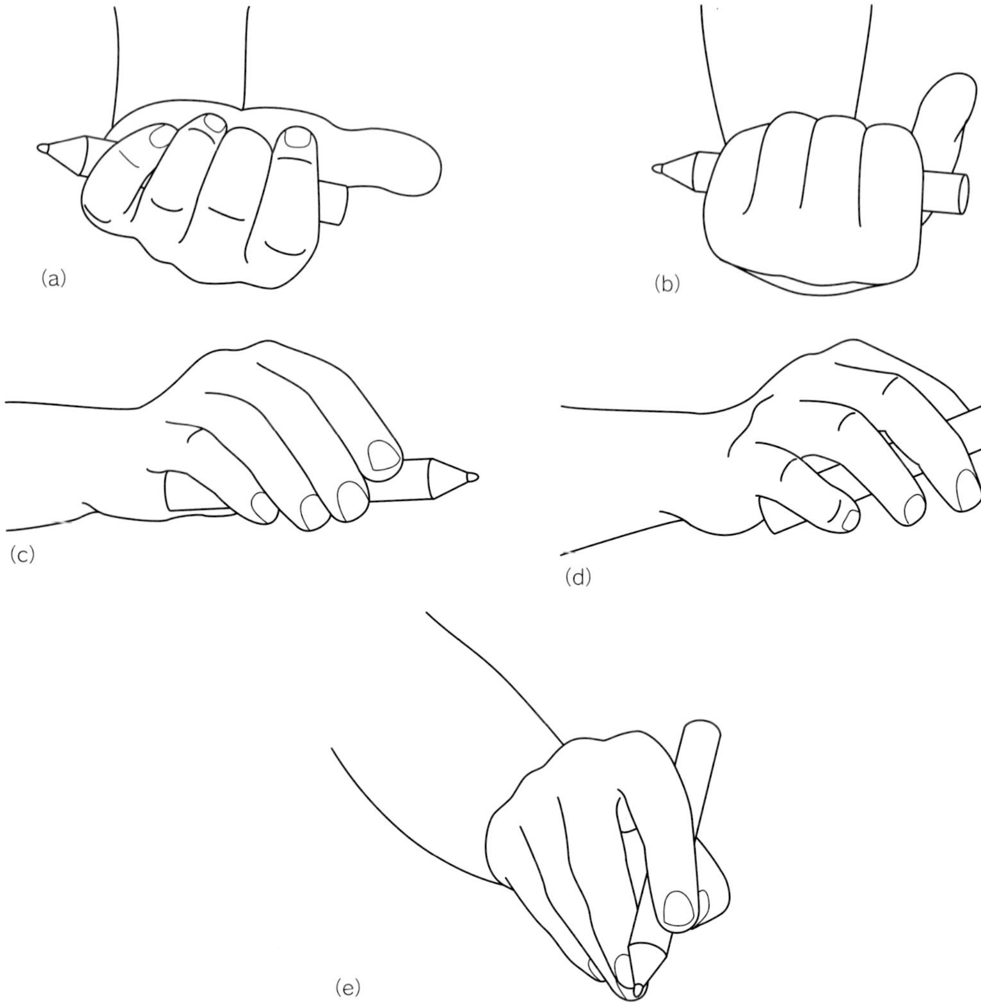

図 19.6　クレヨン操作の発達．手の位置から視覚的なフィードバックが行われることで，クレヨンを手内で移し替え，回すことができるようになります．(a～c) 手掌から指先に移し替えます．(d，e) クレヨンの手内操作です．

活動が原因かもしれません．感覚障害と自動的で定型的な（または，型にはまった）姿勢は，手を伸ばす動作および把持動作の調整や，おもちゃの扱い方，道具の使い方に対する理解の乏しさに影響を及ぼしているのかもしれません．身体の片側が他側より弱い場合は，強い側の手や，上肢，歯，身体などを用いた代償的な戦略により，弱い側の手を使わない方法を習得します．

生後1年間の手の発達は，姿勢コントロールと，手および前腕での体重支持能力とに関連します．0歳後半にかけては，手を伸ばす先のものに視線を合わせ続けることが難しく，手関節は曲がり，手掌は硬く握られ，指は個々の分離した動きではなく1つの単体のように働き，不器用な手の肢位が明らかになります．とくに，姿勢の変化やバランスの崩れにつながる，自然で流れるようなさまざまな上肢の動きの欠落は，のちの発達に悪影響を及ぼします．手を伸ばす動作や把持動作の協調運動障害は，運動コントロールの乏しさの目安になります．両腕は，ストレッチをすると少しの抵抗もない（低緊張），もしくはその逆で，ストレッチができないほど抵抗が強く（高緊張），手を伸ばす動作や巧みな操作に難しさが生じているかもしれません．生後1年で，立方体，おもちゃの車，ガラガラなどを容易に把持することや放すことができなかったり，母指が手掌に押しつけられていたり，物を叩いたりすること以外に手の肢位が制限されていたり，物を持ち上げる以前に持続した把持ができなかったりする場合は，専門の理学療法士や作業療法士を紹介してくれるような医師に意見を求めるようにしましょう．

評価

子どもの発達が，その年齢相当の発達水準から遅れていたり，正常発達から逸脱していたりするかを判断する評価法はいくつかあります．基本的な手のスキルが確立するとされる1歳を過ぎるまで，多くの場合，手のスキルについて扱うことはありません．治療者は，ストレッチに対する抵抗や，肩・肘・手関節の関節可動域，そして絶えず正常な姿勢を伴い，母指が手掌内に入り込み，手関節や手指が屈曲しているかどうかを評価します．1歳を過ぎると，運動障害が影響を及ぼす速さ，強さ，知覚スキルや，それらが日常の活動に及ぼす影響の程度を調べる検査を適応することができるようになります．知覚の推論や課題の理解に関連した基本的運動行動の評価も，同様に含まれます．一度複雑で機能的な手の使い方が確立されると，手の器用さや上肢機能に関連した課題（たとえば，ボールを投げる，受けるなど）のパフォーマンスを診断する評価が利用できるようになります．**表19.3**では，年少の子どもの上肢機能検査によく利用されるものをあげています．

子どもが，重大な運動の問題や，学習の困難さ，感覚の障害を有しているならば，これらの検査で適切に利用できるものはほとんどありません．高度な運動スキルと物に関する情報との関係は，目の見える子どもと視覚障害児とでは少し異なることが示されています（Bigelow　1992）．デンバーのカリキュラム（Frankenburgら　1992）のような発達スケールは，スキルを獲得するにあたって矛盾を見極める良い指標になるでしょう．

スプーンを把持することや，鉛筆を上手に扱うこと，ボールを扱うことといった優れた運動課題の遂行と同様に，運動の質や異常な姿勢は心配な出来事となります．上肢スキルの特性のテスト（Quality of Upper Extremities Skill Test）（DeMatteoら　1992）やメルボルン片側上肢機能の評価（Melbourne Assessment of Unilateral Upper Limb Function）（Randallら　1999）のような特定の評価により，運動の質を測定することができます．手動能力分類システム（Manual Ability Classification System）（Amerら　2005）や補助手の評価（Assisting Hand Assessment）（Krumlinde-Sundholmら　2006）のような最近開発された手段は，両手操作の困難度を分類するのに信頼できる方法です．

手を伸ばす動作や把持動作のために体幹の安定性を保つことの問題に加えて，CP児には，物を扱うこと，手や腕を感情表現に利用すること，正確なコミュニケーションに困難さがあることが多いです．両親は，運動やスキルの発達の問題に気づくことができる一番の存在であり，どのような心配事も信頼できる医療専門職に伝えるべきです．

手のスキルの促進

初期の手のスキルの発達，とくに目と手の協調は，のちにいくつかの日常生活上の課題の自立に向けた基礎となります．CP児は，歩行器を把持するときや，移乗や動きやすさのために補助をするとき，コミュニケーションデバイスなどにより要求を伝達するときに，自分の手に頼らなければなりません．本のページを回転させたりめくったりする能力や，選択したものを指差す能力は，子どものコミュニケーションスキルに変換できる可能性があります．

運動の練習機会を多く提供することは必要不可

表 19.3　発行されている上肢スキル評価

検査	年齢	測定するポイント
アルバータ乳幼児運動発達検査 （Piper, Darrah　1994）	生後 18 カ月まで	臥位や膝立位での体重負荷に必要な肩の安定性と上肢運動 伸ばした腕を保ちながらの支持からのリーチ動作 四つ這い移動とつかまり立ち
エアハートの発達検査（Erhardt　1994）	生後～幼児	手の肢位の評価 硬直や変形といったリスクファクターの見極め
乳幼児の姿勢と巧緻運動評価 （Case-Smith　1992）	2～6 カ月	姿勢と手のスキル 観察を進めるために目標を決めることを援助する
ピーボディー運動発達検査 （Folio, Fewell　2000）	生後～6 歳 11 カ月	把持動作 手の使用 目と手の協調，積み木やパズルを寄せ集めるなどの手先の器用さ
ベイリーの乳幼児発達検査 （Bayley　1993）	1～42 カ月	知覚過程を調査するためのメンタルスケール ボディコントロールや粗大・巧緻運動を評価するモータースケール
幼稚園児のためのミラーの評価 （Miller　1992）	2 歳 9 カ月～5 歳 6 カ月	発達の遅れを見分けるための，感覚運動機能に加えた基礎的な認知機能 対象児は言語を理解している必要がある

欠です．従来行われている，姿勢や物の操作への要求を簡素化する介入では，活動への参加を強化することができます．何より大切なのは，触れることによる楽しい感覚体験を提供することです．たとえば，針や絆創膏を剝がすときの不快な触覚刺激の経験がある子どもは，触覚に対する過敏性を示すことがあり，一般的には，快適な撫で方や抱きしめ方に対しても不快感を表すことがあります．

感覚を楽しむ

以下の方法により，子どもの触れることに対する不快感を軽減することができるかもしれません．

自発的に手を使うこと

1. 子どもの腕を，しっかりと，でもきつくならないように手関節を避けて保持して，両手で顔や，腕，足をこすることを励ましましょう．もし，子どもが自分で指を開くことが難しいのなら，しっかりと持続的に手関節から指を握り，手を開くことを助けてあげましょう．このとき，とても敏感な手掌に触れることは避けましょう（図 19.7a）．

2. 叩く動きを助けましょう．リズミカルに，自分自身がコントロールでき，触れることで安らげる予測可能な触覚体験となるように励ましましょう（図 19.7b）．

他者からの突然の接触を避ける

1. これは，特定の子どもたちにとってはムズムズして不快なものです．もし子どもが触れることに対して過敏であるようならば，背後から頭や身体に触れることは避けましょう．たとえば，髪の毛をくしゃくしゃにするようなことは，たとえ愛情を込めていたとしても行ってはいけません．

2. できればしっかりとした持続的な接触で，身体接触の変化や不意に触れられることに順応する時間をとりましょう．

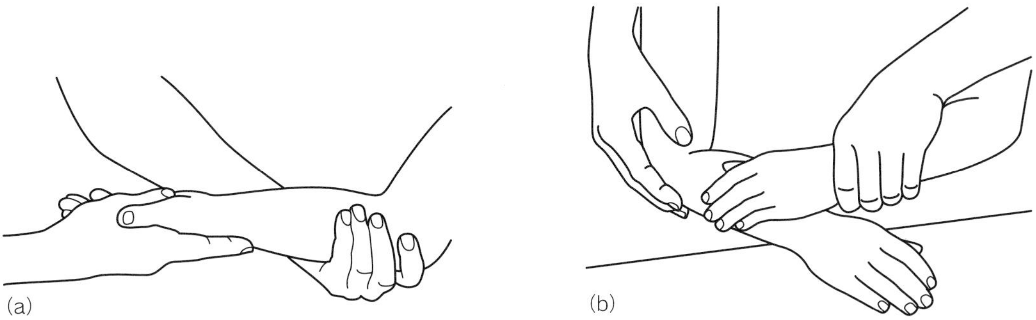

図 19.7 (a) 手関節と肘に圧を加えながら，やさしく前腕を回旋させます．(b) 手背を把持しながら，自分で自分を叩いてみることを助けます．

持続的な身体接触を保持する

1. 四肢のストレッチを行うとき，一方の手で子どもの腕や足に触れながら，もう一方の手でゆっくりとスムーズに四肢を動かすようにし，持続的に触れていられるように試みましょう．子どもにとって触れられることが快適な感覚となる，十分な時間を与えましょう．

さまざまな楽しい接触経験を提供する

吸引のような侵襲的な医療手段による触経験や，子ども自身が姿勢を調節できない肢位をとらせることはやめましょう．

1. 手掌に異なるものや異なる素材のものを置きましょう．硬いおもちゃを把持させることから始め，次に異なる素材のものや柔軟なものに変えていきましょう．

2. 身近なものの素材を変えましょう．ブロックを，手ぬぐいやセロハンなどの異なった表面のもので覆いましょう．

3. 子どもが異なった表面を経験することを助けましょう．たとえば，湿ったものと乾いたもの，温かいものと冷たいもの，ネバネバしたものとなめらかなものなどです．

4. いろいろな触刺激を楽しめているという自信を子どもがもてるまでは，ぬるぬるとした素材は避けましょう．

5. 一度，子どもが，触れることや異なった素材の探求に快適さを感じたら，くすぐり合いやかくれんぼなどの相互の遊びに発展させましょう．

6. セルフケアや日常生活活動への参加を促しましょう．身体を洗うあいだや入浴のあいだ，手足に注意を引きましょう．石けんを把持することのできない子どもには，フランネルの布（浴用タオル）を用いてミットを作ります．こうすることで，介護者からの予測できないムズムズとした接触を減らすことができ，自分で自分の身体を洗うことを促すことができます．

注視は，手を伸ばす動作の先駆けとなる

頭部と身体の安定を保つための努力を最小にするうえで，子どもの体位は重要です．子どもがしっかりと安定した体位で視聴覚刺激に応答するのを促すために，いくつかの方法が使われます．

1. 子どもを膝の上に乗せ，あなたの足元に小さな三角マットを入れることで，足に傾斜を作り，子どもの視界が直接あなたの顔に向くようにしましょう．

2. 子どもの頭を正中線に保ち，肩の後ろに支えとなるものを置きましょう．それにより子どもは，あなたの顔や，首回りに輝くペンダント，鈴に向けて自由に腕を伸ばすことができます（図 19.8）．

3. お椀型のヘッドレストや背中にかけられたショールは，頭部を支えて肩を前方に突き出させることができるため，子どもは腕を動かしやすくなります．

4. ベッドの四隅に毛布を結び付けて，三角マットを使って半臥位にします．お尻の下の三角マットは，子どもがベッドから滑り落ちるのを防ぎます．これにより子どもは，おもちゃなどに向けて手を伸ばしやすくなります（図 19.9）．

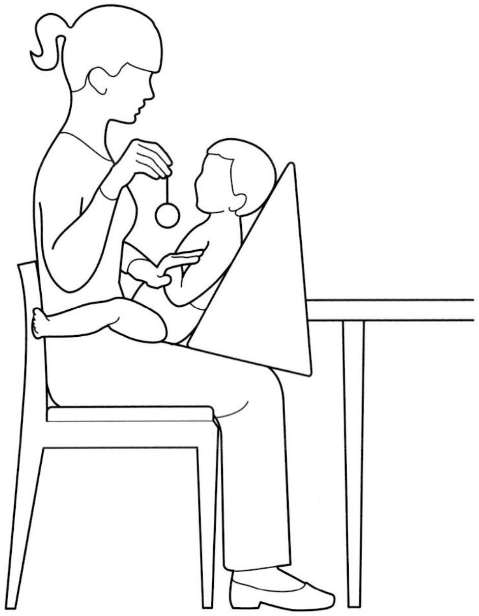

図 19.8　子どもを母親の膝の上にまたがって座らせ，快適さと身体を支えることのために，三角マットを使います．母親は，子どもの腕を胸の前で交差させて把持しておくことで，子どもが反り返らないようにします．頭部を正中線に保つように支え，子どもが頭部を動かすことなく母親の顔やボールに注目できるようにします．

大人が近くで監督することができない場合は，子どもをハンモックに置いておいてはいけません．

5. アルミホイルで覆われたガラガラのような光り輝く音の鳴るものを用いると，子どもは，視覚や音から手がかりを得ることができて，場所を特定しやすくなるでしょう．

6. 子どもの視界で物をゆっくりと円弧型に動かすことで，ヘッドコントロールが発達します．一部の子どもは，のちのスイッチ操作のために，頭部の回旋を利用できるようになるでしょう．

7. 一度目でガラガラを追うことができるようになったら，頭部回旋の発達のため，頭部の支持を減らすように弧を少し遠くにしましょう．

運動反応を伴うイメージと音の関連は，周囲の環境を理解するのに役に立ちます．そして，それぞれの刺激に対してどのように応答すべきかを学習するうえでも有効です．子どもが音や映像に焦点を合わせ，しっかりと動作を行うことができるように，ほかの子どもよりも十分な時間を用意することを忘れないでください．

1. 子どもに，自分に馴染みのあるものを見ることを促しましょう．

2. 光り輝く音の鳴るものは，多くの注意を引きつけます．たとえば，棚の上に置かれた輝くものや，時を刻む時計の前にあるもの，窓ガラスの雨，鏡に映った姿などです．

3. 年長の子どもで移動が困難な場合は，あなたの膝の上に寝かせて体幹をお腹で支えるようにして，物を提示するとよいでしょう（図 19.10）．

4. ペットは，視覚や聴覚の注意の対象であり，匂いや感触に関しても素晴らしい情報を提供するでしょう．

5. ドアベルや電話の呼び出し音，バスタブの泡や蛇口から水が滴る音，電気をオンオフするスイッチの音ややかんの鳴る音など，家庭内で聞こえる慣れ親しんだ音に，子どもの注意を引きつけましょう．

6. 1 つの物や刺激から，そのほかの刺激に注意を向けるように促しましょう．さまざまな音や映像を交互に提示して注意を引きつけることで，目と頭部のコントロールの発達を促します．

7. あなた自身の顔で，子どもの注意を引きつけましょう．しゃべったり，微笑んだり，うなずいたりしましょう．そして，授乳しているときにあなたのほうを見るように促しましょう．

8. 上下左右，近くから遠くなど，物を追うように励まします．そして，目標を定めて手を伸ばす動作に必要な眼球運動を促しましょう．

9. 明るい服を着ることや，おもしろい帽子を被ること，指人形を使うこと，明るいスカーフを振って見せることで，子どもが動くものを追うようにしましょう（図 19.11）．

10. 泡を立たせる遊びは，楽しませながら手を伸ばす動作を上達させる方法です．食用染料を 1 滴か 2 滴ほど泡に入れると，色のコントラストを加えることができます．

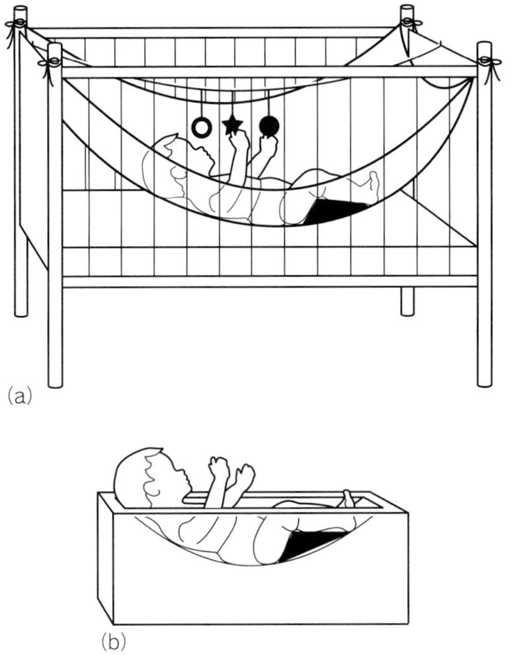

図 19.9 (a) 半臥位姿勢を作るために，毛布をベッドの支柱にくくりつけます．(b) 発泡体の一部分を切り取って，ハンモックの形状を作ります．

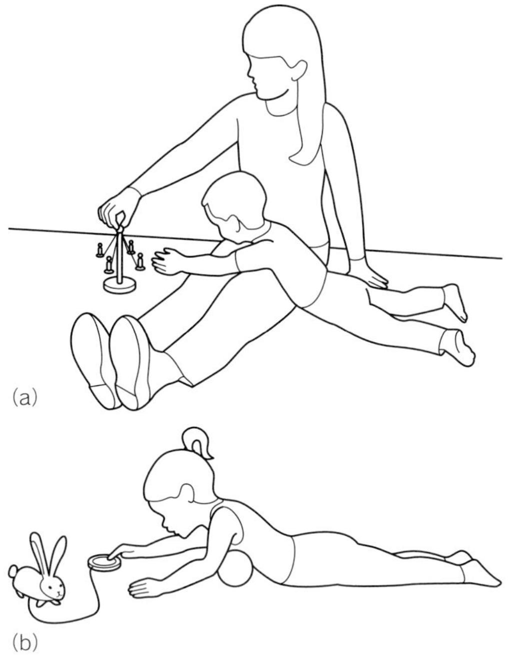

図 19.10 (a) お腹が母親の膝の上で支えられています．(b) おもちゃのスイッチを操作しやすいように，円状のロールクッション（ローラー）を使います．

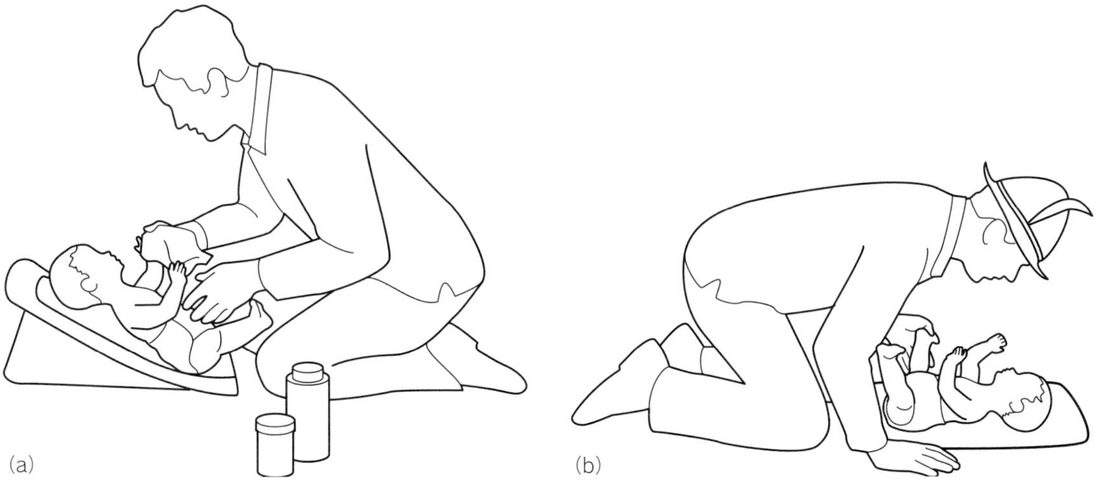

図 19.11 日常的な活動のなかで目と手の協調を促します．

子どもが，視覚的な注意を興味のあるものに向け続けることができるようになったら，目と手の協調的な運動が行われます．

1. モビールを，ベビーベッドに横切るように置いたり，床の遊び場所の上に置いたりすることで，早期から，手を伸ばす動作やそれらを叩く動作からのフィードバックなどを促しましょう．おもちゃを動かすためにスイッチを押したり，コミュニケーションデバイスを操作したりするために必要な，正確かつ目標を定めた動きを促します．子どもの目線に身をかがめて，実際に何が見えているかを確認することを忘れないでください．

2. 頭部を正中線で維持したり，肩や腕を前方に保持したりするために，必要であれば追加のサポートを加えてください．
(a) C字型クッションと滑り止めマットを体幹の下に敷いてみましょう．
(b) 詰め物で調整した洗濯籠は，手を伸ばす動作を促したり，物に触れさせたりするのに適しています．

安全性や耐久性が保障されたおもちゃのジムや三角マットの多くは購入することができます．

1. 最終的な決断をする前に，いくつかのカタログやお店を見て，フレームの大きさや，重さ，色，おもちゃの音が子どもに適しているかどうかを確認しましょう．

2. いくつかの既製品のフレームには，そのほかの備品を加えることができます．もしあなたが自分で組み立てるのならば，追加の備品は子どもの視界や手を伸ばす範囲に収まるように設置しましょう．ガイドアーム（guide arm）によって，より均等で規則正しい方向に動くようにしましょう．

3. 洗濯バサミやスイッチを使って，市販の動くおもちゃに明るく音の鳴るものを加えることができます．

4. 伝統的なランプシェードの枠や衣服ハンガーを使って，自家製の動くおもちゃを作ることができます．

5. 螺旋や回転効果のあるものは避けましょう．視覚-運動感覚の統合を惑わせます．また，ストロボ効果のあるおもちゃは，てんかん発作を引き起こす恐れがあります．

6. 色が付いているセロハンや，銀紙に包まれたブレスレット，クレープペーパーの短冊，お祭りのあとの飾りなどを家中に置いておきましょう．しかし，手の届く範囲にあれば，子どもがその物を手に取って口に入れてしまうかもしれないということを忘れないでください．そのため，より小さなものについては，それに付着している糸の端に大きなボールを取り付けて，口に入れないように，子どもがボールを叩くと，明るくキラキラしたり音が鳴ったりするようにしましょう．

7. 原色は多くの子どもにとって注目しやすい色ですが，視覚障害児には，白と黒のコントラストのはっきりしたものを提供したほうがよいかもしれません．

8. 身近なものに手を伸ばして叩くことが難しい子どもの場合は，鈴の付いたブレスレットやキラキラした面を手首や足首に取り付けることで，自発的な動きとともに，それに伴う情景や音の統合を助けることができるでしょう．

手を伸ばしたり目標を定めたりする際に，頭部と目の動きを統合することが難しい子どもは，自分の身体部位がどこにあるのかを見つけることにも困難さを感じているかもしれません．さまざまな姿勢は，子どもが自分の手足を見て把持することを促すことができます．このようにして，子どもは，自身の輪郭と環境との関係を学び始めます．**図19.12～15**は，子どもが遊びや身体部位について学ぶための対称的で安定した姿勢を支援する，ポジショニングの技術についてのイラストです．

光を反射させる，ガラガラと音が出る，曲が流れるようなイメージや音の位置付けを促す刺激的なおもちゃは，多くの国々で購入することができます．そのようなおもちゃのほとんどは，専門的な会社を通じて購入する必要はありません．

1. ガラガラやおしゃぶりなど，子どもが口の中に入れるものは，生地や形状に関する重要なイメージや音以外の感覚情報を提供します．これらは，子どもが把持するのに適切な大きさでなければいけませんが，飲み込んでしまうほど小さくて壊れやすいものでもいけません．

2. 取っ手が2つあるおもちゃや，レバーの下に手を滑り込ませることによって簡単に持ち上げられるおもちゃは，初期の手のスキルを促します．

3. 叩く，押す，引っ張ることで応答するおもちゃや物はすべて，子どもの目と手の協調や早期の巧緻性の促進に有効です．

4. 電池式のおもちゃにつなげられたスイッチ類は，目標志向的行動を促します．

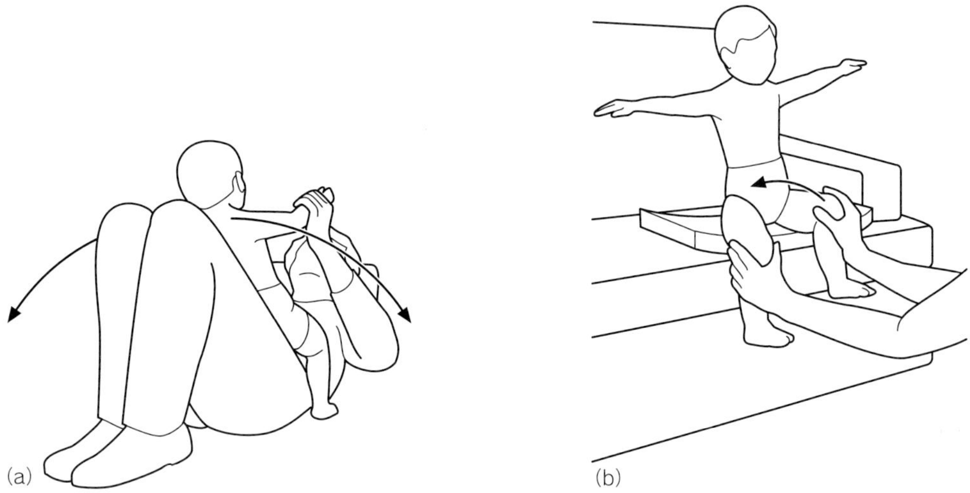

図 19.12 座位で巧緻活動を行うためには，両手が使えるようになる前に，良好な体幹コントロールや，骨盤の安定性，バランスを獲得することが必要です．(a) 子どもは，自分の手を把持している父親の上にまたがります．頭部と体幹コントロールの改善を促すために，父親は，足を左右に動かして，子どもに必要な姿勢調節を行うように促します．子どもの能力が高まってきたら，父親は片手だけを把持するようにします．子どもの腕を重く感じるようになったら，腕を頭の上方に伸展させ，肩を外旋させます．(b) バランス反応を促すために，ソファに四角いフォームラバーや，ローラー，ボールを置きます．姿勢変化に慣れることを促すために，子どもをゆっくりと片側に傾け，少し待ってから正中線に戻すようにします．

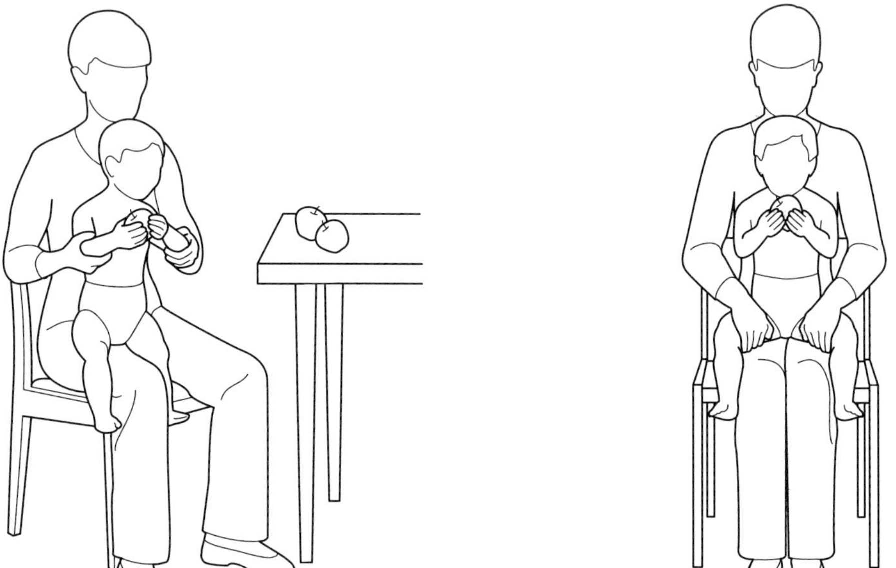

図 19.13 腕を曲げてりんごを把持することや，りんごを口に運ぶことを助けるためのさまざまな姿勢．(a) 子どもは，母親の膝にまたがって座り，伸ばした腕でりんごを把持することを母親に助けてもらいます．母親は，りんごを口に運ばせるために，子どもの肘の下を支えて，圧をかけて降ろしたり，回内・回外させながら，腕を身体から離れた位置で止めたりします．(b) 腕を上げたときに股関節や下肢が伸展して反り返る傾向がある子どもの場合には，図のように下肢をコントロールしてみましょう．

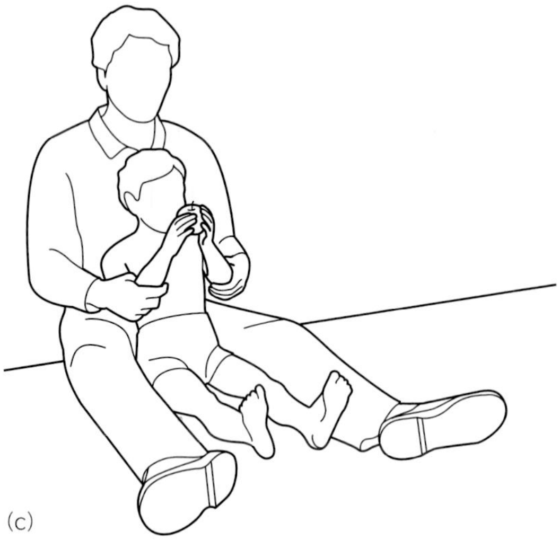

(c)

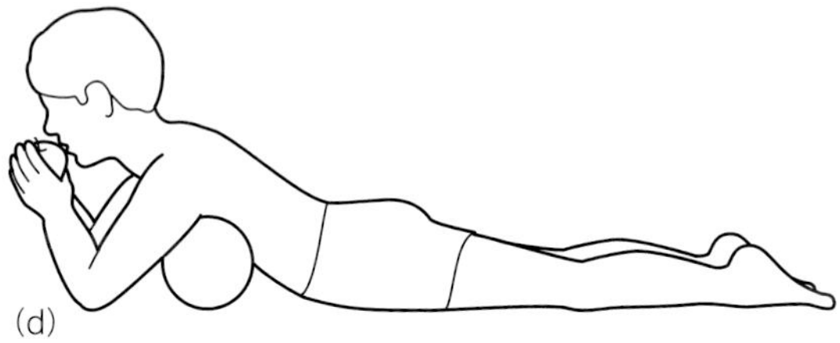

(d)

図 19.13（つづき）（c,d）よりサポートが必要な場合に使うことのできる姿勢です．

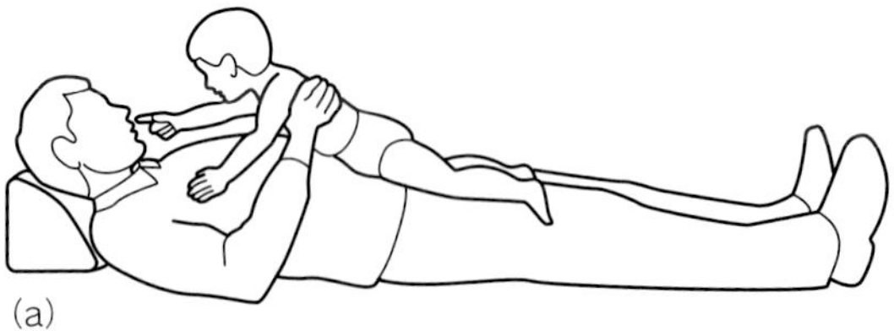

(a)

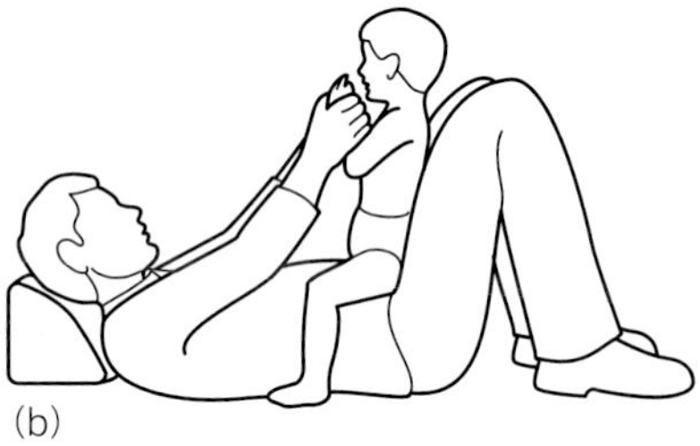

(b)

図 19.14 緊張の高い子どもに対応する姿勢．(a) 子どもは父親の上に横になり，父親は子どもの脇の下を支えます．子どもは片手に体重をかけながら，もう片方の手を前に伸ばすことができます．(b) 父親は，子どもを自分にまたがらせて，手を顔のほうにもっていきます．鼻，目，口，耳などといいながら触らせるようにします．体幹コントロールが貧しく，後ろに倒れてしまう場合には，子どもの背中に三角マットを置いて，父親の膝で子どもの体幹を前方に支えて，足とお尻に体重をかけられるようにします．

5. 片手鍋や大きなスプーン付の蓋は，幼い子どもにとって普遍的な興味の対象です．

手のスキル

姿勢コントロールが貧しい場合や，異常な運動姿勢が手を伸ばすことや，把持すること，放すことなどの手のスキルに影響を与えている場合には，良好なシーティングとポジショニングが重要です．良い姿勢を保つために腕が使われている場合には，とくに重要です．

1. うつ伏せや，座位，立位など，さまざまな体位で肘や両手にもたれかかるようにさせて，肩周りの筋肉を強化しましょう（Levitt　2004）.
2. 手の下に小さなローラーを置き，それを被うようにさせることで，母指や小指の筋肉を発達させましょう．
3. 身体から離れた場所へ手を伸ばす動作の基礎として，お腹の下にローラーを置いて，腕の上での揺れる動きを促しましょう（左右の腕への体重移動）.

自発的な物の把持を利用して，さまざまな遊びを促すことができます．好きなおもちゃを手の届かないところに置いて，柔らかい布を被せましょう（**図 19.16**）．そして子どもに，布を取り払い，おもちゃを自分のほうに引き寄せるように促してみましょう．これは，前方へのリーチを促す遊び

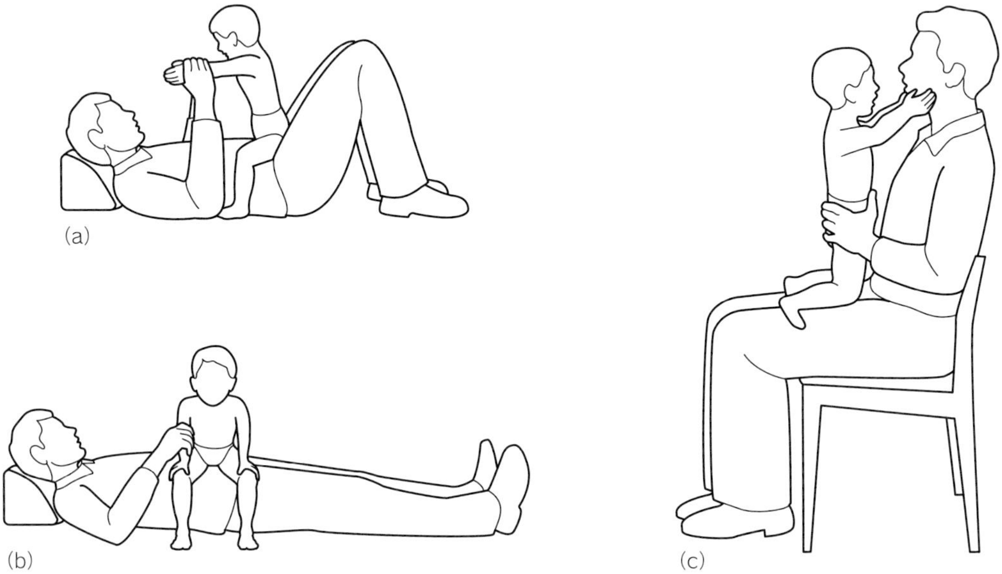

(a)
(b)
(c)

図 19.15 動揺性と不随意運動のある子どもが身体を意識して手を使うための種々の姿勢．(a) 子どもは父親の母指を把持し，父親は子どもを自分のほうに引き寄せながら，子どもの腕を伸ばしたままにします．父親は，子どもを素早く後ろに押しやり，また引き戻すことで子どもの筋緊張を高めながら，物をしっかりと把持する感覚を感じさせます．さらに，父親の手を押し返すように促しましょう．それにより，自らコントロールしながら腕を前方に伸ばすという感覚を伝えることができます．(b) 父親は，子どもの肩のちょうど下あたりでしっかりと支えます．子どもの手は膝に置き，子どもには，足の上をゆっくりと前に動かして，また元の位置に戻すように促します．父親のサポートは，できるなら徐々に離していってください．(c) 子どもが腕を上げているときには，父親が骨盤と大腿部からしっかりと安定した圧を加えることで，体幹の伸展を促します．

になります (Levitt 2004).

歌に合わせて身体を動かす遊びを通じて，子どもに，手を伸ばすことや目的のある運動の計画・順序付けを促しましょう．

手を開いたり閉じたりする能力は，手内での物の操作が発達する前から必要な能力です．前にも述べたように，接触に対して過敏性のある子どもは，触覚刺激に対して自動的に手を握ってしまうでしょう．同様に，把握反射が残っている子どもも，手掌に物が触れると，自動的にその物を把持してしまうでしょう．セラピストに相談をして，必要であれば過敏性を減じるプログラムを始めるべきです．一方の開いた手で体重を支えながら，もう一方の手に異なった感覚経験を与えることで，子どもの感覚-知覚システムを通じた，積極的な物の探索を促進します．そして，さまざまな触覚刺激を経験させることが必要です．

母指が手掌に押しつけられたままの場合には，母指帯を勧めるセラピストもいます．これにより，日中，母指が手掌に触れないようになり，とても敏感な手掌が異なった刺激を経験することができるようになります．とりわけ，異なった素材の床面に対して，体重をかけることができるようになります．よくデザインされた母指帯も同様に，手首をやや伸展位に保つことで，母指とそのほかの指先との対立能力を手助けします (**図 19.17**).

手の筋力や調整能力 (母指球と小指球) が発達していくことで，子どもは，物を手の小指側 (尺側) ではなく親指側 (橈側) で把持するようになります．

1. これを促すためには，小さな円錐やそのような形のボトルを使います．小さいほうの端を手の尺側に向けて，それを把持させることで，母指とそのほかの指の対立を促します (**図 19.18a**).

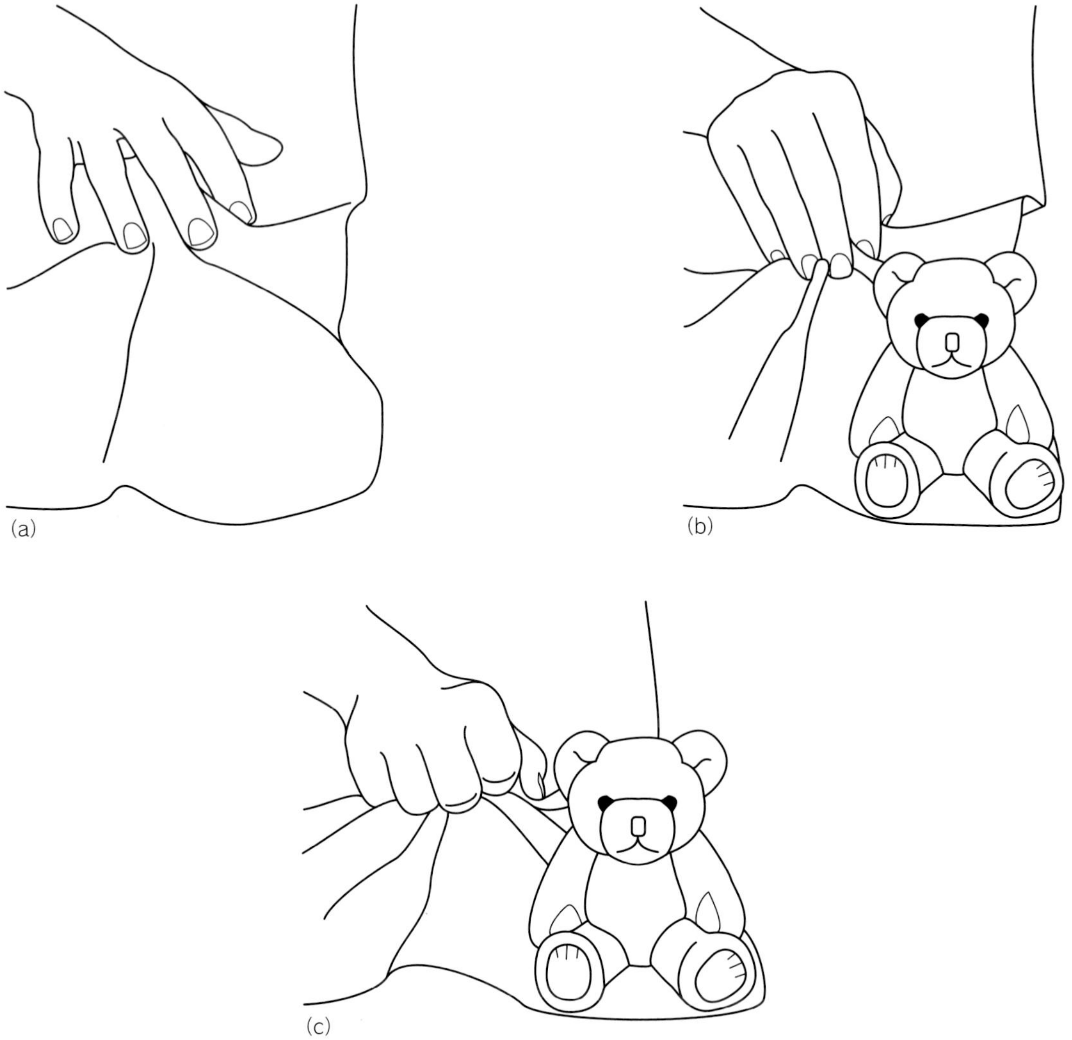

図 19.16　おもちゃに手を伸ばして，近くに引き寄せることを促すために，柔らかい布きれを使います．

2. もし，子どもが手を握ったままで，手関節が曲がり外側に向いているのであれば，円錐の太い側を小指のほうに向けることで，把持する力を母指に移し，手を開くように促しましょう（図 19.18b）．

3. 食事や入浴中などの日中の機会を使って，物に手を伸ばして把持することを促しましょう．

4. さまざまな素材や，形状，大きさ，性状（密度）のおもちゃを提供しましょう．

5. 子どもが物を把持する場合には，片手で把持できるものを渡して，橈側手掌握りを促しましょう．
(a) ポスティングゲーム（posting games）では，2.5cm ほどの大きさのブロックを使って，子どもが示指・中指と母指とで把持することを促します．

6. これらのものは，両手課題を促すことにも使うことができます．たとえば，2 つのブロックをぶつけ合わせたり，片手鍋と蓋を合わせたりすることです．この場合は，ほかの家族が音を我慢する必要があるため，音の出る遊びの時間は制限したほうがよいでしょう．

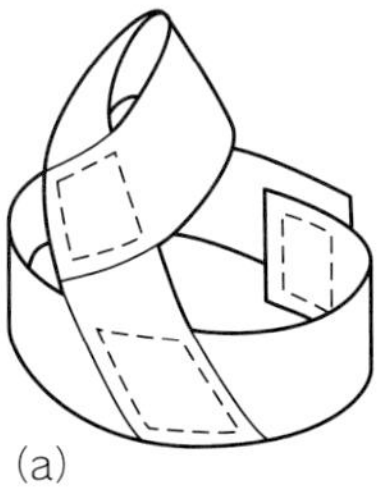

(a)

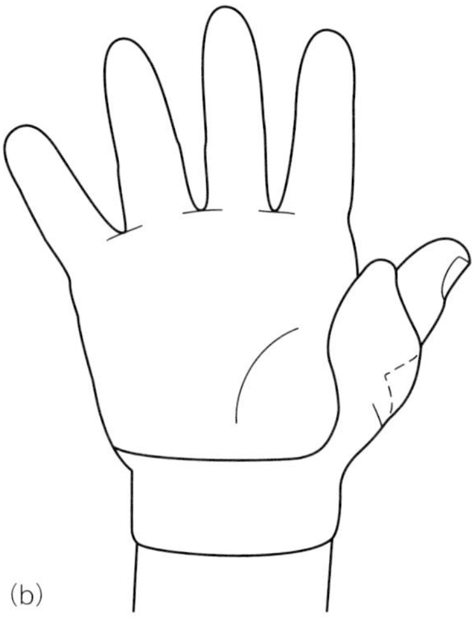

(b)

図 19.17 (a) 母指の伸展と外転を維持する母指帯. (b) 母指帯を装着したところ.

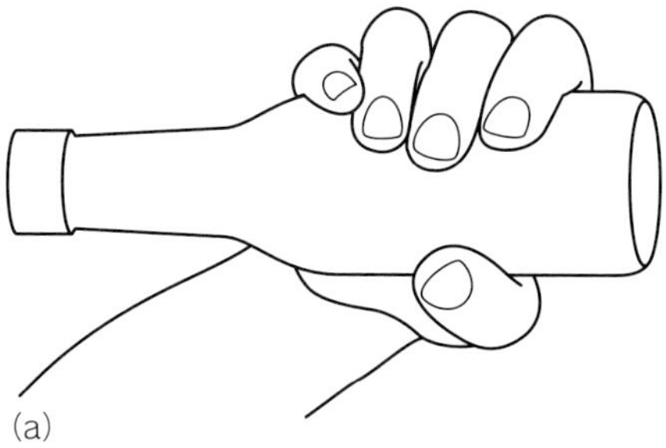

(a)

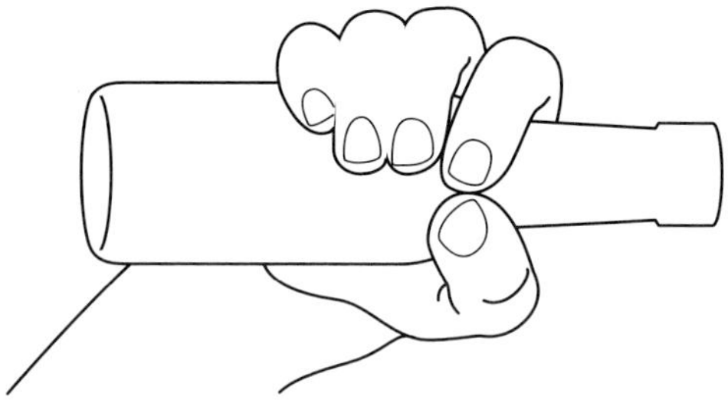

(b)

図 19.18 (a) ボトルの広い側を母指側にすることで, 母指対向を促します. (b) ボトルの広い側を小指側にすることで, 把持する力を母指側に向けて, 手を開くことを促します.

7. 子どもが両手を合わせることができるまで発達したら, 片手で容器をしっかりと把持し, もう片方の手でその中に物を落とすことを促してみましょう. 両手が協調して働く上肢のスキルは, たとえば, 上着の片方を把持しながらボタンをボタンホールに通すような両手課題を遂行する際に重要になります.

注視と巧緻運動スキルの発達：

1. 小さくて食べられるものを, 手がちょうど届くか届かないかの範囲に置いてみましょう.
(a) たとえば, レーズンや, シリアル, ご飯, パスタを子どもの食器に入れて, それを手づかみするように促しましょう.

2. 物を把持することを促しているときに, 子どもがそれを落としてしまっても, うろたえてはいけません. なぜならば, 手のスキルの発達には, 物を把持することと同じくらい物を放すことも重要だからです.

3. 小さなものを指先でかき集められるようにするために, 容器口を徐々に小さくして, 母指や指先を使うように仕向けましょう (**図 19.19**).

巧緻動作は, 目で見なくても物を操作できる能力や, 感覚識別能力に影響されます.

1. 感覚からの認識を促すために, 水や, パスタ, 米, 砂で満たされた容器の中に物を隠してみましょう. 子どもに, 入れものを空にして隠されたものを見つけるようにいい, 次に隠されたものを手で触れて見つけるように促しましょう.

2. もし家が砂や水での遊びに適さないのであれば, お風呂や家庭用折りたたみ式プールを使ってみましょう (**図 19.20a**).

プールなどに, 監視者もなく子どもを 1 人で置いておくことは避けましょう.

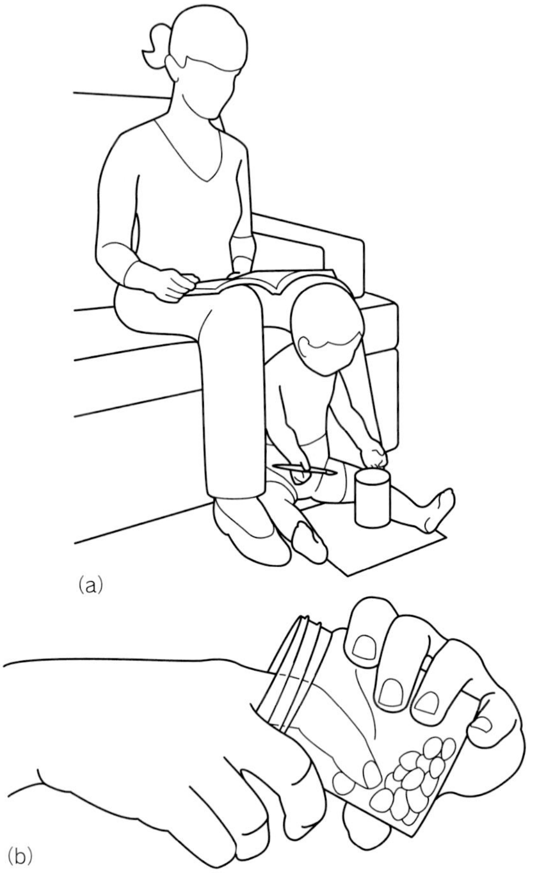

図 19.19 (a) 床で遊んでいる子どもは，肩と骨盤を母親の下肢で支えられています．(b) 指先で小さなものをかき集めたり放したりすることができるようになったら，容器口の大きさを小さくしましょう．

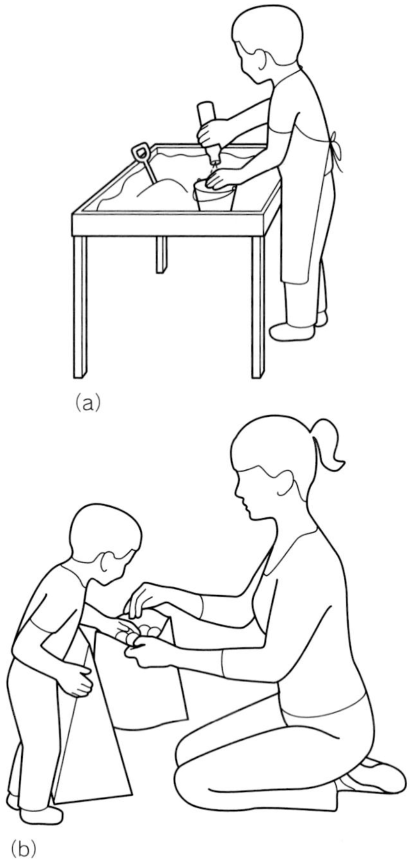

図 19.20 感覚識別．(a) 腰の高さの砂場を使うことで，子どもは支えられ，股関節を軸にして前方に傾くように促されます．(b) 泡状のもので包まれたくしや，ブラシ，スプーン，りんごが入れられた袋から，見ないでそれが何であるかを識別するよう促します．

3. いろいろな物や素材を混ぜ合わせた箱や，缶，不要なバスケット，財布などの入れものを使いましょう（**図 19.20b**）．

より精巧な手のスキルは，手関節をわずかに伸展させた状態で達成されます．

1. おもちゃを子どもの手関節より上に置き，手関節の伸展を促しましょう．
2. 手触りのはっきりとした絵やスイッチなどを，壁やイーゼルなどの垂直面に置いて，子どもに指で触れるように促しましょう．手首の伸展が促されます．
3. より良い手の肢位を促すために，お絵かきのときなどには傾斜台（スラントボード；slant board）の傾斜のついた面を使ってみましょう．
4. 子どもが，パイ生地をこねたり，パン生地で遊んでいたりするときには，手首や指を伸展させた状態で体重をかけるように促しましょう．
5. 姿勢のサポートが必要な子どもの場合は，三角マットや，ローラー，大きなボールの上に子どもを置き，開いた手で自分を支える能力を促しましょう．
6. 子どもがうつ伏せになっているときや身を乗り出しているときには，体重を，腕と伸展した手首と手で支える機会を作り，効果的な把持の強さや物の操作のために，手掌弓の周りの筋肉を強化することを促しましょう（**図 19.21**）．

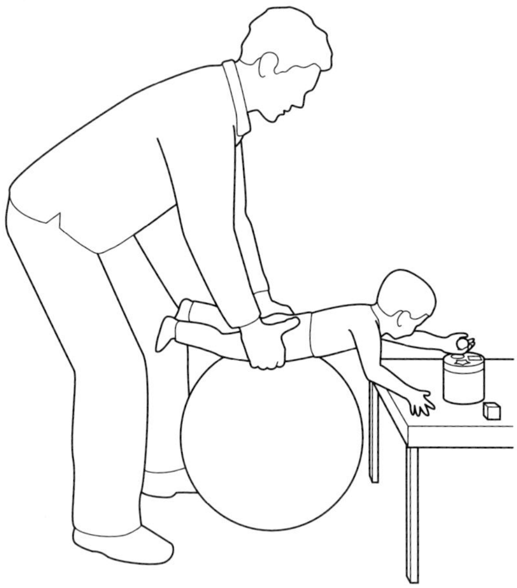

図 19.21　さらなる姿勢保持が必要な子どもに対しては，大きなボールなどの上に子どもをうつ伏せにして，腕や手に体重をかけさせるようにします．

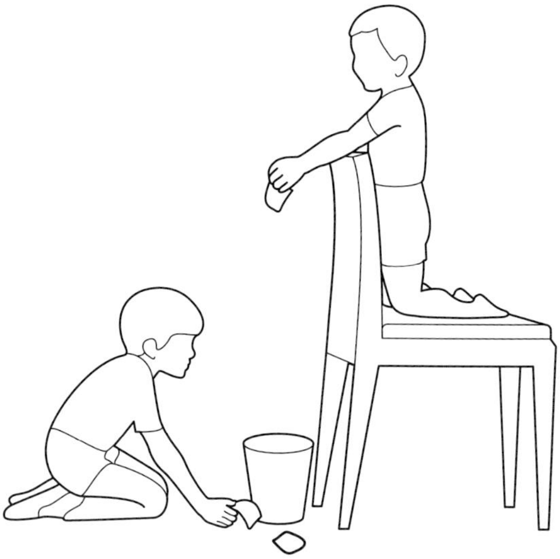

図 19.22　把持することと放すこと．頑丈な椅子の背もたれは，子どもがお手玉をバケツに落としたり投げ入れたりしているあいだ，膝立ち位をまっすぐに支えることに使うことができます．

自発的に物を放す能力は，物を保持する能力と同じくらい重要であると繰り返し述べてきました．

1. 子どもに過敏性がなく，手掌に触れても把握反射が生じない場合には，濡れたスポンジを搾らせたり，音の鳴るおもちゃを把持させたりしましょう．

2. 過敏な子どもでは，毛皮素材やくすぐったい素材は避けて，硬い素材を使いましょう．

3. 缶のような音の出る容器に繰り返し物を落とさせて，把持して放すことを促しましょう（図 19.22）．

4. もし子どもが極端に固く手を握っているならば，指関節から手関節の方向に，手背を軽く叩いたり，こすったり，なでたりすることで，手を開くように促しましょう．

精巧な操作スキルは，それぞれの指，とくに示指を別々に動かすことができるようになってから現れます．

1. 一本の指だけで突いたり押したりするなどの動作で遊ぶことができるおもちゃを提供しましょう．

2. 押しボタン式のおもちゃや，おもちゃのピアノ，ポンと飛び出て驚かすようなおもちゃは，数多く買うことができます．

3. 箱の側面に穴を空け，ペグや尖がっていない鉛筆を置いて，子どもに押し込ませてみましょう．

4. 遊び用のパン生地やパイ生地を使って，子どもに，母指と示指でつまむことや引っ張ることをさせてみましょう．

5. ぜんまい仕掛けのおもちゃを把持させたり，指で鍵を回させたりすることで，手内で物を動かすのに必要な指の回転運動が促されます（図 19.23a）．

6. ピンセット握りを促すために，簡単には転がらない小さなおもちゃを与えたり，おやつの時間に指でつまんで食べるものを出したりしましょう．

7. 指先のコントロールができる程度に母指が発達しても，依然としてスキルの発達がみられない場合には，洗濯ばさみでノートや写真の縁をつまむようにさせることで，そのタイミングや強さを発達させることができます（図 19.23b）．

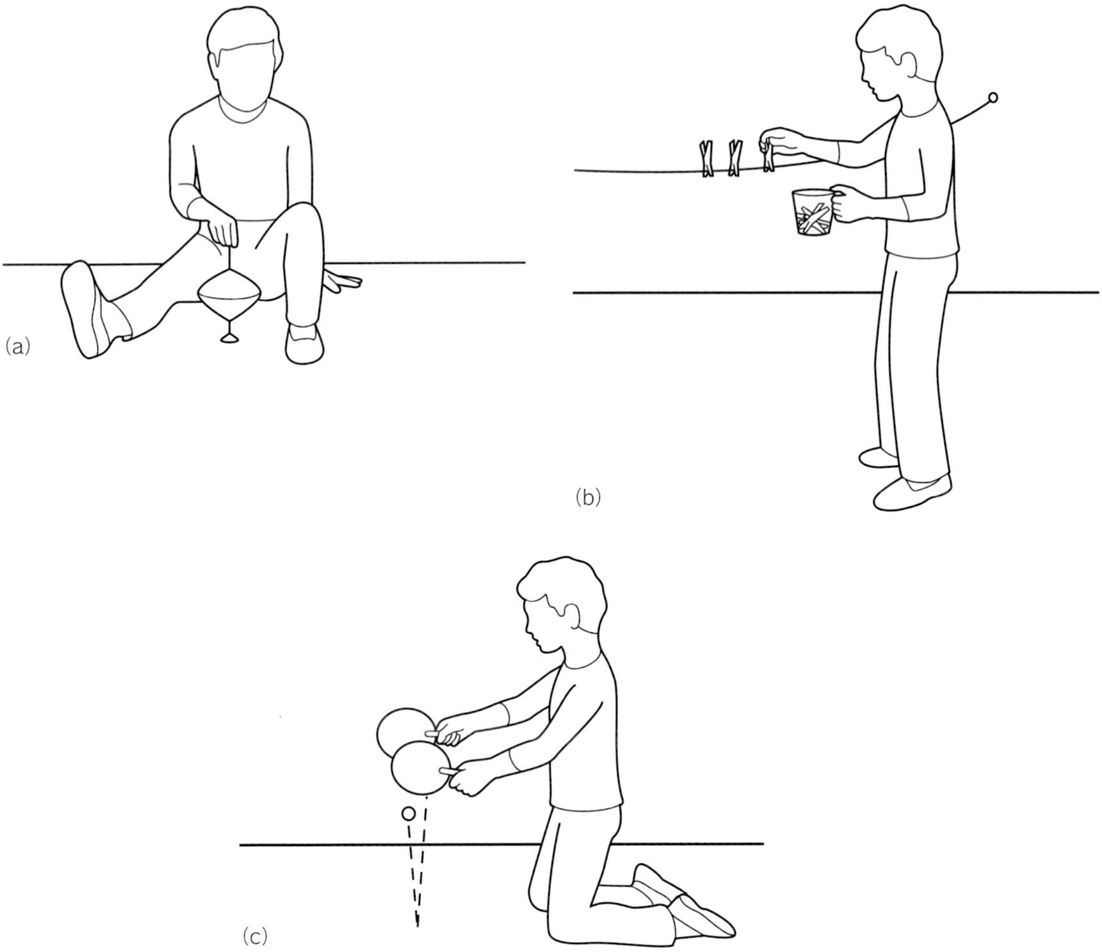

図 19.23　(a) こまのような指先操作を伴うおもちゃは，精巧な手の操作運動の練習になります．(b) 片手で把持しながら，もう片方の手で機能的な活動を行うように促すことは，両手がそれぞれ異なった動きをする，より難しい両手のスキルの獲得につながります．(c) ラケットを両手で保持して，ボールを持ち上げる・弾ませる・捕らえる（キャッチする）などの遊びをします．もしラケットを，その背に沿って示指を伸ばしながら持つことができるならば，それは筆記やナイフ・フォークの操作のための良い準備になります．

鉛筆操作や，裁縫，ボタンかけ，ジッパーを閉めることなどのより進んだ操作スキルは，CP 児には困難です（**図 19.23c**）．課題に取り組むにあたって必要とされる努力やエネルギーが過剰で，正確さにも欠けます．そのため，子どもの自信や自尊心を傷つけてしまう場合には，自助具のスプーンやフォーク，扱いやすいように工夫された衣服，筆記活動をサポートするキーボードなどの代償的手段の使用も検討されるべきです．子どもが基本的な運動能力をもっている場合でも，スイッチデバイスのコンピュータ技術や，キーの反応時間をゆっくりにしたり，キーガードを使用したりするなどのキーボードの工夫は必要です．なぜなら，運動課題をこなしながら新しい事柄を学ぶことは，子どもの学習過程を障害する恐れがあるからです．運動スキルの練習や発達は，学校の勉強や認知課題と分けられると，より効率的になるでしょう．

運動を楽しむことは，すべての運動能力の発達において重要です．あなたの動きを真似させ，その努力に対して褒めてあげることは，簡単な動きを行うことが自身の周りの環境に与える影響を理解することの第一歩になります．とくに新しい運動課題に挑戦しているときには，練習と反復が重要です．しかし，子どもが挑戦することで疲れ切ってしまうことは避けなければいけません．それは，失敗やモチベーションの低下につながってしまいます．子どもがより複雑で良質な運動スキルの学習段階まで進んだら，新しい課題により集中できるように，環境や要求される姿勢を簡素化する必要があるかもしれません．そのため，子どもが独りで座れるようになり，新しい認知課題や運動課題に取り組むときには，バランスを崩すことや基礎的な運動要求に対して不安を抱かないように対応します．つまり，座位保持装置に子どもを座らせて，課題に集中できるようにしたほうがよいでしょう（図 19.24）．これは，運転を練習しているドライバーが，運転に集中していて同時に会話をすることができないのと同じことです．一度子どもがスキルを獲得して，安定してそのスキルを成功し続けることができれば，新しい課題を与えましょう．たとえば，子どもが安全に座っている状態でおもちゃを把持することができるようになったら，次は重心の外に手を伸ばしておもちゃや食べ物を把持するように促してみましょう．もし，子どもがおもちゃなどの物に興味がなく，思ったように課題に取り組んでくれない場合には，次のことを考えてみましょう．

1. おもちゃや物の質や，大きさ，重さ，色，操作の容易さ．
2. 社会的・感覚的な要素も含めた，周囲の環境からの働きかけ．
3. いまの姿勢が適切かどうか．
4. おもちゃを扱うのに必要な認知面の成熟レベル．

遊びへの促しをいろいろ試してみても，子どもがくじけてしまう場合や，興味をもたない場合，無関心と思われる場合には，医療専門家への相談が必要です．

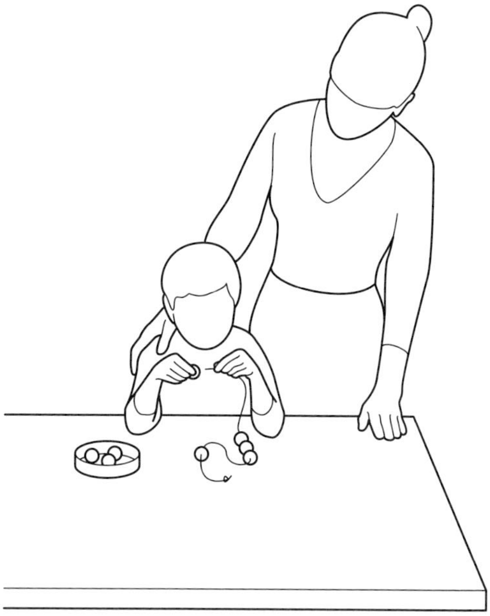

図 19.24　肘を机に乗せて支えたほうが，指先課題の練習や両手を使ったおもちゃ遊びしやすいということに気づくでしょう．

補足的・代償的な戦略

周囲の環境を自由に扱うためには，子どもの興味を利用します．そのときは，努力，練習，成功のあいだで正しいバランスをとることが重要です．従来，セラピストは，家庭単位の発達モデルに従って，姿勢や把持のコントロールを助けるのに必要な活動に取り組むことを強調してきました．適切な場合には，子どもがより容易に動くことができるように，リズム練習プログラム〔指導教育（Conductive Education）〕や特定の運動パターンのための焦点化されたプログラム〔ムーブメントプログラム（MOVE Programme）〕などの，そのほかの治療的な介入が組み入れられていました．投薬などの専門的な治療は，過剰に活動する筋肉をリラックスさせることで，手や腕の肢位に対するよりしっかりとした援助（スプリントなど）を可能にし，不自由な側の腕の使用を誘発するかもしれません．上肢に対して外科的な治療が適用される場合もあるでしょう．これら追加的・

選択的なアプローチのうち，どれが一番よいかを決定するときには，医者やセラピストと相談するべきです．どのような運動困難を抱えるCP児に，どのような方向からの働きかけが効果的であるのかということに対して，信頼できるしっかりとした提言は存在しません．研究からは，いくつかの臨床的な指標は示されています．

筋肉のリラクゼーション

腕や手の緊張が高く，手を伸ばすことや手を開くことが妨げられているような子どもに対しては，バクロフェンのような全身性の筋弛緩薬が効果的かもしれません．これは，経口投与もしくは髄腔内注射され，多くの姿勢筋や，腕や足の主要な筋肉をリラックスさせます．特定の筋肉に対するA型ボツリヌス毒素（ボトックス）の局所的な注射は，上肢の痙縮，とくに手の肢位の変形リスクを軽減するためにスプリントの装着が勧められる場合などに有効です（Loweら　2007）．運動コントロールの貧しさにつながるような緊張の異常がある場合や，高緊張による関節可動域制限が生じていない場合には，ボトックスは，頻繁に上肢の筋肉に投与されます．上肢へのボトックス注射のあとには，筋肉を強化するための集中的な治療の必要性が示されています．ボトックスの効果が失われるにつれて，機能的な利点が弱まってしまうため，注射後には一般のモニタリングやストレッチが必要です．永久的ではないものの，有益な結果が，年齢や，知的な能力，運動障害のタイプを問わず（過緊張による拘縮が存在している場合を除いて）もたらされています．局所的な抵抗が増える場合にどのくらいの間隔で注射をするのが最も有益なのか，もしくは潜在的にどの程度有害なのかなどについては，まだ十分に明らかになっていません．

スプリントとギプス

機能的な把持のために，手関節や手を良肢位に保つための外的なサポートを必要とする子どももいます．スプリントやギプスの欠点は，把持のコントロールに重要な感覚情報を受け取る体表面を減少させてしまうことです．手が屈曲して硬い把持のままで固定されており，衛生を保つことが難しく，変形や痛みのリスクもある場合などでは，スプリントを適応する際の指標があることはいうまでもありません．熱可塑性の硬い素材から，ネオプレンやライクラ，または手関節の伸展のためのアルミニウムサポートがついたネオプレン素材のハンドスプリントのような混合素材まで，さまざまな素材のスプリントが使われます．より美しく，より適切な手の肢位を作ることの利点は，自発的に手を使うときに物を保持できないことや，熱や汗の増加による不快さを抑制することができるということです．

1つの関節や複数の関節（肘と手関節など）の一定のストレッチを保ち，張りを強化するためにギプス（serial casting）を週ごとに換える方法は，おもにボトックス後に使われます．一定のトルクを関節に与えるものの，錠と蝶番の張りで決められた一定の範囲内でしか動かすことのできない動的な2弁の装具は，腕や手関節に良好な関節可動域が保たれているものの，全可動域にわたって自動で動かすことができないために，高緊張が永続的な拘縮を招くかもしれない場合に使用されます．これらの装具はとても重いため，子どもには，使用に耐えるだけの十分な体幹と上肢の筋力が求められます．

外科手術

とくに青年期になると，上肢に対する外科手術が提案されることがあります．これは，手関節の関節固定により手関節を機能的な伸展位に固定したり，屈筋腱を手背に移植することで随意的な手関節の伸展や指の伸展をサポートしたりするものです．これは，外科手術を真似たようなギプス適用者にとって試す価値のあるものであり，改善された肢位がどんな機能性と外見の美しさをもっているかを確かめることにも価値があります．腱の延長も同様に勧められます．とくに，永続的に屈曲した肘や硬く把持された手が，肌の衛生に影響を及ぼしている場合です．骨が成長を続けている年少の子どもには，めったに上肢への外科的な介入は提案されません．

CI 療法

片まひ児ではよく，代償的な方法が発達します．たとえば，まひ側の上肢のコントロールが不十分であれば，課題を行うときに歯を使うことがあります．そのような手および腕の経験や練習の不足によって，上肢のコントロールはさらに制限されます．非まひ側上肢の使用を制限して，まひ側上肢の使用を強化するプロトコルは，CI 療法（Taub, Wolf　1997，Eliassonら　2005，Gordonら　2005，Charlesら　2006）とよばれています．まひ側上肢を使おうと試みる経験や練習を強いられることで，子どもは，課題や課題解決のための知識を得ることができます．言い換えれば，まひ側上下肢を自発的に使用しようと試みることはすべて，知覚運動経験を強化して運動学習をサポートすることにつながります．

非まひ側上下肢の使用を抑制して，まひ側上下肢の使用を促すために，いくつかの改善が加えられてきました．おそらく，調査されたなかで最も子どもに対して負担のないものは，4 週間，毎日 2 時間，子どもが片手もしくは両手での課題に取り組んでいるときに，指に熱可塑性のハンドスプリントを使用した指人形によって，手首と指の動きを制限するというものです．

この治療アプローチは厳しいものなので，家族の協力が必要です．挫折してしまったり，注意を向けることや，より難しい課題をやり通すことができなかったりした場合は，そのあとの振る舞いに問題が表れるかもしれません．それにどのような利益があっても，家族に対してどのような悪影響をもたらすかを考慮したうえで，どのようなとき，そしていつこのアプローチを行うべきかを，家族と詳細に話し合うことが必要です．

新たな治療

ロボット工学やバーチャルリアリティの利用により，上肢コントロール能力の改善が見込まれることが示されています．しかし，とくに子どもに対しての経験的な根拠は限られているため，根拠が明らかになるまでは，CI 療法と同様に，利用は臨床的な試みに留めるべきです（Youら　2005，Prangeら　2006，Hoareら　2007，Chenら　2007）．

まとめ

自立に向けた手先の器用さへの支援は，今日の現代社会において，自立した移動手段への支援と同じくらい重要です．運動発達を理解するためのダイナミックシステムアプローチでは，運動とは「発達している子どもが，成功した運動スキルの記憶を分類・再分類することを可能にする知覚的なパッケージの一部である」と考えています．そのため，精巧に絡み合った独立したモダリティの連続的統合により，スキルや知識が生じるとされています（Thelen, Smith　1994）．これらは，子どもが知っているということだけでなく，生活世界を体験してその内容を弁別理解する十分な機会があるかどうかに影響されます．最も重要なことは，CP 児に対して，自分らの手をとおして世界を探求するという楽しい経験の機会を十分に与えることです．

参考文献

Amer M, Eliasson AC, Rösblad B et al. MACS manual ability classification system for children with cerebral palsy. Karolinska Institute and CanChild McMaster University, Hamilton 2005.

Bayley N. Bayley scales of infant development, 2nd edn. Therapy Skill Builders, San Antonio, TX, 1993.

Bigelow AE. Locomotion and search behavior in blind infants. Infant Behavior Dev 1992；15：179-189.

Callaghan TC. Early understanding and production of graphic symbols. Child Dev 1999；70：1314-1324.

Case-Smith J. Posture and Fine Motor Assessment of Infants (PFMAI). American OT Association, Bethesda, MD, 1992.

Charles JR, Wolf SL, Schneider JA, Gordon AM. Efficacy of a child-friendly form of constraint-induced movement therapy in hemiplegic cerebral palsy：a randomized control trial. Dev Med Child Neurol 2006；48：635-642.

Chen Y-P, Kang L-J, Chuang T-Y et al. Use of virtual reality to improve upper-extremity control in children with cerebral palsy：a single-subject design. Physical Therapy 2007；87：1441-1457.

DeMatteo C , Law M , Russell D et al. QUEST Quality of Upper Extremity Skills Test. Chedokee-McMaster Hospital, Ontario, 1992.

Eliasson AC, Forssberg H, Ikuta K et al. Development of human precision grip. V：Anticipatory and triggered grip actions during sudden loading. Exp Brain Res 1995；106：425-433.

Eliasson AC, Krumlinde-Sundholm L, Shaw K, Wang C. Effects of constraint-induced movement therapy in young children with hemiplegic cerebral palsy：an adapted model. Dev Med Child Neurol 2005；47：266-275.

Erhardt RP. Developmental hand dysfunction：theory, assessment and treatment. Therapy Skill Builders, Arizona, 1994.

Fitts PM, Posner MI. Human performance. Brooks/Cole, Belmont, CA, 1967.

Folio MR, Fewell RR. Peabody developmental motor scales, 2nd edn. Pro-Ed, Texas, 2000.

Forssberg H. The neurophysiology of manual skill development. In：Connolly KJ (ed.) The psychobiology of the hand. MacKeith Press, London, 1998, pp. 99-122.

Frankenberg WK, Dodds JB, Archer P. Denver II technical manual. Denver Developmental Materials, Denver, 1992.

Goodale MA, Jakobson LS, Servos P. The visual pathways mediating perception and prehension. In：Wing AM, Haggard P, Flanagan JR (eds) Hand and brain：the neurophysiology and psychology of hand movements. Academic Press, London, 1996 .

Gordon AM, Charles J, Wolf SL. Methods of constraintinduced movement therapy for children with hemiplegic cerebral palsy：development of a child-friendly intervention for improving upper-extremity function. Arch Phys Med Rehabil 2005；86：837-844.

HELP enrichment project for handicapped infants. Hawaii Early Learning Profile. VORT, Palo Alto, CA, 1985.

Krumlinde-Sundholm L, Holmefur M, Eliasson AC. Assisting Hand Assessment Manual：Research Version 4.3 Stockholm. Karolinska Institute, Neuropediatric Research Unit, Astrid Lindgren Children's Hospital, 2006.

Levitt S. Treatment of cerebral palsy and motor delay, 4th edn. Blackwell, Oxford, 2004.

Lowe K, Novak I, Cusick A. Repeat injection of botulinum toxin A is safe and effective for upper limb movement and function in children with cerebral palsy. Dev Med Child Neurol 2007；49：823-829.

Paillard J. The contribution of peripheral and central vision to visually guided reaching. In：Ingle DJ, Goodale MA, Mansfield RJW (eds) Analysis of visual behavior. MIT Press, Cambridge, MA, 1982, pp. 367-385.

Piper MC, Darrah J. Motor assessment of the developing infant. WB Saunders, London, 1994.

Prange GB, Jannink MJ, Groothuis-Oudshoorn CG, Hermens HJ, Ijzerman MJ. Systematic review of the effect of robotaided therapy on recovery of the hemiparetic arm after stroke. J Rehab Research Dev 2006；43：171-184.

Randall M, Johnson C, Reddihough D. The Melbourne assessment of unilateral upper limb function. Arena Printing, Melbourne, 1999.

Shumway-Cook A, Woollacott M. Motor control theory and practical applications. Williams and Wilkins, London, 1995.

Taub E, Wolf SL. Constraint induced movement techniques to facilitate upper extremity use in stroke patients. Top Stroke Rehab 1997；3：38-61.

Thelen E, Smith LB. A dynamic systems approach to the development of cognition and action. MIT Press, London, 1994.

You SH, Jang SH, Kim Y-H et al. Cortical reorganization induced by virtual reality therapy in a child with hemiparetic cerebral palsy. Dev Med Child Neurol 2005；47：628-635s.

第20章

20

脳性まひをもつ子どもの粗大運動発達：いま私たちが知っていることは何でしょうか？そしてその知識はどのように役に立つのでしょうか？

Peter Rosenbaum

章の内容

子どもが脳性まひであるという診断を告げられたとき，両親が最初に感じる疑問は，「一体どれくらいの障害なのだろう？」ということや，「はたして歩けるようになるのだろうか？」ということでしょう．そのような疑問に対して，医師やセラピストは，往々にしてはっきりと答えることに苦心します．それは，脳性まひの障害の重症度を示す表現方法が明確ではないからです．子どもの運動能力を見通すに足るだけの臨床経験が十分ではない若いセラピストにとっては，とくに明確ではないでしょう．それに加え，医師やセラピストはいつも，それらの疑問に完全に正直に答えられるわけではありません．それはこういうことです．子どもの運動発達の経過が良好であるとほとんど確実に予測できる場合には，医師やセラピストは安心して良い知らせを両親に伝えることができます．しかし一方で，子どもの運動能力の自立度に制限があることがおおむね予測できる場合には，「まだあまりに早い時期ですので，わからないものです」，「子どもの発達はそれぞれですから」，「次の数カ月間，介入がどの程度効果を発揮するかを見ていきましょう」というような表現に頼ってしまうこともあります．

医師やセラピストは，このような回避的ないい方で誰をもごまかしてはなりません．さらに，医師やセラピストが運動能力の自立度制限の可能性について適切な評価を提供できなかったとき，またその評価を正しいと予測したとき，両親の期待は必要以上に高まってしまいます．そして，その見通しのなかにいる両親とセラピストが，その挑戦に駆り立てられてしまうことがあります．

本章の目的は，脳性まひをもつ子ども（以下，CP児）の運動発達についての10年以上の研究でわかった事実を根拠として示すことです．その結果，両親の疑問に対してより効果的に答えることができるようになるでしょう．この研究は，今日でも発展し改良が加えられています．そのようななかで，私たちは，子どもの見通しについての両親の疑問に対して，ある程度の自信をもって答えることができる段階にあります．

粗大運動能力分類システム（GMFCS）（Palisanoら　1997, 2008）

両親から，「子どもがもつ脳性まひという疾患はどれほど悪いのか」と聞かれることがよくありましたが，私はいつも困惑し，何一つ確かなことを答えることができませんでした．これまで長いあいだ，脳性まひの重症度は，“軽度”，“中等度”，“重度”と表現されてきました．この重症度の示す内容が，明確でわかりやすく，両親とセラピストのあいだで共通の認識となっていれば役に立つでしょう．しかし残念ながら，脳性まひの重症度の内容は決して明確ではなく，共通認識ともなっていません．「子どもの障害は軽度です」と伝えた場合に，ある両親は「良かった」と思うかもしれませんが，ほかの両親は気が動転してしまうかもしれません．結局は，個々の家族にとって，問題はそれぞれに重大性をもっているのです．“軽度”という表現は，同時に，“いずれ悪くなる可能性がある”ということを暗示することもあるため，両親を苦しめる可能性があります．そして両親は，「いままでの子どもたちのなかで，あなたの子どもは悪くはないほうですから，運が良いでしょう」という私たちの説明を聞くことになるかもしれないのです．一方，脳性まひにおける“重度”という表現は，機能的な意味合いにおいて説明が伴わないのであれば，ほとんど意味をなしません．実際は，“重度”についての機能的な内容はほとんど説明されていないのが現実です．

CP 児の粗大運動発達のパターンを解明するための研究が，1997 年にスクラットン（Scrutton）とローゼンバウム（Rosenbaum）によって始められました．その研究を基礎にして，カナダのマックマスター（McMaster）大学のキャンチャイルド（CanChild）小児障害研究センターの研究グループが，脳性まひの重症度の分類システムを作り出しました．この分類システムは，これまで示した価値判断に苦しむ用語*よりも，セラピストや両親にとって有用で意味があると私たちは考えています．私たちの目標は，GMFCS の異なるそれぞれのレベルにおいてできることを，年齢区分ごとに，現実に認識しやすい様式・形式で示すことでした．子どものできないこと，もしくは障害がある身体の部位の詳細などではなく，子どものできる機能に焦点を当てるという考え方で検討しました．私たちは，“軽度”，“中等度”，“重度”という従来の用語を用いない形での，意味ある身体機能の分類カテゴリーを望んでいましたし，そのカテゴリーを作り出すことに興味がありました．脳性まひの身体分布もよく分類として用いてきました．これらはいろいろな意味で重要な情報ではあるのですが，GMFCS が子どものできることを示しているという点と比べますと，あまり役に立たないといえます（Gorter ら 2004）．

GMFCS の発展の背景にある概念は決して独創的なものではありません．長いあいだ，医療の多くの領域では，分類システムが使われてきました．その分類システムとは病気を類型化することで，たとえば，ホジキン病**は，がんの多くのタイプのなかの 1 つに分類される病気であることがその例です．がんの場合，身体のどこで発見されたのか，どのくらい病巣が広がっているのか，顕微鏡で見てどのような病理所見が得られるのか，などによって分類がなされています．分類の差は，治療方法との差と関連していますし，期待できる治療結果とも確実に関連しています．私たちは，そのような分類システムを作ることは可能であると考えていました．そして現在，すでにその分類システムはできあがっています（Palisano ら 1997）．GMFCS の全体を**ボックス 20.1** に示します．これはキャンチャイルドのウェブサイト（www.canchild.ca）から無料でダウンロードすることもできます．拡張・改訂版（Palisano ら 2008）も，本章の最後で，**ボックス 20.2** に示します．

GMFCS の開発とフィールドでの検証は国際的に行われ，多くの国々の脳性まひの専門家たちが

---

* 訳注：軽度，中等度，重度という重症度分類のこと．
** 訳注：悪性リンパ腫の 1 つ．

ボックス 20.1

脳性まひのための粗大運動能力分類システム（Palisanoら 1997）

導入および使用者のための説明書

脳性まひのための粗大運動能力分類システム（GMFCS）は，子どもが自分から開始する動作をもとにして作成され，とくに座位（体幹のコントロール）および歩行に重点をおいています．5 つのレベルの分類システムを定義するうえで，私たちが最初に重視したのは，臨床的に意味のあるやり方で，運動能力を各レベルに区分けするということでした．運動能力のレベル分けは，機能的な制限と，歩行補助具（歩行器，クラッチ，杖）や車いすなどを含む補助具使用の必要性をもとになされています．しかし，運動の質をもとに区別している部分は少ないと考えてください．レベルIは神経運動系の機能障害をもつ子どもで，典型的なCP児に比べれば，生活上で制限されていることはより少なく，これまで「微細脳機能障害」や「微軽度の脳性まひ」と診断されてきた子どもを対象としています．レベルIとレベルIIの区別は，ほかのレベル間の区別に比べて明確なものではありません．とくに2歳以下の子どもでは，区別は不明確です．

現時点での運動能力で，その子どもができることおよび制限されていることを最もよく表しているレベルを選ぶことに主眼をおいてください．子どもが，家，学校，および生活圏で，普段どんなことをしているのかが重視されます．このため，（最大限できることよりはむしろ）普段の生活で行っていることをもとにして分類するのが重要であり，予後に関する見解を含めるべきではありません．子どもの現在の粗大運動能力をもとに分類するのが目的であって，運動の質や改善の可能性を判定することが目的ではないということを忘れないでください．

5つのレベルにおける説明は広く概要的な記述となっており，個々の子どもや若者の能力のすべての側面を具体的に説明しようとはしていません．たとえば，片まひ児は，手や膝を使って這うことはできません（訳注：この点のみではレベルIと判定できません）．しかし，ほかの点でレベルIの説明に該当する子どもは，そのままレベルIに分類されるでしょう．GMFCSは，順序尺度（訳注：順序だけを保障する尺度で，順序間の量的な差は等しくはありません）ですので，レベル間の機能などの量的な差が等しくなるような指標ではありませんし，もしくはCP児が5つのレベルに均等に分布するように意図しているものでもありません．

それぞれの隣り合う2つのレベル間を区別するためのまとめが，以下に提供されています（p289参照）．このまとめは，子どもが現在示している粗大運動機能の実態に最も近いレベルを決めるうえでの補助として役に立ちます．各レベルの見出しは，6～12歳の年齢で子どもが達成すると予想される最も高い移動能力のレベルを表しています．運動能力の分類は年齢に依存しますが，とくに乳幼児から年長の子どもの時期にかけては重要です．したがって，GMFCSでは，いくつかの年齢帯を設定し，それぞれのレベルに分けて記述を行っています．各年代においてここに書かれている機能的な能力とその制限されていることは，あくまでもガイドラインであり，包括的なものでも正常値でもありません．2歳以下の子どもは，早産であれば修正月齢で考えられるべきでしょう．

制限よりはむしろ，子どもの機能を強調する努力がなされてきました．このため，一般的な原則として，どんなレベルでも“あるレベル”に説明されている機能を遂行することができる子どもの粗大運動機能は，その“あるレベル”か，それ以上のレベルに分類されるでしょう．一方で，“あるレベル”を遂行できない子どもの粗大運動機能は，その“あるレベル”より下位のレベルに分類されるべきです．

参考文献：Dev Med Child Neurol　1997；39：214-223

脳性まひのための粗大運動能力分類システム（GMFCS）	
2歳誕生日の前日まで	
レベルI	ほかの肢位から座位になる，また座位からほかの肢位になることが可能で，両手を離して床上に座って物を操作することができます．両手と両膝をついて四つ這い移動し，つかまり立ちし，家具につかまって数歩歩くことができます．どのような歩行補助具も使わずに，18カ月から2歳のあいだに，歩くことができるようになります．
レベルII	床上で座位を保持することができますが，バランスを保つために両手を支えとして使うことがあります．腹部を床につけて腹這い移動する，もしくは両手と両膝をついて四つ這い移動することができます．つかまり立ちし，家具につかまって数歩歩くことがあります．
レベルIII	腰が支えられていれば，床上で座位を保つことができます．寝返りをし，腹部を床につけて腹這い移動することができます．

レベルⅣ	頭のコントロールはできていますが，床上で座るためには体幹を支持してもらう必要があります．寝返って仰向けになることができますが，うつ伏せになる場合もあります．
レベルⅤ	身体的な障害が運動の随意的な制御を制限しています．うつ伏せおよび座位で，頭部と体幹を抗重力的に保持することができません．寝返りをするのに大人の助けを必要とします．
2 歳誕生日から 4 歳誕生日の前日まで	
レベルⅠ	両手を離して床上に座って物を操作することができます．大人の助けなしに，床上で座位および立位になること，また座位および立位からほかの肢位になることが可能です．最も好む移動手段は歩行で，歩行補助具は使いません．
レベルⅡ	床上に座ることができますが，物を操作するために床から両手を離すと，バランスを保つことが困難になるかもしれません．大人の助けなしに，座位になること，また座位からほかの肢位になることが可能です．机などの安定した平面につかまって立ち上がることができます．状況に応じた移動手段として，両手と両膝をついて交互性のパターンを使って四つ這い移動すること，家具につかまって伝い歩きで動き回ること，歩行補助具を使って歩くことが可能です．
レベルⅢ	しばしば“割り座”（屈曲内旋させた股関節と膝のあいだに座ること）によって床上で座位を保持しますが，座位をとるのには大人の助けを必要とする場合があります．自力によるおもな移動手段として，腹部をつけて腹這い移動すること，または両手と両膝をついて（しばしば下肢を交互に動かさずに）四つ這い移動することが可能です．安定した平面（テーブルなど）につかまって立ち上がり，短い距離を伝い歩きすることがあります．歩行補助具を使って短い距離を歩くことができ，なおかつ大人が助ければ方向の修正と転換ができることもあります．
レベルⅣ	座らせれば床上に座ることができますが，手で支持をしなければアライメントとバランスを保つことができません．座位と立位の保持に，頻繁に適合機器（座位保持装置やスタンディング･ボードなど）を必要とします．短距離の（室内での）自力移動は，寝返り，腹部を床につけて腹這い移動すること，もしくは両手と両膝をついて下肢を交互に動かさずに四つ這い移動することによって達成されます．
レベルⅤ	身体的な障害が，随意的な運動の制御と，頭部と体幹の抗重力的な肢位の保持能力を制限しています．すべての領域にわたる運動能力が制限されています．立つことおよび座ることの能力の制限は，適合機器（座位保持装置やスタンディング・ボードなど）や補完的な技術（電動車いすや環境制御装置など）を使っても完全には代償されません．レベルⅤの子どもは，自力での移動能力をもつことはなく，移送されます．高範囲に調整された電動車いすを使うことで，自力移動を達成する子どももいます．
4 歳誕生日から 6 歳誕生日の前日まで	
レベルⅠ	手での支持なしで椅子に座ることができ，椅子から立ち上がることもできます．床上あるいは椅子上の座位から，物につかまらずに立ち上がることができます．屋内および屋外を歩き，階段を上ることができます．また，走行や跳躍する能力が出現します．
レベルⅡ	椅子に座って，両手を自由に使って，物を操作することができます．床からも椅子からも立ち上がって立位になりますが，しばしば，手をひっかけて引くか，手で押すかして身体を支えるための安定した平面（机など）を必要とします．室内では，手に持つ移動器具なしで歩くことができ，屋外の平らな地面の上では，短距離なら歩くことができます．手すりにつかまって階段を上ることはできますが，走行や跳躍することはできません．
レベルⅢ	普通の椅子に座ることができますが，手の機能を最大限に発揮するためには，骨盤または体幹のサポートが必要なことがあります．手をひっかけて引くか，手で押すかして身体を支えるための安定した平面（机など）を使って，椅子に座ったり，また椅子から離れたり（立ち上がったり）することができます．平らな場所では，手に持つ移動器具を使って歩くことができ，大人から補助してもらえば階段を上ることもできます．長い距離を移動するとき，あるいは屋外の平坦でない場所では，移送してもらうことが頻繁にあります．
レベルⅣ	椅子に座ることができますが，体幹をコントロールするために，また手の機能を最大限に引き出すために，身体に合わせて作った椅子を必要とします．大人の助けを借りるか，あるいは手をひっかけて引くか，手で押すかして身体を支えるための安定した平面（机など）を使って，椅子に座ったり，椅子から離れたりすることができます．最も高い能力の子どもは，大人に近くで見てもらって，歩行器を使って，短い距離を歩くことができますが，方向転換や平坦ではないところでバランスを保つことは困難です．生活圏を移動する場合は移送されます．電動車いすによって自力移動を達成する子どももいます．
レベルⅤ	身体的な障害が，随意的な運動の制御と，頭部と体幹の抗重力的な肢位の保持能力を制限しています．すべての領域にわたる運動能力が制限されています．立つことおよび座ることの能力の制限は，適合

	機器（座位保持装置やスタンディング・ボードなど）や補完的な技術（電動車いすや環境制御装置など）を使っても完全には代償されません．レベルⅤの子どもは，自力での移動能力をもつことはなく，移送されます．広範囲に調整された電動車いすを使うことで，自力移動を達成する子どももいます．
6 歳誕生日から 12 歳誕生日の前日まで	
レベルⅠ	屋内および屋外を歩き，制限なしで階段を上ります．走行，跳躍などの粗大運動スキルを遂行できますが，俊敏性，バランス，および運動協調性は制限されています．
レベルⅡ	屋内および屋外を歩き，手すりにつかまって階段を上ることができますが，平坦でない地形および傾斜のあるところを歩くことや，人混みのなかや狭い場所を歩く経験には制限があります．最良でも，走行や跳躍のような粗大運動スキルを遂行する能力は，最小限に限定されています．
レベルⅢ	屋内および屋外の平坦な場所を，歩行補助具を使って歩くことができます．手すりにつかまって階段を上ることがあります．上肢の機能に応じて車いすを手で駆動しますが，長い距離や屋外の平坦でないところを移動するときには移送してもらいます．
レベルⅣ	6 歳になる以前に獲得した機能レベルを維持しますが，家庭，学校，および地域を移動する際には，さらに車いすに依存することとなります．電動車いすを使うことで，自力移動が達成される場合もあります．
レベルⅤ	身体的な障害が，随意的な運動の制御と，頭部と体幹の抗重力的な肢位の保持能力を制限しています．すべての領域にわたる運動能力が制限されています．立つことおよび座ることの能力の制限は，適合機器（座位保持装置やスタンディング・ボードなど）や補完的な技術（電動車いすや環境制御装置など）を使っても完全には代償されません．レベルⅤの子どもは，自力での移動能力をもつことはなく，移送されます．高範囲に調整された電動車いすを使うことで，自力移動を達成する子どももいます．

レベルⅠとⅡの区別

レベルⅠの子どもに比べて，レベルⅡの子どもは，1 つの動作からほかの動作に移行することが困難で，屋外と生活圏を歩くことに制限があり，歩行開始時では歩行補助具の必要性が大きく，運動の質が低下しており，走行や跳躍を行う能力などの粗大運動スキルに制限があります．

レベルⅡとⅢの区別

実用的な移動能力の程度に違いがみられます．レベルⅡの子どもは，4 歳以降は歩行補助具を必要としないのに対して，レベルⅢの子どもは，歩くために歩行補助具および装具を頻繁に必要とします．

レベルⅢとⅣの区別

補完的な技術（電動車いすや環境制御装置など）を広範囲にわたって使用したとしても，座位能力と移動能力に違いがあります．レベルⅢの子どもは，1 人で座り，床上での移動は自立しており，歩行補助具を使って歩くことができます．しかし，レベルⅣの子どもは，（一般に，支えられての）座位能力はありますが，自立した移動能力は非常に制限されます．主として，移送されるか，電動の移動装置を使うかのどちらかです．

レベルⅣとⅤの区別

レベルⅤの子どもは，基本的な抗重力的な肢位のコントロールにおいて，独立性に欠けています．また，レベルⅤの子どもは，電動車いすの動かし方を覚えることができるのであれば，自力で移動することができます．

参加しました．そして，CP 児を GMFCS の 5 つのレベルのいずれかに分類するということは，多くの専門家のあいだでは，一般的なこととして，互いに一致して考えられています．さらに重要なことは，いくつかの施設の研究結果から，両親でも，医師やセラピストの判定結果と矛盾なく，子どもの GMFCS レベルを簡単に判定できることが示されていることです（Morris ら　2004, 2006, Gorter 私信）．

CP 児の運動機能を表す共通言語として広範に受け入れられているという点が，GMFCS の価値です．結果として，GMFCS は全世界で取り上げられ，応用されてきました（Morris, Bartlett 2004）．ただ同時に，2 歳前の子どもの場合には，皆が一致して同じように分類するという点では限界があるということも知っておく必要があります（Palisano ら　1997）．このことは，早期の年少の子どもの場合，明確で安定した GMFCS 判定が

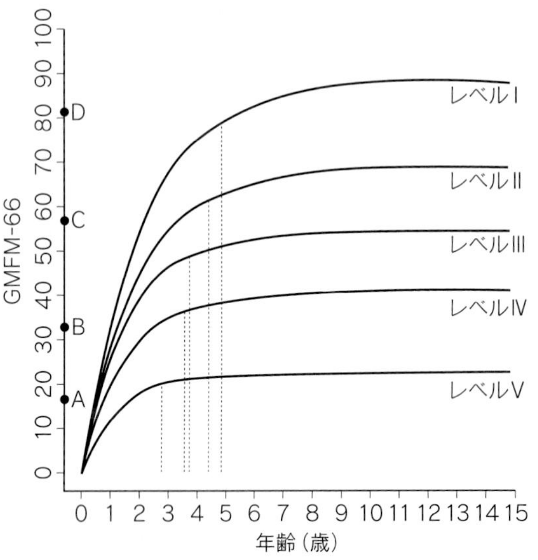

図 20.1 脳性まひのための運動成長曲線（Rosenbaumら 2002 より改編：JAMA 2002；288：1357-1363. Copyrighted 2002, American Medical Association）

できるほど運動の発達が進んでいないという単純な理由によるものであると思います．そのことが，GMFCS は，2 歳前の子どもの運動能力の表現においては，まだ不明確で不十分な分類であるとされる理由です．現在は，この GMFCS の 2 歳前の子どもにおける不十分さという側面を改善すべく，ゴーター（Gorter）らが研究を進めているところです．

オンタリオ運動成長（OMG）曲線

GMFCS の発展に従って，CP 児の粗大運動発達のパターンを観察する研究に着手することが可能になってきました．その研究の目的は，スクラットンとローゼンバウムが 1997 年に行った報告の成果を土台にして発展させることでした．オンタリオ運動成長（Ontario Motor Growth：OMG）曲線の研究では，1～13 歳の CP 児の 657 人が対象となりました．子どもは，GMFCS の 5 つの各レベルすべてに，ほとんど同じ人数が配分されるように慎重に選ばれました．子どもや青年の運動機能は，4 年以上の期間において系統的に評価されました．CP 児や青年を対象として開発された，運動機能の有意な変化を捉える評価指標*を使って，私たちはいわゆる運動成長曲線を作り出すことができました．

年月の経過に伴って身長や体重の変化を見ることができる成長曲線のように，運動成長曲線は，子どものそれぞれの GMFCS のレベルと年齢を考慮して，異なる運動発達のパターンを示すことになります．この運動成長曲線の追加的な側面としては，それぞれの GMFCS のレベルごとに，年月の経過に伴って到達することが期待される，子どもの平均的な運動機能を示すことができるということです．運動成長曲線を**図 20.1** に引用します．この曲線は，キャンチャイルドのウェブサイト（www.canchild.ca）でも見ることができます．

個々人の運動能力の発達の仕方は，それぞれの GMFCS レベル間で多様性があることと同様に，それぞれの GMFCS レベル内でも多様性があります．私たちは，子どもの運動発達の程度を決定する最も強い因子が GMFCS であると考えていますが，ほかの因子の運動発達に与える影響については，あまり定かではありません．多くの方が，OMG の研究に参加した子どもが受けた介入の種類について聞いてきました．私たちがいえることは，子どもたちは，さまざまな発達的な介入を広範に受けていた，つまり，何人かは補助具や装具を使っており，657 人中で 91 人は研究期間である 4 年間のうちに何らかの方法の整形外科手術を受けていたということです．しかし，どの介入が運動発達に特異的に効果があったのかという点について，私たちは述べることができません．それ

*訳注：GMFCS-66 のこと．

は，私たちの研究が，その疑問に答えるためにはデザインされていないからです．運動機能の測定によって外科的手術の役割を明らかにする研究は現在進行しており，補助具や装具が運動機能の測定値に明確に影響することを報告することも可能となってきました（Russell, Gorter 2005）．しかしながら，一般的に，ある介入方法の効果を評価する研究デザインと研究手法は，私たちが行ったOMGの研究とは大きく異なります．

オンタリオ運動成長曲線をどのように利用するか？

OMG曲線は，現在子どもが受けている介入に基づいて，CP児の期待できる運動発達と能力について示すことができると私たちは考えています．「子どもは歩けるようになりますか？」という両親からの質問については，私たちは少なくとも部分的にでも答える必要があります．より一般的には，運動曲線は，GMFCSに基づいてCP児の運動機能の見通しについて情報を与えてくれます．GMFCSは，子どもが2歳を過ぎていれば，子どもが1人で行うことができることを観察するのみで，信頼性のあるレベル判定を行うことが可能です．したがって私たちは，子どもの運動機能がどの程度自立するのかを予測できるところにいます．GMFCSにおいては，歩行機能を例にした場合，単に歩くことができるということより，レベルⅠとⅡは補助具なしで歩くことができる子ども，レベルⅢは歩行器かほかの移動補助具を使って歩くことができる子どもというように表現します．また，レベルⅣは，学校や生活圏での機能的な移動には主として車いすを使う子どもと表現します．レベルⅣの子どもは，手の機能や，見る機能，あるいは認知機能などのほかの因子にもよりますが，ほとんどが手動の車いすか電動車いすかのいずれかを使って移動することができます．

両親にとって心配なことは，6～7歳ころからOMG曲線が横ばい*に見えることでしょう．このことは，OMG曲線で，ある一定以上の粗大運動機能の変化がなくなってしまった時期には，子どもへの介入を中止すべきであるということを意味しているのでしょうか？

これは断じて間違った考え方です．ここでいくつかの大切な点を強調しておきましょう．OMG曲線が表現しているのは，ラッセル（Russell）らが2002年に開発した脳性まひのための粗大運動機能尺度（GMFM）で測定した粗大運動機能にすぎません．GMFMは，階段昇降のような，いわゆる基本的な運動スキルの到達状況を見るための評価方法です．したがって，OMG曲線の研究は，子どもの運動や運動制御の質，あるいはスキルの発達や移動するときの努力度合いを測定しているものではありません．子どもが運動機能を発揮する基本的なレベルに到達した場合に，治療やそのほかの介入のゴールになると思われる点は，運動機能や運動発達のすべての領域**にあります．さらに子どもは，成長の過程において，いろいろな興味を発達させ続けるものです．介入は，子どものそれぞれのゴールに見合った運動機能を考慮して行うべきですし，そのゴールの達成が，子どもにとって意味があり，大切なものであるように援助する必要があります．実際にオランダの報告では，セラピストの側でのみ設定したゴールより，両親と子どもを交えて設定したゴールのほうが，理学療法の介入結果がより良好であることと関連していると示しています（Ketelaarら 2001）．

セラピストと両親双方にとって大切な概念で示しておくべきものとしては，子どもの機能がいかに環境やほかの因子によって変化するかということです．セラピストや医師は，ときには“能力のレベル”とよばれる，人が頑張ればできることに

* 訳注：粗大運動機能の変化が横ばいになること．

** 訳注：GMFCSに記されている運動機能のすべてを指す．

焦点を当てて考えがちです．私たちは，診察や介入場面において，患者が最大の力を出せるように環境を整えて評価をしようとしますが，そのことが具体的な例としてあげられます．しかしながら，人が日常的な状況下で行う“遂行のレベル”は，“能力のレベル”とはまったく異なります．“遂行のレベル”は，本人の動機づけ，環境の障壁や支援，そして大胆か慎重かという個人の性格によっても強く影響を受けます．たとえば，子どもが階段昇降に挑戦している場合を考えてみましょう．子どもが手すりを必要とする場合で，他に誰も昇降する人がいない手すりのある階段であっても，子どもの遂行力は，自宅か友達のグラニー*の家かでまったく異なるでしょう．子どもが外交的で冒険心のある性格であれば，以前やったことのないことでも何かを挑戦しようとするでしょう．しかし，最近，転んでしまったというようなことがあれば，子どもは，介入セッションですら活動的にものごとを遂行することが難しいように見えるでしょう．言い換えると，私たちは，子どもの“能力のレベル”は，能力を高めることのできる支援工学的な移動用具を含む環境因子の影響を受けているということを，もっと考えていく必要があります．

OMG 曲線は，両親とセラピストに，ある特定の介入方法を推奨するでしょうか？　もちろん，推奨などはしてくれません．しかし，子どもがレベルⅠの機能状態にあることがわかった場合には，私たちは，運動機能の自立見通しが良いために，子どもへの介入の介助量を少なくするでしょう．そして介入のおもな目的を，運動機能の質を高めること，走行や跳躍，階段昇降などと，より進んだ運動スキルに発展させていくでしょう．一方で，子どもの機能が，たとえばレベルⅣの状態にあることが明らかになった場合には，いろいろな介入に沿って，座位保持や車いすの練習を早い時期から意識することを考えなければいけません．

このことは，ある子どもには介入の必要性や価値がないということを意味するのでしょうか？もちろん，これも間違った考えです．このことが意味していることは以下の通りです．GMFCS によって，両親に CP 児の機能的な見通しを伝えることは，これまでより簡単になっています．そして，セラピストが機能的目標を適応させることも，これまでより簡単になっています．この機能的目標とは GMFCS レベルに示されている子どもの運動機能と矛盾せず，無理がないということです．言い換えると，GMFCS レベルによる，「どれくらい悪いのか」という“障害の程度”と，OMG 曲線による，歩ける可能性などの予後推定**の 2 つが，明確な考え方として提供されているため，今日のセラピストや医師は，現在示されている根拠（GMFCS と OMG 曲線）に基づいて，両親の質問に対応できるということです．この現在の根拠は，両親の質問に対する答えを提供するために集められてきたものでもあります．

最後に繰り返します．サービスを提供する私たちは，ここにあげた GMFCS に関する情報と運動機能の見通しについて，調べるだけで構いません．そして，両親から質問があればきちんと答えてあげてください．ある両親は，質問の答えを聞きたくない，少なくともまだ聞くだけの準備ができていない，という考えをはっきりもっています．しかし，私たちの印象として，両親の多くは，子どもの介入方法を決定するときに GMFCS と OMG 曲線の情報が役立つことを理解しています．現在は，GMFCS と OMG 曲線の情報が利用可能です．CP 児の運動発達の情報共有について努力を要した以前に比べれば，現在は，両親とセラピストともに良い条件にあると，私たちは思っています．

---

* 訳注：友達の具体名であり，内容には関係ない．
** 訳注：訳者による補足．

ボックス 20.2

脳性まひのための粗大運動能力分類システム―拡張・改訂版―（Palisanoら　2008）

導入と使用者への説明書

脳性まひのための粗大運動能力分類システム（GMFCS）は，子どもが自分から開始する動作をもとにして作成され，とくに座位，移乗，および移動に重点をおいています．5つのレベルの分類システムを定義するうえで，私たちが最初に重視したのは，日常生活に意味のあるやり方で，運動能力を各レベルに区分けするということでした．レベルの区別は，機能的な制限と，手に持つ移動器具（歩行器，クラッチまたは杖）または車輪の付いた移動器具の必要性をもとにしてなされています．しかし，運動の質をもとに区別している部分は少ないと考えてください．レベルⅠとレベルⅡの区別は，ほかのレベル間の区別に比べて明確なものではありません．とくに2歳以下の子どもでは，区別は不明確です．

拡張されたGMFCS（2008）は，12～18歳の若者の年齢帯を含んでおり，世界保健機構の「機能と障害と健康の国際分類（ICF）」がもつ本来の概念を重視しています．私たちは，子どもや若者が観察されること，または報告されることに，環境因子と個人因子が影響を与える可能性があることを，使用者が意識することをお勧めします．

GMFCSの焦点は，子どもまたは若者が示す粗大運動機能における現在の能力と制限を最も表しているGMFCSレベルを決定することにあります．最良の状態でならできること（能力）よりはむしろ，家，学校および生活圏で普段遂行していること（つまり，していること）を重視して考えます．このため，粗大運動機能における現時点での遂行能力を分類することが重要であり，運動の質や回復の見込みに関する判定は含めません．

各レベルの見出し（訳注：以降に示されている，“それぞれのレベルの一般的な表記”のこと）は，6歳以降に遂行できる，最良の特徴となる移動方法を示しています．

各年齢帯の機能的な能力と制限に関しては広く概要的な記述となっており，個々の子どもや若者の能力のすべての側面を具体的に説明しようとはしていません．たとえば，片まひ児は，手や膝を使って這うことはできません（訳注：この点のみではレベルⅠと判定できません）．しかし，つかまって立ち上がり，歩くことができれば，この点はレベルⅠの説明と合致します．このような場合には，この子は，そのままレベルⅠに分類されるでしょう．GMFCSは，順序尺度（訳注：順序だけを保障する尺度で，順序間の量的な差は等しくはありません）ですので，レベル間の機能などの量的な差が等しくなるような指標ではありませんし，もしくはCP児や若者を5つのレベルに均等に分布するように意図しているものでもありません．それぞれの隣り合う2つのレベル間を区別するためのまとめが，以下に提供されています（p294参照）．このまとめは，子どもや若者が現在示している粗大運動機能の実態に最も近いレベルを決めるうえでの補助として役に立ちます．

粗大運動機能の発現は年齢に依存しますが，とくに乳幼児から年長の子どもの時期にかけては重要であると私たちは考えています．したがって，GMFCSではいくつかの年齢帯を設定し，それぞれのレベルに分けて記述を行っています．2歳以下の子どもは，早産であれば修正月齢で考えられるべきでしょう．6～12歳と12～18歳の年齢帯の記述は，移動手段における環境因子（学校や生活圏での移動距離）や個人因子（エネルギー的な負担や社会への好み）の潜在的な影響を反映しています．

制限よりはむしろ，機能を強調する努力がなされてきました．このため，一般的な原則として，どんなレベルでも“あるレベル”に説明されている機能を遂行することができる子どもおよび若者の粗大運動機能は，その“あるレベル”か，それ以上のレベルに分類されるでしょう．一方で，“あるレベル”を遂行できない子どもおよび若者の粗大運動機能は，その“あるレベル”より下位のレベルに分類されるべきです．

使用している用語の定義

身体を支える装置のついた歩行器：骨盤と体幹を支える装置の付いた移動器具のことを指します．子どもや若者は，他人の力によって歩行器の中に乗り込むことになります．

手に持つ移動器具：杖，クラッチ，および歩行時に体幹を支持しない手で持つ歩行器のことを指します．

身体的介助：動くことを他人が徒手的に助けることを指します．

電動の移動手段：子どもや青年が1人で動くことを可能にするジョイスティックを，自分の力でコントロールできることを指します．この手段は，電動車いす，スクーター，あるいはほかの電動移動器具の場合があります．

手動車いすを自力で駆動する：子どもや青年が，車いすを操作するために，腕と手，または足を自力で動かすことを指します．

移送：子どもや青年をある地点からある地点に移動させる場合に，他人が，徒手的に，車いすやバギーまたは乳母車を手で押して移送することを指します．

歩行：とくに指定がない場合，他人や手に持つ移動器具を使わないで歩くことを指します．ブレースやスプリントなどの装具は装着されていてもかまいせん．

車輪の付いた移動手段：移動を可能にするあらゆるタイプの装置を指します．たとえば，バギー，手動車いす，電動車いすなどがそうです．

それぞれのレベルの一般的な表記

レベルⅠ：制限なく歩くことができます．

レベルⅡ：制限を伴いますが歩くことができます．

レベルⅢ：手に持つ移動器具を使用して歩くことができます．

レベルⅣ：制限を伴いますが自力で移動することができます．電動移動装置を使う可能性もあります．

レベルⅤ：手動式車いすに乗って移送されます（訳注：自力での車いす操作はできません）．

隣り合うレベル間の区別

レベルⅠとⅡの区別：レベルⅠに比べてレベルⅡでは，長距離の歩行やバランスを保つ能力に制限があります．レベルⅡでは，歩く練習の最初のころには手に持つ移動器具を必要とすることがあり，屋外や生活圏での長距離移動では，車輪の付いた移動手段が必要となることもあります．また，レベルⅡでは，階段昇降に手すりが必要であり，走ることや跳躍することはできません．

レベルⅡとⅢの区別：レベルⅡでは，4歳以降では，手に持つ移動器具を使わなくても歩くことができます（ただし，ときには使用する場面もあるかもしれません）．しかし，レベルⅢでは，屋内でも，歩くために手に持つ移動器具を必要とし，屋外や生活圏での移動となると車輪の付いた移動器具が必要となります．

レベルⅢとⅣの区別：レベルⅢでは，1人で座ることができるか，わずかな外的な支持で座ることができます．立位周辺での移乗動作はより自立しており，手に持つ移動器具で歩くことができます．しかし，レベルⅣでは，座位レベル（一般には支持が必要であるが）の活動であり，自力移動は制限されています．またレベルⅣでは，手動式車いすに乗せられて移送されることや，電動の移動手段を利用することがより多くあります．

レベルⅣとⅤの区別：レベルⅤでは，頭と体幹のコントロールが大きく制限されており，広範な補助技術（訳注：座位保持を援助する装置や器具などを指す）や身体的介助が必要です．自力移動は，電動の移動手段の操作ができるようになって初めて達成されます．

脳性まひのための粗大運動能力分類システム―拡張・改訂版―（GMFCS-E & R）	
2歳誕生日の前日まで	
レベルⅠ	ほかの肢位から座位になる，また座位からほかの肢位になることが可能で，両手を離して床上に座って物を操作することができます．両手と両膝をついて四つ這い移動し，つかまり立ちし，家具につかまって数歩歩くことができます．どのような歩行補助具も使わずに，18カ月から2歳のあいだに，歩くことができるようになります．
レベルⅡ	床上で座位を保持することができますが，バランスを保つために両手を支えとして使うことがあります．腹部を床につけて腹這い移動する，もしくは両手と両膝をついて四つ這い移動することができます．つかまり立ちし，家具につかまって数歩歩くことがあります．
レベルⅢ	腰が支えられていれば，床上で座位を保つことができます．寝返りをし，腹部を床につけて腹這い移動することができます．
レベルⅣ	頭のコントロールはできていますが，床上で座るためには体幹を支持してもらう必要があります．寝返って仰向けになることができますが，うつ伏せになる場合もあります．
レベルⅤ	身体的な障害が運動の随意的な制御を制限しています．うつ伏せおよび座位で，頭部と体幹を抗重力的に保持することができません．寝返りをするのに大人の助けを必要とします．
2歳誕生日から4歳誕生日の前日まで	
レベルⅠ	両手を離して床上に座って物を操作することができます．大人の助けなしに，床上で座位および立位になること，また座位および立位からほかの肢位になることが可能です．最も好む移動手段は歩行で，歩行補助具は使いません．
レベルⅡ	床上に座ることができますが，物を操作するために床から両手を離すと，バランスを保つことが困難になるかもしれません．大人の助けなしに，座位になること，また座位からほかの肢位になることが可能です．机などの安定した平面につかまって立ち上がることができます．状況に応じた移動手段として，両手と両膝をついて交互性のパターンを使って四つ這い移動すること，家具につかまって伝い

	歩きで動き回ること，歩行補助具を使って歩くことが可能です．
レベルIII	しばしば“割り座”（屈曲内旋させた股関節と膝のあいだに座ること）によって床上で座位を保持しますが，座位をとるのには大人の助けを必要とする場合があります．自力によるおもな移動手段として，腹部をつけて腹這い移動すること，または両手と両膝をついて（しばしば下肢を交互に動かさずに）四つ這い移動することが可能です．机などの安定した平面につかまって立ち上がり，短い距離を伝い歩きすることがあります．手に持つ移動器具（歩行器）を使って短い距離を歩くことができ，なおかつ大人が助ければ方向の修正と転換ができることもあります．
レベルIV	座らせれば床上に座ることができますが，手で支持をしなければアライメントとバランスを保つことができません．座位と立位の保持に，頻繁に適合機器（座位保持装置やスタンディング･ボードなど）を必要とします．短距離の（室内での）自力移動は，寝返り，腹部を床につけて腹這い移動すること，もしくは両手と両膝をついて下肢を交互に動かさずに四つ這い移動することによって達成されます．
レベルV	身体的な障害が，随意的な運動の制御と，頭部と体幹の抗重力的な肢位の保持能力を制限しています．すべての領域にわたる運動能力が制限されています．立つことおよび座ることの能力の制限は，適合機器（座位保持装置やスタンディング・ボードなど）や補完的な技術（電動車いすや環境制御装置など）を使っても完全には代償されません．レベルVの子どもは，自力での移動能力をもつことはなく，移送されます．高範囲に調整された電動車いすを使うことで，自力移動を達成する子どももいます．
4歳誕生日から6歳誕生日の前日まで	
レベルI	手での支持なしで椅子に座ることができ，椅子から立ち上がることもできます．床上あるいは椅子上の座位から，物につかまらずに立ち上がることができます．屋内および屋外を歩き，階段を上ることができます．また，走行や跳躍する能力が出現します．
レベルII	椅子に座って，両手を自由に使って，物を操作することができます．床からも椅子からも立ち上がって立位になりますが，しばしば，手をひっかけて引くか，手で押すかして身体を支えるための安定した平面（机など）を必要とします．室内では，手に持つ移動器具なしで歩くことができ，屋外の平らな地面の上では，短距離なら歩くことができます．手すりにつかまって階段を上ることはできますが，走行や跳躍することはできません．
レベルIII	普通の椅子に座ることができますが，手の機能を最大限に発揮するためには，骨盤または体幹のサポートが必要なことがあります．手をひっかけて引くか，手で押すかして身体を支えるための安定した平面（机など）を使って，椅子に座ったり，また椅子から離れたり（立ち上がったり）することができます．平らな場所では，手に持つ移動器具を使って歩くことができ，大人から補助してもらえば階段を上ることもできます．長い距離を移動するとき，あるいは屋外の平坦でない場所では，移送してもらうことが頻繁にあります．
レベルIV	椅子に座ることができますが，体幹をコントロールするために，また手の機能を最大限に引き出すために，身体に合わせて作った椅子を必要とします．大人の助けを借りるか，あるいは手をひっかけて引くか，手で押すかして身体を支えるための安定した平面（机など）を使って，椅子に座ったり，椅子から離れたりすることができます．最も高い能力の子どもは，大人に近くで見てもらって，歩行器を使って，短い距離を歩くことができますが，方向転換や平坦ではないところでバランスを保つことは困難です．生活圏を移動する場合は移送されます．電動車いすによって自力移動を達成する子どももいます．
レベルV	身体的な障害が，随意的な運動の制御と，頭部と体幹の抗重力的な肢位の保持能力を制限しています．すべての領域にわたる運動能力が制限されています．立つことおよび座ることの能力の制限は，適合機器（座位保持装置やスタンディング・ボードなど）や補完的な技術（電動車いすや環境制御装置など）を使っても完全には代償されません．レベルVの子どもは，自力での移動能力をもつことはなく，移送されます．広範囲に調整された電動車いすを使うことで，自力移動を達成する子どももいます．
6歳誕生日から12歳誕生日の前日まで	
レベルI	家，学校，屋外，生活圏を歩くことができます．身体的介助なしで歩道の縁石を昇降することができ，手すりを使わずに階段を昇降することができます．走行，跳躍などの粗大運動スキルを遂行できますが，俊敏性，バランス，および運動協調性は制限されています．個人的な選択や環境因子に依存しますが，身体活動やスポーツに参加する場合があります．
レベルII	ほとんどの生活環境で歩くことができます．長い距離を歩くとき，平坦でない傾斜のある地形，人混みのなかや狭い場所を歩くとき，また物を持ち運ぶときにバランスをとることに困難さを経験することがあります．手すりを持つか，手すりがなければ身体的介助を受けるかして，階段を昇降することができます．屋外や生活圏では，身体的介助を受けたり，手に持つ移動器具を使ったりすることで歩き，長い距離を移動するときは車輪の付いた移動手段を使うことがあります．最良でも，走行や跳躍

	のような粗大運動スキルを遂行する能力は最小限に限定されています．粗大運動スキルを遂行する能力の制限によって，身体的活動およびスポーツへの参加を可能にするために，適応策が必要な場合があります．
レベルIII	屋内のほとんどの生活環境で，手に持つ移動器具を使って歩くことができます．座位になるとき，骨盤のアライメントとバランスのためにシートベルトを必要とすることがあります．椅子や床から立ち上がる肢位の移行では，他人からの身体的介助，もしくは何らかの支持面を必要とします．長い距離を移動するときは，何らかの車輪の付いた移動手段を使用します．見守りまたは身体的介助を受けて，手すりをもって階段昇降することがあります．歩行の制限によって，身体的活動およびスポーツへの参加を可能とするために，手動車いすの自力駆動または電動の移動手段を操作することなどを含む適応策が必要になる場合があります．
レベルIV	ほとんどの生活環境で，身体的介助または電動の移動手段を必要とする移動方法を使用します．体幹と骨盤のコントロールのために身体に合わせて作った座位保持装置を必要とし，ほとんどの移乗で身体的介助を必要とします．家では，床上移動（寝返り，腹部をつけてうつ伏せで這う，四つ這い移動）をし，身体的介助を受けて短距離を歩行することができ，または電動の移動手段を使用します．家や学校では，中に肢位をセットすることができるのであれば，身体を支える装置の付いた歩行器を利用できることがあります．学校や屋外や生活圏では，手動車いすで移送されるか，または電動の移動手段を使用します．歩行の制限によって，身体的活動およびスポーツへの参加を可能とするために，身体的介助および/または電動の移動手段を含む適応策が必要になる場合があります．
レベルV	すべての生活環境で，手動車いすによって移送されます．頭と体幹の抗重力肢位を維持することや，上下肢の運動をコントロールする能力に制限があります．頭のアライメント，座位の保持，立位の保持および/または移動能力を改善するために補完的な技術が使用されますが，そのような機器を使っても，これらの制限を完全には代償できません．移乗では，大人による全面的な身体的介助を必要とします．家では，床上で短距離を移動することができますが，大人によって搬送されるかもしれません．座位保持装置やコントロール装置への広範囲な調整を行った電動の移動手段を使用すれば自力移動を達成するかもしれません．移動の制限によって，身体的活動およびスポーツへの参加を可能とするために，身体的介助および電動の移動手段などを含む適応策が必要になります．
12 歳誕生日から 18 歳誕生日の前日まで	
レベルI	家，学校，屋外，および生活圏を歩くことができます．身体的介助なしで歩道の縁石を昇降することができ，手すりを使わずに階段を昇降することができます．走行，跳躍などの粗大運動スキルを遂行できますが，俊敏性，バランス，および運動協調性は制限されています．個人的な選択や環境因子に依存しますが，身体活動やスポーツに参加する場合があります．
レベルII	ほとんどの生活環境で歩くことができます．環境因子（平坦でない地形，斜面，長い距離，時間に急かされること，天候，仲間の受け入れなど）および個人的な好みが，移動手段の選択に影響します．学校または仕事場では，安全のために手に持つ移動器具を使って歩く場合があります．屋外や生活圏では，長い距離を移動するときに車輪の付いた移動手段を使う場合があります．手すりを持つか，手すりがなければ身体的介助を受けるかして，階段を昇降します．粗大運動スキルの遂行の制限によって，身体的活動およびスポーツへの参加を可能とするために適応策を必要とする場合があります．
レベルIII	手に持つ移動器具を使って歩く能力があります．ほかのレベルに比べて，レベルIIIの青年は，身体的な能力および環境因子と個人因子に依存しますが，移動方法において，より多様性を示します．座らせたとき，骨盤のアライメントとバランスのためにシートベルトを必要とする場合があります．椅子や床から立ち上がる肢位の移行では，他人からの介助または何らかの支持面を必要とします．学校では，手動車いすを自力で駆動するか，電動の移動手段を使用するかもしれません．屋外や生活圏では，車いすで移送されるか，電動の移動手段を使用します．見守りまたは身体的介助を受けて，手すりをもって階段を昇降することがあります．歩行の制限によって，身体的活動およびスポーツへの参加を可能とするために手動車いすの自力駆動または電動の移動手段を操作することなどを含む適応策が必要になる場合があります．
レベルIV	ほとんどの生活環境で車輪の付いた移動手段を使用します．体幹と骨盤のコントロールのために，身体に合わせた座位保持装置を必要とします．移乗のためには，1 人または 2 人による身体的介助が必要です．立位での移乗に協力するために，下肢で体重を支えるかもしれません．屋内では，身体的介助を受けることや車輪の付いた移動器具の使用によって，もしくは身体を支える装置の付いた歩行器の中に肢位がセットされれば，それを使用して短い距離を歩くことができるかもしれません．電動車いす操作をする身体的な能力はあります．電動車いすが使いにくい，または手に入らないときには，手動車いすで移送されます．移動の制限によって，身体的活動およびスポーツへの参加を可能とするために，身体的介助および電動の移動手段などを含む適応策が必要になります．

レベルV	すべての生活環境で，手動車いすによって移送されます．頭と体幹の抗重力姿勢を維持することや，上下肢の運動をコントロールする能力に制限があります．頭のアライメント，座位の保持，立位の保持および移動能力を改善するために補完的な技術が使用されますが，そのような機器を使っても，これらの制限を完全には代償できません．移乗のためには，1人または2人による身体的介助，あるいはリフターが必要です．座位保持装置やコントロール装置への広範囲な調整を行った電動の移動手段を使用すれば自力移動を達成するかもしれません．移動の制限によって，身体的活動およびスポーツへの参加を可能とするために，身体的介助および電動の移動手段などを含む適応策が必要になります．

参考文献

Gorter JW, Rosenbaum PL, Hanna SE et al. Limb distribution, type of motor disorder and functional classification of CP：How do they relate? Dev Med Child Neurol 2004；6：461-467.

Ketelaar M, Vermeer A, Hart H et al. Effects of a functional therapy program on motor abilities of children with CP. Phys Ther 2001；81：1534-1545.

Morris C, Bartlett DJ. Gross Motor Function Classification System：impact and utility. Dev Med Child Neurol 2004；46：60-65.

Morris C, Galuppi BE, Rosenbaum PL. Reliability of family report for the Gross Motor Function Classification System. Dev Med Child Neurol 2004；46：455-460.

Morris C, Kurinczuk JJ, Fitzpatrick R et al. Who best to make the assessment? Professionals and families' classifications of gross motor function are highly consistent. Arch Dis Child 2006；91：675-679.

Palisano R, Rosenbaum P, Bartlett D et al. Content validity of the expanded and revised gross motor function classification system. Dev Med Child Neurol (in press).

Palisano R, Rosenbaum P, Walter S et al. Development and validation of a gross motor function classification system for children with CP. Dev Med Child Neurol 1997；39：214-223.

Rosenbaum PL, Walter SD, Hanna SE et al. Prognosis for gross motor function in CP：creation of motor development curves. JAMA 2002；288：1357-1363.

Russell DJ, Gorter JW. Assessing functional differences in gross motor skills in children with CP who use an ambulatory aid or orthoses：can the GMFM-88 help? Dev Med Child Neurol 2006；48：158.

Russell DJ, Rosenbaum PL, Avery LM et al. Gross Motor Function Measure (GMFM-66 and GMFM-88) user's manual. Clinics in Developmental Medicine no. 159. MacKeith Press, London, 2002.

Scrutton D, Rosenbaum PL. The locomotor development of children with CP. In：Connolly K, Forssberg H (eds) Neurophysiology and neuropsychology of motor development. MacKeith Press, London, 1997, pp. 101-123.

Tieman BL, Palisano RJ, Gracely EJ et al. Gross motor capability and performance of mobility in children with CP：A comparison across home, school, and outdoors/community settings. Phys Ther 2004；84：419-429.

第21章 椅子，バギー，カーシート

21

Eva Bower による改訂

章の内章

できるだけ適切なシーティング*に関する助言とその提供は，セラピストが脳性まひをもつ子ども（以下，CP 児）のためにできることのなかで最も役に立つことの1つです．良い椅子は，CP 児のコミュニケーションや食事を改善したり，移動を援助したりする可能性があります．

最も重要なことは，適合した椅子に直立姿勢で座る（sitting upright）ことで，子どものアイコンタクトや社会性が確立する可能性があるということです．

適合したシーティングは，異常な座位姿勢の矯正やコントロールにより，自発的な上肢機能を改善し，広い意味でのコミュニケーション，食事，社会生活スキル（social skills），学習を向上させることを目的としています．

さまざまなタイプの椅子やバギー**は，それぞれ異なる支えや安定性を備えており，個々の能力や問題点に応じて決定されます．

エンジニア，義肢装具士，セラピストなどから，新しい技術，材料，アイデアが導入され，製造メーカーは絶えず椅子やバギーのデザインに改良を加えています．本章では，いくつかの自分で作れる基本的な椅子や簡単なシーティング，また基本的なバギーやチャイルドシートに限定して紹介します．

椅子やバギーを購入することは，家族にとって

* 訳注：座位姿勢を保持する道具や装置といったものを適切に提供できるよう（ときには製作から）工夫を重ねること〔日本車いすシーティング協会 http://www.j-aws.jp/（2013.11.25）〕．

** 訳注：原著では“pushchairs or strollers”と記載されており，年少の子どもが使用する「手押し型車いす」の意味で用いられている．日本では，行政や医療福祉の用語として「手押し型車いす」が使用されているが，一般的には「バギー」と呼称されている．

大きな経済的負担になり，もちろんカタログから選べるものでもありません．理学療法士や作業療法士が子どもの能力や問題を評価したあとに購入を決めるべきです．また，購入の際にはセラピストと（もし妥当であるならば子どもを含めて）話し合うべきです．そして，可能であるならば，子どもや家族，あるいは生活環境への適性を検証するために実際に試してみるべきです．

シーティングの適合をテーマにした多くの臨床観察や調査，文献がありますが，シーティングシステムは主として以下の３点を保証するべきです．

1. 安定姿勢の基本：骨盤の位置が最も重要な因子．
2. 体幹のコントロールとアライメント．
3. 頭部のコントロール．

椅子は，CP 児の能力に対して適切に適応し，同時に１人で座れる能力をできるだけ発達させるよう援助するものであるべきです．

すべてのシーティングシステムは，成長に適応し，操作性に優れ，掃除が簡単で，生活環境に適合しているべきです．また，CP 児が快適に座れることが最も重要です．

概論

一般的な８～９カ月の子どもの座位は，真に遊ぶための機能的姿勢になります．この時期までには，良好な体幹のコントロール，座位バランス，股関節の可動性がみられます．座っているときの手の支えは，もう必要ありません．座位姿勢でおもちゃを取るためにいろいろな方向に手を伸ばし，手の操作能力を発達させます．

CP 児の場合には，座って遊べるような配慮をせずに，これらすべての能力が発達することを待ち望むべきではありません．もちろん１人で座ることができないCP 児もいるかもしれません．個々の子どもの必要性に対応した基本的な椅子を選ぶことで，その子どもは安定した対称的な座位姿勢を維持することができます．そして，遊び，食事，コミュニケーション，学習のために手を使うことができるようになります．

椅子に座って日中の長い時間を過ごしていてはいけません．

重度の障害をもつ粗大運動能力分類システム（GMFCS）（Palisano ら　1997）レベルⅣ，Ⅴの子どもが安全に座るための椅子には多くの支えが必要になります．このことは，脚を伸ばす余裕がない映画館の椅子に３時間座ることと対比することができます．頻繁に姿勢を整えることができる私たちでさえ，椅子から立ち上がるときにはこわばった感じがすることがよくあります．動くことや姿勢を変えることができない子どもは，こわばりが強いだけでなく，やがて子どもたちが椅子の形になる（becoming chair-shaped）危険性があることは明らかです．別のいい方をすれば，変形が進行するということです．したがって，動く能力が制限されている子どもが，日中を床上などでさまざまな姿勢で過ごし，自由に動き回ることが促されるのは重要です．できれば，使用できる立位保持装置のどれかを利用した立位姿勢もとるべきです．

椅子を部屋のどこに置くか，またいつ何のために座るかなどは，子どもの発達段階，家族，環境によって決まります．椅子に座れる子どもの食事のときのベストポジションは，家族と一緒に食卓を囲める位置です．母親が，子どもに食べさせるときや，のちに１人で食べるようなった子どもを手伝うときにも役立つポジションです．母親が近くにいるので，子どもが１人で遊ぶのに適したポジションでもあります．

兄弟姉妹が床上や低いテーブルで遊びたがる場合に，そばで遊ぶことができずに欲求不満になるかもしれません．そうならないように，高さの調節ができない椅子であれば，ほかに遊べる場所を探したほうがよいでしょう．床上になるかもしれませんが，そうすることで，少なくともしばらくのあいだは，同じ高さで，兄弟姉妹と一緒に遊ぶことができます．ある程度座位バランスが良い子どもは，自分の手で支えて床上や腰かけに座れますが，兄弟姉妹と一緒に遊ぶにはバランスが不十分で，ただ見ているだけになるかもしれません．部屋の隅で床上または腰かけに座ったとき，とくにもたれかかれるほどの低いテーブルが前にあれば，子どもは遊ぶことができるかもしれません．足元に滑り止めマットがあればさらに助かります．

上手にバランスをとって座れる子どもでさえ，一般的な椅子やベッドよりベンチに腰かけることのほうが，衣服の着脱がより簡単になると感じることがよくあります．それは，ベンチの座る部分が広く，支えるのに適しているからです．

子どもと遊ぶときのあなたの膝やソファーの隅は，子どもにとって椅子より柔らかく，快適なものであるということを忘れないでください．

評価

すべてのシーティングは頻繁に評価（assessment）されるべきです．また，子どもが椅子に座ってできることやできないことをあなたが観察することはきわめて重要です．たとえば，手を使うときに椅子に沈み込んで，自分がやっていることが見えなくなっていることや，おもちゃに手を伸ばすときに，身体が股関節よりも前方に曲がっていることに気がつくかもしれません．そして，骨盤を安定させる方法があるのではないかと思うかもしれません．逆に，いままで指導されていたわずかな支えもいらないくらいに床に座るときのバランスが上手になっていると感じるかもしれません．次の再評価を待つのではなく，検討したいポイントを書き留めたり，ビデオがあれば短い一連の動画を撮ったりすることで，必要な部分を改善することができます．

シートやアームレストが擦れてむらがないかどうかを確認するために，椅子そのものを点検するのもよいでしょう．その摩耗は，勧められた姿勢サポートの再評価の必要性を示しています．

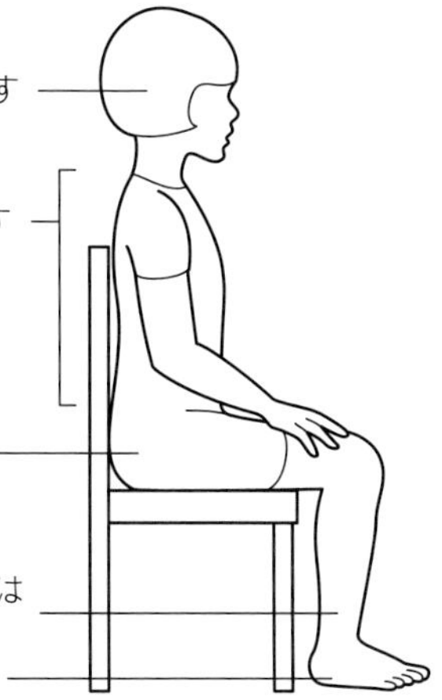

図 21.1 健常児が普通の椅子に座る場合の理想的な座位姿勢．

健常児が普通の椅子に座る場合の理想的な座位姿勢を図 21.1 に示します．

1. 頭部はやや前方に位置します．
2. 脊柱はまっすぐ伸びています．
3. 骨盤はバックサポートに触れています．
4. 膝は足の真上にあり，両脚はやや離れています．
5. 足は床の上に置いています．

以下は，座位が便利で機能的ポジションになることを妨害し，常に対応が迫られている問題です．

1. 後方に反り返り，椅子から滑り落ちること．
2. 椅子からはみ出して前のめりになること．

1の問題に対しては，バックサポートとシートの角度を保ったままシートごと後ろに倒れる機能（tilt）と，膝・鼠径部のストラップが必要になります．

2の問題に対しては，子どもの身体をまっすぐに支えられる，椅子に合ったテーブルと，骨盤を固定するための滑り止めマットが必要になります．

ストラップを使う場合には，中に柔らかい詰め物があり，皮膚のただれや発赤がないかどうかを確認することが重要です（**図 21.2**）．

これまで示してきたように，同世代の子どもが適合した椅子を使うくらいの年齢で，CP 児にも座る機会が与えられるべきです．このことを踏まえて，**ボックス 21.1** には GMFCS の分類から予測される，子どもたちに必要なサポート付シーティングの（supportive seating）一覧を記載しています．

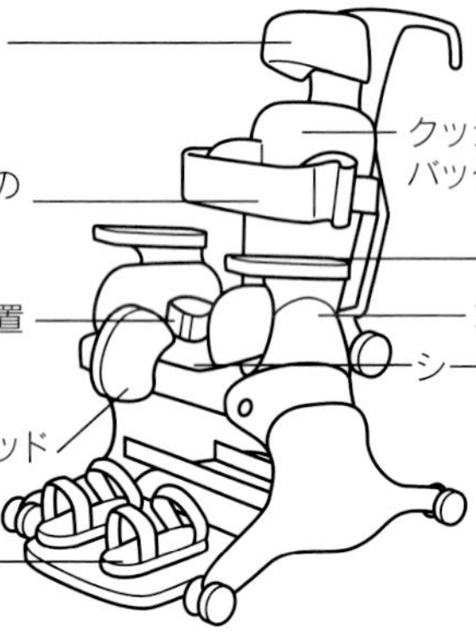

図 21.2　市販されている通常タイプのサポートをすべて取り付けた，適合させるための椅子（adapted chair）．ほとんどの子どもに，それらすべての部品が必要になるわけではありません．

一般の椅子の計測

図 21.3 を参照してください．

椅子

ベビーチェア

赤ちゃんが身体を前かがみにして両手で支えて座れるようになるまで，一般のベビーチェア（baby seats）がぴったり合っているように思えることがよくあります（**図 21.4**）．

ボックス 21.1

GMFCS の分類から予測されるサポート付シーティングの必要性

2 歳の誕生日前

レベル I では，一般に，同年齢の健常児と異なるシーティングを必要としません．
レベル II では，7～10 カ月ごろに，背中や骨盤にいくつかの特別なサポートが付属した椅子を必要とするかもしれません．
レベル III では，7～10 カ月ごろに，いくつかの特別なサポートが付属した椅子を必要とします．おそらく背中や骨盤に必要となり，子どもの身体の前面に適合したテーブルも必要になります．
レベル IV では，7～10 カ月ごろに，体幹と骨盤のサポートが付属した椅子とテーブルを必要とします．
レベル V では，7～10 カ月ごろに，頭部，体幹，骨盤のサポートが付属した椅子とテーブルを必要とします．

2 歳から 4 歳の誕生日まで

レベル II では，特別なサポートが付属した椅子をもう必要としません．
レベル III では，いくつかの特別なサポートが付属した椅子をまだ必要とするかもしれません．
レベル IV では，上記のような，特別なサポートが付属した椅子を必要とします．
レベル V では，上記のような，特別なサポートが付属した椅子を必要とします．

4 歳から 6 歳の誕生日まで

レベル III では，特別なサポートが付属した椅子をもう必要としません．
セラピストが最も適切な椅子のタイプや適合性を判断するのに役立ちそうな評価表は，the Chailey Heritage Clinical Services Levels of Abilities の座位の評価表（the Box Sitting Assessment Chart）です．それは，Beggars Wood Road, North Chailey, East Sussex BN8 4JN, UK より入手可能です．

訳注：次の書籍が参考になります．今川忠男監訳：脳性まひ児の 24 時間姿勢ケア．三輪書店，2006.

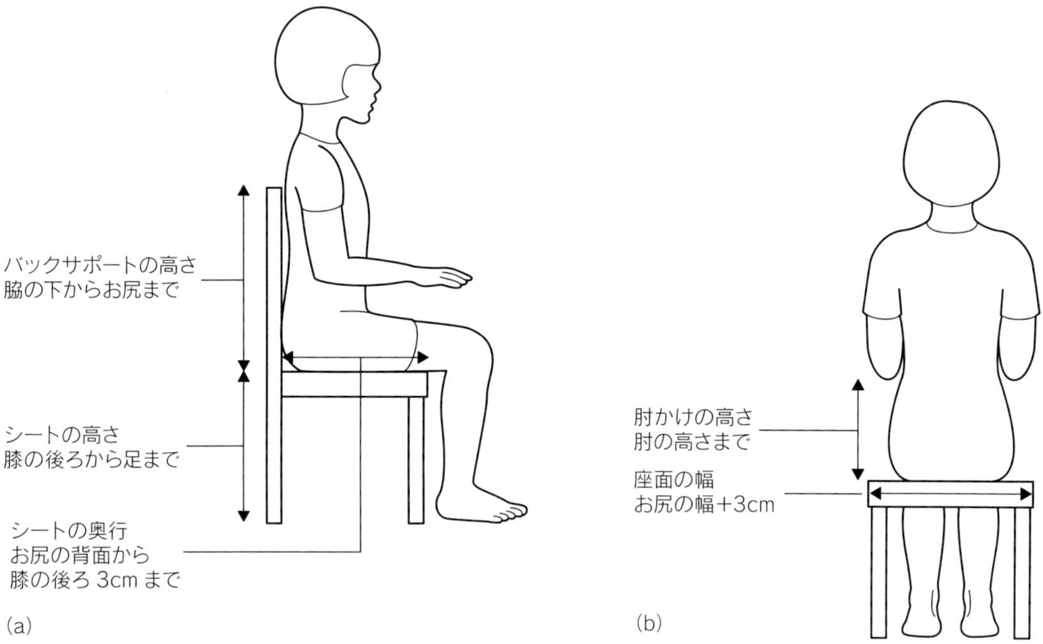

図 21.3　一般的な椅子の計測方法．(a) 側面図．(b) 後面図．

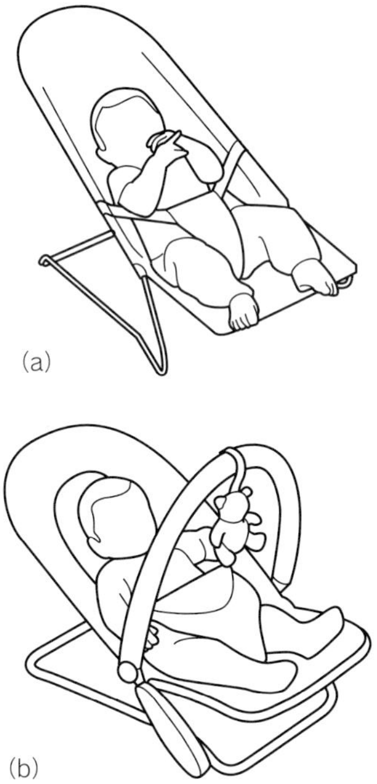

図 21.4　ベビーチェアの例．

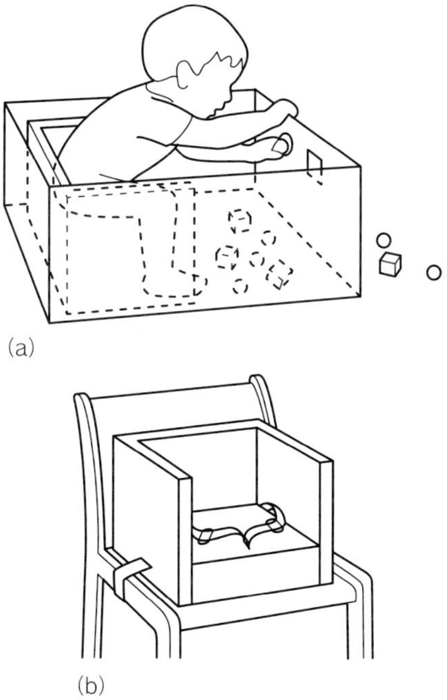

図 21.5　(a) 段ボール箱の中のシート．(b) 食卓や台所のテーブル用の椅子に固定されたボックスシート．

座るバランスをとり始めた年少の子ども

段ボール箱やプラスチック製収納箱の中に取り付けられた一般的な子ども用のボックスシートは，座るバランスをとり始めた年少の子どもに自信を与える優れた方法です（**図 21.5**）．バランスを崩したときにしがみつける箱の側面は，おも

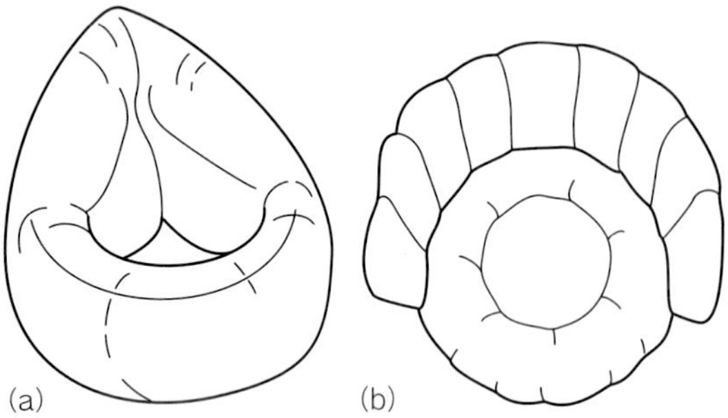

図 21.6 身体の一側の筋緊張が亢進しているか，または座るバランスをとり始めたばかりの子ども用の椅子．(a) 三角形の空気椅子．(b) 円形の空気椅子．

ちゃに手を伸ばすときに，子どもをより安心させ，無意識に身体を前に傾けられるようにします．

空気椅子

空気椅子（エアチェア．空気を入れて使うビニール製の椅子）には，三角形や円形などのいろいろな形があり，年少の子どもにとって有効かもしれません．しかし，使用に関しては注意が必要です．それは，空気椅子は一般的に軽いので，安全のために，常に補助的な安定した支えがあるところで使用しなければならないということです．

空気椅子に座っている子どもから決して目を離してはいけません．

三角形の空気椅子（**図 21.6a**）は，お尻への刺激が少なく，シートの窪みが伸展（全身が伸びること）を最小限にするので，座ると後ろに反り返る年少の子どもにとって最も便利です．また，三角形のバックシートは，頭を上げたり肩を前に出したりすることを保持するのに役立ちます．

円形の空気椅子（**図 21.6b**）は，小さな子どもにのみ使用されるべきです．椅子やベビーカー*に装着できますが，バギーには装着できません．食事をさせるとき，子どもが座る椅子として役立つかもしれません．

一側が高緊張の年少の子どもや座位バランスをとり始めた年少の子ども用の Safa 入浴シート

このシートは，もともと，ある父親が自分の子どものために入浴シートとしてデザインしたものです．しかし，座位バランスをとり始めたばかりの年少の子どもや，とくに身体の一側が高緊張（片まひ）の子どもが普段使用するシートとしても便利です．

足が地面に着くので，そのシートは子どもに安心感を与えます．もしバランスを崩しそうだと感じたら，子どもはシート前部の金属バーを把持することができるので，補助的な支えの必要がないという利点もあります．希望があれば，遊ぶためのテーブルをシートの前に置くことができます．

このタイプのシートは，伸展筋（関節を伸ばす筋肉）や屈曲筋（関節を曲げる筋肉）の強い筋緊張亢進，または間欠的スパズム（異常な筋収縮）を伴う子どもには勧められません．

このシートの吊り下げ方のなかでは，**図 21.7** のように2つの椅子のあいだに吊り下げる方法が最適でしょう．

体幹が低緊張で頭部のコントロールが不十分な年少の子ども（GMFCS レベルⅣ, Ⅴ）用のシート

図 21.8 のシートは，体幹が低緊張で，頭部のコントロールが不十分な6カ月から4歳児のために，姿勢支持と安定したシートを提供するためにデザインされています．モジュラー式のシートは，子どもの変化するニーズに簡単に対応できる豊富な姿勢保持パッド（positional pads）と一緒に購入できます．椅子に角度調整の範囲があるということは，子どもの姿勢の発達における適切な

* 訳注：原著では“pram”と記載されている．ここでは「赤ちゃんが使用するバギー」の意味合いをもっているため，バギーと区別して「ベビーカー」と訳出した．

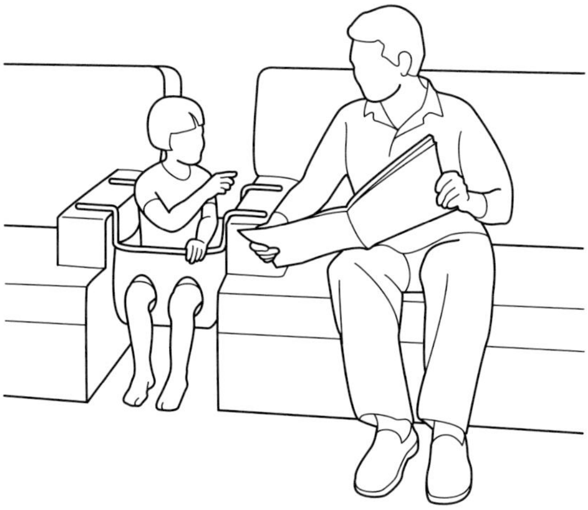

図 21.7 身体の一側の筋緊張が亢進しているか，または座位バランスをとり始めたばかりの子ども用のSafa 入浴シート．

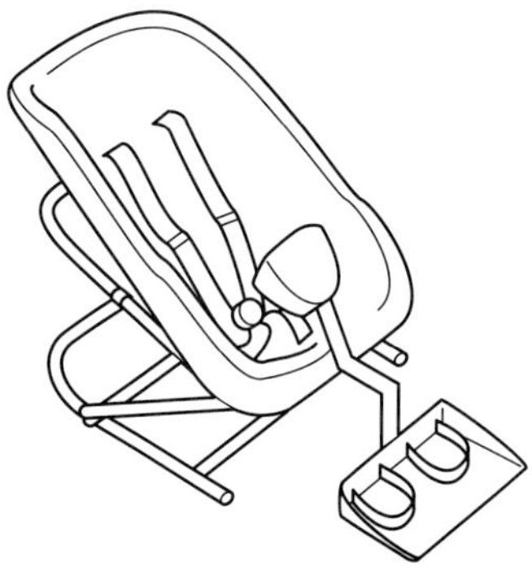

図 21.8 体幹の緊張が低く，頭部のコントロールが不十分な年少の子ども用のモジュラー式シート．

時期に，子どもがより直立した姿勢でいられることを意味しています．その椅子は，安定した土台をもつ軽くて丈夫なスチールフレームで支えられています．また持ち運びしやすく，いろいろな環境で子どもとのやりとりを可能にします．このシーティングは，座らせると前に“バタッ”と倒れてしまう，頭部のコントロールが不十分で体幹の緊張が低い年少の子どもにとって優れた支持装置です．しかし，その子どもが積極的に頭と背中を伸ばし始めたら，すぐに，骨盤がしっかり安定する，より直立した椅子に座らせるべきです．

高緊張と非対称性を伴った，さらに重度の障害をもつ年少の子ども(GMFCS レベルⅣ，Ⅴ)用のシート

重度の障害をもつ年少の子どもには，筋緊張亢進や非対称性が伴います．そのため，**図 21.9** のような身体に合う形状に作られた床用の椅子(floor sitter)が，その年少の子どもに快適さを感じさせるほとんど唯一のシーティングタイプになります．そのシートの形状を維持する高密度フォーム*には，柔らかくて洗える素材のカバーがかけられています．また，両大腿を離しておくために不可欠な内転防止パッド**，股関節を後方かつ下方に保持するための骨盤調整ベルト，肩と

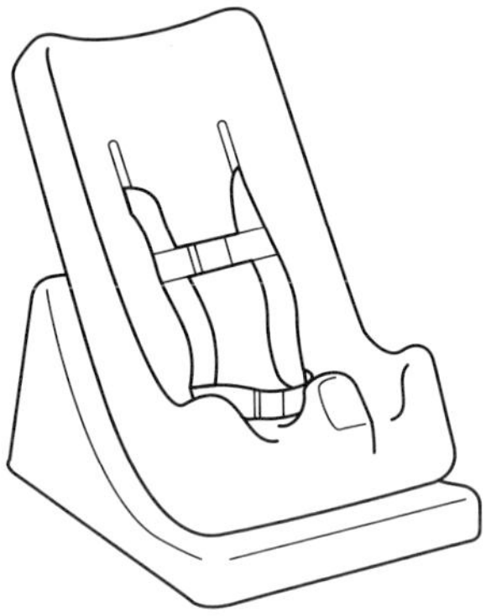

図 21.9 筋緊張の亢進と非対称性を伴う年少の子ども用の床用の椅子．

胸の安全ベルトが付属しています．ウェッジ***は独立しており，シートを直立位や傾いた位置に保持します．この椅子は食事の際にも役に立ちます．

このシーティングのモジュールの輪郭は，お尻の肉づきに合うようにデザインされているため，このレベルの子どもにとって快適なものになります．この形状は，骨盤に現れる可能性のある非対

* 訳注：(スポンジ状の) 発泡体．断熱材や衝撃吸収材として使用されている．

** 訳注：**図 21.9** の椅子の下にある V 字型のクッション．

*** 訳注：原著では“abduction pommel”や“abduction pommel blocks”と記載されている．直訳では「外転鞍頭ブロック」となるが，日本では内転防止パッド (または股パッド) と呼称されている．

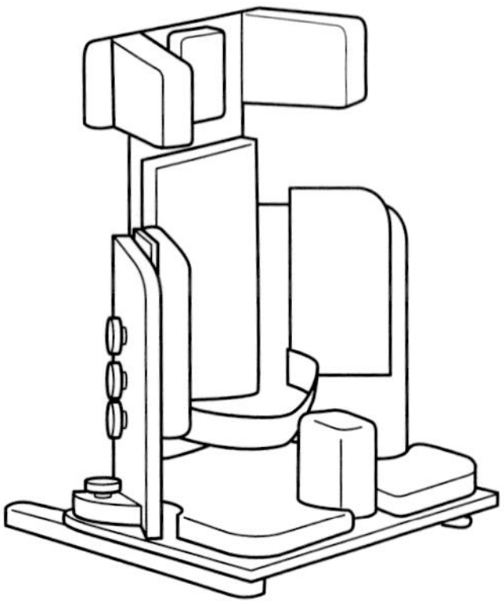

図 21.10　コーナーシート.

称性を防ぐほどの十分な安定性は備えていません．股関節調節ベルトやパッドで，非対称性が矯正されていることを確認する必要があります．

重心は後方に位置し，骨盤は後方に傾き，子どもは前方に滑り落ちる傾向にあります．このことに対して注意深く観察しなければなりません．

コーナーシート

コーナーシートは，動揺性や不随意運動のある子ども，または筋緊張が中等度亢進している子どもに便利です．

コーナーシートには，一般に，以下のものが付属しています．

- 布張りで調節ができるバックサポートと，翼状の側面支持
- シート最上部まで拡張した頸部と頭部の支持パッド
- 装着位置が変更できるＶ字型内転防止パッド
- 特別な土台に固定することで高くなるシート
- 高さと角度ともに調整できるテーブル

子どもたちの座位バランスが発達するにつれて，これらの追加されたサポートのどれもで簡単に位置を変えて調整することができます．

図 21.10 は，頭部のパッド，および背面と側面のサポートが付いたコーナーシートのイラストです．逆にしても使える楕円形の内転防止パッドで，奥行き調整ができます．テーブルはぴったり合うように，高さと角度がともに調整可能です．

脊柱を曲げて仙骨の後方で座り，伸筋の高緊張とハムストリングスに強い張りのある子どもが使うときには，脚を曲げて足底を接地して座れるような台座（**図 21.11**）を使用するべきです．

介助座位は可能だがバランスが欠けており，軽度の高緊張のある子ども（GMFCS レベルIII，IV）用の折りたたみ式シート

このシートのおもな利点は，軽くて携帯でき，持ち運びが簡単なところです．子どもの両脚が外側に広がるように，またシートが地面から持ち上げられた場合には足底が接地できるようにデザインされています．ストラップの必要性を減らすために後方に傾斜しています．押されても後ろに動かないようにするために，コーナーの裏側には後方へ延長した部分が2カ所あります．

ローラー椅子

またがって座ると，大腿部が内側を押しているようであれば，ローラーがその状態を改善する可能性があります．

もともとこのローラー椅子は，伸筋の緊張が亢進している子どもたちのために，Nancie Finnie（ナンシー・フィニー）がデザインしたものです．その子どもたちは，骨盤と体幹のアライメントを得ることができず，また股関節を屈曲，脚を外転・外旋，足を接地して座ることができなかったのです．これらの問題により，子どもたちは腕を前に出すことが困難になり，さらに両手を正中線上へ動かそうとすると両脚の内転・伸展が強くなりました．そのような状況で股ベルト*と円形の内転防止パッドをよく使用したのですが不十分でした．パッド装着で両膝は離れた状態を保てたのですが，股関節の伸展・内転・内旋の根本的な問題は解決しませんでした．そこで，ある親にデザ

* 訳注：原著では“groin straps”と記載されている．直訳では「鼠径部ベルト」となるが，日本では「股ベルト」と呼称されている．

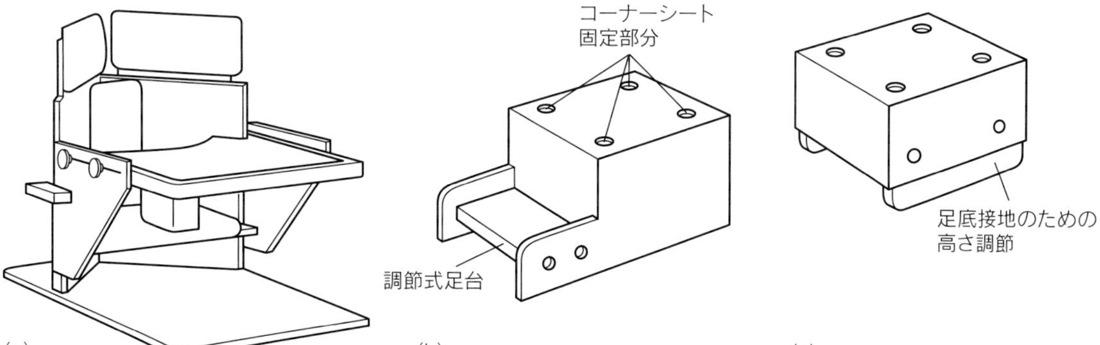

(a) (b) (c)

図 21.11 (a) 高めの台座が付属したコーナーシート．そのシートで，子どもたちが脚を曲げて，足底を接地した座位が可能になります．(b，c) シートを床から上げて高くするための別の方法．

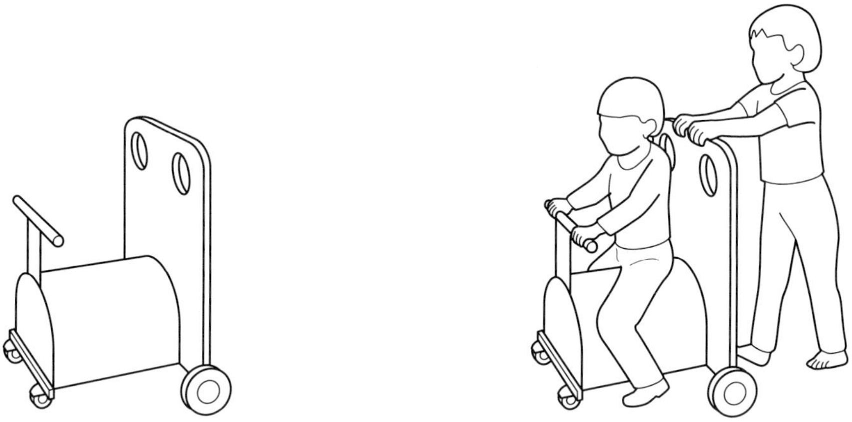

(a) (b)

図 21.12 (a) 基本的なローラー椅子．(b) とても安定しており，体重が軽い子どもを乗せて歩行器としても楽しく使用できます．

インを手伝ってもらい，ローラー椅子のアイデアが誕生しました．そのデザインはのちに補正され，椅子にバックサポートが加わって高くなり，ローラー自体の高さが調整できるようになりました．また，キャスターには簡単なブレーキが付き，子どもがあたりを押して回れるようになりました（**図 21.12**）．

いくつかの業者が同じ原理でさらにデザインを改良しており，ほかにも役立つ機能が加わっています（**図 21.13，14**）．

軽度から中等度の障害をもつ子ども（GMFCS レベルⅡ，Ⅲ）用のシーティングには，ローラーの回転自由度の調整により，ダイナミックなバランスを促す方法を組み合わせる機能が必要になります．

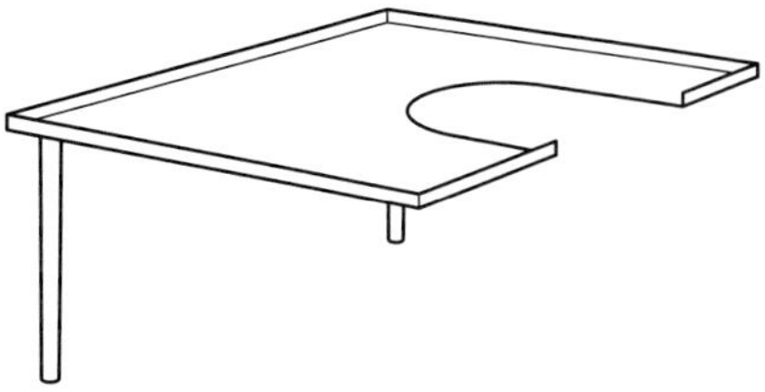

図 21.13 カットアウトテーブル．ドア用のボルトを利用して椅子の背に取り付けます．

より重度な障害をもつ子ども（GMFCS レベルⅣ，Ⅴ）のためには，**図 21.14b** のような調整可能なフットレスト，アームレスト，ストラップ，翼状のヘッドレストを付け加えることができます．

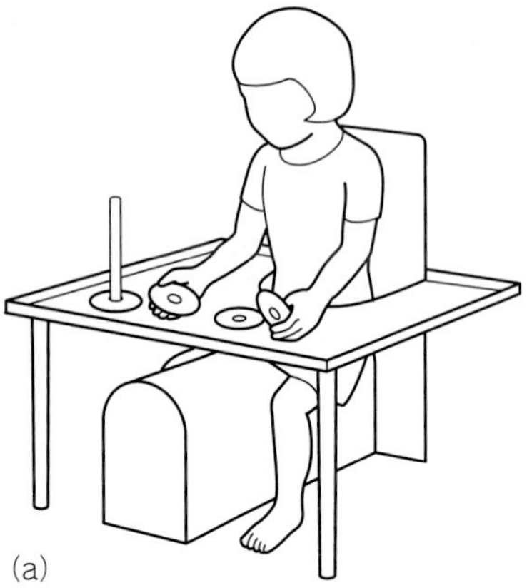

(a)

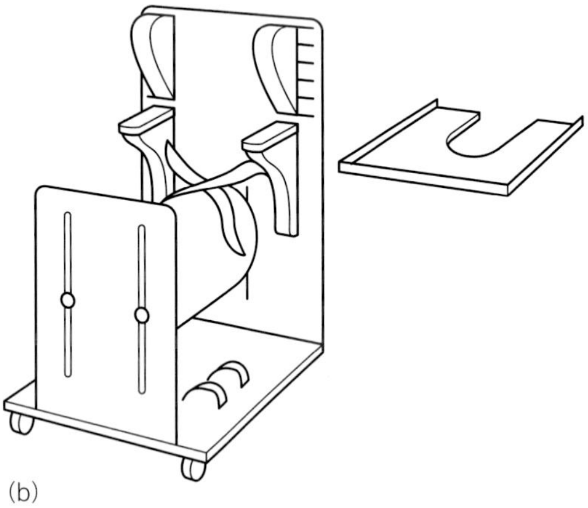

(b)

図 21.14 (a) 前にカットアウトテーブルが付いたローラー椅子に座っています．ローラーの高さが膝の高さであることに着目してください．子どもとテーブルのあいだは，前方と両側方に 55 mm 空けておくべきです．(b) 調整可能なフットレスト，アームレスト，ストラップ，翼状のヘッドレストを付けた状態．

ビーンバッグチェア

ビーンバッグチェア (bean bag chair) は多くの家庭にあります．“出たり入ったり”するのが大変なのですが，母親が赤ちゃんや年少の子どもと遊ぶとき，それらは母親にとって快適な椅子になります．赤ちゃんは，その表面の広さに安心し，また中に詰まっているポリスチレンビーズの動きを楽しむかもしれません．しかし，転んだり滑り落ちたりしないように注意してください．

筋骨格系の多くの異常は，正常になるのではなく順応していくのであり，また姿勢は，周りの環境ではなく天井を眺める半臥位 (half-lying) になることが多いため，ビーンバッグが年長の子どもにとってより適切なシートと考えているセラピストはあまりいません．

GMFCS レベルⅣ，Ⅴの子ども用の完全なシーティングシステム

製造メーカーの多くは，子どもの成長や能力の変化に応じて変更や取り外しができるように外部を改良し，座位の姿勢コントロールを促す完全なシーティングシステムをデザインしています．これらの椅子は用途が広く，適応させるための多くの付属品があります．**図 21.2** は典型例です．

さらに，シーティングシステムは，体幹を伸展し，肩と前腕を前に出すような，前かがみの姿勢で座れるようにデザインされており，子どもはより機能的な姿勢をとることが可能になります．そのようなシーティングには，一般に，胸部と側方の支え，外転シート，調節式のフットレストが装備されています．

図 21.15 のようなシーティングシステムは，脊柱変形またはそのリスクを伴う姿勢障害をもつ年少の子どものために開発されました．子どもは前かがみの姿勢でまたがって座ります．そのシートは，骨盤と大腿部のための安定した土台となり，さらに胸部の支えが，骨盤から上の体幹のアライメントを保持します．そのシートは子どもを安心させ，子どもが頭部を上げたり手を使ったりする手助けにもなります．

支えなしで座れる子ども (GMFCS レベルⅡ，Ⅲ) 用のシーティング

子どもがもう支えを必要としない段階に到達したら，箱型腰かけのような土台の安定性が高いシーティングが必要になります．それはさまざまな高さに対応でき，子どもはそこに座った状態から立ち上がることもできます．

いろいろな高さのラダーバックチェア (はしご

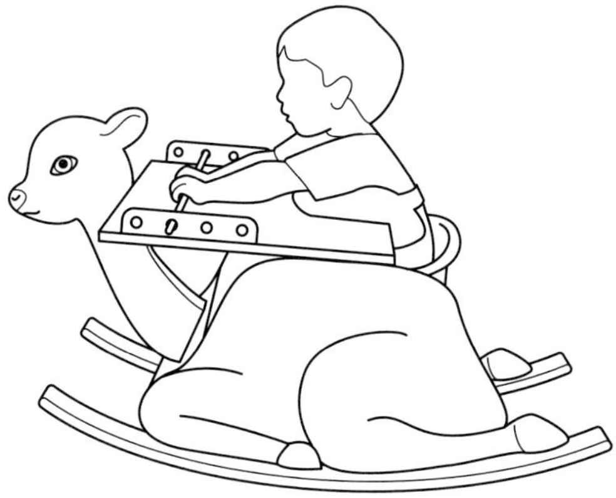

図 21.15　脊柱変形またはそのリスクを伴う姿勢障害のある年少の子どものために開発されたシーティングシステム．

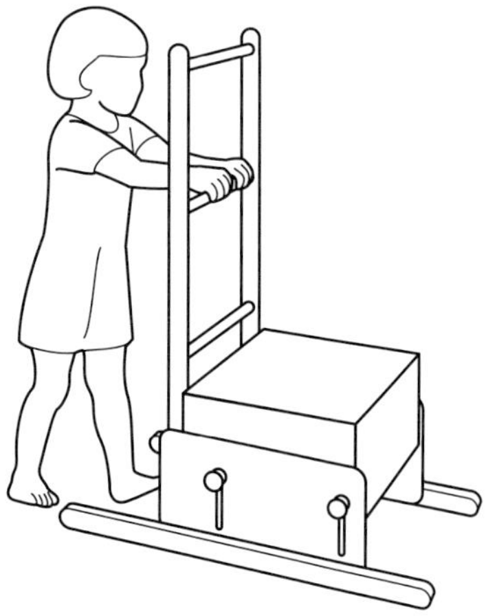

図 21.16　スキー板状のものを装着した，高さ調節付ラダーバックチェア．

のような形のバックサポートが付いた椅子）も役に立ちます．さらに，取り外しができる，スキー板状のものを固定したシーティングタイプで安定した歩行が可能になります．それは動揺性，痙縮，体幹の低緊張，または中等度の筋緊張がある子どもにとって便利です．子どもは，前方に手を伸ばし，横棒を把持することができます．そして歩きながら横棒に両手を添えて，直立姿勢になります（図 21.16）．

座位バランスが十分な子ども（GMFCS レベルⅡ，Ⅲ）用のトリップトラップチェアは，子どもの成長に合わせられるので親に人気があります．十分な強度と安定のために，鉄製のスペーサー棒を使用し，土台は広くなっています（図 21.17）．2 つの台の高さと奥行きが変えられ，フットレストの高さは簡単に設定できます．

わずかな問題のある年少の子どものために，特別なバックサポート，深めの前方手すり（rail），活動用の手すり，パッドが装着できます．

椅子用のインサート

子どもの椅子やバギー用として，快適性や支持性を求めて作られたクッション製のインサートは，豊富に市販されています．安全ベルトのための小穴が空いているものもあります．それらはさまざまな素材と詰め物で作られています．綿 50％，ポリエステル 50％で中身がポリエステル 100％のものや，発砲材をポリ塩化ビニールで被っているものがあります．

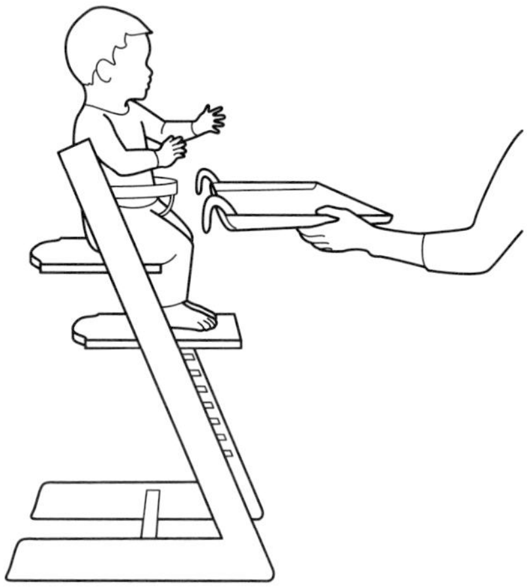

図 21.17　トリップトラップチェア．

椅子やバギーのインサートとして使用されている内転防止パッド付シートは，両大腿部を押しつけあっている子どもに有効です．そのシートは，骨盤を安定させ，脚を外転させるために，**図 21.18a** に示すように大きくてやや硬い内転防止パッド付の発泡材からできています．

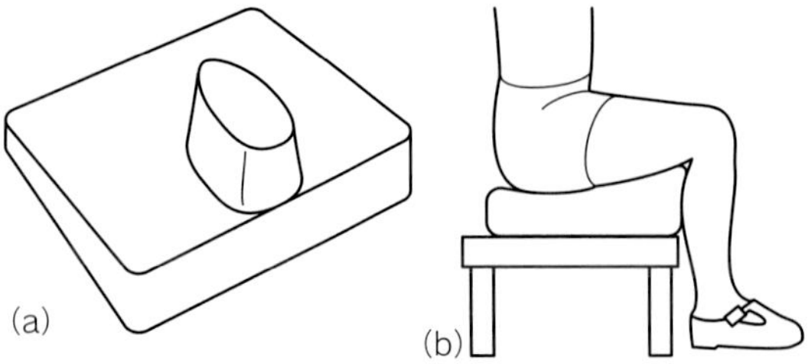

図 21.18 (a) 内転防止パッド付のシート．(b) 傾斜のあるクッション．

傾斜のあるクッションは，膝の後ろの硬い筋群（ハムストリングス）のために後方に傾きがちな子どもが，安定した座位姿勢をとるのに役立ちます．**図 21.18b** に示すように，傾斜のあるクッションを使うことで大腿部が支えられるため，子どもは背中を丸めることなく股関節を曲げることで，座った状態で前に出ることができます．

自分で作製できる椅子

箱型シート

このシートは，木製で，簡単に作製でき，年少の子どもが両脚を前に伸ばして座れるようにデザインされています（**図 21.19**）．垂直なバックサポートには，後方が薄くなっているウェッジの傾斜角度と箱の両側の狭さが組み合わさっています．それが安定した土台となって座位バランスが不十分な子どもに安心感を与えており，サポートの追加はほとんど不要です．

子どもの腰部がサポートに寄りかかれる，シートの正しい角度が最も重要です．もしシートの角度が急過ぎたら，脊柱の下部（the base of the spine）は丸くなり，骨盤は後方に傾きます．そして子どもは，股関節を曲げたり，遊ぶために腕を前に出したりできなくなります．子どもが座っているときに腕を下に押しつける傾向にあれば，トレイの高さが胸の位置にあるか，またはそれが傾いているかどうかを確認してください．子どもの遊びに変化をつけるために，いろいろなトレイを中に取り付けることができます．

食事のときに，子どもの“顎のコントロール”をしなければならない母親は，しばしば，このシートが役立つと思っています．それは，子どもがしっかり支えられ，自分の手が比較的自由になるからです．この箱型シートは小さいので，母親が介助しやすい高さになるようにテーブルの上に置くことができるという利点があります．

箱型シートは，頭部や体幹のコントロールが不十分な子どもや非常に屈曲している子どもには勧められません．非対称姿勢の子どもには，追加の支えが必要になるかもしれません．

シンプルな木製の椅子

これは，デザインがシンプルで，簡単に作れる，安定感のある椅子です（**図 21.20**）．その椅子は緊張が中等度に増している子どもに有効です．椅子にいろいろな高さで座れる部分を作り付けるということは，椅子やテーブルとして使用しながら，長期にわたって2つのシートが交換できることを意味します．子どもの足も床にしっかり着くことでしょう．

段ボール箱，プラスチック製収納箱

座位バランスが不十分な年少の子どもは，狭い場所に座っているときのほうがより安心していられることがよくあります．私は，大きな段ボール箱やいろいろなサイズのプラスチック製の収納箱を機能的な活動と遊びの両方に利用してきました．

丈夫な段ボールやプラスチックの箱は，格好の遊び場となります．おもちゃを箱の上側に横切らせたり，側面に取り付けたりすることができ，また箱の底に置くこともできます．その中にもっと小さな箱を置き，テーブルとして使用することもできます（**図 21.21**）．

もし使用する段ボール箱が金属製のステープル*で固定されているなら，平らにしてしまうか，その上にテープを貼るかしてください．もし必要

* 訳注：先のとがったU字形の針（ホチキスの針など）．

がなければ外してください．

座位の機能が受身的または静的である必要はありません．子どもが座位姿勢のまま動き回ったり，つかまり立ちをし始めたりする段階に到達するころには，箱はそれらの活動にふさわしい練習の場になります．**図 21.21** に示すようなさらに大きな箱の中で遊んでいると，子どもはかなり大胆になり，立つために必要な動作を練習し始めるかもしれません．その際，箱の縁をよく利用します．この段階に到達したら，子どもは箱の内側を回りながら横歩きしようとするかもしれません．その箱は，動くベビーサークルとしての機能をもっており，また軽くてほかの部屋へ持ち運ぶことができます．したがって，母親はいろいろな仕事をしながらでも様子をうかがえ，子どもは安全に遊ぶことができ，あたりを動くことができます．子どもに異なる感覚を与えるために，箱の作りをいろいろと変えることができます．たとえば，箱の底や側面の内張りには，しっかりしたカーペットの生地や，対照的に寝室のスリッパの内側のようなふわふわした柔らかな素材があります．箱の中身もまたさまざまです．おもちゃを包み込んでいるティッシュペーパーや新聞紙で埋め尽くされたり，木製のスプーン，空箱，スクイーズボトル*などの家庭雑貨が入っていたりします．

危険なものがないかどうかを必ず確かめてください

段ボールとプラスチックの箱は，座位バランスがとれない子どもには勧められません．

シリンダーチェア（円柱形の椅子）

この椅子に使用されている円柱部分は，厚い強化段ボールでできています．

円柱部分そのものは市販されています．切り

* 訳注：ケチャップやマヨネーズの容器のように，内容物を搾り出せる軟らかい容器のこと．

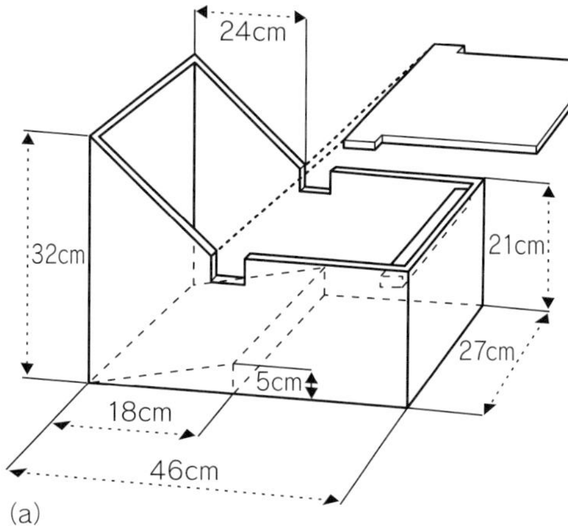

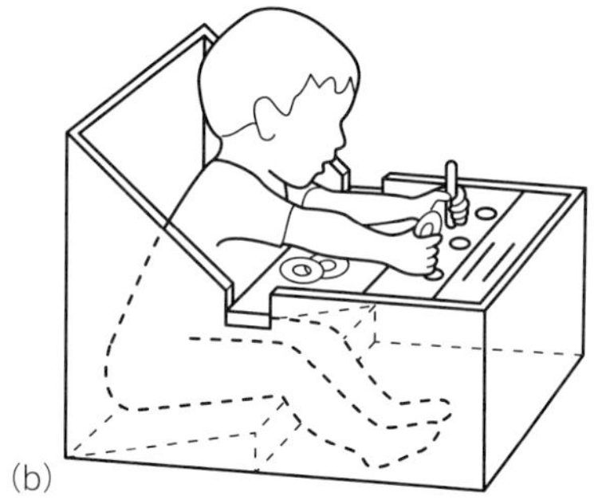

図 21.19　箱型シート．

取って，便利な椅子にすることができます．強化段ボールでできた円盤状のシートが，円柱にとって必要な安定性を与えることになります．シートにはフォームクッションが付けられ，フォームでできた洗える素材がカバーになります（**図 21.22**）．

使用するすべての素材は，英国の家具類の火災安全に関する規則**に従ったものでなければなりません．また，段ボール箱を固定しているステープルは，どれも平らでテープが貼られていなければなりません．

座位バランスはかなり良いが両手を使うことにまだ不安のある子どもたちが食事をするときに，このシートは役立つかもしれません．円柱形の

** 訳注：防災ニュース（日本防炎協会）193 号（2013年4月，P24）には “furniture and fire regulations” と記載されている．原書が英国の書籍であるため，ここでは英国での規則があげられている．

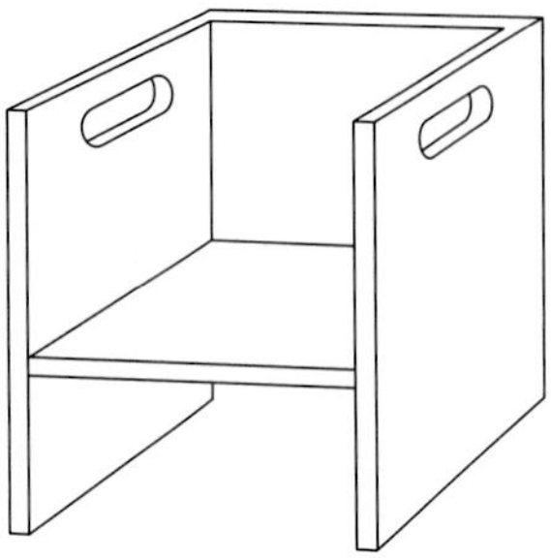

図 21.20　シンプルな木製の椅子.

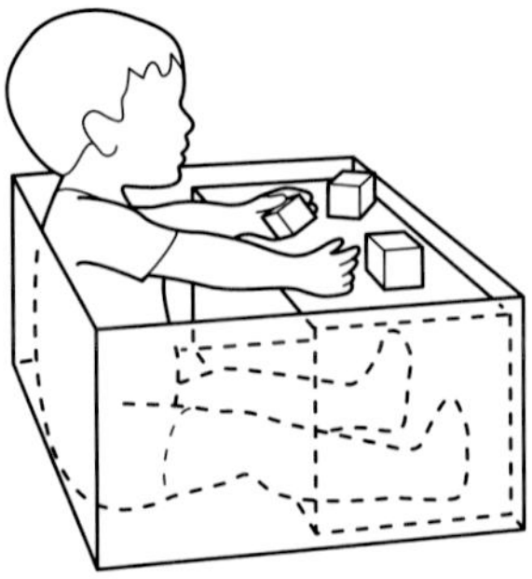

図 21.21　段ボール箱の中の子どもの座位. 箱の中にはテーブルとして使用できるものを入れてあります.

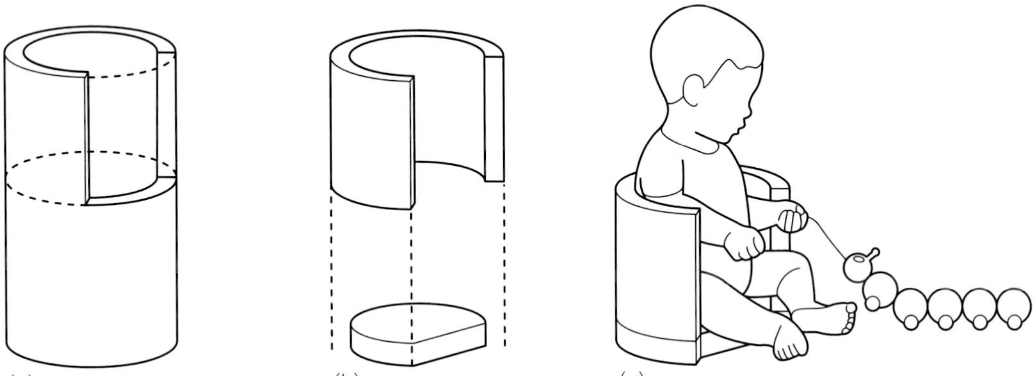

図 21.22　シリンダーチェア (円柱形の椅子).

バックサポートの形状により, 肩は前方に位置した状態で保持されます. それで子ども (とくに, 食事をとるためにスプーンを持ち上げるときに, 後方に倒れる傾向がある子ども) は, 腕を前に出しやすくなります. また, 良い支えとなるこの形状は, 安心感も与える可能性があります. 年少の子どものためにシートを床に置くことができます.

シリンダーチェアは, 座位バランスの良い子どもでなければ勧められません. 手の機能を改善するために, 子どもが腕を前に出せるようにすることがおもな機能です.

テーブル

椅子とテーブルの高さは, 互いに関連し合わなければなりません. テーブルは肘の高さにするべきです. そうすることで上部体幹は前に動き, 股関節, 肩関節, 腕も順に前に位置するようになります. また, 子どもは, 前腕で体重を支えることができるようになり, 必要に応じて安定した姿勢がとれるようになります. 幅広いさまざまなデザインのテーブルが市販されています. 高さ調節や, 水平から垂直までの角度調節により, 子どもが自分の手の操作を見やすくなるものもあります. 視覚は, 子どもたちが自分の動きをコントロールするのに重要な役割を果たすので, 手が見やすくなることは重要です.

垂直や水平に取り付けられた取っ手のようなオプション品は, 基本的な手のスキルを発達させます. また, 遊びのために取り付けるいろいろなフレームも市販されています.

テーブルの表面が水洗いできることは重要です

が，それはたいてい表面が滑りやすいということなので，滑り止めマットを使用したほうがよいでしょう．そのマットは，シート状になっているものか，細かく切られているものを購入することができます．

まとめ

いろいろなタイプのシーティングについて述べてきた本章の結びに，次のことを強調します．シーティングの目的は，子どもの適切な座位バランスが発達してきたら，すぐ，余分なサポートがない，いろいろな椅子に座れるようになることなのです．ただし，発達異常や必要に応じた的確な動作のために，股関節と脊柱の定期的な観察が条件になります．

子どもが1人で椅子を持ってきて，テーブルに引き寄せ乗り降りする．このような機能的活動に両手が使えるくらいの十分なバランスを獲得したとき，唯一完全な自立を達成したことになるでしょう．

バギー

椅子に関して述べてきた原則や重要な要素は，おおむねバギーにも当てはまります．当然，椅子とバギーには何らかの違いがあります．バギーの中の子どもを見ると，座っているのですが，巧緻動作のためには両手を積極的に使っていません．椅子には，子どもたちを機能的にできるものを提供しようという目的があります．したがって，椅子は，良好なポジショニング（とくに，対称性，コントロール，安定性）という目的を強化するだけでなく，食事，遊び，学習などの日々の活動も促進します．対称性，コントロール，安定性のある直立姿勢は，子ども用バギーの重要な特徴でもあります．バックサポートに半ばもたれかかった姿勢で，空をじっと見上げることほど，子どもに静かな思考の継続（intellectual inertia）をもたらすものはありません．子どもと一緒に外出するときの経験は，受身的であるより積極的であるべきで，周りで起きているすべてのことに触れ合う機会を与えることが重要です．そのために，安全で安定した直立座位姿勢が必要になります．

椅子に関する本章の初めのほうで述べたように，常にデザインや製品は新たに開発されています．このことはバギーにも当てはまります．

ただ，店やカタログが勧めているバギーを購入するのではなく，購入前に担当セラピストから常に専門的なアドバイスを受けるほうが賢明です．バギーが試用販売*されているのであれば，そのサービスを活用してください．バギーが子どものニーズに合っているかどうかを考えるだけでなく，折りたたみ，持ち運び，車のトランクへの収納，公共交通機関への積み込み，格納しやすさなどの実用性がどの程度あるかを調べる機会にもなります．購入前には必ず，子どもを乗せて，あたりを押して回ったり，縁石や段差などを上ったり下りたりしてください．また，止まっているときにバギーを押してみて，子どもがうまく座っているかどうかを確かめることもできます．

バギーを選ぶときの留意すべき一般事項

1. 軽量で安定しており，魅力的なデザインで，取っ手がパッド入りかゴム製で，ブレーキ装置が優れていて，操作が簡単なバギーを選んでください．

2. 推奨されている年齢・体重だけではなく，身長も調べてください．

3. 多目的な装置になっているものを選んでください．子どもの成長に合わせて異なる大きさのシートが付けられるシャーシー**がよいでしょう．

---

* 訳注：買い手に試用してもらい購入の是非を決めてもらう販売形態のこと．
** 訳注：自動車などの車台．

4. シートの上には滑り止め付の素材がよいでしょう．多くの布カバーは，スポンジで掃除するしかない場合が多いので，できれば洗濯機で洗える取り外し可能なカバーを選んでください．雨具がすべて整っているところ，とくに英国でこのタイプを探すのは比較的簡単です．

5. バギーが輸入品の場合は，予備部品が入手できるか，製造メーカーが修理サービス契約を規定しているかどうかを調べておくことが重要になります．

6. バックサポートとシートが頑丈で，側面が支えるのに十分な高さになっているかどうかを確認してください．

7. バックサポートの角度や，フットサポートの高さや角度が調整できるものであれば，それが簡単に素早くできるかどうかを確認してください．

8. 付属品はバギーの価格に追加されます．最初にそれらを試してみて，追加したサポートで子どもの座る能力が改善したかどうかを念入りに調べてください．

9. 最後に，バギーやベビーカー*が英国の家具類の火災安全に関する規則に従っていること，またその保証範囲を調べてください．

最も適したバギーを選んだら，次に子どもが椅子に座っているときに使っている補助的な支えと同じものの購入が必要と思うかもしれません．製造メーカーは，バギーによって標準装備の付属品を変更しています．特殊なサポートは高価になる場合があるので，それが子どもの役に立つかどうか，セラピストに助言を求めてください．

役立ついくつかの付属品を**図 21.2** に示しています．そのほかには以下のものがあります．

1. 股ベルトは骨盤を安定させるのに役立つ可能性があります．骨盤の前から股関節上を 45° の角度で後方かつ下方に引っ張り，シートの下に結び付けます．

2. 内転防止パッドは両脚を離しておくことができます．その結果，子どもの座れる面がより広くなります．

3. 側方と中央の体幹サポートは，体幹を正中線上に保持することができます．

4. 身体を支えるチョッキ（安全ジャケット）または胸部のパッドは，上部体幹が前方へ突然倒れてしまう子どものアライメントを整えることができます．

5. 握り棒**をバギーに追加することで便利になる可能性があります．子どもが握ることを学習したらすぐに使えます．握り棒を使うことで，子どもは，しばしば安心感や安定感を感じ，少ない支えで座ることができます．

バギーのフットレストには，1 枚で作られているものもあれば，それぞれの足を別々に支えるようになっているものもあります．もし子どもが非対称姿勢で一側のフットレストを強く押しつけていたら，そのフットレストは他側より低くなってしまうでしょう．気づきにくいことなので，定期的にチェックしてください．そしてもし低くなっていたら，担当セラピストに伝えてください．

いろいろなバギー

いまでは，いろいろなバギーが市販されているので，幅広い選択肢があり，程度の差こそあれそれぞれが姿勢コントロールの提供を謳っています．あなたと担当セラピストが評価したあとであれば，特別なバギーを選ぶことができます．そのバギーは，ほぼオーダーメイドで作られており，姿勢コントロールが高まるにつれて徐々に減らせる部分があります．

---

* 訳注：原著では “buggy” と記載されている．Longman Online Dictionary（http://www.ldoceonline.com/）では，“a light folding chair on wheels that you push small children in（British English）”，“a small bed on wheels, that a baby lies in（American English）” と記載されているため，日本で一般的に使用されている「ベビーカー」と訳出した．なお，“pushchair” や “stroller” は「バギー」と訳出している．

** 訳注：原著の “retention bar” を訳出した．

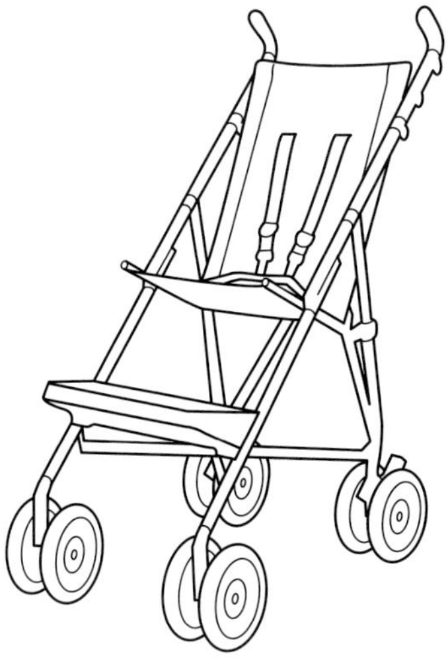

図 21.23 ごくわずかな障害をもつ年少の子ども用のバギーの一例（GMFCS レベル I ～III）．

ごくわずかな障害をもつ年少の子ども（GMFCS レベル I，II，III）

ほんのわずかな障害がある赤ちゃんや年少の子ども用のバギーは，デザインや選択肢が幅広く，ほとんど改良せずに使用できるものが販売されています（**図 21.23**）．

より重い障害をもつ年少の子ども（GMFCS レベルIV，V）

図 21.24a に示すようなバギーの中のインサートは，骨盤や体幹をわずかにコントロールしている年少の子どもに必要な支えとなるかもしれません．それは，安全ベルトと一緒に使用するべきです．あるいは，**図 21.24b** に示すような，チョッキ型の安全ベルトが便利かもしれません．頭部をわずかにコントロールしている赤ちゃんや年少の子どもには，**図 21.24c** に示すようなバギーがより有効かもしれません．

先に述べたように，子どもは，可能であればいつでも１人で姿勢をコントロールして適応しなければなりません．子どもはこうしてバランスをとることを学習していきます．それらの能力が発揮できる機会を与えることが，椅子とバギーの双方にとって重要なことになります．したがって，バギーの外側のサポートや必要以上の調整は最小限に留めておくべきです．しかし，安定したシート，体幹の姿勢コントロールやアライメントが保証されれば，この限りではありません．不要になったときには外側のサポートは取り外すべきです．し

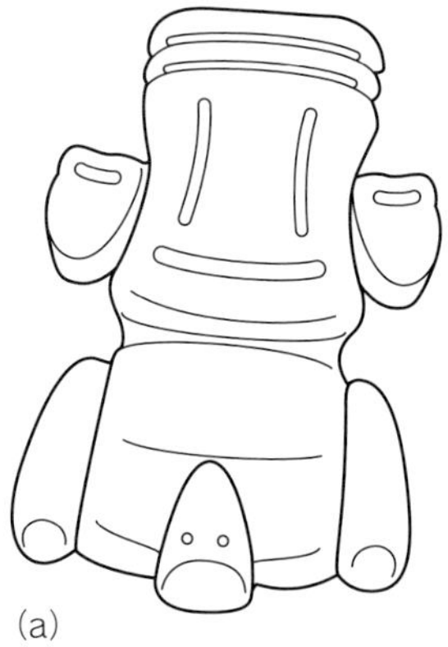

(a)

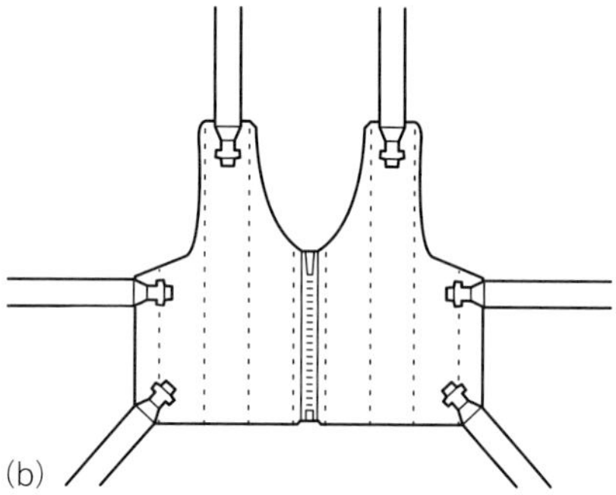

(b)

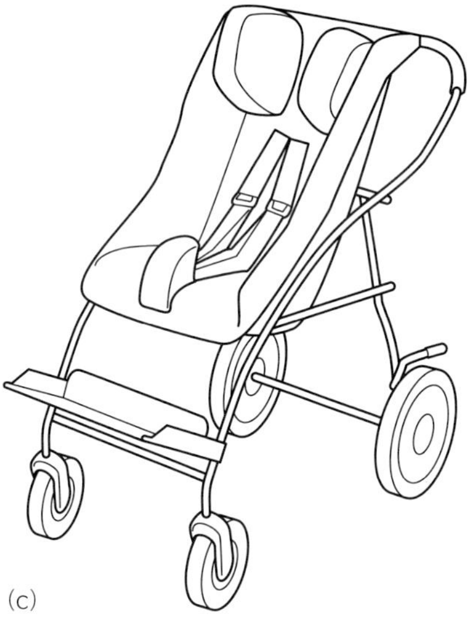

(c)

図 21.24 (a) 骨盤と体幹をわずかにコントロールできる年少の子どものためのバギー用インサート．(b) ベスト型の安全ベルト．(c) 頭部をわずかにコントロールできる年少の子ども用のバギー．

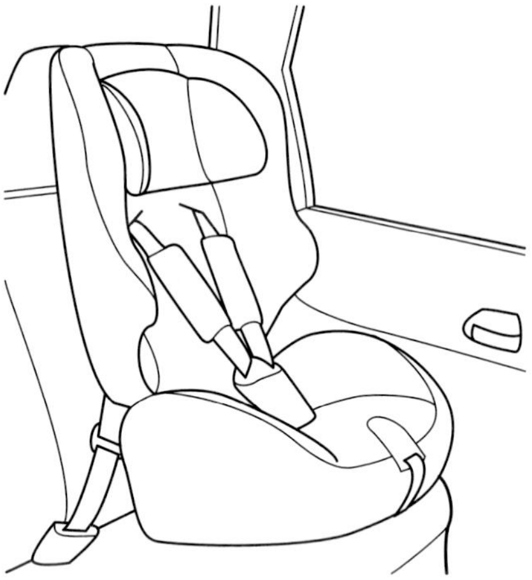

図 21.25　体重が 9～25kg の子どもに適切なチャイルドシート.

かし，一方ではどのような異常発達においても，股関節や脊柱の定期的な検査は必要です.

チャイルドシート

車で移動するときの子どもの安全を保証するために助言を求めてください．入手できるチャイルドシートは幅広く，常に新製品が開発され続けており，規制もたびたび変化しています．すべての子どもたちに同じ安全規則が適用されるので，シートは基本的にしっかり固定して保護しなければなりません．そして，そのシートには，きちんと合った調整しやすい安全ベルトが付いています．製造メーカー側が提示する年齢は，ほとんどおおよその目安でしかないので，最大限に保護するためには，子どもの身長・体重に見合うシートを購入することが重要です.

すべてのチャイルドシートは，製造メーカー取扱説明書で推奨されているように車の中にしっかり取り付けられる必要があり，また法的必要条件を満たしていなければなりません.

生後数カ月の子どもが中にいるキャリーコット*を車に乗せる場合には，固定しておくことが重要です．これは，ほとんどの国で法的必要条件となっています.

後ろ向きになっているチャイルドシートも市販されています．それらは安定して，十分に調整できる安全ベルトがはめ込まれていなければなりません．そして，さらに支持性と安全性を高めるために頭部のクッションを併用することがよくあります．それらは，体重 10kg 以上の子どもたちに適しています.

もし車の助手席にエアバッグが装備されているのであれば，後ろ向きのチャイルドシートを使用するときは，エアバッグのスイッチを必ず切るべきです.

多くの親たちは，**図 21.25** のようなチャイルドシートを知っています．それは，体重が 9～25kg の子どもたちにとって最適なものです.

制御装置が追加されたより大きなチャイルドシートも市販されています．それは，特別に支持機構のあるシーティングがなければ車の中で座ることができない，体重 25kg を超えた子どもたちが対象となります.

子どもの乗り降りがしやすいかどうか，購入する前に試してみることが重要です．車内に取り付けたチャイルドシートでやってみるのがベストです.

飛行機で旅行するときにチャイルドシートが必要な場合には，イギリス民間航空局に許可されているかどうか，航空会社に問い合わせたほうがよいでしょう.

参考文献

Palisano R, Rosenbaum P, Walter S et al. Development and validation of a gross motor function classification system for children with CP. Dev Med Child Neurol 1997；39：214-223.

*訳注：持ち運べる小さなベッドのこと.

第 22 章

22

移動のための補助具

Eva Bower による改訂

章の内章

多くの親たちのおもな目標の1つは，子どもが1人で自由に移動できるようになることです．移動が完全に自立している場合もあれば，補助具の助けを借りる場合もあります．しかし，大人になったら，優先順位が違ってくることを忘れないほうがよいでしょう．最適な自立した生活のための，脳性まひをもつ大人のニーズは，次のような優先順位になっています（bleck　1987）．

1. コミュニケーション：きわめて基本的な条件として，「はい」「いいえ」の応答ができること．
2. 日常生活に関する動作：何かよい手段を取り入れたり，親以外の介助者から援助を受けたりすることにより，自立すること．
3. 移動：基本的な条件として，身体のほんの一部分（顎，足，そのほか）でコントロールできること．
4. 歩行

年齢や障害の程度などの多くの要因により，どの移動手段となるかが決定します．また，1人で動いてみたときの状況も決定要因となります．たとえば，室内ではカーペット敷きの居間を横切ります．また，屋外では，庭には芝生が，スーパーマーケットには滑りやすい床があり，後者では周囲に多くの人がいる場合もあります．子どもが移動できそうな補助具を選択するときの重要なポイントは，以下の通りです．

1. 移動補助具は，子どもの自立心の向上に挑戦するようなものであるべきです．
2. 移動補助具は，子どもが1人で安全に環境を探索できる可能性を高めるようなものであるべきです．

健常児は，9～11カ月で四つ這い移動して，11～13カ月で立ちます．そして，12～14カ月で家具の周りを伝い歩きして，13～15カ月で歩きます．1人で四つ這い移動したり歩いたりする能力が身についたら，家の屋内外の周りの世界をもっと学習することができます．子どもは，食器棚やタンスを開閉し，中の物を調べて試してみて，すぐに捨ててしまいます．家の中には，乱されずにそのままになっている場所はありません．もっと

ボックス 22.1

2 歳の誕生日前

一般に，レベル I では，同年代の健常児たちと異なる移動補助具は必要としません．

レベル II では，13～15 カ月以降に歩行補助具を必要とするかもしれません．

レベル III では，13～15 カ月以降に歩行補助具を必要とするでしょう．

レベル IV では，11～13 カ月以降に移動の補助具を試す必要があるでしょう．

2～4 歳の誕生日のあいだ

レベル II では，歩行補助具を必要としているかもしれません．

レベル III では，歩行補助具を必要としているでしょう．

レベル IV では，四つ這い移動のための補助具を必要としているかもしれません．使えるのであれば車いす，できれば自分で操作できる電動車いすを必要とするでしょう．

4～6 歳の誕生日のあいだ

レベル II では，歩行補助具をもう必要としないでしょう．

活動的に遊ぶようになってきたら，押したり引いたりできるおもちゃ，ペダルなしの三輪車，家の周りや庭で動くことができる，またがって乗る車輪付の丈夫なおもちゃなどを好むようになります．しかし，健常児が，ペダル付三輪車の操作に要する協調性を得るのには非常に長い時間がかかります．約 3 歳～3 歳半くらいです．

多くの脳性まひをもつ子ども（以下，CP 児）は，能力や運動性が十分ではないため，上記のような方法で探索したり遊んだりする自由が奪われています．しかし，できるだけ同年代の子どもたちと同じ方法で探索するために，年齢相応の補助具を使用して動き回る機会が与えられるべきです．**ボックス 22.1** には，粗大運動能力尺度（GMFCS）（Palisano ら　1997）の分類から予測される，移動補助具に関するニーズが一覧になっています．

本章のイラストで，家の屋内外の両方で移動を促せるような，店頭で販売しているおもちゃを利用した，いろいろなアイデアを説明します．ほとんどのおもちゃは，必要に応じて簡単に合わせることができます．とくに CP 児のニーズに合うようにデザインされている移動器具も解説しています．立位や歩行のバランスのとり方について，最小限の介助で行う方法と 1 人で行う方法の両方を提示しています．また，歩行補助具として使用される 2 種類のロールクッション（ローラー）も掲載していますが，どれが最も適しているか担当セラピストに助言を求める必要があります．三輪車も 2 種類載せています．どれが最も適しているか，またいつ使うかなどの助言を担当セラピストに再度求めてください．

うつ伏せでの移動

図 22.1～22.3 を参照してください．

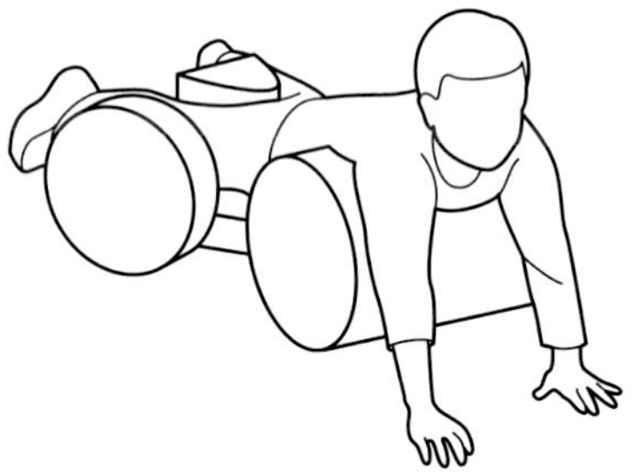

図 22.1　腕と脚をまっすぐに伸ばした状態で保持するポジショニングパッド付のスクーターボード．

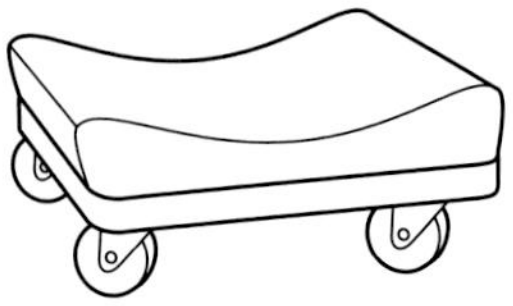

図 22.2　コースターに木製の腰かけを乗せたもの．加工したフォームでカバーされています．子どもは，横になり腕と脚（または，腕か脚）で動き回るか，座って脚で動き回るかのどちらかです．

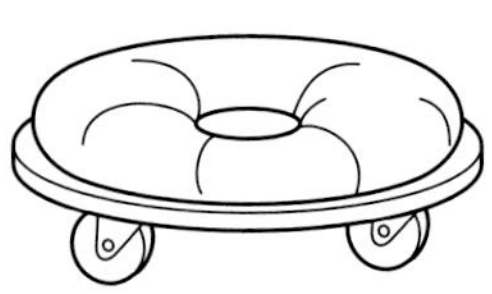

図 22.3　コースターに木製リングを載せたもの．パッド入りのクッションまたはゴム輪でカバーされています．中央に凹み（穴）があるので，子どもは座りながら脚で動き回ったり，横になりながら腕と脚（または，腕か脚）で動き回ったりすることができます．

座位での移動

図 22.4, 22.5 を参照してください.

歩行器として使用できる丈夫な手押し車

図 22.6～22.9 を参照してください.

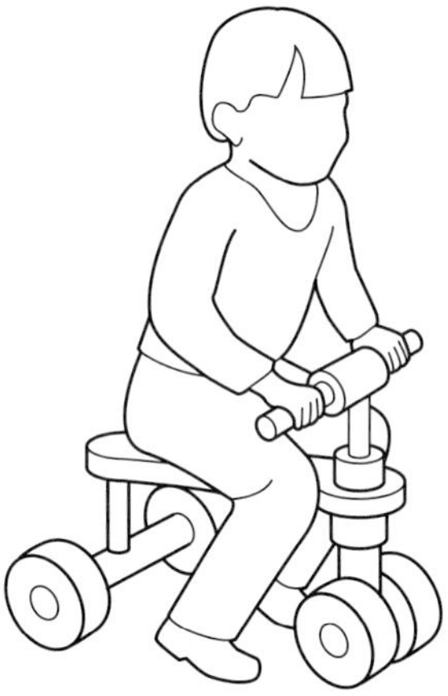

図 22.4　木製の三輪車. 座ったままハンドルを把持し, 両足で三輪車と一緒に“歩く”ことができます.

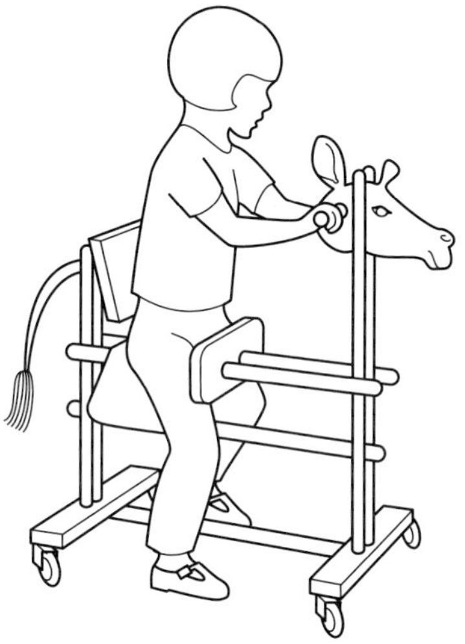

図 22.5　コースターにおもちゃの動物を載せたもの. 脊柱と骨盤を支えられて, 子どもは座ることができます. 握り手とシートの位置が調整できます. 図 22.4 のように, 子どもは動物と一緒に“歩く”ことができます.

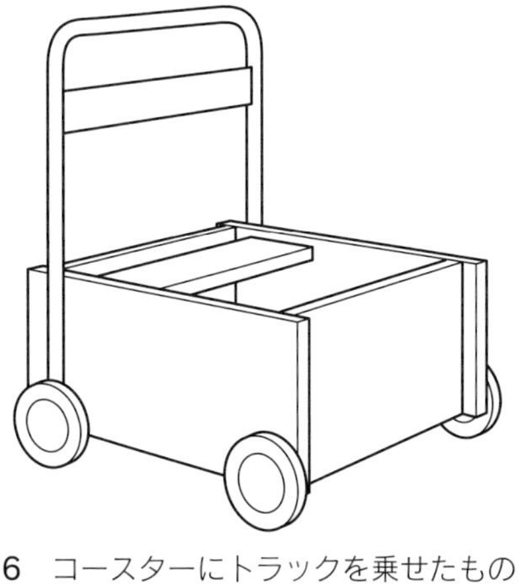

図 22.6　コースターにトラックを乗せたもの. 子どもは握り手を押すことができます (長さ約 50 cm, 幅約 35 cm, 高さ約 55 cm).

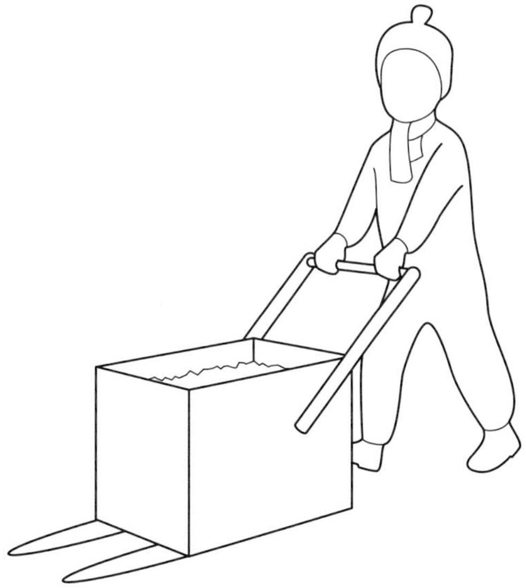

図 22.7　スキー板状のものと握り手が付いた自家製の木箱. スキー板は箱を押しやすくします.

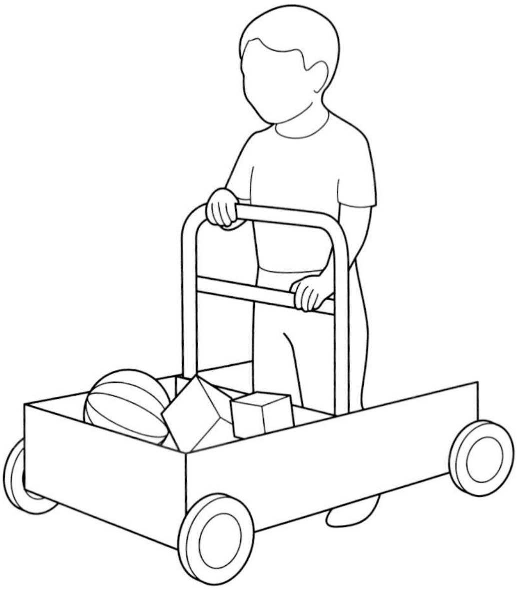

図 22.8　高さ調節ができ，把持して押せる水平バーが付いた手押し車.

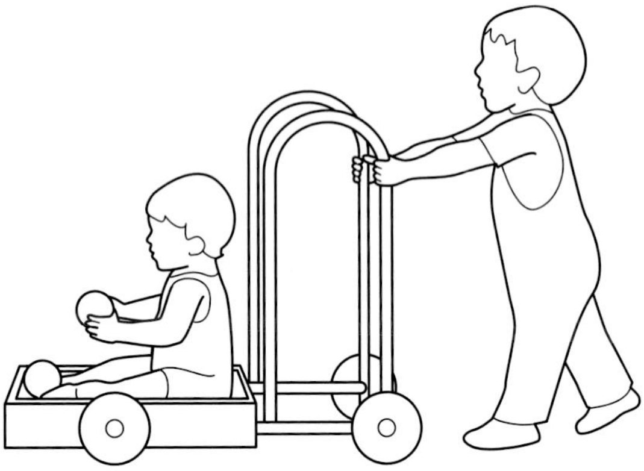

図 22.9　垂直方向，水平方向に把持できるバーが付いた手押し車.

サポートを使用した歩行

図 22.10～22.13 を参照してください.

サポートを使用する場合

図 22.14～17 を参照してください.

大小の輪は，安定と移動サポートに有用です．自立歩行のとき把持することで，しばしば移動を手助けします（**図 22.14～22.17**）.

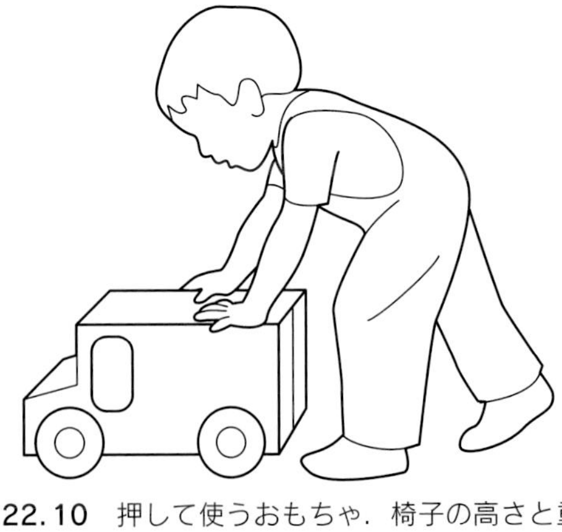

図 22.10　押して使うおもちゃ．椅子の高さと重さを変えることで，股関節の屈曲の度合いを変えることができます.

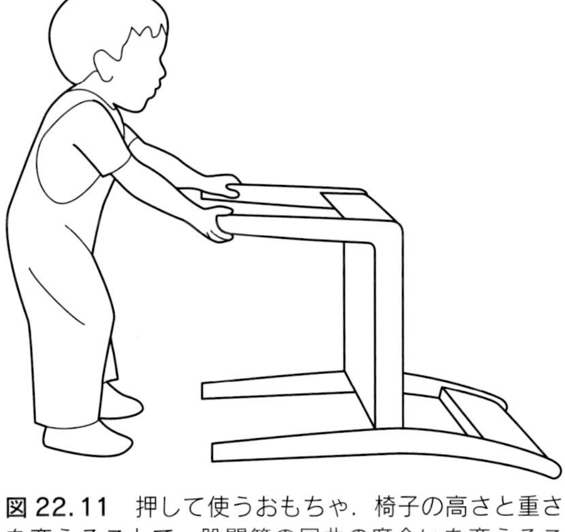

図 22.11　押して使うおもちゃ．椅子の高さと重さを変えることで，股関節の屈曲の度合いを変えることができます.

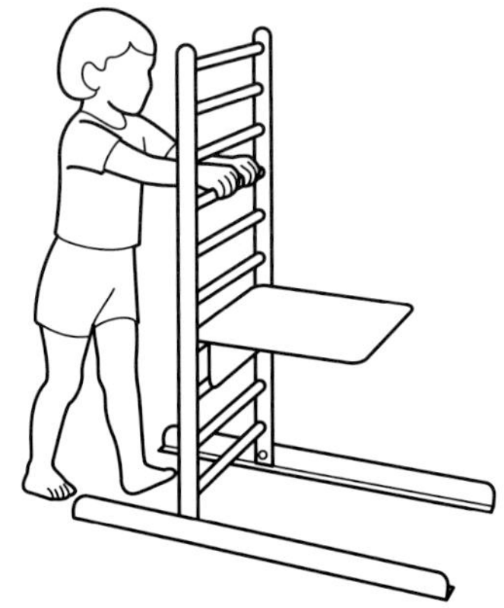

図 22.12　押して使うおもちゃ．椅子の高さと重さを変えることで，股関節の屈曲の度合いを変えることができます．

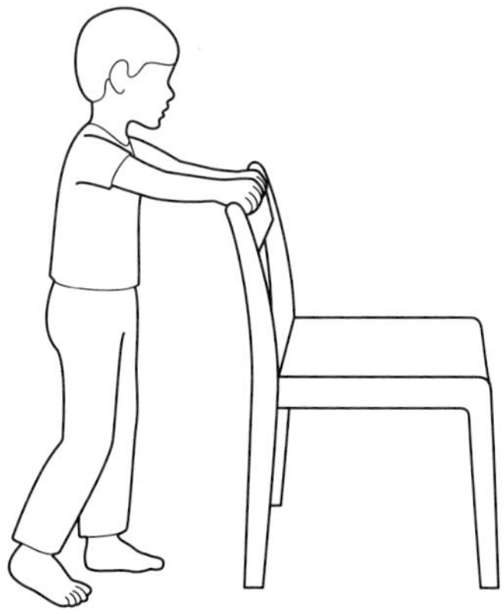

図 22.13　押して使うおもちゃ．椅子の高さと重さを変えることで，股関節の屈曲の度合いを変えることができます．

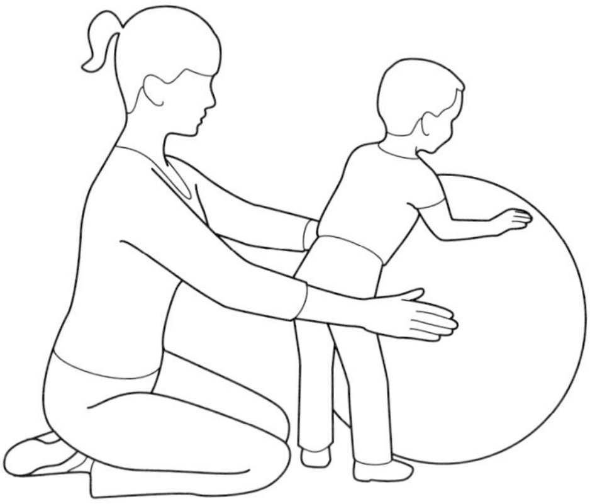

図 22.14　大きなボールと一緒に歩きます．母親がそのボールの動きをコントロールしながら，いくらか介助しています．

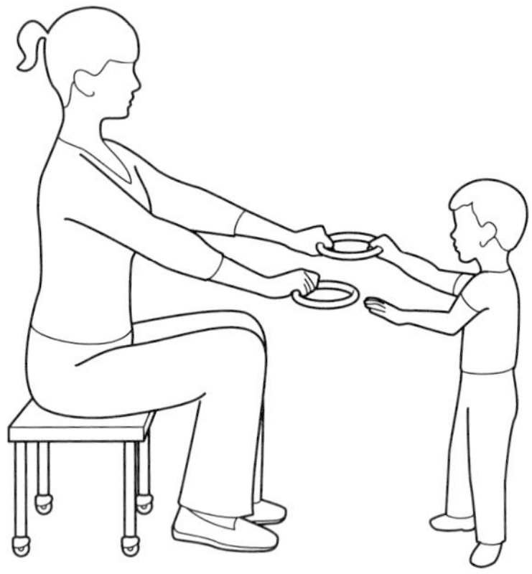

図 22.15　子どもが，一方の手で小さい輪を把持し，他方の手で 2 つ目の輪を把持するところです．両方の輪は母親によりコントロールされており，母親は座っている腰かけによって後ろに歩くことができます．それで子どもは前に足を踏み出します．

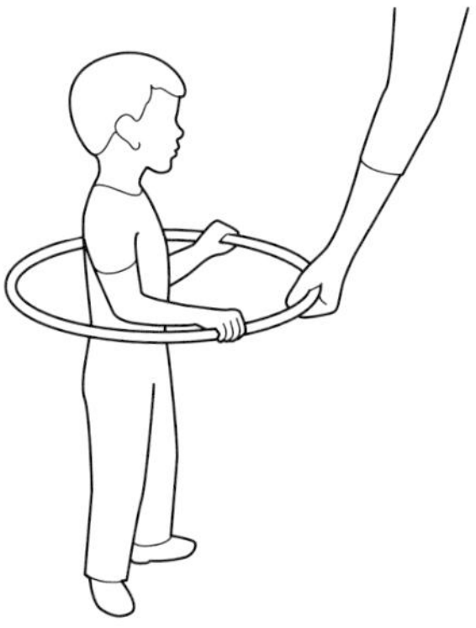

図 22.16　母親がコントロールしている大きな輪を必要に応じて支えに使っています．

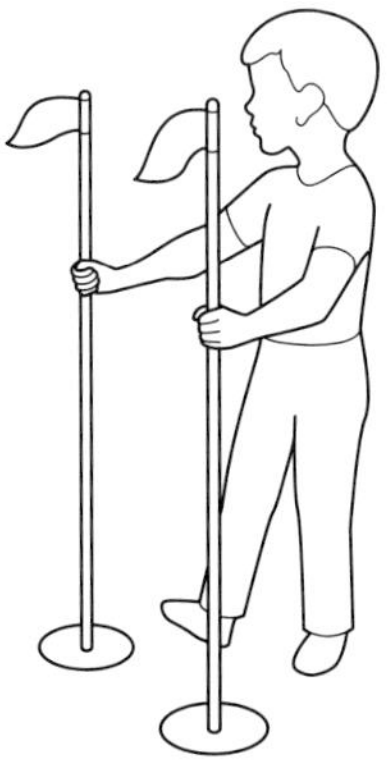

図 22.17　2 本のポールで立って，バランスをとりながら歩いています．ポールの土台は，安定性を増すために大きな円盤状になっています．

バランストレーニング

図 22.18 を参照してください.

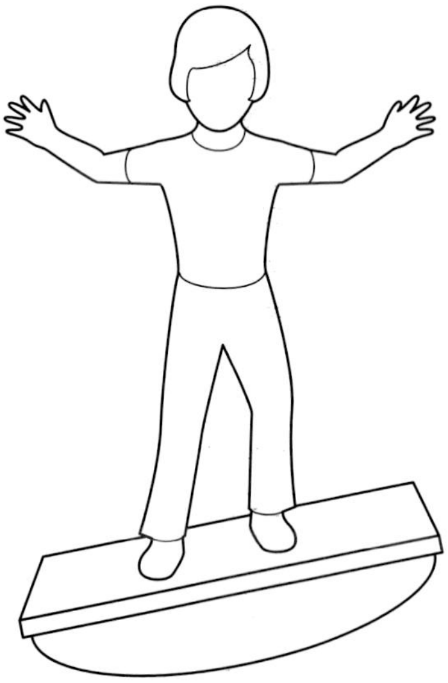

図 22.18　立った状態でバランスをとっています. バランスボードの上で, 一方の下肢から他側の下肢への体重移動を練習しています.

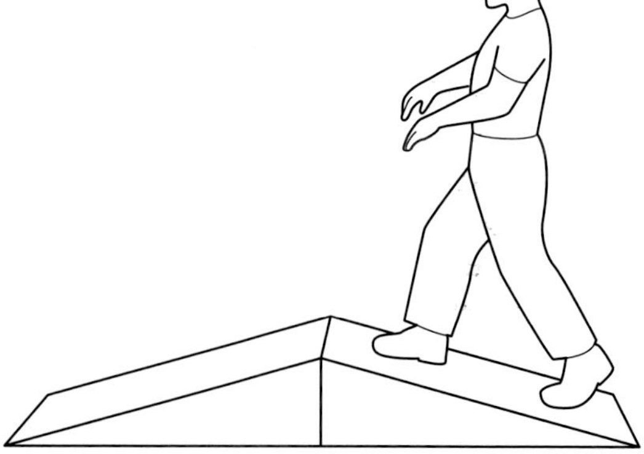

図 22.20　楔形のフォームの上を上り下りして歩く練習をしています. そのフォームの軟らかさは, 足のバランス反応も促す可能性があります.

自立歩行

図 22.19, 22.20 を参照してください.

歩行練習

図 22.21～22.24 を参照してください.

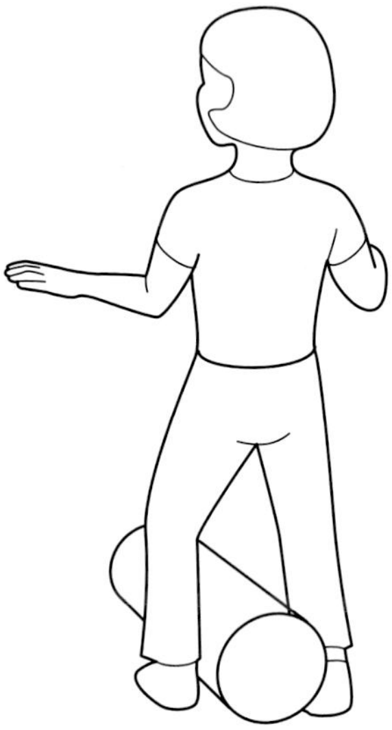

図 22.19　ローラーを脚のあいだに挟んで歩く練習をしています. ローラーは, 一歩進む前に, 一側の下肢から他側の下肢への体重移動を促します.

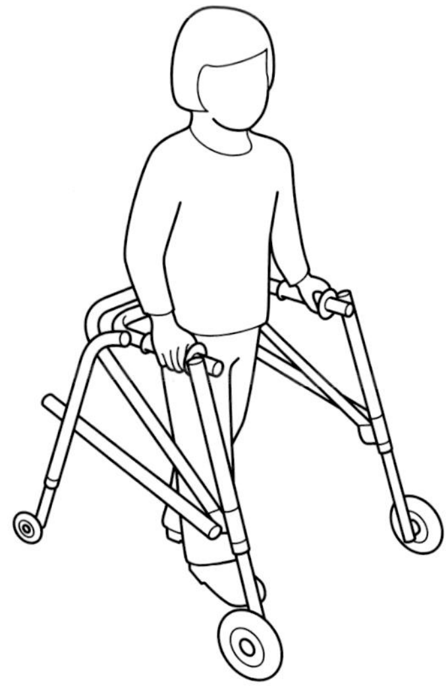

図 22.21　PCW (postural control walker) を押しながらの歩行. その歩行器は, 外国でしばしばケイ歩行器 (Kaye Walker) とよばれます.

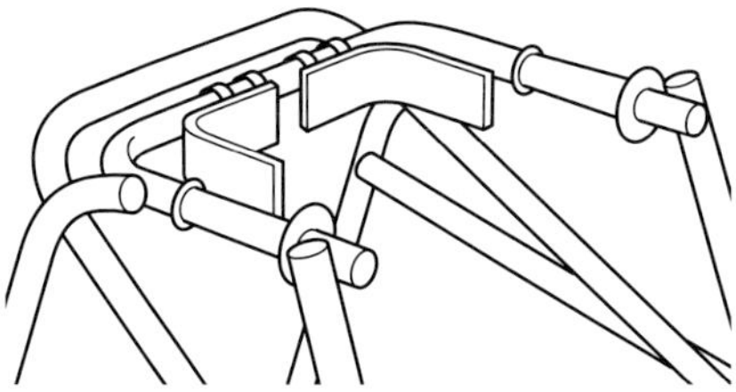

図 22.22　股関節の位置にあるパッド．図 22.21 に示した歩行器に固定でき，股関節の位置をコントロールするのに役立ちます．

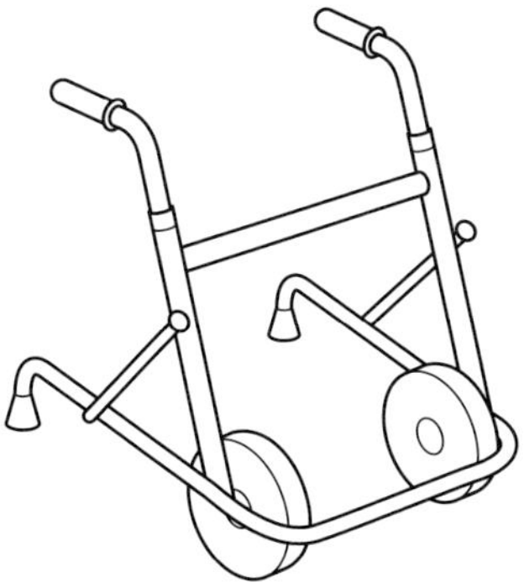

図 22.23　前に押すタイプの折りたたみ式の歩行器．

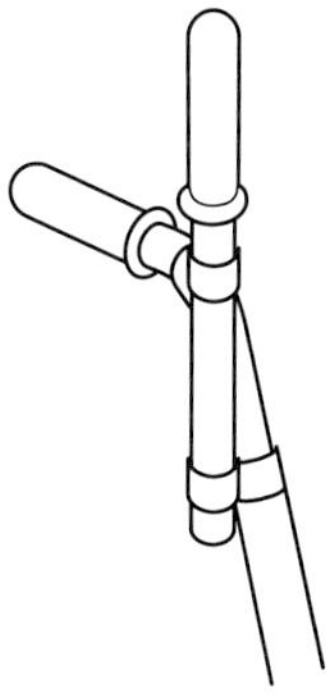

図 22.24　図 22.23 に示した歩行器の水平ハンドルの代わりに取り付けることができる垂直ハンドル．

肘で支える杖を使用した歩行

図 22.25 を参照してください．

三輪車

図 22.26，22.27 を参照してください．

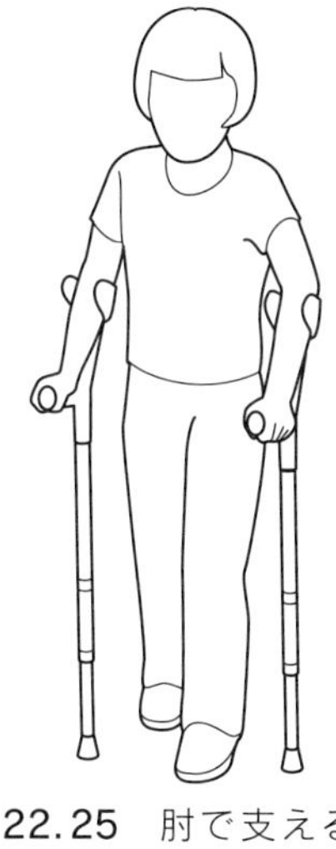

図 22.25　肘で支える杖を使用した子どもの歩行

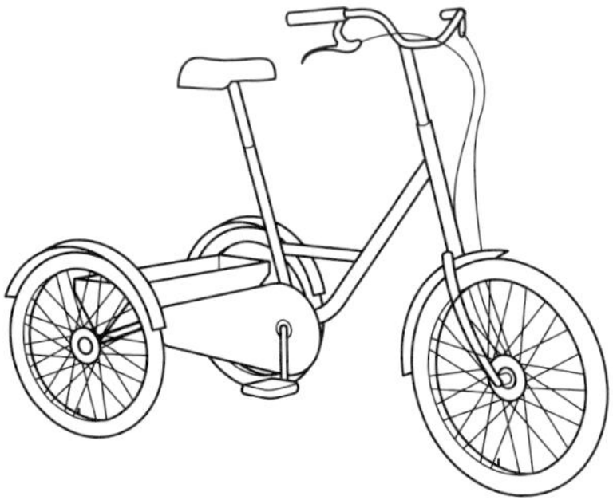

図 22.26　子ども用の三輪車．

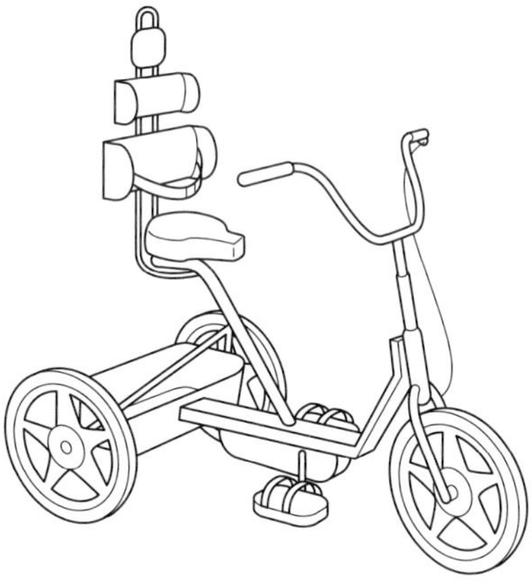

図 22.27　頭部と上部・下部体幹の支持，および足乗せを装着したオーダーメイドの三輪車．こうした三輪車は電動式にもなります．

参考文献

Bleck EE, Orthopaedic management in cerebral palsy. Clinics in developmental medicine no. 99 / 100, Mackeith Press, Oxford, Blackwell Scientific Publication, with Philadelphia, J. B. Lippincott.

Palisano R, Rosenbaum P, Walter S et al. Development and validation of a gross motor function classification system for children with CP. Dev Med Child Neurol 1997 : 39 : 214-223.

第 23 章

23

遊び

Eva Bower による改訂

章の内容

年少の子どもは，おもに遊びをとおして学んでいきます．前にも検討したように，子どもは，聞いて，見て，触って，味わって，周囲の世界について学び始めます．それとともに，親として，子どもが必要なときは手助けし，親子は相互に影響を受けます．いったん自分自身を知ると，子どもは自分とかかわりのある他者について学びます．目と手の協調が発達するにつれて，子どもは自分の周りにあるものを探索し始めます．それらを把持して口に入れ，形や手触りに気づき始め，良い味のするものもあれば，そうでないものもあることを知ります．

身体能力と手のスキルが発達するにつれて，手指が子どもの主要な情報源となり，子どもは自分の手を使ってしていることに集中し始めます．そして，最初は偶然学んでいますが，その後，繰り返しと練習によって学習するようになります．

健常児の遊び

健常児は，おもちゃと身近なものを使って，できることとできないことを学習します．身近なものとおもちゃは，さらなる探索と発達のために子どもが用いる道具となります．子どもは，物には，上下，内側，外側があることに気づきます．仮に，物が硬ければしっかり握ることはできませんが，柔らかければ握ることができます．子どもは，物は容器に出し入れできることを学びます．最初は，一度に全部のものを出して空にしますが，生後18カ月ごろには，整然とした規則正しい方法で出し入れするようになります．子どもは，1つのものを別のものの上に置けば，構造物として2つの小さな積み木のタワーができること，また物が動かないように片手で押さえておけば，他方の手が使えることを発見します．また，自分が望む結果を得るためにはどのくらい努力すればよいかを判断する方法も発見します．たとえば，押したほうが簡単に速く動くおもちゃもあれば，引いたほうがよいおもちゃもあることがわかるようになります．子どもは，選択することができるため，自分が興味をもっているおもちゃだけで遊び，ほかのおもちゃには見向きもしません．

CP児の遊び

遊びは，脳性まひをもつ子ども（以下，CP児）にとっても重要で，知性，情緒，コミュニケーション，粗大運動，巧緻運動などの能力を発達させる媒介となります．しかし，身体的な障害があるために，視覚や学習の障害の有無を含めた脳性まひの重症度と型によっては，子どもの発達は遅れるかもしれません．もし，知覚能力が乏しい，注意持続時間が短い，想起または短期記憶が困難であるなどがみられたら，このCP児が，遊びから最も大きな楽しみと恩恵を得るためには，かなりの介助，指導，支援が必要になるということを意味しています．

ほとんどのCP児の場合，手を巧みに協調的に使うために必要な，正常の粗大運動パターンの多くが欠けているかもしれませんが，子どものもっている能力がたとえ限られたものであっても，それを利用するのを手伝ってあげれば，遊びながら学ぶことは可能です．次のようにして，子どもを手助けできるかもしれません．

1. 子どもが，安全な台の上で保持したり，上肢と手関節を動かしたりできるような肢位の安定性が必要です．
2. おもちゃは，子どもの発達の水準と能力に合っていて，子どもが扱うのに適当な大きさのものを選びます．
3. 子どもが楽しみ，興味をもっているおもちゃを選ばせることで，子どもは好きなものに注意を払います．
4. 子どもに，自分の許容範囲と集中力を気づかせます．
5. 子ども自身の速さと自発性で探索させて，必要なときだけ手助けします．
6. 短い文章を使って簡単な指示を与えます．

子どもと一緒に遊ぶとき，子どもはおもちゃがもたらす困難さに取り組んでいますが，大切なのは，そのおもちゃに対する子どもの興味と好奇心であるということをいつも忘れないでください．やり始めたことを必ずやり遂げるということではありません．

集中力の重要性

子どもは，しばしば気が散りやすく，たとえ短時間でも集中力を保つことは容易ではありません．彼らは，自分のおもちゃやゲームにすぐ飽きて，何か別のものに興味を移していきます．CP児では，この段階が長引くことがよくあります．

もし子どもが集中できる最大限の時間を私たちが知って認めるならば，それは役に立ちます．なぜなら，子どもにあまりに多くを求めすぎると，興味を失って欲求不満となり，努力するのをやめてしまうからです．達成できなければすぐに退屈になります．子どもは，自分が知って理解しているおもちゃやゲームに戻るでしょう．そのために，新しい経験を学び獲得する機会が奪われてしまいます．CP児の欲求不満と忍耐力の低さはよくみられます．2，3回やってみてうまくいかなければあきらめてしまいます．このことは，知能の高い子どもにとくによくみられます．それは，自分のやりたいことがわかっているのに，自分の動きがコントロールできないために，それをやることができないからです．

ここに，子どもを集中させる手助けとなる考えが2つあります．まず，おもちゃを与えるとき，2つだけ出して選ばせ，子どもが望まないほうのおもちゃは片づけてください．そして，子どもが，散らかったものに囲まれないように確認してください．たとえば，開けっ放しのおもちゃ戸棚，ペット，または室内で行われているほかの活動，あるいは窓のそばで遊ぶことなどです．やがてはもちろん，子どもは，遊びを中断することなく，自分の周りで起こっていることに慣れていく必要があるでしょう．一般的なことですが，子どもが新しいおもちゃを選んで遊ぶことができても，しばしばそれがどのように動くのかを理解するにはかなりの助けが必要となることを忘れないでください．そして，この手助けは1回だけでなく，数回繰り返すことになります．子どもと一緒にいて，子どもがどのようにしているかを確認し，できるようであれば，あなたの説明したことを理解させるようにしましょう．子どもが遊んでいるときに，ほかの姿勢であればもっと簡単に上肢が使えるようになり，もっと支えてあげればバランスと安定性がよくなるのではないか，ということにあなたは気づくかもしれません．

感覚運動の学習を伴う遊び

子どもは，物の各部分を知ってそれらの相互関係が理解できるようになる前に，物を全体として気づけるようになる必要があります．それを始めさせる良い方法は，健常児なら自分で把持して遊んでいると思われるような，日常よく使う物の探索です．たとえば，りんご，オレンジ，バナナなどの皮をむいていない果物を使うとよいでしょう．そして，子どもがその果物を把持してその形と手触りを感じるのを手助けし，その果物の名前とそれに触れたときの感じ方を知ってもらいましょう．

重度の障害児

子どもが何かに成功したときにだけ，遊びは実際に始まります．もし子どもがおもちゃに何の興味も示さないようなら，私たちは，子どものわずかな動きへの反応が得られる手段や活動を考え出す必要があります．たとえば，「jack in the box（訳注：びっくり箱）」や「pop-up men（訳注：飛び出す人形）」のような簡単な市販のおもちゃがあります．後者は，ほんの軽く押すだけで男の人が突然現れるもので，のちには色合わせや想像ゲームに利用できます．年少の子どもには，子どもが驚くような音を出し，柔らかい手触りのするディスカバリーマットを試してみるとよいでしょう．あるいは，お風呂で水を跳ねかけさせるようにしてあげれば，水中で動き回るおもちゃを浮かべるようになるでしょう．

私がよく使うのは，子どもの膝の上におもちゃの山を載せる方法，あるいは子どもを狭い空間に座らせて，周りにおもちゃをぎっしり詰め込む方法です．そのどれかの上に座ってしまいそうなくらいいっぱいにします．子どもはこれに刺激されることが多く，じっと見て，それからおもちゃを押し始めます．

自分自身の行為の結果として，何かが起こるのを見て刺激され，子どもはもう一度試します．空中に飛ばされた風船やシャボン玉をじっと見る，触れる，のちに把持してみることは，重度の障害児の興味をつかむためのそのほかの簡単な方法です．

もし，子どもが，たびたび床の上におもちゃを投げるようであれば，それらを子どもの椅子，ベルト，あるいは腰の周りの幅広のひもに縛り付けるようなことや，小さなおもちゃを古いクッションに取り付けるようなことも試してみましょう．

たとえ，手を使うこともできなければしゃべることもできない子どもでも，必ず自分が望んでいることを示す何らかの方法をもっているようです．たとえば，積み木で家を作るとするならば，まずいろいろな家の写真が載っている本を手に入れましょう．そして，子どもに“主人”の役目をさせ，“やり方を指示させる”のです．子どもがあなたに作ってほしいと思う家の型や，屋根の種類，窓の数，ドアの設置場所などを選ばせます．このようにして家ができあがると，子どもは，この“建設”に自分が積極的に参加したことがわかるでしょう．

中等度の障害児

子どもに遊びを提示するときは，本人がうまくできるように，子ども自身で選べるように，そして遊びたい方法をさまざまに変えることができるようにしてください．そして，私たちに指示されるのではなく，子ども自身で試すことができるようにきちんと配慮するのが，私たちの責任です．私たちは，子どもが困ったときや助けを求めたときだけに手助けすべきでしょう．

以下は，試してみるとよいアイデアです．

水遊び

大きな洗面器を使います．もしくは，夏場で，子どもの水遊び用のプールがあるのなら，そのプールで遊ばせます．子どもが遊びに使うものは，沈んだり浮いたりするもの，互いに打ちつけると音がするものなど，できるだけ変化するものがよいでしょう．その後，プラスチック製の漏斗，ふるい，水きりを用いるようになります．これらは，子どもが水を入れたり出したりしたときに，それぞれ違う結果をもたらします．このようにして遊びながら，子どもは，液体がどのように作用するのか，容器の中ではどのように反応するのかについて学びます．入浴剤で水を濁らせると，子どもは，泡で遊んだり，底に沈んだものを探したりするので，これは，子どもに無意識に両手を使わせる良い方法になります．半分に切ったペットボトルは，物を水中に送り込むのにちょうどよい自家製の漏斗になります．

砂遊び

砂遊びの場合も，子どもには多様なもので遊ばせる必要があります．いろいろな大きさのスプーンは，シャベルとして最適です．木製スプーンは，砂をかき回すのに，スープ用スプーンは，ある容器から別の容器に砂を注ぎ移すのに使えます．パースペックス（アクリル樹脂を用いたガラス状物質）製やプラスチック製の箱を用いれば，子どもは，どのくらい砂が入っているのかを見ることができます．これをいっぱいにするのは，子どもにとって楽しいことです．

遊ぶためのバケツは，水遊びや砂遊びに理想的です．振りかけたり，注いだり，横についている口から出して空にしたりすることができます（子どもが十分把持できなければ，柄にパッドを付ける必要があるかもしれません）．いろいろな型や大きさのさまざまな明るい色の小さなボートを集めるのは楽しいですし，またそれを使うのも楽しいでしょう．

簡単なアイテム

新聞紙やアルミ箔を使えば，軽くて安全なボールを作ることができます．柔らかい紙包みの中に大好きなおもちゃを隠したり，その包みを渡して遊んだりすることができます．紙を使って，仮面や簡単なのぞき穴を作ってみましょう．また，あなたは，顔を描いたり，移し絵ステッカーを使って簡単な指人形を作ったりすることもできます．

遊び用の泡を使って，鏡の上に模様を描くことができます．フィンガーペイントは，手，指，足の跡形を採るのに最適です．

本

CP 児の親にとって，子どもと一緒に本を見ることはとてもすばらしい静かな時間です．最初は，子ども自身のスクラップブックや，アルバムの中の写真を見ましょう．その後，カップ，スプーン，靴，ボール，車など，子どもが見慣れているものが載っている，1ページ1枚の写真が載っている本を見るようにしてください．子どもが一度も見たことのないような動物や品物の写真が載っている本は避けてください．

子どもが，それらをよく知るようになるまでは，一度に見せる写真は必ず2枚だけにして，それらの名前を教えてあげます．犬や猫の写真の場合は，それらの泣き声をやってみせ，子どもに真似させてください．

子どもには，本を一緒に持つように促してください．けれども，ページをめくるのは子どもには難しいので，硬めの本で始めるか，または古い雑誌で練習させてください．ただし，最初のうちは，子どもが紙を破いてしまうことは避けられないでしょう．

終日の遊び

すべての子どもは好奇心が強く，自分のおもちゃで遊ぶことからだけでなく，家の内外の場所でよく知っているものを探索することからでも学んでいます．

CP 児の多くは，座位で手を使うことができますが，自分の周りの環境を探索するために十分に移動できるわけではありません．そう考えると，遊びのために特別に時間をとっておくのではなく，むしろ日常生活のなかで終日遊びを促すことが重要であると，はっきりわかります．

身の周りのものを利用する

寝室では，子どもに，鏡に映った自分の姿を眺めさせ，ブラシで遊ばせ，あなたのベッドの上で飛び跳ねたり転がり回ったりさせてください．子どもが服を着るときは，靴下や靴で遊ばせてください．

お風呂では，フランネル（綿ネル）かスポンジを与えて遊ばせます．そして，身体を拭き終わった自分のタオルをタオル掛けに掛けるのを手伝わせてください．2人で台所にいるときは，シチューなべ，木製スプーン，空になったシリアルの箱，ヨーグルトの容器，空のペットボトルなどを与えて遊ばせます．あなたが料理をしているときは，子どもに，熱い料理も冷たい料理も味みさせてあげます．CP 児の多くは，汚れるのを嫌がります．もしパイ菓子などを作るのであれば，子ども自身にボウルを与えておき，小麦粉を湿らせ，あなたがその小麦粉をこねるのを真似させましょう．子どもの好きなカスタードや混ぜ合わせたものが入っているボウルの周りに指をもっていくようにしてあげましょう．庭では，たとえばあなたが植物を鉢植えにしている場合は，鉢に土を入れたり，葉の汚れをとったりするのを手伝わせましょう．その後，子ども自身が耕すための小さい庭地をもたせてください．

粗大運動と遊びの統合

子どもがだんだん動けるようになるにつれて，遊びは，空間での運動を身につけることへと広がり，子どもは，あるものへ出たり入ったり，あるものをよじ登ったり降りたり，あるものの下をくぐったり上を乗り越えたりするようになります．また，自分が通り抜けることのできる空間の大きさや，飛び下りる場合には，どの高さが危険で，どのくらいなら安全かを判断できるようになります．

もしボールが椅子の下に転がっていれば，子どもは，それを取り出す一番良い方法を考え出します．おもちゃを取るために椅子によじ登るときは，どうしたらそのおもちゃを落とさずに降りることができるかを解決しようとします．子どもは，家具にぶつかって，初めてそれが硬いものだと気づき，それを迂回する方法を見つけるようになります．

バランスをとったり動いたりできるCP児

年少の子どもは，バランスをとったり動いたりする能力をもっています．多くの新しい経験が得られる機会を逃すことになるので，座位だけで遊ばせることのないようにしてください．遊びながら動き回ることで，子どもは，新しい運動を行うようになり，新しい経験とスキルを獲得していきます．たとえば，座位から膝立ちへと移れるようになったら，この運動過程を練習できるようなゲームをしたり，おもちゃを置いたりしてください．

自己の組織化

この段階で，子どもにとってとても重要なことは，遊びながら自分を取り巻く空間を意識するようになることです．これには，子どもの後ろの空間も含まれなければなりません．子どもに，いろいろな方向に動くよう促してください．前へ，後ろへ，左右へと，四つ這いで，膝立ちで，歩いて移動させます．肩越しにお手玉を投げる，頭の上からボールをパスする，あなたの持っているものを背後からの音で推測するなどのゲームは，まさにこうした意識を促す方法です．童謡に合わせて身ぶりを真似ること，音楽に合わせて指揮したり，身体を動かしたりすること，シーソー，滑り台，ブランコで遊ぶことは，子どもが，絶えず変化する自分自身と空間との位置関係について理解するのを助けてくれます．

London bridge is falling down（ロンドン橋落ちた），Ring-a-ring o'roses（バラの花輪だ 手をつなごうよ）Oranges and lemons（オレンジとレモン），statues（銅像）のようなゲームは，「上がる」，「下がる」，「ぐるぐる回る」などという概念を，子どもに教える助けとなるでしょう．障害物コースは，よじ登って降りる，くぐり抜ける，横を通る，物の周りを回るなどを子どもに教える良い方法です．かくれんぼ（Hide and seek）は，言葉で指示して子どもに寝返りや四つ這い移動をさせることができる，優れた活動的なゲームです．

遊びから機能への移行

やがて，子どもは，家庭で簡単かつ機能的なものを巧みに操作するなかで学習し練習した，基本的スキルを使用するようになります．たとえば，食器戸棚，引き出し，ドアなどを開けたり閉めたりしたがるかもしれません．しかし，ねじったり，ねじってあるのを緩めたりする必要があるものを扱えるようになるのはずっとあとのことです．

子どもは，多少取り散らかしますが，自分で食べることを楽しみ始めます．そして，身体を洗ってもらうときや，お風呂に入れてもらうとき，衣服を着せてもらったり脱がせてもらったりするときに，いっそう協力するようになります．のちには，母親が掃除していたり，彼らが落としたものを拾い上げたりするのを真似るのが好きになります．また，母親が庭いじりをしているときはそばにいることを好み，母親が買ったものを戸棚にしまうときはそれを渡してあげるなどします．「自分のマグカップをテーブルに置きなさい」，「磨いてあげるからあなたの靴を持っていらっしゃい」，「靴下を履かせてあげるから椅子に座りなさい」

などの，短い言葉での指示に従い始めます．

おもちゃの選択

次に，ほとんどの家庭で見つかる簡単なおもちゃについてのアイデアをあげてみます．特定の年齢層を明確に示さなかったのは，手を使うことと同じように，知能水準，集中力，理解力など，個々の子どもの能力に負うところが大きいからです．子どもと遊ぶのに最も適したおもちゃやゲームについては，担当のセラピストが助言してくれるでしょう．

重いボールは，不随意運動と間欠的スパズムを伴う子どもが遊ぶのに適しています．彼らの動きは，ひどく混乱してぎこちないために，ボールが転がっていってしまいやすいからです．

一方，痙縮を伴う子どもは，もっと小さくて硬いボールのほうがうまく遊べます．彼らの把持は硬くなる傾向があって，重いボールを持ち上げたり手放したりするのが難しくなるからです．痙直型片まひ児は，両手を一緒に使うことを促すために，大きなビーチボールで遊ばせるとよいでしょう．バットや棒しか把持できない子どもの場合は，ゴムひもでボールを取り付けてあげればボールで遊べます．キャッチボールをしたいのにボールを把持できない子どもの場合は，ボールの代わりにお手玉を使うことができます．お手玉は簡単に作ることができます．色の鮮やかな洗える生地で，いろいろな形，重さ，大きさのものを作るとよいでしょう．マジックテープ付のミットとそこにくっつくボールは，両手の使用を促すのにとても適しています．それは，ボールを受けるのが簡単で，子どもをより楽しませます．

中くらいの大きさのボールは，歩き始めたばかりの年少の子どもが押すのに使うことができます．そして，大人が子どもを膝の上にのせてそのボールの上に座ることで，バランス反応を促す際の動く土台としても使えます．積木用のマジックテープ，もしくは着脱できるマグネットは，子どもがそれを作るのを簡単にしてくれます．大きくて軽い木製の積木は，積むだけでなくゲームにも使うことができます．子どもは，積み上げるのと同じくらい，倒すのをとても喜ぶということを忘れないでください．子どもが，分けたり，合わせたりする活動をするうえで役立つように作成された多くの初期学習ゲームは，たとえば，いろいろな果物やお風呂に関連する品物などの絵カードを用いて行います．子どもは，絵カードが正しい場所や正しいグループに配置されるように，カードを適切に選んで取り，置くことが必要となります．CP 児にとっては，薄いカードを扱うことが難しいために，この活動はとても難しいかもしれません．しかし，カードを積木に接着することで，子どもはそのゲームを行うことができます．

子どもの腕，手，指の協調性が乏しく不器用なときは，しばしばおもちゃを持つことが困難であり，同時に動かすことも容易ではありません．たとえば，子どもが車で遊ぶことを楽しむならば，フリクションカー（はずみ車）を与えるか，車と短い棒の端に磁気ストリップを付けてこれらを与えます．おもちゃの底にフェルトを付けると，磨かれた表面上であれば，より簡単に動かせます．

人形の家は，大きな木か段ボール箱で作られており，CP 児が使うことができます．その部屋は，子どもが手を入れても大丈夫なだけの広さがあります．また，大きな家具を使って，人形の家を動かすことも容易にできるかもしれません．類似した方法で，簡素なガレージは，家でも作ることができます．

色の付いた木やプラスチック製の綿リールからは，すばらしいカウンターが作れます．木の釘が付いている板の上に簡単に合わせることができます．小さい空のプラスチックボトル（以前に，有毒なものが入っていなかったことを確認してください）は，当てっこゲームに使ったり，子どもが持ったりするのに適したサイズです．それを，さまざまな匂いのもので満たしてください．そして，さまざまな重さと音のものを作ります．また，スクイーズボトル*は，自家製のスキットルセット（英国でよく行われる，木製の円盤または球を投げて9本のピンを倒すゲーム）として使うことができます．

どこの台所でも見つけることができる吸引キャップ付のキッチン・プランジャー（排水管掃除道具）は，学びと同時に，子どもに多くの楽しみを与えながら使うことができます．スティックプランジャーを垂直または水平に固定して，子どもに，異なる大きさのリングをそれに積み重ねるよう促します．私たちは，異なるサイズのカーテンリングが役立つとわかりました．

多くの子どもに人気のおもちゃはアクティビティセンター**です．CP児用の，自家製のアクティビティセンターは，より大きなスケールで作られていて，彼らの必要を満たすために特別に設計されました．

形を発見する

物には形（つまり，円形，正方形，三角形，長方形）があることを子どもが発見したら，子どもと一緒にいろいろな形のものを集め，そして，それらの形の絵を見つけて切り抜いてください．鉛筆でその形をなぞらせて，その後，いろいろなものを自分で真似て書かせるように促してください．こうすれば，子どもは，自分の身の周りにあるものの名前を覚えるだけでなく，何に使うのか，なぜそんな形に作られているのか，どのような色で作られているのか，どうやって作られているのか，どのように取り扱えばよいかなどを学ぶようになります．

もし子どもが，形を識別できる段階に達したら，1回に1つの形をマスターさせることから始めましょう．そのためには，まず，円形をした段ボール箱に円板を入れる遊びから始めましょう．これをマスターしたら正方形の箱に正方形の板を，というように進めます．その後，円形と正方形の両方の箱を置き，子どもにどちらかを選ばせるようにします．

四角い透明なタイプの容器であれば，いずれもすばらしい“郵便箱”になり，子どもは投函されたものが落ちていくのを眺めて楽しみます．この容器を丈夫な段ボール紙で3つか4つの区画に仕切れば，さまざまな形のものを投函するのに加え，たとえば，乾燥えんどう，豆，マカロニ，いろいろな大きさのボタンなどを各区画に入れるように促すこともできます．

あなたが指定した区画にあるものの名前を子どもがいえるかどうか，また，指差しできるかどうかも確かめてください．次に，あなたがボール紙の仕切りを取り去ると何が起こるかを見せます．中身が混ざってくるので，「同じ形のものを選んでごらん」と子どもに尋ねてみてください．

スクラップブックを持つ

子どもの食べているものを含めて，家のいろいろなところに見られる，ありふれたもののスクラップブックを持たせるようにしてください．初めに，家の中の部屋，たとえば台所から始めてください．最初に，そこにあるものを見せて名前を教えます．次に，もしそれらを雑誌や新聞で見つけられるなら切り抜いて，子どものスクラップブックに糊付けしましょう．あなたは，この考えを広げて，一緒に散歩に出かけたときに木の葉や花を集め，それらを子どものスクラップブックで押し花にします．カメラを持っていたら，家族，友人，ペット，よく知っている場所の写真を撮って，とっておきのアルバムを作ってください．こうしたものは，すべて，子どもの記憶力と話す能力を促します．

* 訳注：ケチャップやマヨネーズなどの容器のこと．
** 訳注：「ホワイトボード」「立体パズル」「時計」「ロールペーパー」などが一体となっていて，いろいろな遊びが提供できるおもちゃ．

自分自身のコレクションを持つ

子どもは，与えられたおもちゃのほかに，自分が家の周りで見つけたり，庭にいるときや散歩のときに集めたりした，がらくたで遊ぶことをとても喜びます．子どもはみな収集家であり，こっそりためておくのが好きです．もしも彼らが，歩いたり家の周りを動き回ったりすることができなければ，探検して自分でいろいろなものを見つける喜びがもてないだけでなく，自分だけの秘密のコレクションを持つ喜びも否定されてしまいます．もしも，子どもの障害が重い場合は，外に連れ出して周囲を探索させたり，いろいろなものを持ってきてあげたりするのが私たちの役目です．そうすれば，子どもはそれらのものについてあらゆることを知り，とくに気に入ったものを大切にしまっておくことができます．大きな虫眼鏡は，子どもが，自分の集めたものを細かいところまで見て調べるときにとても役立ちます．とりわけ，あなたが池や川に行って，そこの水を１杯持ち帰れば興味をもつことでしょう．もし，四隅に小さな“脚”のついた格別に大きい虫眼鏡を地面の一区画に置けば，やはりとてもおもしろがると思います．

音楽を演奏する

子どもはみな音楽が好きです．ラジオやCDを聴くのもよいのですが，もっとすばらしいのは子どもに自分の音楽を演奏させることです．重度の障害児は，スティックが持てないのでドラムを叩けませんし，手でも叩けません．そこで，ドラムの両面にゴムひもを結びつけてあげると満足のいく音を出すことができます．砂，ボタン，乾燥豆などをペットボトルに詰めれば，振ったときに，さまざまな音による効果が得られます．手首と足首に着けるブレスレットは，皮かフェルトで作ります．そして，その上に小さな鈴をしっかりと縫い付けます．これは，演奏と同時に運動も促してくれる良い方法です．

おもちゃを選ぶとき，必ずしもおもちゃ売り場に行くことはありません．台所用品や日用雑貨の売り場にも，子どもの喜びそうな，簡単におもちゃに改良できるものが豊富にあります．インドやアジア各国の製品を売っている店には，ドアベル，モビール細工，ハンドベルなど，いろいろ揃っています．ヨーロッパやロシアの製品を扱っている工芸店にも，やはり簡単なゲームやおもちゃの逸品があります．

日用品を利用した簡単なゲーム

家庭にある日用品の多くは，ちょっとした工夫と，ときには改良することで，学習を促せるような興味深くおもしろい使い方ができます．しかも，費用はほとんどかかりません．

絵合わせ・形合わせゲーム

食物や飲料の缶を利用してください．できるだけ明るい模様や色のもので，縁が鋭利でないことを確認して使用します．年少の子どもでは，動くものを追いかけることがしばしば問題となります．子どもの期待を裏切る意外な角度から，子どもに向かって缶を転がしてください．それを，子どもは目で追うことができるでしょう．もっとあとになったら，子どもが両手を使って缶の背を押すことができるかどうかを見てください．もし刺激を加える必要があれば，缶の中にいくつかの乾燥豆やえんどう豆を入れます．その音が，子どもの注意を引きつけるのに役立つでしょう．たくさんの缶を用意して，そのうちの２つずつに同じものを入れます．それらを振ることによって，子どもは同じ音を合わせることができます．

物と物の合わせ方を子どもに教える有効な方法には，マーガリンかヨーグルトの容器のふたと底に移し絵，線画，カット絵をセットで貼り付け，子どもに，ふたの絵と底の絵が同じものを合わせさせるというものがあります．

カーペット，紙やすり，絹，ウールや，ふわふわした材質の切れ端を缶に貼り付けておくと，子どもが，手触りでその材質の種類を見分けるのに役立ちます．その切れ端は幅広のものを使うようにし，1つの缶に貼る材質は3種類より多くならないようにしてください．ほかの方法としては，12cm四方のニット地，カーペット，カーテンなどを一緒に縫い合わせるか縛るかして束ね，同じ材質の縫い付けていない布切れを用いて，子どもに，それぞれを合わせるように促すというものもあります．

家族の靴と靴下も，種類分けやペア合わせに利用できます．あなたが洗濯物を整理するときに，お手伝いをしてもらいましょう．年長の子どもでは，雑巾や布巾をたたんだり，それらを適切に分類して積み重ねたりすることも良い練習になります．

巧緻動作のために

たくさんある同じ製品の食品容器は，いろいろな型と大きさをしています．あるものはねじって締める蓋が付いていて，またあるものには持ち上げて開ける蓋が付いています．これらはすべて，手と指の細かい運動を促進するのに使うことができます．

ボウルと容器，あるいは，もしあなたが古い靴箱を持っているならば，それも指の細かな協調性を身につけさせるのに役立ちます．毛糸，リボン，ひも，ビニール製のより糸などを，一定の長さに結び合わせてこの容器に入れます．次に，蓋に小さな細長い切れ目を入れます．“スターター”として，その切れ目から，毛糸でも何でもその端を出します．そして，子どもに細長い切れ目をとおして端から端まで引っ張るように促します．それがすり抜けると，それを棒状のもの，もしくはそれに類似したものに巻きつけさせます．2人の子どものうちのどちらが先に棒に巻きつけ終わるかを見るというような，ちょっとした競争を取り入れてもよいでしょう．

子どもは，消えたり現れたりするように見えるものに魅了されます．これを行う方法の1つとして，大きな空のマッチ箱を利用する方法があります．箱は正方形もしくは長方形で，中にいくつかの仕切りがあるものにします．各仕切りにはそれぞれ違うものを入れ，その後，子どもに箱を押して開けさせてください．また別の方法として，小さな段ボール箱の蓋に穴を開け，箱の側面の底に近いところにもう1つ穴を開けます．子どもは，ビー玉またはそれに似たようなものを箱に入れます．そして穴の1つからビー玉を取り出そうとすると，箱を振らなければなりません．

これまでに述べていたように，ある家庭の日用品は，簡単な遊びを学習に結びつけるためのアイデアの源をたくさん提供してくれるということが十分説明できるでしょう．子どもとの私の経験から，私は，障害の有無にかかわらず，年少の子どもは，自分の家の中にある簡単なもので遊んでも，高価なおもちゃで遊んでも，同じようにとても楽しんでくれるということを確信しています．子どもはおもちゃライブラリーからおもちゃを借ります．そのおもちゃは返却されますが，しばしばその箱がなくなってしまうことがあります．これは，おそらく上記の理由の1つになるでしょう．

遊ぶときにすべきことと，してはいけないこと

助言と手助けはできるだけ少なく

CP児の身体機能を改善させるために努力するなかで，私たちの，子どもの遊びへの干渉や指示は，多すぎる傾向にあるかもしれません．子どもが積み木で遊んでいるとき，私たちは誰でも間違った助言をしがちなのです．たとえば，「大きな積み木の上に小さいのを置いてごらん」といったり，びんの蓋をはずそうとしているときに，「引っ張っては駄目，ふたを回してはずすのよ」

といったりします．さらに，子どもが大きなモデルカーを狭いトンネルに押し込もうとしているとき，「そんなことできないから，小さい車でやってごらん」などというでしょう．ここで強調される点は，子どもが，大きな積み木が落ちるのを見たり，引っ張ってもびんの蓋をはずせなかったり，大きな車を押してもトンネルに通すことができなかったりすれば，子どもはより多くのことを学ぶことになるということです．

CP 児は，健常児のように自然にたやすく学ぶことはないので，この手助けはつり合いをとることが重要です．子どもが自分だけで行って間違いをしても許して，彼ら自身が必要性を感じたときに手助けを要求するようにしておくことです．これはすべて，忍耐力が必要になります．子どものなかには，一度にたった 5 分間しか遊ぶことができない子どもがいます．ところが，かなり楽しそうに，同じゲームで 20 分間遊ぶ子どももいるかもしれません．子どもがどんな新しいことをやろうとしているのか，常にわかってあげようとしてください．適切な材料と機会を与えて，子どもが本当に困っているときにだけ，手助けしてください．

非常によくあることですが，CP 児には経験と想像力が不足しているので，決してこの時期を見逃さないようにしましょう．たとえば，おもちゃの自動車で遊ぶとき，それらを 1 列に並べて，それから直接箱に戻すとか，列車を同じ方向に押したり，ぐるぐる回したりするとかします．子どもの車用にガソリンスタンドを作ってあげることは，子どもの想像力を働かせる良い方法となるでしょう．そうすれば，子どもは，車にガソリンとオイルを入れたり，車を洗ったりするなど，それらしく遊ぶことができます．なぜならガレージを見たことがあるはずだからです．子どもは興味をもたなければ学ぼうとしません．ですから，子どもが遊ぶときは，新しいアイデアや場面を考えつくように手助けして，私たちが子どもの興味を刺激しましょう．子どもが，いろいろなゲームに積極的に参加できるかどうかを確かめてください．それは，子どものためになり，学習するうえで良い方法になります．

模倣遊び

健常児

2～3 歳の子どもは，自分のおもちゃで遊ぶのと同様に，自分の周りの活動に興味を示し始めます．母親が使うもの，することなどは魅力的で，試してみたくてしかたありません．彼らは遊びながら絶えず母親を見て真似しています．ふきんで磨いたり，スプーンで混ぜたりしたがります．また，母親が自分の世話をしてくれたのと同じように，自分の人形を洗い，服を着替えさせたりしてお世話をします．

この時期の遊びはより変化に富むようになり，ごっこ遊びが発達してきます．この遊びのなかでは，人形が，お茶会を開いたり，寝かしつけられたり，しかられたり，褒められたりします．もし家に赤ちゃんがいるならば，彼らは，機会さえあるなら，その生きている“人形”と遊びたいととても思っています．家族に年長の子どもがいる場合は，その子を見て真似したり，彼らの学校での話を聞いて，いろいろなエピソードを自分のおもちゃで演じたりします．

CP 児

CP 児も，母親や兄弟姉妹の活動に加わりたいという，健常児と同じ思いを抱いていることが多いのですが，障害がこのことを妨げています．もしもこれらの新しい経験を楽しむ機会があるならば，手助けしなければなりません．

あなたが磨いたり，塵を払ったりしているときは，子どもにふきんを与えてください．重度の障害児でも，椅子に座ったまま磨く手伝いをすることができます．子どもが歩くときに靴のつま先を引きずるようであれば，靴の汚れを落として，磨いて，きれいにしてあげればよいかもしれません．そのことは，子どもに，足をより一所懸命に上げようとすることを促すかもしれません．しかし，むしろ無秩序に動きながら歩く子どもは，靴を雑巾で覆ってあげると床磨きの手伝いができます．これは，協調性とバランスの改善を手助けすることになるでしょう．同じようにあなたの手伝いをしているという，喜びも与えてくれます．

台所は，子どもが手伝ったり学習したりすることを同時にできるもう1つの場所です．子どもに，パイ菓子の型を抜く手伝いをやらせてください．また，何か混ぜるものを与え，あなたの代わりにじゃがいもに塩を加える作業を任せたり，ロールパンを作らせたりしましょう．あなたがしていることを子どもに見せて説明してあげましょう．たとえば，ケーキやデザートを作るときは，材料を少し与えてボウルに流し込ませたり，その重さを量るのを手伝わせたりしてください．

子どもは，あなたのやることを見ながら手伝っているあいだ，ずっと学習していることになります．

子どもは，聞きたいことがたくさんあるはずなのにうまくしゃべれないか，または自分の考えを言葉で表すのに時間がかかるために，その機会を逃してしまうのだということを忘れないでください．

障害児の学校の校長が，次のように私に話してくれたことがありました．しばしば学校で，障害児に，たとえば，パイをどうやって作るのか尋ねると，「冷凍食品の包みから取り出して，伸ばします」と答え，ミルクはどこから来るのかと尋ねると，「牛乳びんから」と答えたそうです．これは子どもが自分の目で見たことで，もしも，疑問ももたずにこの最初の答えを受け入れてしまえば，子どもたちの知識として残ることになるかもしれません．

形の識別

健常児

4歳くらいになると，子どもは，同じような形や物を分類し始めます．その後，たとえば，どれが丸で，どれが四角かを聞かれても，見分けられるようになります．これは，形を一致させること，いろいろな形から1つを選ぶこと，その形を立体的に見ること，模倣すること，コピーすることによって行われます．尋ねられれば，最後にはその形を再現することができます．

CP児

CP児にとって，いろいろな形や姿を認識し，区別することは容易ではありません．それは，CP児が読み書きできるようになるのを妨げる，多くの要因の1つかもしれません．したがって，子どもが遊びながらさまざまな形を感じ，識別して，認識するのを，手助けして時間を費やすことには価値があります．1回に1つの形について教えるようにします．別の形をもち出す前に，その形をマスターし識別できるようにさせてください．次の例は，円について，どのように教えればよいかを説明しています．

まず，子どもにボールを与えて，その形を説明します．次に，子どもの指を取ってボールに沿わせるように置き，両手にそれを感じさせてください．その形によってどのように転がるのか，子どもに確認させましょう．それから，真四角のものを持ってきて，それには角があるから転がせないのだということを示してあげます．同じ形のものを見つけてあげてください．たとえば，大きさの違うボールとオレンジなどです．その後，パン生地か小麦粉の練った物で遊びながら，子どもにその形を作らせます．また，輪投げの輪やほかの環状の物の中の丸い形を見せて，その円形は見通しがきく空間であり，物を通すこともできるし，物の上からはめることもできるということを示してあげましょう．さらに，カップ，蓋，受け皿，シチューなべを使って，同じような丸い形を子どもに指し示してください．

散歩に出かけたときは，丸い石を集めたり，自動車や，バスの車輪の円形，公園の丸い花壇の円形などを指し示したりしてください．こうして，子どもは，多くのものに特定の形があることを関連して覚えるようになるかもしれません．それによって，自分の周りのものに対する意識を広げていきます．いくつかの四角いキャンディーの中に1つだけ丸いものを入れておき，子どもに，その丸いキャンディーを見つけるようにいいます．その後，丸いものや四角いものを混ぜ合わせて集め，子どもに，それらを2つの異なるグループに分けるよう尋ねてみてください．それから，子どもに，砂や小麦粉の上に指で同じ形を描かせ，さらに，フィンガーペイントや，鉛筆，クレヨンを使って描くように促してみましょう．スーパーマーケットも，子どもが色，大きさ，形，手触りを学ぶにはとても良い場所です．これらは，家で買い物かごの中身を出すときにも学ぶことができるでしょう．

子どものなかには，物を把持したり，持ち上げたりすることが難しいと気づく子どももいますが，それでも，形や外観の概念を学ぶ準備はできています．そのような子どもには，磁気板が役立ちます．

この板は，テーブルの上に平らに置く以外に，支えを施して垂直から水平まであらゆる角度で使うことができます．あるいは，壁のペグボードに取り付けることさえできます．磁気板の製造メーカーは，さらに，数字，文字，形，さまざまな模様も供給しています．これらを板の上で動かすには，少しの力が必要なだけなので，子どもは簡単に扱うことができます．平らな磁気板の上で使う磁気小片も購入でき，これはどんなおもちゃにも取り付けることができます．

子どもが簡単な形態盤に型をはめることを学び始めたとき，最初に型の上にノブのついたものを与えると，子どもは取り扱いが簡単だと感じるでしょう．これらのノブは大きすぎないようにしましょう．そうしなければ，子どもは，型の輪郭をゆがめて受け取るかもしれません．磁気板から1回に1つの型を取り出すことから始めて，元に戻させます．次には，2つ取らせます．そして，子どもが3つの違った型を習得したら，全部を一度に取り出し，元のところへ戻させてください．その後，磁気板をぐるりと回して，型をふたたび元に戻すように要求します．

子どもが両手を使うのが困難な場合，これには時間と忍耐がいります．しかし，やり続けてください．なぜなら，形を覚えて理解することは，読み書きを含め，多くのスキルを習得するためのとても重要な一歩だからです．

あなたの子どもが示す特有の問題について，担当の作業療法士が分析します．彼らは，どのように子どもを手助けすればよいかを，正確に教えてくれるでしょう．

簡単なパズル

子どもが最初に使うパズルには，背景と前景の輪郭がはっきりしている簡単な絵のものを選びます．細かいところまで描いてある絵は子どもを混乱させるだけだからです．子どもがパズルにとりかかる前に，その絵を真に理解させてください．それから1ピースを取って，元のところに戻させるようにして，すぐにそれぞれの形に慣れさせるようにします．こうすれば，各ピースが全体的にどのようにぴったり合うかが，子どもには，より簡単に理解できるでしょう．

知覚の分野はとても専門的なので，担当の作業療法士，のちには担当の教員が，練習を続けていくやり方について専門的なアドバイスをしてくれるでしょう．これには，たとえば，高いものと低いものを見分ける方法を覚えることも含まれるでしょう．これは，CP児にとっては難しい比較となります．なぜなら，多くの時間を床の上か椅子に座って過ごすことによって，身の周りのものの大きさや高さについての概念の形成が，限られたものとなるからです．

この点については，ある11歳の子どもの例が参考になります．その子どもが初めて立ち上がったとき，冷蔵庫，テーブル，椅子などが，自分が思っていたよりずっと小さいことに気づいて驚いていました．

色の認識

子どもは，一定の順序のなかで色について覚えていきます．まず，原色の1つを覚えます．これはすぐに理解できるようになります．ところが，比較のためにもう1つの色を見せると，その2つ目を見分けられないことが多いでしょう．いったん，原色のすべてを確認できるようになったら，同じ色同士の色合わせを始め，色の名前をいい，最後には周りにあるものの色の名前をいうようになります．

おもちゃライブラリー

おもちゃライブラリーは，世界中の多くの国々に設置されています．ボランティアによって運営されているところもあれば，親自身によって，または保育園や教員，巡回保健師，セラピスト，心理学者など，遊びに特別な興味をもっている専門家によって運営されているところもあります．それは，さまざまなところに設置されています．保育園，小学校，保健所，病院，公立図書館，巡回ワゴン車，おもちゃバスなどです．

おもちゃライブラリーは，身体障害や，言語の障害，視覚障害，学習に問題のある子どものために良質のおもちゃを精選して提供してくれます．また，その多くの施設には，遊びの活動とおもちゃのさまざまな側面を専門に取り扱っている書籍，小冊子，カタログを所蔵する参考図書館を併設しています．

おもちゃライブラリーを利用する利点は2つあります．第1は，子どもにとって，発達の各段階で特定のスキルを発達させるために特定の価値がある，いろいろなおもちゃを手にできることです．第2に，両親にとって，それぞれのおもちゃを使ってできるいくつもの学習場面の検討ができるということと，親とライブラリーの会員，また親同士で相互に意見を交換する機会を得られるということです．

親は，National Association of Toy and Leisure Libraries（NATLL）の会員になるために申請することができます．会員になると，季刊の会員制雑誌「Play Matters」を含む，郵便物が送られてきます．NATLLの出版物の割引が受けられ，助言，支援，情報などを得ることができます．

NATLLは，「国際おもちゃライブラリー協会」を通じて国際的なつながりを保っていて，ヨーロッパおよび世界のそのほかの地域のおもちゃライブラリーの住所を提供することができます．

前述したように，遊びをとおして学習ができるかどうかは明らかにされました．それはすべての子どもにとって不可欠なものです．そして，その過程において，彼らは，保育所に行くと得られる基本的な学習の経験の準備ができることを望んでいます．

遊びをとおして運動スキルを促す方法

粗大運動と微細活動において，より自立した姿勢と活動へ向かわせる手段として，以下の具体例が役に立つかもしれません．これらは，子どもの障害の重さの程度に依存しており，CP児の多くは，記述されている運動スキルの範囲を発達させることができず，初期の段階の1つで動けなくなるでしょう．

座位で遊びを促す方法

身体を起こすスキルを練習して洗練させること

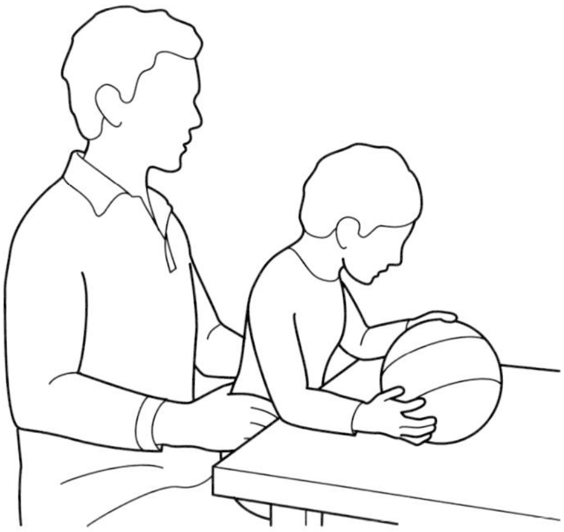

図 23.1　子どもは，父の膝の上にしっかりと座っています．子どもは，肘や前腕で自身の体重を支持し，前方へ寄りかかることができます．ボールのようなおもちゃを与えれば，両手でそれを周りに動かしたり，ほかの誰からの援助も受けずに，何かを起こしたりすることができます．

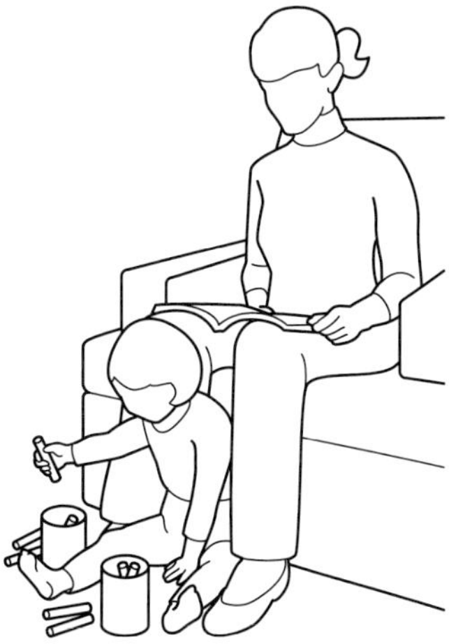

図 23.2　子どもは，母親の両足のあいだに座っています．母親の足は，子どものお尻に安定性を与えつつ，両肩を調整します．子どもは，母親が本を読むあいだ，赤と青の細い棒を分けています．

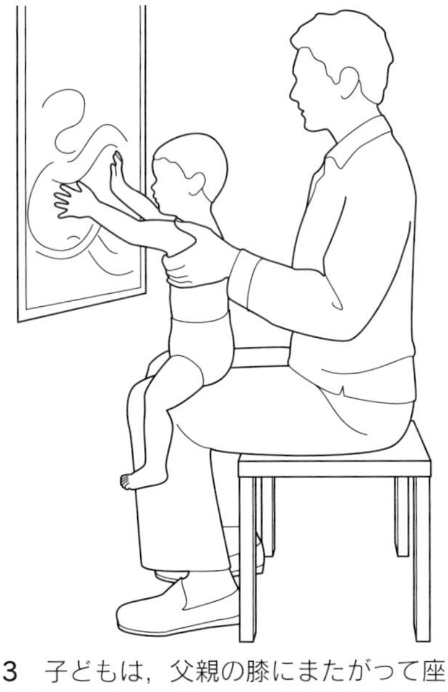

図 23.3　子どもは，父親の膝にまたがって座り，肩で支えられています．鏡上で，遊び用の泡を用いて，両手で遊んでいます．

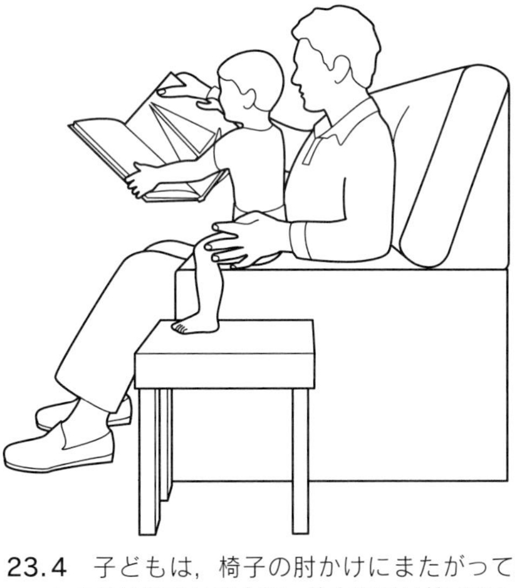

図 23.4　子どもは，椅子の肘かけにまたがって座り，一方の足は腰かけの上に，他方の足は椅子のシートに置いています．父親は骨盤を安定させています．子どもは本を持つのを手伝い，父親が絵に描いてあるものの名前をいうと，それを指します．

は，食べて，飲んで，洗って，遊ぶことに加え，子どもがコミュニケーションをとり，社会化していくことを助けてくれるかもしれません．それにより子どもは，両手を見て，より簡単に，より効果的に，それらを利用することができるかもしれません（図 23.1～8）．

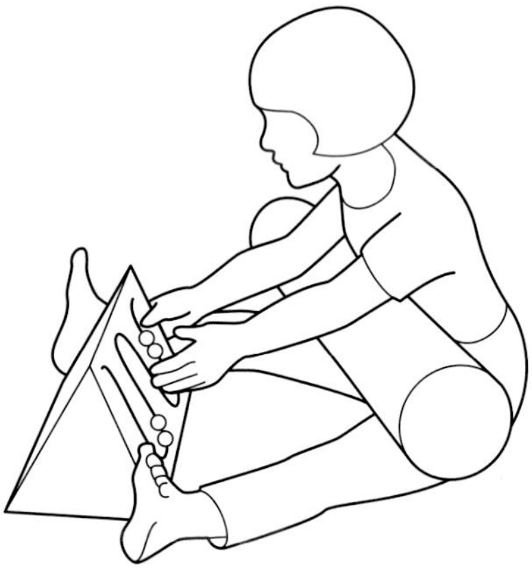

図 23.5　子どもは，脚の上に小さなロールクッション（ローラー）を置いて，床上に座っています．前方へ寄りかかって，おもちゃを使って遊ぶことができます．

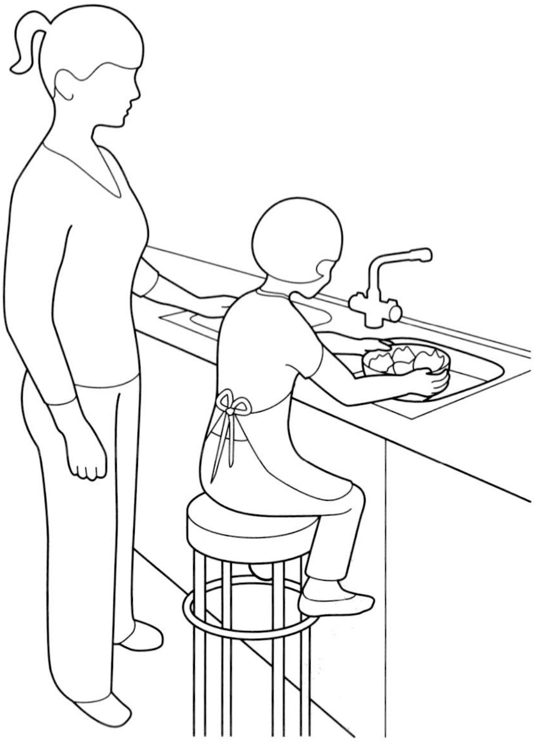

図 23.6　子どもは，肘がキッチン面で支えられるくらい高い腰かけに座っています．キッチン戸棚に向かい合わせに膝を置き，腰かけの横木に足を置きます．その状態で水切りボウルで野菜を洗います．その際，親は近くにいます．

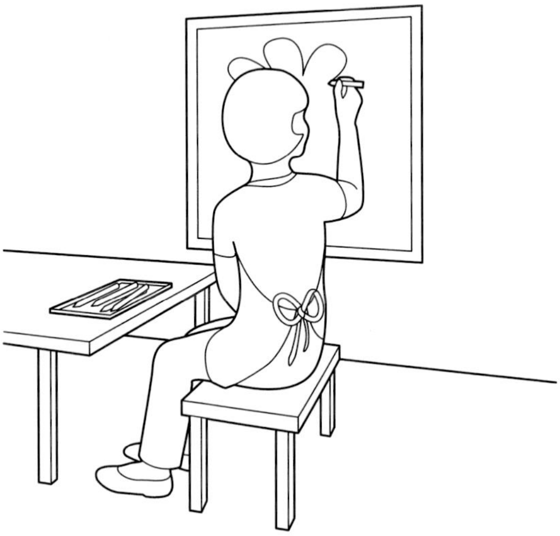

図 23.7　子どもは，壁の横に置かれたテーブルの前にある，低い腰かけに座っています．そして，壁の低い位置にある黒板に，チョークで絵を描いています．

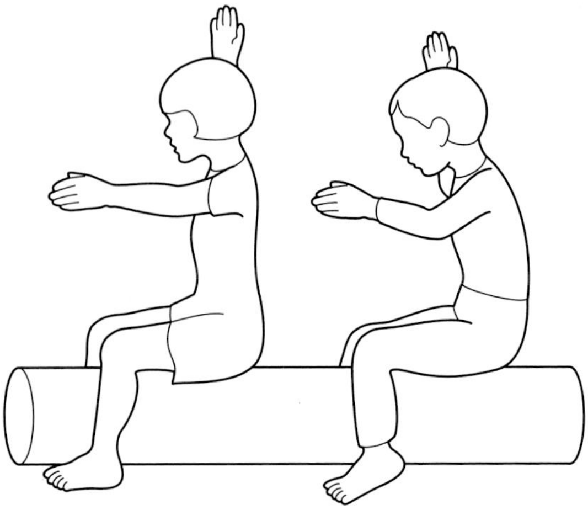

図 23.8　子どもは，ローラーにまたがって座り，友人のする運動を，後ろで真似ています．

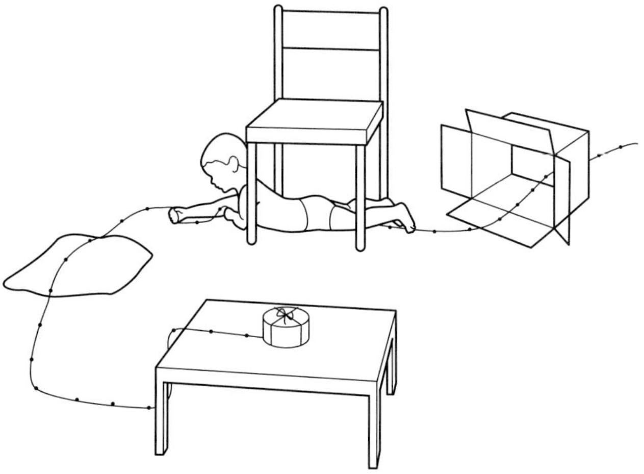

図 23.9　子どもが，四つ這い移動や腹這い移動を行いやすいように，いろいろなものの上や下を使って障害物コースを作ります．そのコースの順序は，色付のチョークで描かれた線で示されています．それが子どもの励みになるように，わからないように，箱の中に小さなご褒美を入れて，コースの最後の場所に置いておきます．

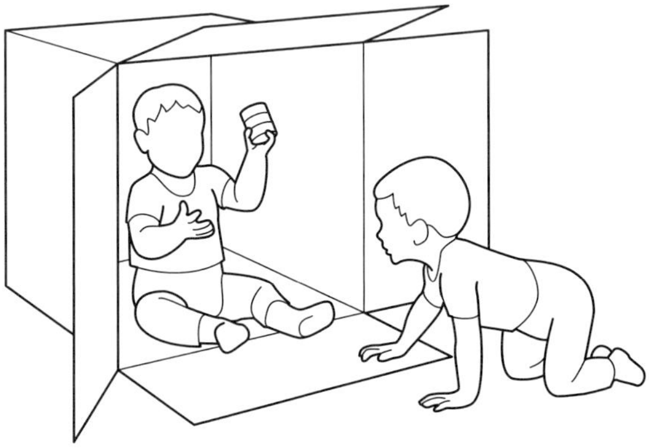

図 23.10　大きな段ボール箱は，兄弟や友人と一緒に腹這いで入ったり出たり，周りを回ったりする“家”として使うことができます．

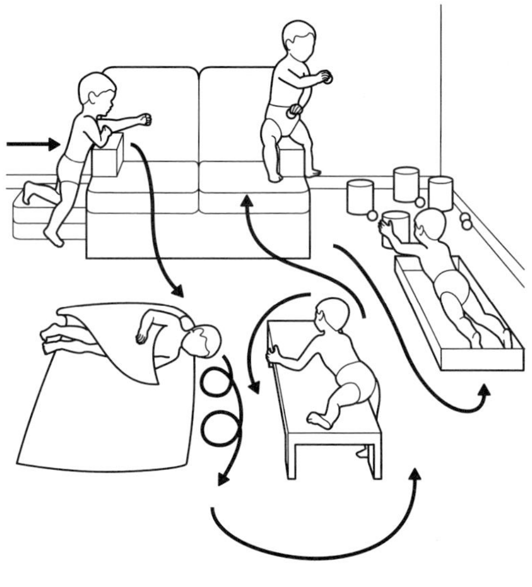

図 23.11　障害物コースは，いろいろなものの周りを使いながら作られます．子どもには，兄弟や友人と競争しながら，必ず活動に参加して，機敏に這い回るように促します．

床上で遊びを促す方法

図 23.9～11 は，四つ這い移動や腹這い移動が移動の方法である場合において，子どもが床上で動いて探検するのを促すのに，役立つかもしれません．

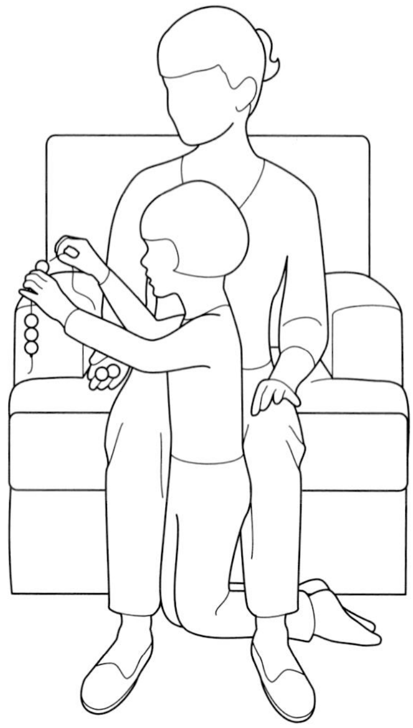

図 23.12　子どもは，母親の足で支えてもらい，調整してもらいながら膝立ちになります．子どもは，綿のリールを糸に通すのに忙しくしています．

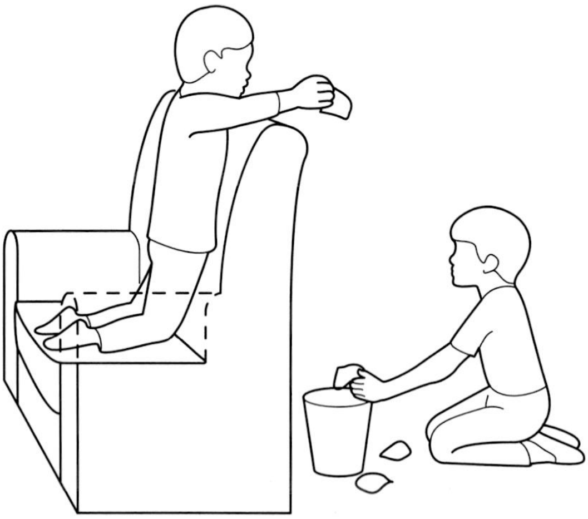

図 23.13　子どもは，膝立ちで支持するために，安定した肘かけ椅子の背にもたれかかっています．そして，下のバケツにお手玉を放り込んでいます．

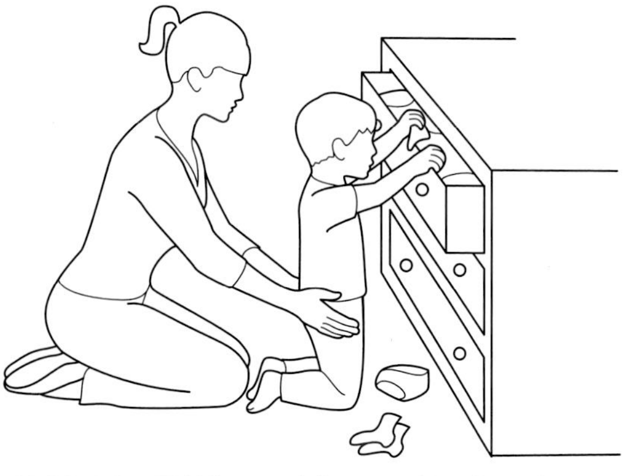

図 23.14　子どもは，膝立ちで，低い整理ダンスから服を取り出しています．母親は，お尻のぐらつきを予防する必要があるために，お尻の周りを支持しています．

膝立ちで遊びを促す方法

膝立ちでのスキルを練習して洗練させることは，子どもの立位での後方へのバランスを援助するかもしれません (**図 23.12～18**).

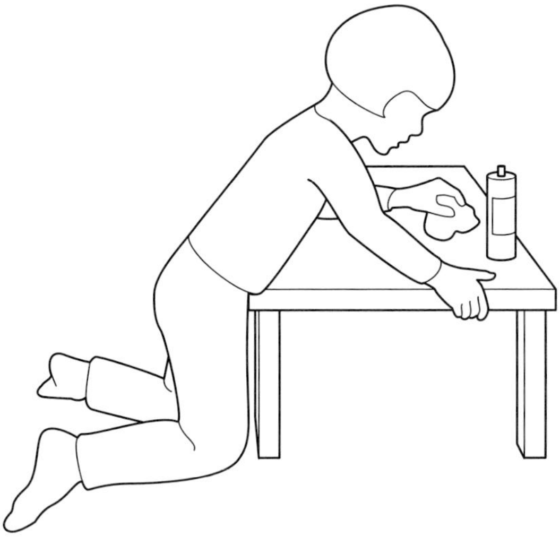

図 23.15　子どもは，体幹を支持するための低いテーブルを用いて膝立ちになっており，一方の手でテーブルを保持しながら，もう片方の手でこれを拭いています．

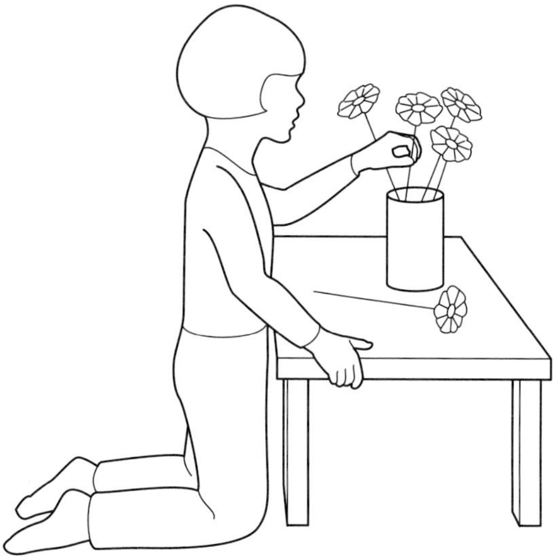

図 23.16　子どもは，膝立ちで，一方の手だけで低いテーブルを持っています．そして，もう片方の手で花の位置を整えています．

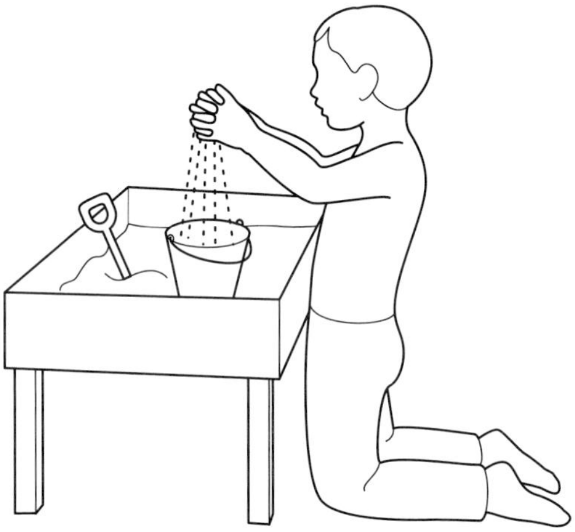

図 23.17　子どもは，膝立ちで，両手を使って砂で遊んでいます．

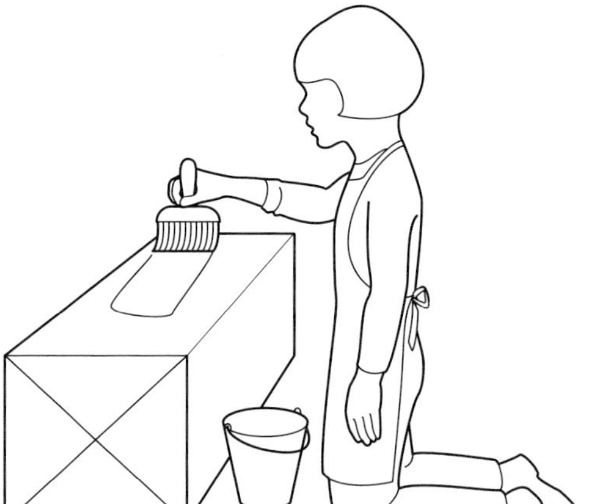

図 23.18　子どもは，大きな段ボール箱を手で塗りながら，支持なしの膝立ちになっています．

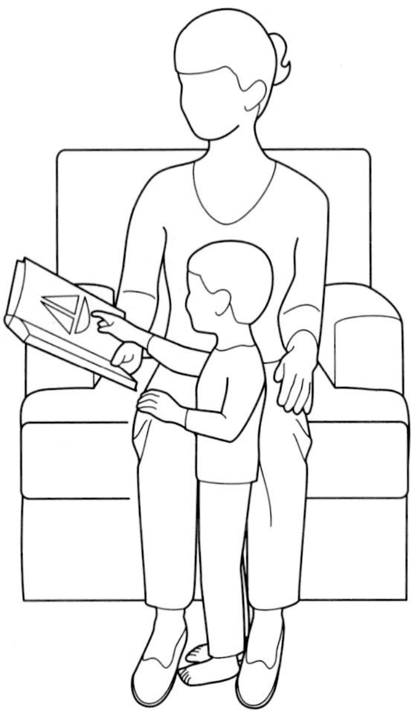

図 23.19 子どもは，母親の脚の支持によって立位となっています．そして，一方の手で母親の脚にしがみつき，もう片方で本の絵を指差しています．指で絵をなぞっているあいだも同様です．

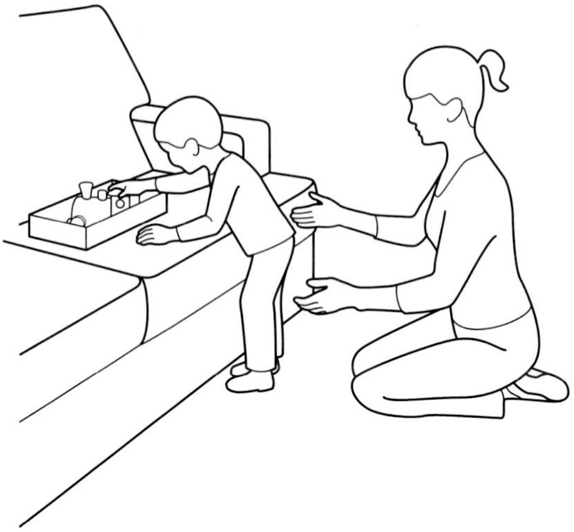

図 23.20 子どもは，片手と胸をソファーにもたれかけさせて立っています．そして，もう片方の手と腕を使って，箱の中にあるおもちゃで遊んでいます．母親は，転倒に備えて子どもの後ろにいます．

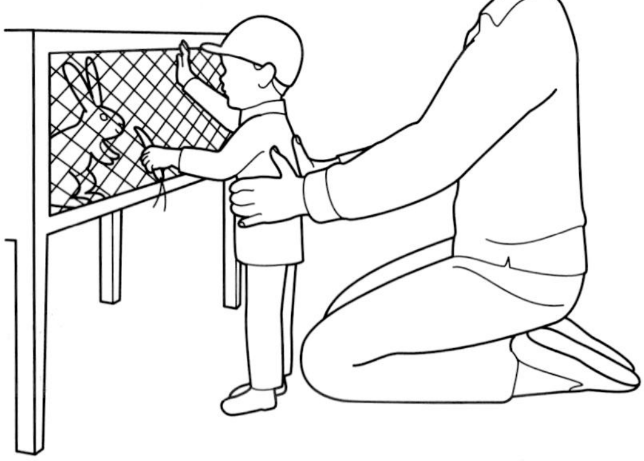

図 23.21 子どもは，父親に体幹を支えてもらいながら立っています．そして，一方の手でウサギ小屋にもたれて，もう片方の手でウサギにニンジンを与えています．

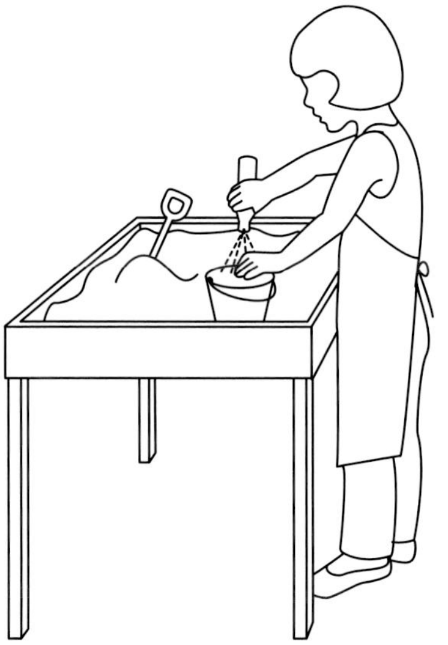

図 23.22 子どもは，一方の手で砂のくぼみを支持しながら立ち，他方の手で遊んでいます

立位で遊びを促す方法

立位のスキルを練習して洗練させることは，1つの姿勢または場所からもう1つの姿勢または場所へ体重移動したり，移乗したりするのを手伝うかもしれません（**図 23.19～24**）.

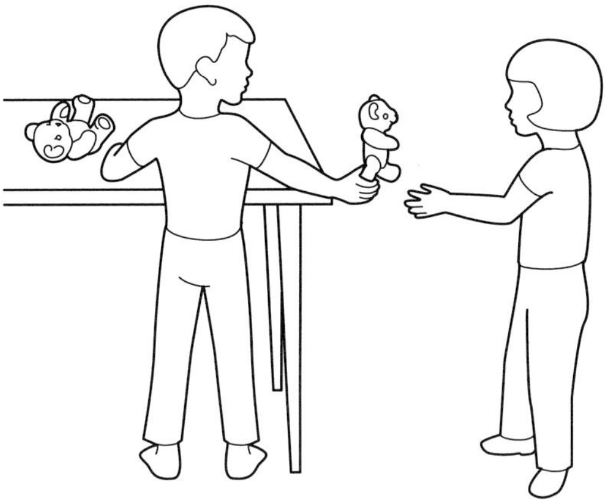

図 23.23 子どもは，一方の手でテーブルを支持しながら，他方の手を使ってテーブルの上で遊んでいます．そして，右後ろにいる友人におもちゃを渡すために向きを変えています．

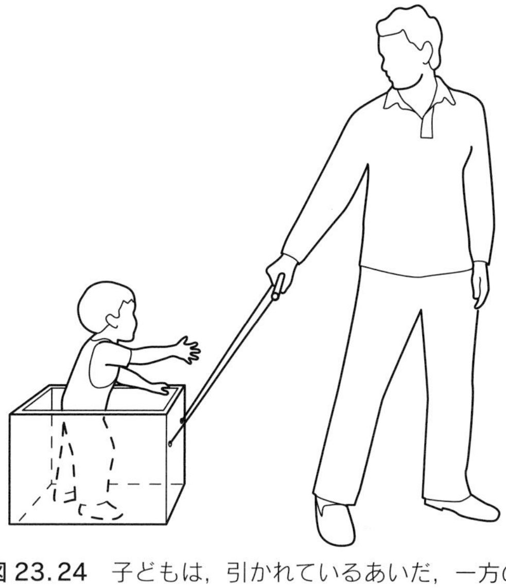

図 23.24 子どもは，引かれているあいだ，一方の手で箱を持って立っています．

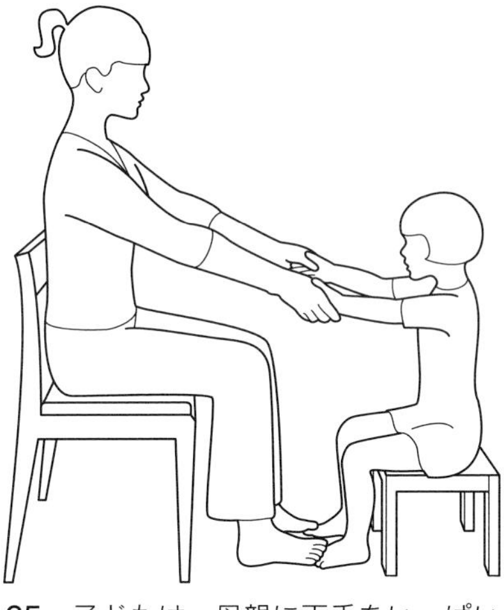

図 23.25 子どもは，母親に両手をいっぱいに伸ばして腰かけに座っています．母親の両手を持って立つ準備ができています．

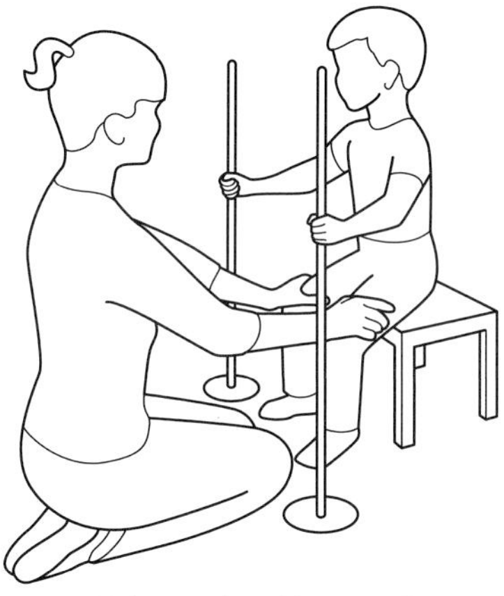

図 23.26 子どもは，少し前に置かれ，しっかり固定された 2 本の棒を把持しています．そして，棒を把持したまま引っ張って，座った状態から立ち上がります．この運動は，背もたれがはしご状になった椅子を使っても練習することができます．

座位から立位になることを促す方法

座位から立位になったり，そしてその逆を行ったりするスキルは，椅子またはトイレから立ち上がる場合に役に立ちます．一般的に，子どもがスツール（足の高い一本足の腰かけ）または椅子から立ち上がることは，床座位から立ち上がるよりも簡単です．

もし，両手または一対のバーを提供されるならば，子どもはそれを把持し，引っ張って立ち上がることができます．これは間違いありません（**図 23.25～29**）．

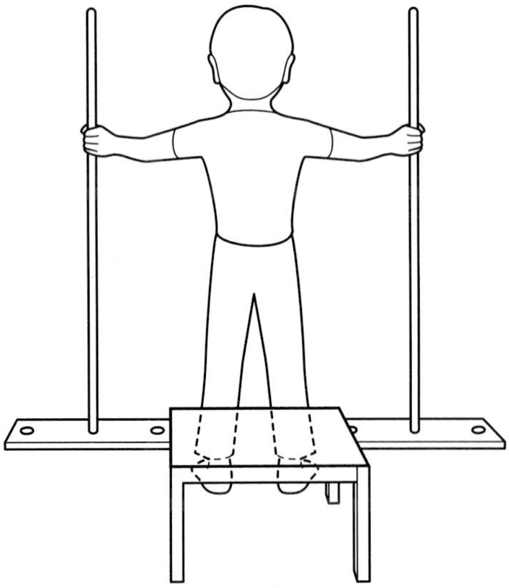

図 23.27　子どもは，少し前に置かれ，しっかり固定された２本の棒を把持しています．そして，棒を把持したまま引っ張って，座った状態から立ち上がります．この運動は，背もたれがはしご状になった椅子を使っても練習することができます．

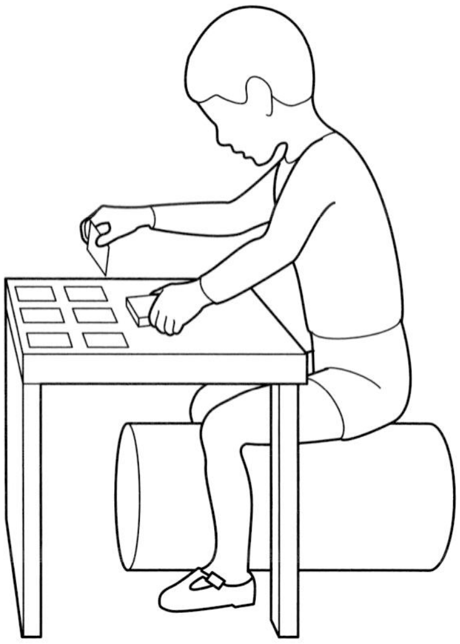

図 23.28　子どもは，ローラーにまたがって座りながら，低いテーブルでカードを使って遊んでいます．そして，一方の手でテーブルを押して立ちながら，片方の手では遊び続けています．

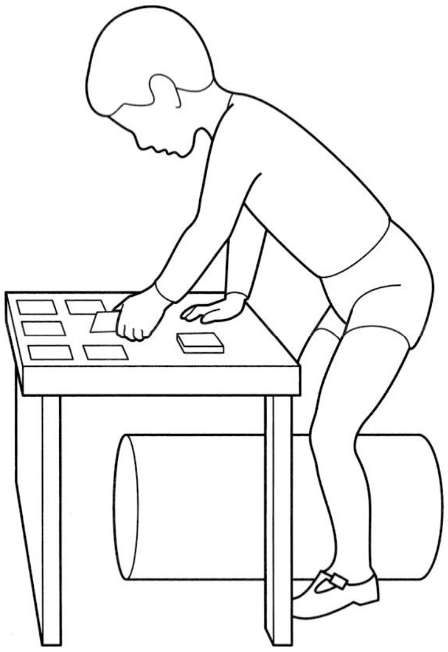

図 23.29　子どもは，ローラーにまたがって座りながら，低いテーブルでカードを使って遊んでいます．そして，一方の手でテーブルを押して立ちながら，片方の手では遊び続けています．

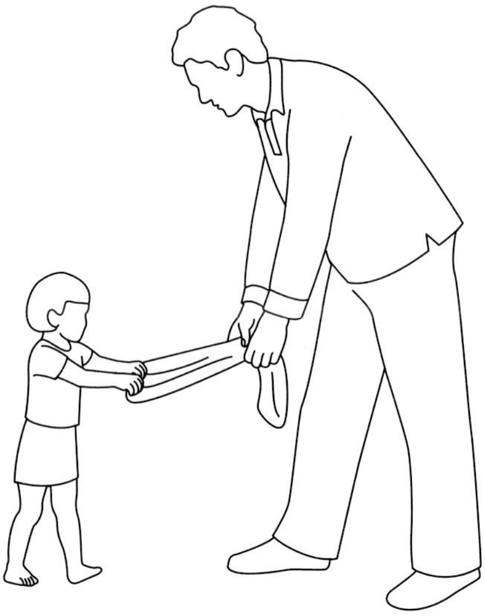

図 23.30　子どもは，両手でタオルにしがみついて前方に歩いています．後ろ向きに歩く子どもでは，もう１人がタオルを前から持ちます．

歩行を促す方法（図 23.30〜37）

遊びをとおして運動スキルを促すことに関して本章の冒頭で述べているように，CP 児の多くは，上述のすべての段階に進むことができないでしょう．第 20 章で記述している The Gross Motor Function Classification System（Palisano ら 1997）をみれば，あなたの CP 児の粗大運動能力

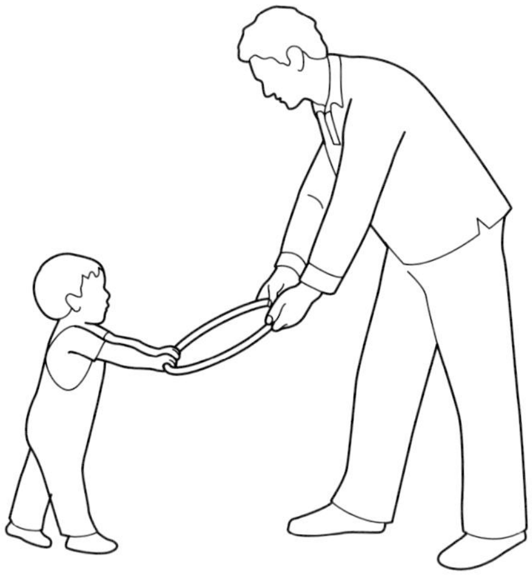

図 23.31　子どもは，両手で輪を持って前へ歩いています．後ろ向きに歩く場合は，もう 1 人がこの輪を持ちます．

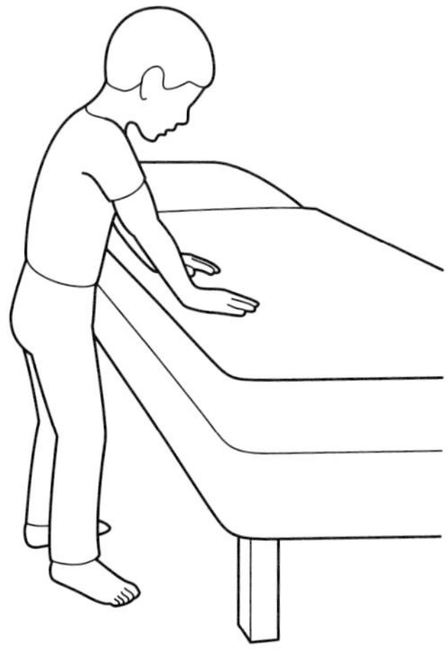

図 23.32　子どもは，ベッドの端に手をついて横に歩いています．

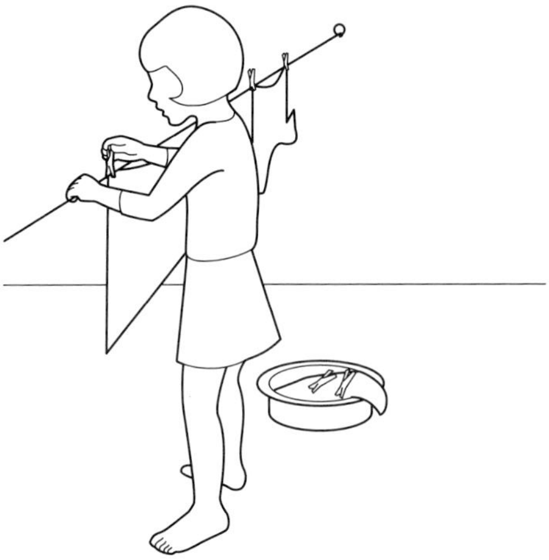

図 23.33　子どもは，物干しひもを持って横に歩いています．

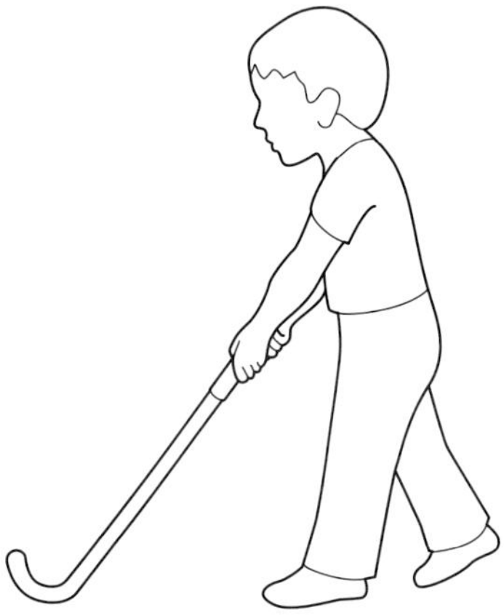

図 23.34　子どもは，ホッケースティックを持って前へ歩いています．

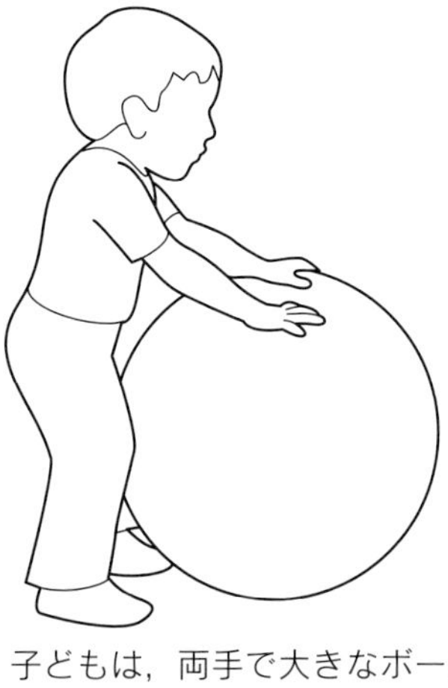

図 23.35　子どもは，両手で大きなボールを前へ押しながら歩いています．

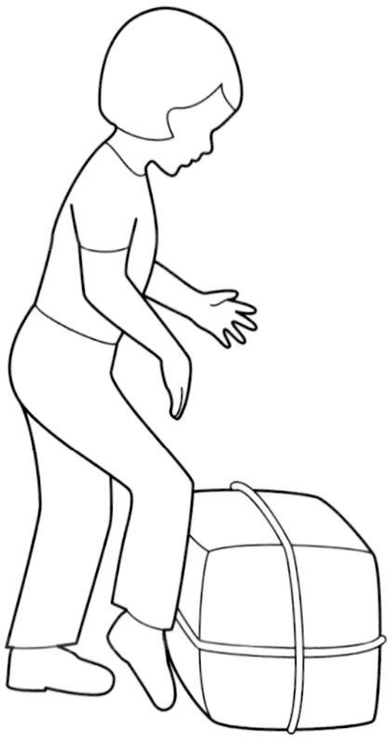

図 23.36　子どもは，それぞれのステップで，大きな包みを蹴りながら前へ歩いています．

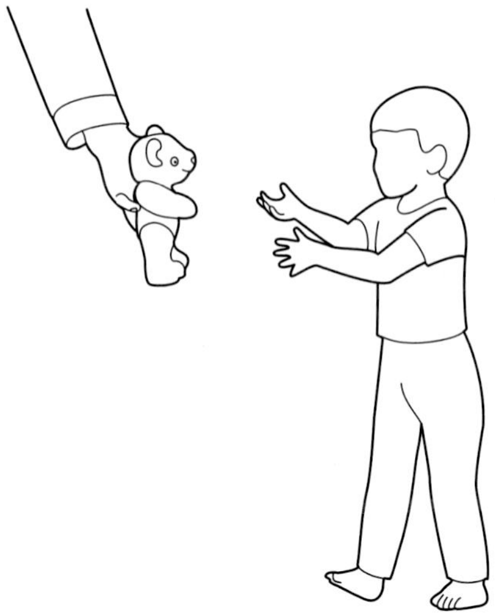

図 23.37　子どもは，前方にぬいぐるみを持った親に励まされながら前方に歩いています．もしバランスや支持のために必要ならば，いつでもそれにつかまることができます．

がどれくらい発達するのか参考になるでしょう．到達しそうな運動能力レベルを実現するために，個々の CP 児にとって必要な励ましの程度は，おもに彼ら特有の認知，行動，視覚の特徴で決定されます．

それでも，提示したいくつかは，変形の進行を妨げるのに役立つかもしれません．

参考文献

Palisano R, Rosenbaum P, Walter S et al. Development and validation of a gross motor function classification system for children with CP. Dev Med Child Neurol 1997 : 39 : 214-223.

24

第24章

レジャーとフィットネス

Eva Bower による改訂

章の内容

多くの子どもたちは，たとえ，とくに得意でないとしても，身体を使った趣味または活動に参加して，楽しんでいます．現在，私たちは，より良い健康とフィットネスの促進のために，すべての子どもと大人にとって，定期的な運動がどれくらい重要かを理解し始めています．脳性まひを患っているかどうかにかかわらず，この事実はすべての子どもたちに当てはまります．実際，脳性まひのように身体的な運動の問題をもつ子どもは，座ったきりのライフスタイルであったり，ほかの姿勢になったままであったり，あまり動き回ることがなかったり，ゆっくり動いていたり，また同年代の子どもより多くの時間を座って過ごしていたりするために，できるだけ活発に運動することがより重要です．そのような運動不足は，エネルギーレベルの低下や，疲労の増加，運動困難を招くかもしれません．そして，脳性まひをもつ子ども（以下，CP 児）は，動かないほど，動くことが難しくなります．

身体活動は，次の理由によって，CP 児の身体的な健康とフィットネスを促進するかもしれません．

1. 体重をコントロールして，肥満を予防すること．
2. 筋肉の発達と骨の成長を促すこと．
3. 心血管系の持久力と身体的なスタミナを向上させること．
4. 呼吸機能と呼吸のコントロールを改善させること．
5. 骨を骨粗鬆症と骨折から保護すること．

身体活動や運動は，以下の理由で，CP 児の心の健康とフィットネスを促進するかもしれません．

1. 楽しむことができ，そして楽しみであること．
2. チームの一員となること，またはグループでの活動は，共有したり，分け合ったりすることを促すかもしれません．
3. 達成感を促すことは，自尊心を高めるために重要です．

子どもが，過度のストレスを受けたり過度な練習をしたりしないように，そして関節が潜在的な障害から保護されるように，気配りすることは常に必要です．

損傷を受けた関節は，のちに痛みに，いたります．

CP児が新しい身体活動を行う前に，小児科医または一般開業医に，それが良い方法であるのかどうか，プロから見ても適当な身体活動であるのかどうかを確かめる必要があります．子どもにかんしゃくまたは感覚障害があるならば，これはとくに重要です．

子どもはインストラクターによって確実に指導を受けることが重要です．第1に，インストラクターは許可を得た特別な活動を実施できます．第2に，あなたの子どもの状態と問題を把握しています．このインストラクターは，セラピストまたは教員であるかもしれません．

5歳未満で運動に問題のある子どものための一般的な身体活動は，音楽と運動，水泳と乗馬です．音楽と運動は，一般的な健康を改善することに加えて，子どもの空間関係の改善を促すかもしれません．たとえば，上下左右について，視覚と聴覚の識別力，目と手の協調性，微細運動です．水泳と乗馬は，子どもの身体の対称性，体幹コントロール，そして全体的な機動性とバランスの向上を促すかもしれません．

音楽と運動

非常に早い時期から，多くの母親と父親は子どもに歌を歌って聞かせます．そして，その歌の歌詞に合わせた，ジェスチャー，行動，運動を加えます．最初は，親は子どもと一緒にジェスチャー，行動，運動を行います．そして，腕を上方に向けたり，足を下に伸ばしたり，身体ごと重なって倒れこんだり，それからふたたび上方に伸び上がったりします．子どもは個別の運動を発達させ，ますます活発な反応を見せてくれます．そして，適切なジェスチャー，行動，運動を自発的に見せてくれるようになります．多くの歌と童謡は，そのような運動によく適していて，親子に楽しみを与えます．子どもの年齢が上がると，活動は，ほかの子どもたちとともに保育園または保育所で続けられます．

たとえば，

1. 母親は，子どもに「あなたは，どれくらい大きいですか？」と歌って，「とても大きい」と子どもの両手を天井の方へ穏やかに上げて応答します．徐々に，子どもは言葉と動きを真似できるようになります．この歌は，子どもを母親の膝の上で支えて座って歌います．

2. 母親は歌います．「漕げ，漕げ，ボートを川下にゆっくり漕げ，楽しい，楽しい，楽しい，楽しい，人生は一瞬の夢にすぎない」．母親と子どもが互いに向き合って，床に座ってこの歌を歌っているあいだ，母親は子どもの手をとって歌と一緒に身体をゆっくりと前後に揺らします．最初，運動と姿勢は母親によってコントロールされますが，徐々に，子どもに引き継がれます．

3. 「頭と肩，膝とつま先，膝とつま先．頭と肩，膝とつま先，膝とつま先．そして，目と耳と口と鼻．頭と肩，膝とつま先，膝とつま先」．保育士と子どもたちがこの歌を歌うあいだ，子どもたちは両手でよばれた部位を元気よく指差します．この歌は，座っても立ってもできます．そして，どちらでも必要に応じて介助が可能です．

4. 「家と同じくらい高く，橋と同じくらい広く，ねずみと同じくらい小さく，ピンと同じくらい細い」．保育士と子どもたちがこの歌を歌うあいだ，子どもたちは以下のことを元気よく行います．
   (a) できるだけ背を高くしてください．
   (b) できるだけ広くなってください．
   (c) できるだけ小さくなってください．
   (d) できるだけ細くなってください．
   この歌は，座っても立ってもできます．そして，どちらでも必要に応じて介助が可能です．

5. 「猫と同じくらいそっと，つま先で歩くことができますか？　道に沿って足を踏み鳴らす，足を踏み鳴らす，足を踏み鳴らす，足を踏み鳴らすことができますか？ 巨人がするように，とても大きな歩幅で歩くことができますか？ あるいは，哀れな腰の曲がった老人のように，とてもゆっくり歩けますか？」保育士と子どもたちがこの歌を歌うあいだ，子どもたちは以下のことを元気よく行います．

(a) つま先で歩いてください．
(b) 騒々しく床で足を踏み鳴らしてください．
(c) 非常に長いステップで歩いてください．
(d) 非常にゆっくり，そして慎重に歩いてください．

この歌は，介助があってもなくても立位や歩行をしながら歌うことができます．

ボックス 24.1 に，英語やほかの言語に翻訳して使うことができる歌を何曲かリストアップします．音楽と運動の活動の歌は，毎日数回繰り返されなければなりません．年少の子どもは，そのような活動の繰り返しが好きです．しかし，子どもの暦年齢に応じて，適切に歌と運動を進めることが重要です．自然な発達は，年長の子どもと同じようにポップスソングとなることです．そして，もし車いすが必要ならば，運動は踊りへ進むかもしれません．もう１つの自然な発達は，初期の音楽と運動のセッションから有酸素エクササイズとなることです．

水泳

多くの子どもたちは水で遊ぶことが好きです．そしてそれがものすごく楽しいことだと知っています．自分の子どもに，不安があったり，自信がなかったりするならば，浴槽で両手・両足をやさしく動かすように励ましてください．そして，両手で水をすくったり，そのとき指の隙間から水をちょろちょろと流したりします．水面へ顔をつけるように促していきます．そして，浴槽の中で仰向けで横になったり，髪の毛を濡らしたりするように励まします．十分に暖かい日ならば，庭で，子ども用の浅いプールで，監視しながら遊ばせることは，水泳の前の良い準備活動となります．

ボックス 24.1

手遊び歌

ちっちゃなクモさんが，雨どいをのぼっていったよ
雨が降ってきて，クモさん落ちちゃった
おひさまがのぼって雨水はすっかり乾いてしまった
すると，ちっちゃなクモさん，また雨どいをのぼっていたよ

二羽のかわいい小鳥たち　とまっているのは塀の上
一羽はピーター，もう一羽はポール
飛び立てピーター，飛び立てポール
戻ってこいピーター，戻ってこいポール

1，2，3，4，5
むかし，ぼくは魚を釣って
6，7，8，9，10
それから，また放してやった
どうして，放してやったの？
なぜって，ぼくの指に噛みついたから
どの指に噛みついたの？
右手の小指さ

雷が聞こえる，雷が聞こえる
聞いて！聞こえるでしょう？
聞いて！聞こえるでしょう？
ピタパタ雨滴，ピタパタ雨滴
私はびしょ濡れ　あなたもね

私は，ぶらぶら揺れるかかしです．
つばのひろいへなへなの帽子を被っています．
こんな風に手が振れます．
そして，そんな風に足を踏み鳴らします．

親指トミーさん，親指トミーさん．
どこにいるの？
私はここよ私はここよ
はじめまして

びっくり箱のジャックさん
ねずみみたいにじっとしてるね
その暗いあなたの家の中で
息を潜めて
びっくり箱のジャックさん
とても静かにお休みしてるね
出てきてくれる？
もちろんだとも！

そのほかの手遊びの歌

偉大なデューク・オブ・ヨーク
桑の木の周りをまわろう
バラの花輪だ　手をつなごうよ
ハンプティ・ダンプティ塀の上
ヒッコリー ディッコリー ドック

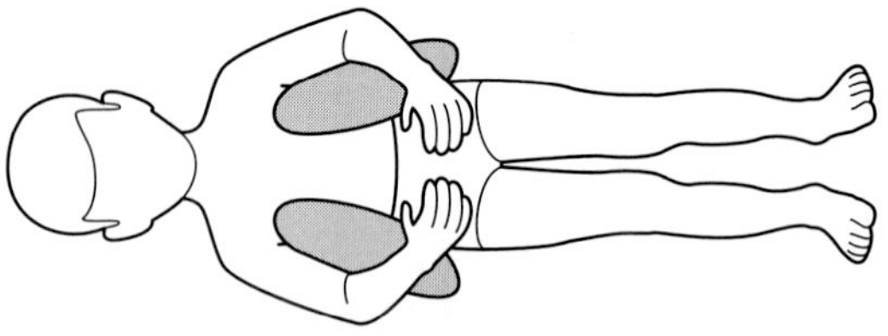

図 24.1　この水泳用浮き具を使うと，子どもはプールで下肢を水平にして仰向けに横たわることができます．

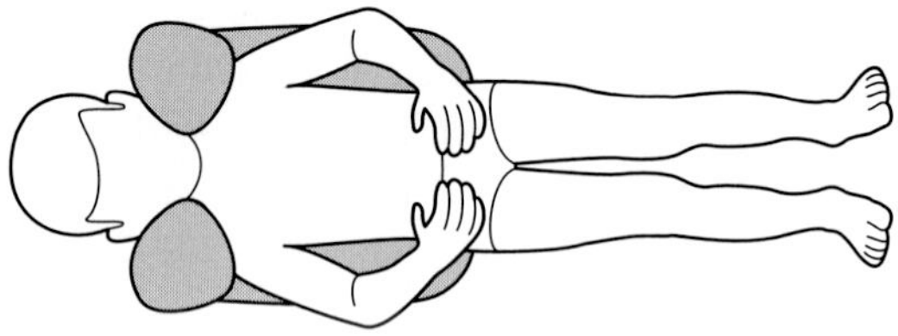

図 24.2　浮力補助具を使っている子ども．

水泳はいつ始めたらよいでしょうか？

禁止されていないならば，子どもが水泳を始める最も良い時期は生後 9～12 カ月です．一般的に，この時期は水を怖がらないからです．

水泳はどこで始めたらよいでしょうか？

いつも母親(あるいは父親)や子どもたちと一緒にいる，資格のある水泳インストラクターによって組織された小グループに加わることから始めるのがおそらく一番よいでしょう．そのレッスンは，水温が最低 30° C (86° F) くらいで保たれている特別教育用または治療用プールで行われます．

プールはしばしば騒がしい場所ですので，もし子どもが雑音に敏感ならば，静かでせわしくないプールの隅を選んでください．

浮遊法または浮力補助具

浮遊法と浮力補助具の使用に関して矛盾する見解があります．ほとんどの水泳インストラクターは，以下 2 つの方法を推薦します．**図 24.1** に，浮遊法の一例を示します．子どもはプールで下肢を水平にして仰向けに横たわります．もし浮力によって子どもが移動させられるならば，子どもはプールでお腹を水平にして横たわることができています．いつもこの姿勢で注意深く子どもを観察しましょう．そして，顔が水面から確実に出ているようにしましょう．

図 24.2 は，子どもが浮力補助具によってプールに浮いている様子です．自らの新しい発見を楽しんでいます．しかし，まだ決して，浮力補助具によって浮いている子どもの目を離さないでください．

ハリウィック法は，障害者が泳ぐための指導法です．ジェムス・マクミランによって開発され，マーガレット・リードによって実施されています．彼らは，浮遊法や浮力補助具の使用は好ましくないと提案しています．浮力補助具は，子どもが水の中で自由に動くことや，身体を独立して制御するのを学習することを妨げるというのがその理由です．その代わりに，水の中で子どもを保持する，いくつかのさまざまな方法を提案しています．

プールに入ること

もしプールの下にスロープがあり，子どもが小さいならば，子どもを水の中に移動させながらスロープを歩くのがおそらく最もよいでしょう．

もし子どもが重ければ，リフトを利用してゆっくり降ろします．

もしこれらの設備がどちらも利用できないか，適切でないならば，プールサイドに座らせて，まずは水に慣れさせてください．プールサイドに座っているあいだは，水を飛び散らすことなく穏やかにしておきます．この様子を**図 24.3** に示しています．

図 24.4 では，あなたの肩に子どもの両手を置いて，水の中で立たせようとしています．あなたは，子どもの体幹を両手で持ち保持しています．

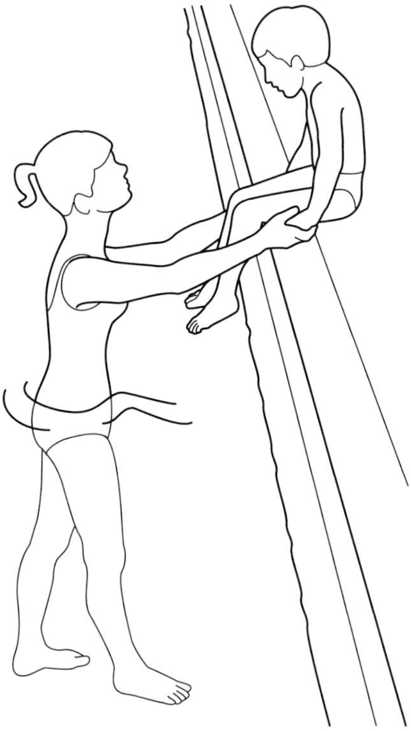

図 24.3　プールに入る（手順 1）.

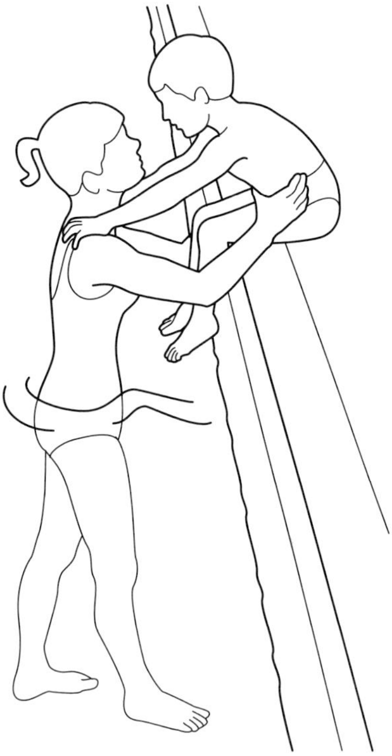

図 24.4　プールに入る（手順 2）.

図 24.5 では，子どもの足が自由にぶら下がっていて，プールサイドに接していないかどうかを確認する様子を示しています．あとずさって，子どもを自分のほうへ降ろして水の中に入れたり，前へ移動させたりします．

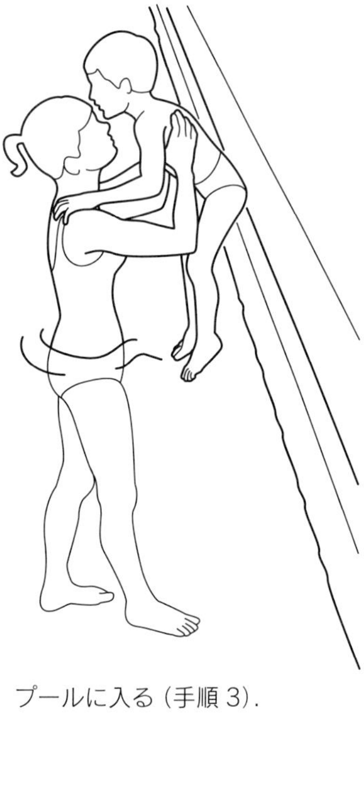

図 24.5　プールに入る（手順 3）.

プールで子どもを抱くこと

子どもが横になっているか（**図 24.6**），あなたと向き合って座っているか，またあなたが直立になっている子どもの後ろにいるか（**図 24.7**）にかかわらず，子どもの腰の下の部分を両手でしっかりと持たなければなりません．

水中で活動しているあいだは，通常ゲームの形をとってください．その究極のゴールは，有能なスイマーを育てることです．

プールから出ること

スロープやリフトがないプールから出るときは，プールサイドへ移動させるのが利用しやすく，適しています．そして，2 人ともプールサイドに向いた状態で，あなたは子どもの骨盤のあた

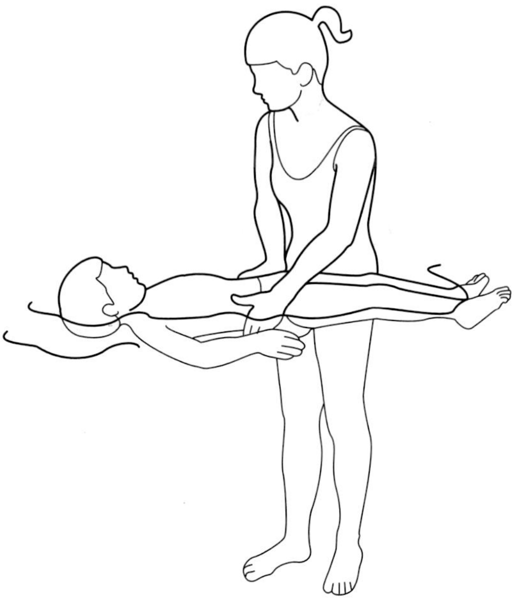

図 24.6　横たえている子どもを保持する.

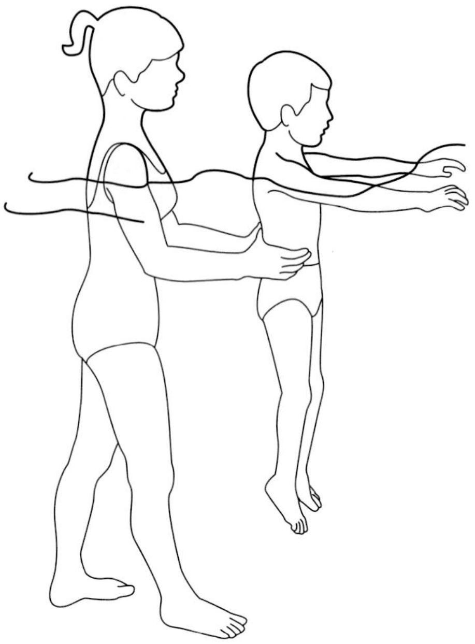

図 24.7　直立している子どもを保持する.

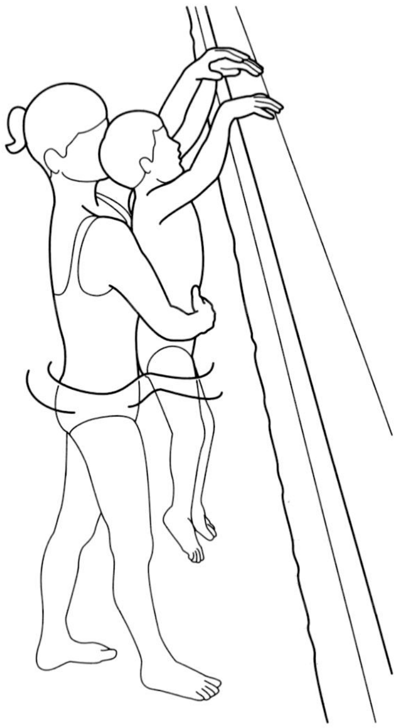

図 24.8　プールから出る (手順 1).

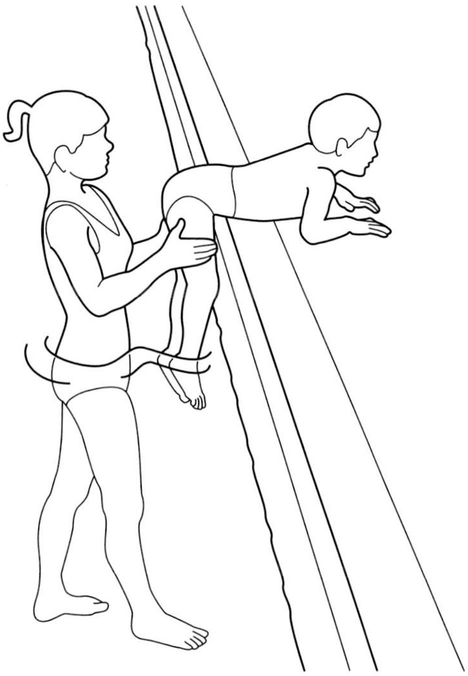

図 24.9　プールから出る (手順 2).

りを持ち，子どもはプールの縁に両手を付いた状態にします (図 24.8).

あなたは，子どもを股関節から上方および前方へと持ち上げます．そのとき子どもは，身体をねじって前進したり，腕を押したりする準備ができています (図 24.9).

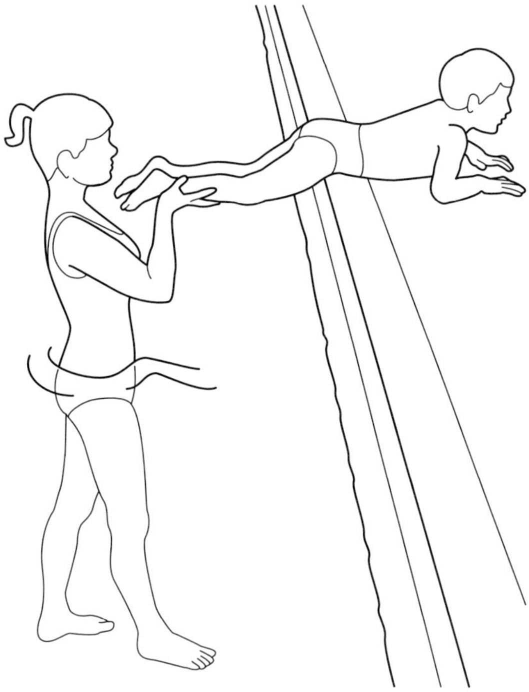

図 24.10 プールから出る（手順 3）.

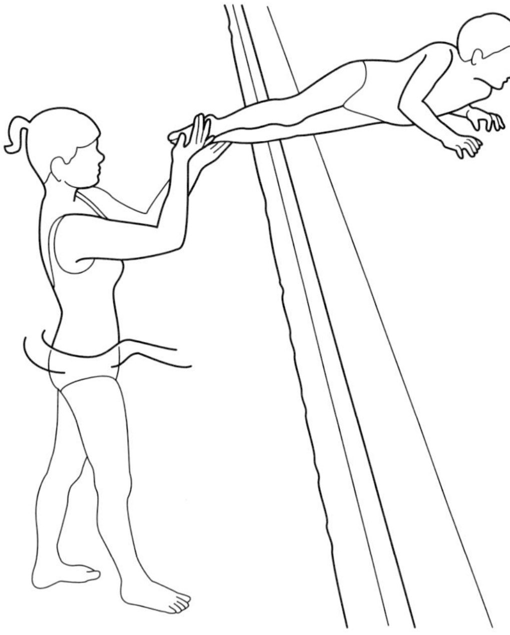

図 24.11 プールから出る（手順 4）.

図 24.10 では，子どもは後方に進んでいます．あなたは，水の中で子どもの足を滑らかに持ち上げます．そして，子どもは前方へ身体をねじり続けます．

あなたは，子どもが足を組むことで後方に向かうように手伝います（**図 24.11**）．子どもに十分な能力があるならば，プール以外で這ったり，四つ這い移動をしたりできるかもしれません．必要ならば，子どもを起こす介助をします（**図 24.12**）．

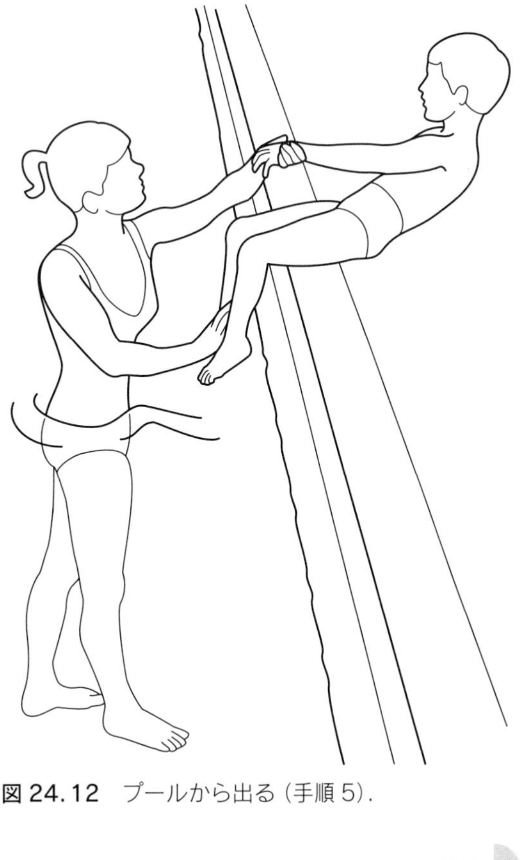

図 24.12 プールから出る（手順 5）.

この一連の方法は，頭部のコントロールが欠如していたり，腹這い移動ができなかったりする子どもには適していません．

水泳は，幼いころに始めて，人生を通じて続けられるスポーツです．それは，家族の気晴しとなり，また健常者と同等の競技になるという点で，社会的にも有益です．

乗馬

乗馬はとても気持ちがよい，CP 児のためのレクリエーション活動です．身づくろい，食事，給水と身体を洗うこと，馬糞を馬小屋から外に出すこと，留め具や器材の掃除など，一般的なお世話に参加できるならば，動物との関係を発展させる良い機会や練習となり，動物にやさしく接することを学習できます．子どもが馬を怖がらない限り，これらの活動は，子どもが自信をつけ自尊心を育てることを助けるかもしれません．子どもが馬を怖がる場合は，その問題が解決するまでは，乗馬はおそらく適切な活動ではないでしょう．

子どもが馬に乗る場合は，英国の安全局の基準に従って製造された正しく適正な堅さの乗馬帽子を被らなければなりません．

たくさんのインストラクターのいる乗馬学校で，身体にぴったり合った，背中にプロテクターがついた，チョッキのような服を子どもに着せるのを両親は好みます．ちょっとしたヒールのついた靴またはブーツを除いて，ほかの特別な衣類は必須ではありません．年長の男の子は，ボクサーショーツが快適でないと思っています．

子どもが乗るために選ばれる馬またはポニーは，穏やかな性格で適切なサイズでなければなりません．また，子どもが馬に乗ったり降りたりできる安全な場所が，適切に準備されなければなりません．

CP 児のための乗馬は，乗馬療法，治療的乗馬とレクリエーション乗馬の３つの基本カテゴリーに分類されます．

乗馬療法

乗馬療法の目的は，乗り方を教えることではなく，治療目的や目標に合うように，馬とその動きを利用することです．セッションは，一般に，公認の乗馬インストラクターによって指導されます．それぞれ子どもは個別に理学療法士か作業療法士とともに活動します．馬上では多くの姿勢を用います．たとえば，次のようなものです．

1. 馬の上に被さるように横たわることで，頭部と体幹のコントロールを発達させ，四肢の緊張を緩めます．

2. 馬上で後方に座ることで，両手を馬の背中につき，体重を負荷できるようにします．

3. 馬の背中の上に仰向けになることで，脊柱と肩甲帯を動かせるようにします．

治療的乗馬

治療的乗馬では，一般に，子どもは小グループに属します．このグループは，一般に，公認の乗馬インストラクターによって，特別に介入されます．理学療法士と作業療法士は，すべての子どもが参加できるいくつかの特別なグループ活動と同じように，適切なウォーミングアップとクールダウンをチームへの助言として行うかもしれません．

乗馬は，対称性の重要性を教えてくれます．それは，感覚運動の技術と教育的な目的と同じように，頭部・体幹のコントロールや座位バランスにも重要です．子どもは，必要性があれば，１人もしくはそれ以上の介助者によって，リードしている手綱の上で保たれているかもしれません．

レクリエーション乗馬

レクリエーション乗馬は，一般に，１人で馬に乗れる子ども向けです．子どもは，安全に楽しむことが必要です．それは，１対１もしくはグループで教えられます．指導は，資格のある人によって行われる必要があります．馬に乗ったことがある人なら誰でも知っているように，馬に乗ることは下肢，骨盤，体幹，上肢の筋肉の専門的な練習になります． それは，子どもにとって“エキサイティング”で，満足な経験となりますが，その一方でとても疲れます．

まとめ

音楽と運動は，筋肉の発達と骨の成長を促進するかもしれません．そして，もし両下肢で体重負荷ができるのであれば，骨粗鬆症を予防するかもしれません．

水泳は，心血管機能と呼吸支配を改善するかもしれません．

乗馬は，筋肉の発達と骨の成長を促すかもしれません．

全３つの活動はエネルギーを使いますので，体重をコントロールし，肥満を防ぐかもしれません．

それらすべては，大いに必要である活発な運動を促します．

フィットネスは生活にとって必要です．そして，そのために，運動は早く始めなければなりません．音楽と運動は，若い年齢で始める１つの方法です．レジャーとレクリエーション活動から，たとえば水泳，乗馬，ダンス，有酸素運動へと発展していきます．

運動は，人生を通じて続けられる必要があります．

第25章

25

変形：成長と身長の伸びによって起こる問題

David Scrutton

章の内容

脳性まひをもつ子ども（以下，CP 児）は，健常児と同じで，生まれたときには変形がありません．日常的に動かす関節とその運動の範囲が限られるために，ゆっくり，そしてアンバランスに成長する組織によって変形が形成されるのかもしれません．子どもの成長に伴って起こるこれらの変化は，気づかない程度に，そして終わりなく，また緩やかに起こる非常に小さな制限かもしれません．しかし，CP 児の生活とマネジメントでは重大な問題になりえます．保健に従事する者は，これらの変化を「変形」とよびます．

変形

私たちの身体はなぜこのように成長するのでしょうか？　私たちの骨は成長します．しかし，筋肉，腱，関節周囲にある靱帯，静脈，動脈，神経，皮膚は，骨の成長や，子どもの運動，子どもが習慣的によくとる姿勢によって生じる力に適合しながら，徐々に伸びていきます．筋肉は伸長されない限り，それ以上は長くなりません．その反面，伸長しすぎると長くなりすぎ，十分に伸長されないと短くなってしまいます．CP 児にはこのどちらもが起こります．一般的には，組織がとても短くなったときにだけ「変形」という用語を使います．それは，変形は子どもの運動を制約し，子どもがある姿勢をとることや，運動をする機会を制限するからです．

「拘縮」という用語は短縮した筋肉と腱を表すときにたびたび使われますが，これを年少のCP児に対して使用するのは間違いです．その理由は次のように興味深いものです．拘縮とは，何かが短くなってしまう状態を意味します．以前はある程度の長さがあったのに，いまはより短くなっているという状態です．しかし脳性まひの場合，大人になって初めてこれが起こるわけではありません．赤ちゃんの体組織は，子宮内の姿勢と運動によって長さが決められ，成長し，骨が成長するにつれ，新しい（子宮外の）状況に合わせられるようになります．正常な動きと姿勢が発達しない子どもの場合，彼らが特有の経験に適応することで，一部の組織は，骨の成長に追いつけなくなって，相対的に“短く”なるかもしれません．CP児の収縮しない筋肉は，健常児の筋肉よりも長い状態にまで成長しますが，全可動域の関節運動ができるような十分な長さにはなりません．“拘縮”か，あるいは“成長が不十分”かによって子どもの治療法が変わってくるので，これらの違いは重要となります．

では，変形はどこに起こるのでしょうか？

関節において

1. 関節可動域は制限されていませんが，限られた姿勢だけをとる，あるいは限られた範囲でのみ運動するような筋肉の活動のもとでは，一時的に，あるいは姿勢に影響された変形が起こります．

2. 軟部組織（筋肉・腱・靭帯）の長さが，関節の全可動域で運動ができるほど十分でないとき，運動の範囲が常に制限されていると，固定された変形が起こります．

3. 関節面が変形，あるいは適切に適合しない状態（脱臼）にある場合に起こります．

骨において

1. 骨が適切な形状に成長しない場合に起こります．大腿骨のように，問題が関節の可動域制限よりもむしろ骨自体にある場合，すぐにはわからないことがあります．

2. 骨の長さが適切でない場合に起こります（まれに問題となる可能性があります）．

二次的な変形

姿勢性の変形は，ほかの変形を代償していることがあります．運動をしやすく，あるいはある姿勢をとりやすくするために，CP児は正常とは異なった肢位をとります．根本的な問題がどこにあるのかを確認することが重要となります．たとえば，膝関節が完全に伸びないと，子どもは，股関節屈曲位で立位をとったり歩行したりするかもしれません．しかしそのとき，股関節には何の問題もないかもしれません．

運動，肢位と筋活動

理学療法士と整形外科医は，運動，肢位，筋活動という用語を臨床でよく使うので，知っておくとよいでしょう．

運動と肢位

一般的に，屈曲は曲げること，伸展は伸ばすことを意味します．腰から前方に曲げることは脊柱の屈曲，直立位に立つことは伸展，横に曲げることは右側屈あるいは左側屈です．

足関節と手関節の運動を表わす専門用語をいくつか説明します．一般的に，つま先立ちで足関節が伸展することが底屈，逆の運動（屈んだときの足関節の肢位）が背屈です．足部が固定され，常につま先で立つ状態は尖足（せんそく）で，逆は踵足（しょうそく）です．尖足と踵足は，肢位あるいは姿勢の変形（正常な状態でないこと）を意味します．手関節の2種類の運動は掌屈と背屈で，変形を表わす専門用語はありません．手関節は横方向にも少し動きます．小指側への動きは尺屈，母指側への動きは橈屈です（前腕には橈骨と尺骨の2本の骨があるからです）．

股関節と肩関節はあらゆる方向に動かすことができ，下肢や上肢が身体から離れる動きが外転，それに対して身体の方への，あるいは身体と交差する方向への動きが内転です．股関節の変形は，多くのCP児にとって重大な問題になるので，股関節に関連するこれらの用語は頻繁に使われます．ねじり運動ができる関節もあります．股関節は，膝を内側に（内旋），あるいは外側（外旋）に回転します．肩関節でも同様の運動が起こります．前腕にもよく似た運動が起こりますが，呼び方が異なり，自分の手を持って，手掌が見えると「前腕は回外した」，手掌を下向きにすると「前腕は回内した」といいます．身体を右と左にねじる（体幹の回旋）のは，右回旋と左回旋です．

足部には，足関節の底屈と背屈以外の動きがあり，両側の足底同士が向かい合うことを内反，足底が外向きになることを外反といいます．足部の肢位が矯正できない場合は，内反した足部を内反足，外反した足部を外反足といいます．

筋活動

身体の一部分をある方向に動かす筋群は，運動方向と同じ名前でよばれます．たとえば，膝を伸展する筋肉は膝関節の伸筋，大腿を外転方向に動かす筋肉は股関節の外転筋です．

これらの用語は必ずしも必要ではありませんが，知っておくと病院での話がより理解しやすくなり，不安も和らぐでしょう．

理学療法検査（変形を見つけるために）

変形を見つけるために，より大きく動かそうと力を加えてはいけません．その肢位を保ちながら軽い圧を加え続けると，筋肉自体が徐々に弛緩し，最終可動域に達します．

CP児の変形を検査するにはスキルと経験が求められます．正確な運動の範囲を測定するために，筋スパズムに対処したり，適切な姿勢をとるように調整したりすることは必ずしも簡単ではありません．評価は，理学療法士，作業療法士，または整形外科医の仕事です．しかし，どれが変形で，どのように評価し，どれが問題となりそうかということの理解は，介護者にも役立ちます．本章では，あなた自身が，運動を阻害する身体的な制限をどのように見つけるかについて，非常に簡潔に説明します．

上肢と脊柱よりも，下肢についてより詳細に説明します．肘や手関節は簡単に評価できますが，肩甲骨，肩，手部の検査は複雑で熟練したスキルが必要になります．CP児の脊柱をうまく検査するにも経験が必要で，次に紹介する安全に実施できる検査以外は，本章の目的からは外れるので，ここでは省略します．

上肢

手関節がどんな肢位であっても手指を伸展できますか？　あるいは，手関節を後方に向けたとき（背屈位）にだけ手指の屈筋を固く感じますか？　母指は十分に動き，その指先で小指の付け根を触ることができ，外側に開くと示指と直角になりますか？　手関節はほぼ直角になるまで掌屈と背屈できますか？

（運動が肩ではなく前腕で起こることを確認するための）肘を直角に曲げた状態で，上向きの手掌が下向きになるまで180°回転しますか？　肘の検査は簡単ですが，肩は，肩関節と肩甲帯全体の両方で大きく動くので，肩の検査のほうが難しくなります．

脊柱

介護者にとって重要な脊柱の検査が1つありま

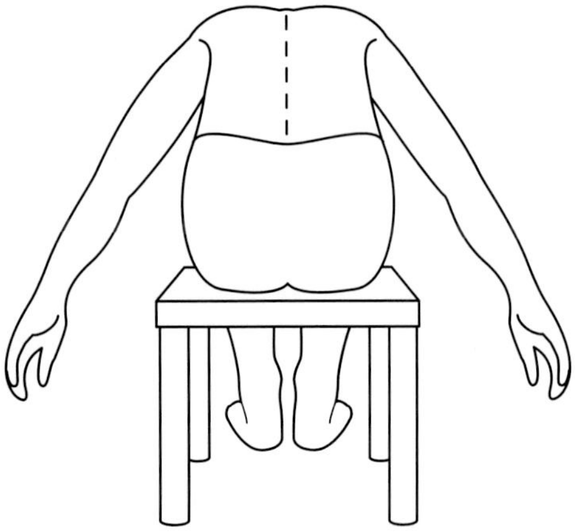

図 25.1　脊柱の検査．子どもの頭部が両膝のあいだに入るまで脊柱を前方に曲げます．脊柱が左右に偏位しないよう前方へまっすぐ曲げると，胸郭は左右対称になるはずです．

す．椅子または腰かけに子どもを座らせ，両膝のあいだに頭部が入るまで，または容易にできる範囲で脊柱を前方へまっすぐ曲げます．脊柱が左右に偏位しないよう前方へまっすぐ曲げたとき，胸郭は左右対称（**図 25.1**）でなければいけません．軽度の左右差は珍しくないので，心配する必要はありません．しかし，ねじれ，回転，または非対称性を見つけた場合は，理学療法士に相談すると介護者は安心できますし，次の検査の参考にもなります．

骨盤

問題は体幹から下肢に，または下肢から体幹に波及し，骨盤の肢位は，下肢と脊柱の姿勢に影響するので重要となります（**図 25.2**）．下肢が非対称的な肢位にある場合，骨盤と脊柱はねじれているかもしれません．臥位と座位，可能であれば立位で骨盤の肢位を観察しましょう．対称的ですか？　そうでない場合は，担当理学療法士に相談しましょう．

下肢

下肢には高い頻度で変形が起こり，それは臥位・座位・立位・歩行時の身体の姿勢に影響するので，ここではより詳細に下肢の検査について説明していきます．影響を受けた脊柱では，上肢を使うとき，あるいは頭部をコントロールするときに必要となる姿勢の安定性が損なわれます．脳性まひは，重症度，障害された身体部位，運動障害のタイプがさまざまです．下肢の検査は，子どもが歩行しているか，歩行する可能性があるか，ほとんど可能性がないかによってもある程度変わります．理学療法士と整形外科医が，CP 児を検査するときに模索あるいは思考する視点について説明したチェックリストを介護者のために紹介します．

足部と足関節

座位で，子どもの両側の足底は床にぴったりと着きますか？　着かない場合，踵が上がっていたり，お互いの足底が向かい合うように回転していたり（内反），扁平足になっていませんか？　あなたの手で足部の肢位を修正できますか？　強い筋スパズムがある場合は，修正が困難で，固定された変形があるかもしません．しかし，いったんは正しい肢位に修正できるが，手を離すとすぐに元に戻ってしまう場合，それは装具でコントロールできるかもしれない筋スパズムです．

足関節

踵が床に着くのは，足部よりもむしろ足関節の動きです．膝関節を屈曲した座位では，ふくらはぎの筋肉の１つで膝関節の後方も通る腓腹筋がリラックスするので，踵は立位時よりも床に着きやすくなります．子どもを仰向けにして，股関節と膝関節を曲げ（**図 25.3a**），できるだけ足部の肢位を修正します．足関節は直角以上に背屈しますか？　背屈しない場合は，ふくらはぎのすべての筋肉が短いのかもしれません．背屈する場合，ゆっくりと膝を伸ばしても（**図 25.3b**）修正した肢位を保つことができますか？　保てない場合

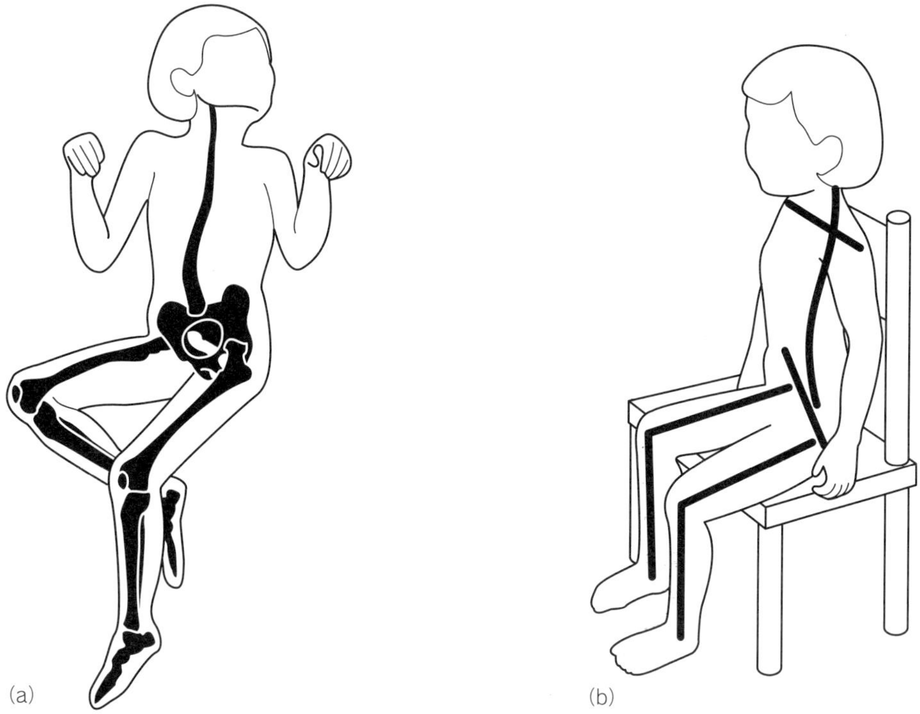

図 25.2 衣服を着ているときに身体はまっすぐに見えても，体幹の側屈や股関節の非対称的な姿勢は，骨盤を傾斜させ，股関節や脊柱を非対称的にさせて，二次的な姿勢性の変形を起こすことがあります．

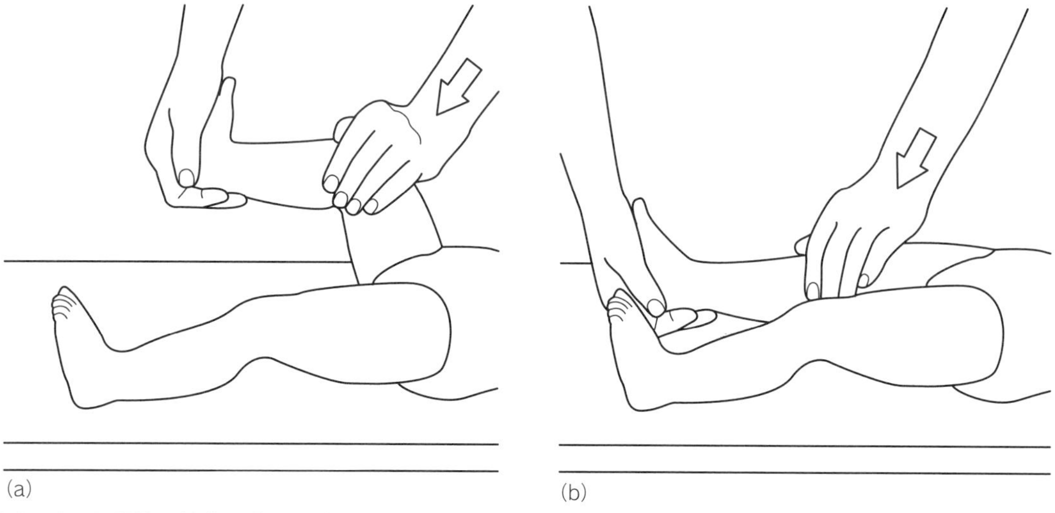

図 25.3 足関節の検査．背屈可動域はたびたび制限されます．(a) 膝関節屈曲位で足関節が直角になるかどうかをチェックします．(b) 次に，徐々に膝関節を伸展させ，腓腹筋が硬いかどうかを確認します．

は，腓腹筋があまりにも硬いために，立位では踵が床に着かない可能性があります．

下腿骨（脛骨）

子どもの歩行に何か問題がある場合，とくに膝関節が常に内側を向いている場合は，足部が内外反しているというより，むしろ下腿骨が徐々に捻

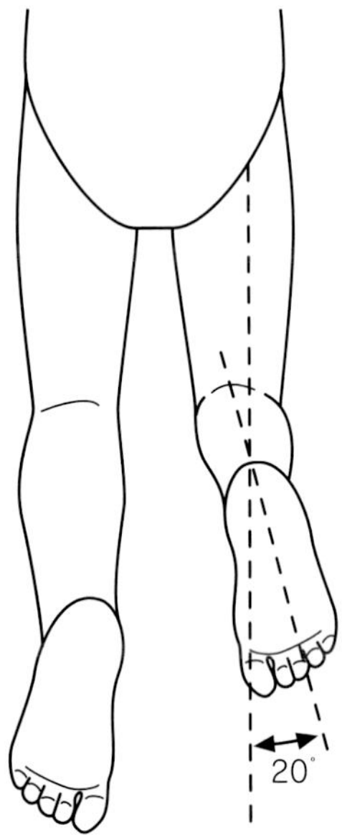

図 25.4 下腿の骨（脛骨）のねじれの検査．膝関節を直角に曲げ，自然な肢位で足部を保持しながら，足部の中央線と大腿のなす角度を見ます．正常範囲は，2，3°内向きから約 20°外向きのあいだです．

転している可能性があります．子どもをうつ伏せにして，片側の膝関節を直角まで屈曲し，足部を自然な肢位で保持すると，正常な立位姿勢で足部がどの方向を向くのかを観察できます（**図 25.4**）．下腿骨の捻転は，立位時または歩行中に矯正できません．

膝関節

膝関節は伸展しますか？　立位で膝関節が完全に伸展できるかどうかをあらかじめ確認するための検査を 2 つ紹介します．まず，仰向けの子どもの膝関節を完全に伸展できますか？　次に，膝関節の屈筋の硬さをチェックします．膝関節屈筋のなかで最も重要なハムストリングスは，膝関節だけでなく股関節の後方も通るので，股関節を屈曲するとさらに伸張されます（**図 25.5**）．検査側の股関節を直角（90°）まで屈曲し，ゆっくりと膝関節を伸展します（必ず非検査側の下肢が上がらないように固定します）．この可動域は個人差が大きく，車いすに座るためには 90°以上，歩行ではさらに 30°以上，膝関節が伸展する必要があるでしょう．

膝関節は完全に曲がりますか？　仰向けの子どもの膝関節をお腹に向かって曲げます．このとき，ふくらはぎの筋肉は大腿後面に触れます．膝関節の伸筋（股関節の屈筋でもある大腿直筋）が硬いと，股関節伸展位での膝関節屈曲の可動域は制限されるでしょう．この検査では，うつ伏せの子どものお尻を固定し，股関節伸展位を保ちながらゆっくりと膝関節を曲げます（**図 25.6**）．筋肉の短縮がない場合，お尻は挙上（股関節屈曲）しないで，膝関節は完全に屈曲します．完全に屈曲できないと，歩行が可能な子どもには問題となります．座位時には，股関節 90°屈曲位で膝関節が 90°屈曲する必要があります．

股関節

関節可動域

股関節は非常に柔軟な関節です．屈曲，伸展，外転，内転と回旋運動ができます．

回旋

股関節で起こる大腿の回旋（膝が内方または外方に回転するように見えます）は，2 つの因子の影響を受けます．それは，股関節の可動域とその肢位です．回旋の全可動域は約 90°ですが，どの程度，外旋または内旋するかは，個人差が非常に大きいです．たとえば，先天的に外旋よりも内旋の可動域が大きく，割り座だけをする子どもがいます．この姿勢は，CP 児の大腿骨の内旋のねじれを助長すると考えられるので，やめさせようとします．しかし，無理に割り座をやめさせることは子どもを非常に不快にさせるので失敗するでしょう．この肢位は，CP 児に多くの利点をもたらします．

1. 安定した基底面が得られる．
2. 両手が使える．
3. 理想的な頭部と脊柱の姿勢を促通する．

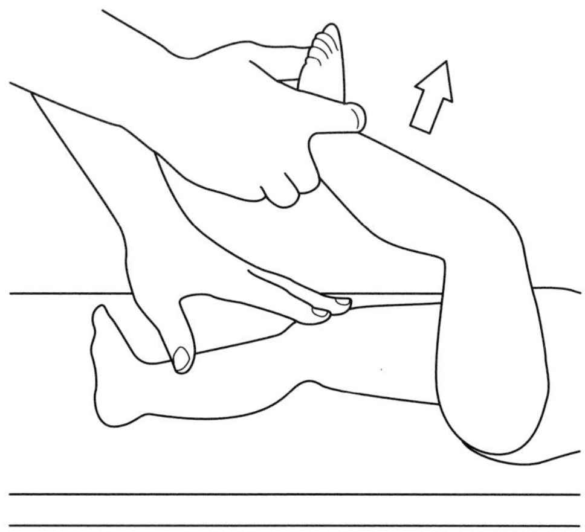

図 25.5　膝関節の屈筋（ハムストリングス）の検査．骨盤が回旋しないように，非検査側の下肢が床から浮かないように固定します．同時に，検査側の股関節を 90° 屈曲し，徐々に膝関節を伸展します．座位をとるためには 90° 以上，歩行ではさらに 30° 以上，膝関節が伸展する必要があります．

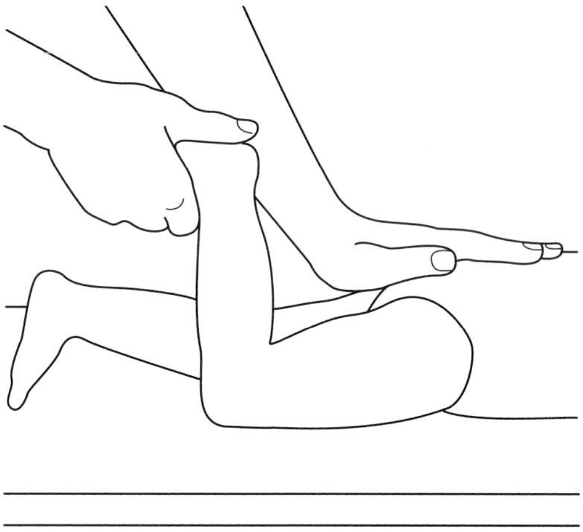

図 25.6　股関節伸展位での膝関節屈曲（大腿直筋）の検査．お尻が浮かないようにして，膝関節を大きく屈曲します．

簡潔にいうと，股関節で起こる回旋運動の範囲は，大腿骨が回転する量のことです．

大腿骨

CP 児の大腿骨は一般的に大きく内旋しているので，立位時，膝関節は内側を向きます．これは

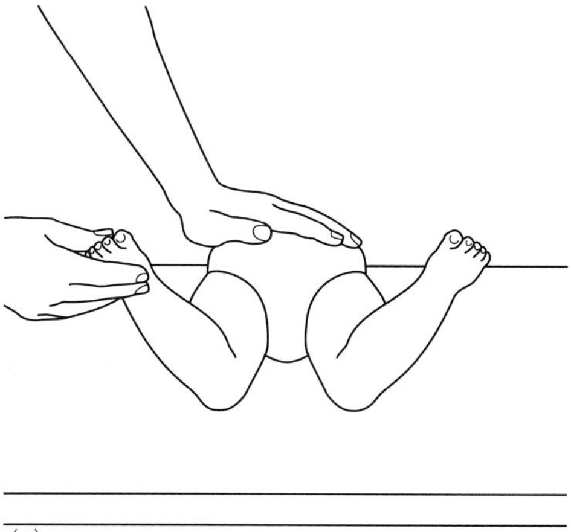

(a)

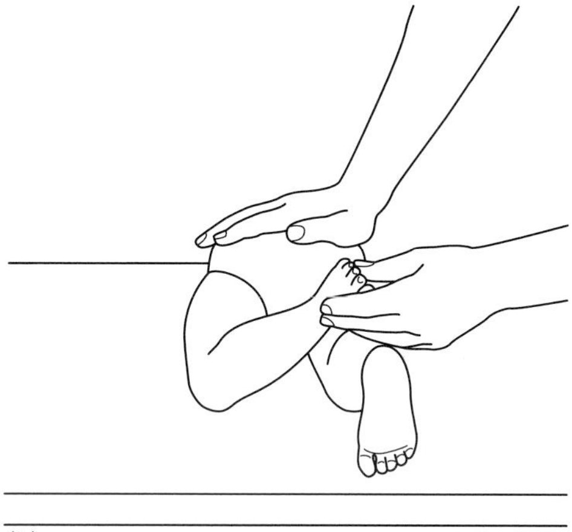

(b)

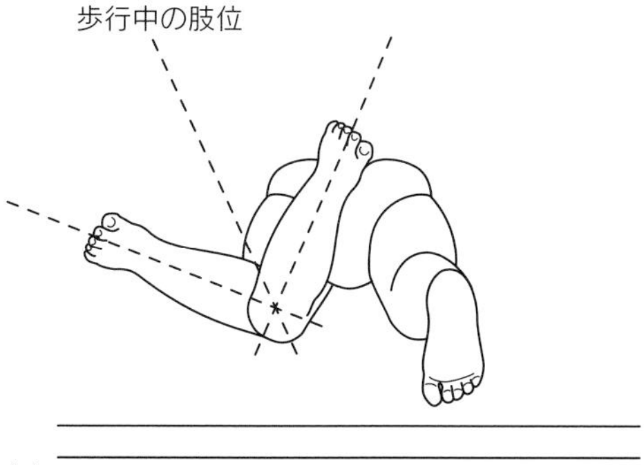

(c)

図 25.7　股関節の検査：大腿骨の回旋．
(a) 内旋は左右同時に：大腿骨と一緒に骨盤が回旋しないようにします．(b) 外旋は一側ずつ：骨盤が回旋しないようにお尻を固定します．(c) 子どもは内旋と外旋の中間可動域で歩きます．

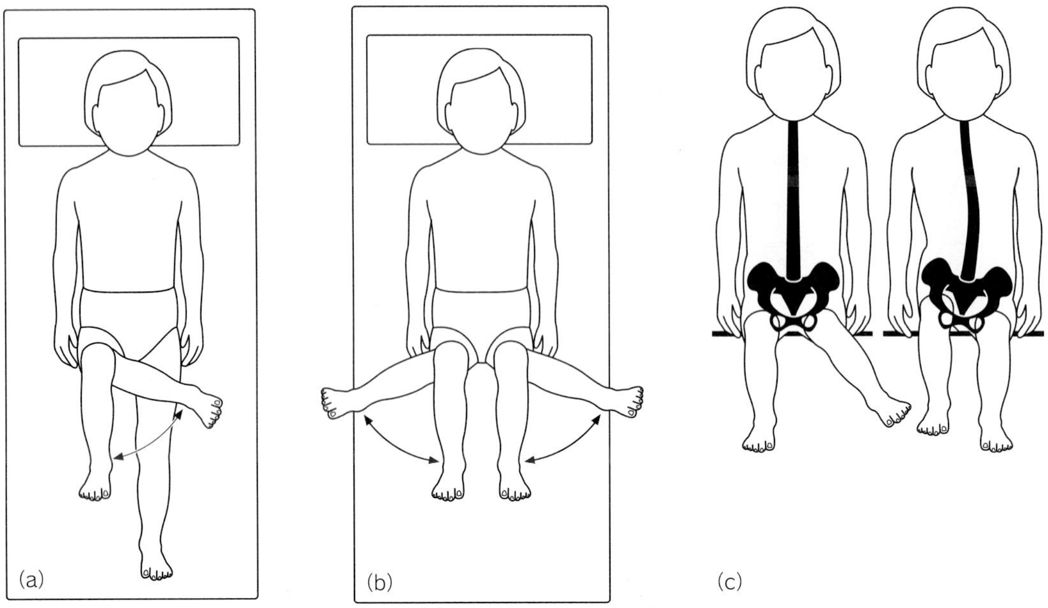

図 25.8 股関節の検査：股関節屈曲位での回旋（座位をとるために）.
(a) 外旋は一側ずつ：大腿骨と一緒に骨盤が回旋しないようにします.
(b) 内旋は左右同時に：それぞれの足部が外側にいくように回旋します.
(c) 回旋可動域が制限されている子どもでは，座位姿勢のときに骨盤がねじれていることがあります.

おもに歩行時に問題となるので，股関節伸展位で検査を行います（**図 25.7a，b** のように，子どもをうつ伏せにします）．直角まで両膝関節を曲げて，向こうずねを目印に，骨盤がねじれないことを確認しながら，両足部が離れるように大腿を回旋します．外旋は，足部がお互いに邪魔するので，片側ずつチェックします．片側の膝関節だけを屈曲し，同様に向こうずねを目印に，足部を他側に向かって回すように下肢を外旋します．子どもは一般に，股関節の内旋と外旋のおおよそ中間可動域で快適な歩行ができる（**図 25.7c**）ので，内旋・外旋の総可動域の左右差に注意します．かろうじて正常な立位姿勢をとれる子どもは，立位では回旋の中間位を保持できますが，歩行中には保持できません.

座位をとるために必要な股関節屈曲位での回旋（股関節伸展位での回旋は前述の通り）

仰向けの子どもの非検査側の下肢をできるだけ床につけて，検査側の股関節と膝関節を 90° 曲げます（**図 25.8a**）．次に，外旋角度を示すために向こうずねを時計の針のように用いて，股関節を回旋しましょう．内旋の検査は，両側下肢を同時に行うのでより簡単です（**図 25.8b**）．可動域は個人差が非常に大きいです．股関節屈曲位で行うこの検査では，おもに子どもが容易に適切な座位姿勢がとれるかどうかを評価します．股関節屈曲位で十分に回旋ができないために，骨盤（**図 25.8c**）がねじれて，正しい座位姿勢がとれない重度の CP 児がいます.

伸展

股関節が完全に伸展すると，大腿は，体幹から延長した直線を少し超えることができます．非検査側下肢を腹部に向かって曲げます（**図 25.9**）．検査側の下肢が床から離れないようにしながら，非検査側の大腿をお腹につけます．検査側の大腿と床のなす角度が股関節の伸展制限を示します．高緊張の CP 児のほとんどは，軽度の伸展制限をもっていますが，歩行に影響がない限り問題とはならないでしょう．著しい制限は，股関節の安定性を損ねる可能性があります.

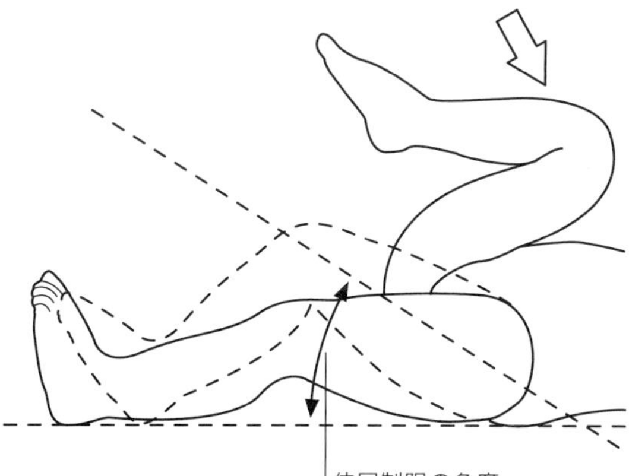

図 25.9 股関節の伸展制限を見る検査．非検査側の下肢を腹部に向かって曲げます．検査側の下肢は，伸展位で，床から離れないようにします．検査側の大腿と床のなす角度が股関節の伸展制限を示します．

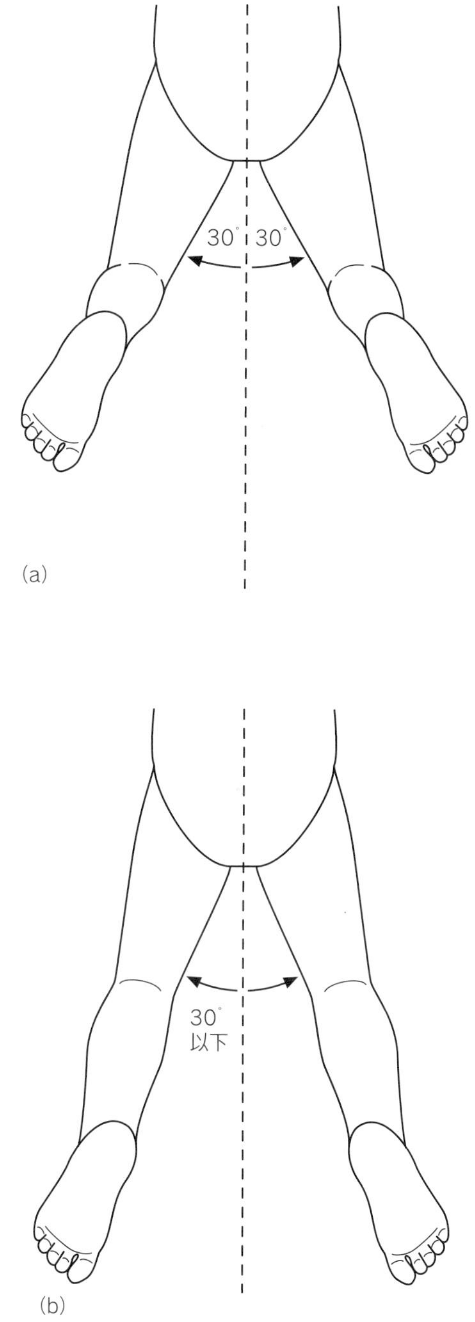

図 25.10 股関節の検査：股関節伸展位での外転可動域．(a) ハムストリングスをリラックスさせるために膝関節を 90° 屈曲します．骨盤は水平で床から浮かないよう注意しながら，両膝を左右に開きます．左右それぞれ 30° 以上外転するべきです．(b) 次にゆっくりと両膝関節を伸ばしたときのこの角度をチェックします．ハムストリングスが硬いと，この角度は減少します．この肢位（股関節と膝関節伸展位）は，立位・歩行時に必要となります．

屈曲

前述の通り，大腿がお腹に触れるまで股関節は曲がります．これを阻害する可能性がある要因は，股関節伸筋群が硬いことと，股関節が脱臼していることの 2 つです．しかし，適切な座位姿勢をとるには，痙縮が増強しないこと，あるいは強い抵抗を感じずに股関節が 90° 曲がることが重要です．その運動が，腰椎ではなく，股関節で起こることを確認（骨盤を固定するために，非検査側の下肢を床につけておくように）します．

外転

外転は，股関節伸展位と 90° 屈曲位で検査をします．

股関節伸展位での外転

うつ伏せの子どもの下腿が床面に対して垂直になるように膝関節を屈曲し，把持した両膝をゆっくりと開きます（**図 25.10a**）．お尻が挙上（股関節が屈曲）しないよう気をつけます．可動域には個人差がありますが，左右各 30° 以上は外転するべきで，左右差もチェックもします．次に，両下肢を外転したまま，ゆっくりと両膝関節を伸展し，筋肉の硬さによって外転可動域が減少するかどうかを確認しましょう（**図 25.10b**）．立位保

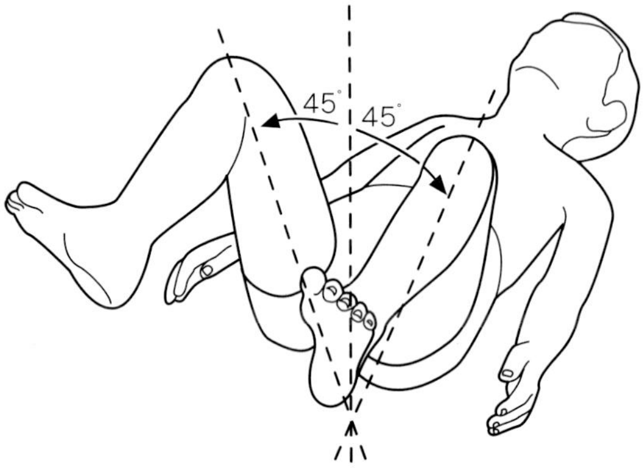

図 25.11 座位をとるための股関節の検査：股関節90°屈曲位での外転可動域．骨盤が片側に回旋しないよう注意しながら両股関節を 90°屈曲し，ゆっくりと両膝を開きます．両側大腿の角度は 90°（左右各 45°）になるべきです．

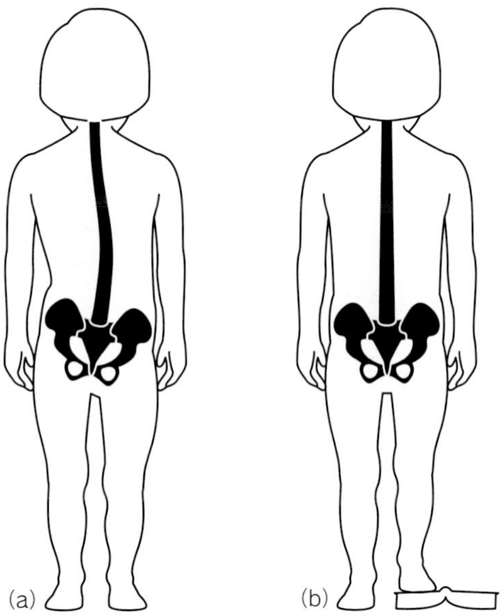

図 25.12 脚長差のチェック．(a) 片側の骨盤の高さが低かったり，脊柱の代償カーブ（側弯）があったりするかを記録します．(b) 電話帳の上に立たせると，骨盤と脊柱の姿勢を修正できます．左右差の程度を記録します．

持と歩行には，両膝関節と股関節が伸展位でこの程度の可動域を有することが必要です．

股関節屈曲位での外転

仰向けの子どもの両股関節と両膝関節を 90° 屈曲し，ゆっくりと両膝を開きます（**図 25.11**）．このとき，骨盤が片側に回旋しないように注意します．骨盤は水平位で，両側大腿は少なくとも 90°，左右各 45° 以上外転するべきです．片側の股関節の外転が 45° 以上で他側が 45° 以下の左右差がある場合は，とくに注意が必要です．それは“ウインドスエプト変形”（下記参照）として問題になるかもしれないので，さらなる検査が必要になります．

ウインドスエプト変形

臥位と座位で，両下肢がいつも同じ方向に倒れる重症の CP 児がいます（**図 25.2**）．片側の股関節は外転・外旋，他側の股関節は内転・内旋しています．それは，全身的姿勢の問題だけでなく，内転・内旋する股関節では，脱臼のリスクも非常に高くなります．長い目で見ると，この姿勢では，脊柱と股関節が危険な状態にさらされる可能性があるので，理学療法士は注意が必要です．

脚長差

身体の片側が他側と比較して障害が強い（たとえば，片まひや非対称性の両まひ）子どもでは，片側の下肢が他側よりも少し短いことがあります．これは一般に，大腿（大腿骨）と下腿（脛骨）の両方で起こります．脚長差は，年少の子どもの時期から認められても，成長につれてあまり大きくはならないので心配する必要はありません．一般的に，生後 18 カ月で 1.25cm あった脚長差は，成人しても 2cm 以上にはならず，下肢全体の長さから見ればそれはさらに小さな割合です．下肢長の測定は難しいことがありますが，立位をとらせると，脚長差を代償するために脊柱が弯曲したり，骨盤の一方が突出して見えたりして，わかりやすいかもしれません（**図 25.12**）．短縮したほうの足部の下に電話帳を置くと，その差を測定したり，姿勢を修正したりできます．下肢を屈曲して骨盤を左右同じ高さにする子どもには，脚長差の一部を補うために，靴に補高をすることが有効な場合が多いです．

変形の予防：私たちは，何を知っていますか？

私たちの身体（とくに成長する身体）は習慣的によくとる姿勢の形状になりやすいという事実がエビデンスで証明されています．

筋肉と腱

いつも同じ姿勢でいる習慣のある子どもの筋肉は，それに見合う長さに成長することがあります．必ずとはいえませんが，筋緊張が亢進する（高筋張の）タイプで起こりやすくなります．おそらく，痙縮がある筋肉を完全に伸長することはめったにないので，痙直型のCP児にはほぼ同じ変形が起こります．ところが，アテトーゼ型のCP児では，筋肉は，自然な運動のなかで自発的に，十分に伸長されやすくなります．

習慣的な姿勢が変形を発生させる要因であることは，1970年代中ごろ（Scrutton, Gilbertson 1975, Fulford, Brown 1976）から理解され始めましたが，それ以前はポリオのように関節の反対側同士（訳注：動筋と拮抗筋）の筋力の差によって起こるとされていました（Sharrard 1979）．1980年代のO'Dwyerら（1989）による研究では，筋肉と腱の長さがどのように変化するかについて，かなりまとめられました．常に短縮位にある筋肉と腱のユニットはあまりに短くなりすぎ，常に伸長されるとあまりに長くなりすぎます．CP児ではこれら両方の状態が問題となりますが，ここでは，運動の範囲を制限することが多い短縮した筋肉にだけ注目します．変形を予防するためは，筋肉を全長までストレッチすることが必要なのはいうまでもありません．次の2つのエビデンスも紹介します．

1. 痙縮がある筋肉はその構造が変化していきます．（Frankら 1984，Williamsら 1988，Cornall 1992，Boothら 2001）．
2. 筋肉と腱を，2，3日以上持続して伸長すると，腱は筋肉よりもより伸長されるので，筋肉は短いままで腱だけが伸ばされます（O'Dwyerら 1989）．短い筋肉は十分に伸長されないと動作の範囲が小さいままなので，それは必ずしもよいこととはいえません．

しかし，主要なメッセージは，非常に明白で単純なようです．つまり，硬い組織を伸張しましょう．しかし，どれくらいの頻度で，どのくらい持続してでしょうか？　また，筋肉と腱の両方を十分に伸張するためには，伸張を持続させるべきでしょうか，それとも伸張と弛緩を繰り返すべきでしょうか？現時点では，臨床経験と研究的試行から，これらに対する十分に一致したエビデンスは得られていません．Tardieuら（1988）は，実験の結果，痙直型両まひ児のふくらはぎの筋長を維持するには1日約6時間以上のストレッチが必要であったと報告しています．これは，6時間持続してという意味ではありません．健常者では，歩行中などに，筋肉は間欠的に伸長されているでしょう．事実，活動（筋肉の弛緩と収縮）しないと持続ストレッチを行ってもほとんど効果がないと考える人がいますが，臨床での状況はこの考えと矛盾するようです．追加図書にあげている論文を読むと，さらに詳細なことがわかるかもしれません．

ここでは筋肉と腱に関連したものだけを記載しました．メカニズムは違いますが，股関節，下肢骨，脊柱の変形も，このような姿勢が原因になることがあります．骨長が短い原因は，おそらくこれらとはまったく異なります．

股関節

CP児は，股関節の亜脱臼あるいは脱臼をよく起こします．両まひ児の3分の1以上は，5歳までに，整形外科医の診断とフォローアップが必要な股関節の問題をもつといわれます（Scruttonら 2001）．片側の股関節が脱臼した場合，非対称的な姿勢は骨盤の肢位（そして最終的には骨盤を形成する骨）を歪め，脊柱は非対称性になり，側弯症が引き起こされるかもしれません．股関節の安定性は，ほかの変形とはまったく別に考える必要があります．たとえば脱臼は，重度の膝関節の伸展制限のような問題と同じように考えてはいけません．その治療は簡単でなく，確実な方法もありません．両側の股関節が脱臼した場合，骨盤と脊柱が対称位にあっても，座位をとる際に十分股関節が屈曲できないので，骨盤は不良な肢位となり，快適で機能的な姿勢をとることができません．年少の子どもだけでなく，成長に伴っても，脱臼した股関節の多くは，非常に頻繁に痛みを引き起こします（Coopermanら 1987）．おむつ替えや陰部を洗浄するために両側の大腿を開くことが簡単にはできませんし，下肢を動かすと疼痛を伴うにちがいありません．したがって，股関節が脱臼したCP児では，介護は難しくなります．

成人の股関節は非常に安定しており，脱臼させるには臼蓋を骨折させる必要があります．しかし，子どもの場合は異なります．若年者の骨格は，徐々に骨へと成長する軟骨（強靱な弾性組織）だけで構成されます．軟骨が歪むと，骨は誤った形状に成長するでしょう．したがって，股関節の臼蓋が必要な深さを形成せず，大腿骨の近位部が歪んでしまうかもしません．大腿骨が外転すると，大腿骨骨頭は骨盤の臼蓋にうまく適合します（**図25.13c**）が，CP児の多くの股関節は，臼蓋が浅く，関節が不安定になる内転，軽度屈曲，および内旋位になります（**図25.13a．b**）．

以前，dislocation（脱臼）は，luxation（脱臼）とよばれていたので，脱臼の早期段階はsubluxation（亜脱臼）といわれます，とても早期に亜脱臼が始まると，3～4歳までに脱臼することもありえます（Kalen, Bleck 1985）．生後1年くらいの早期に発症するかもしれませんし，何年もあと，または10代になってから起こることもよくあります．

身体の両側が障害されているCP児なら誰でも股関節脱臼のリスクをもっています．歩ける，さらに早期より歩行ができた子どもでは，そのリスクは非常に少なくなります．では，“早期”とは，どれくらい早期のことを指すのでしょうか？ それは，子ども一人ひとりの個人差を考慮する必要があります．しかし，イギリス南東部で生まれた両まひ児全員を対象とした4年間にわたる私たちの研究では，5歳で股関節に問題を認めた69名のうち，生後30カ月以内に歩行を自立できた子どもは誰もいませんでした．生後30カ月から5歳のあいだに歩行できた52名のうち8名（15%）に，そして5歳になってもまだ歩行できなかった202名のうち109名（54%）に，股関節に問題を認めました．

股関節の可動域も重要ですが，安定性を確立すること（亜脱臼または脱臼しているかどうか）はさらに重要です．身体の両側に障害をもつCP児の股関節の安定性を検査するには，技術と経験だけでなく，およそ生後30カ月以内の早い時期のX線所見が必須となります（Scrutton, Baird 1997，Scruttonら 2001，Paterson 2003）．

脊柱

脊柱では，1個の骨の上に別の骨が乗って，24個の骨が平衡と協調性を保ちながら，頭部，胸郭，肩甲帯，上肢の運動を支え，高い柱を屈曲・伸展・側屈させる“筋肉の奇跡”が起こっています．脊柱も変形することはありますが，一般にはそんなに多くはありません．多くのCP児は，生命または機能に影響しないであろう軽度の脊柱変形をもっています．脊柱が軽く変形している車いす使用者は，成長とともに疼痛や不快を感じるかもしれません．調整可能なサポートシステムを用いても適切な座位をとれない，あるいはとりにくい

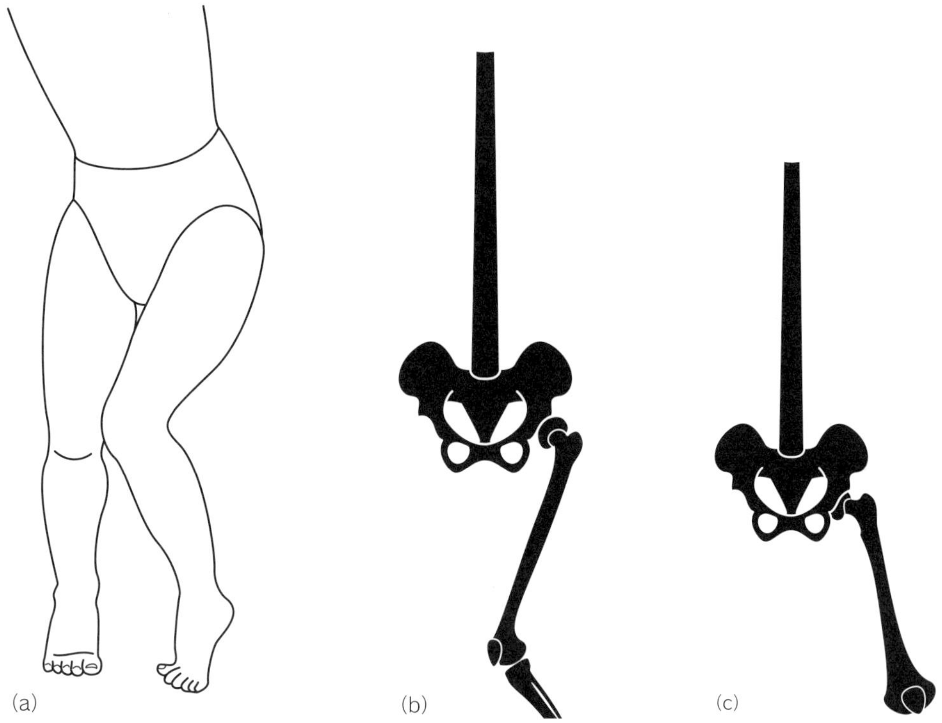

図 25.13
(a) 脳性まひの子どもに多い典型的な姿勢です．股関節が内転，内旋することがその発達を阻害する高いリスクになります．(b) このようになると，大腿骨の骨頭は，寛骨臼（ソケット）にしっかりと適合することができません．(c) 股関節が外転すると大腿骨の骨頭が臼蓋にしっかりと適合することを示しています．

CP 児のグループには，脊柱側弯症という重度な脊柱変形を起こすリスクがあります．

たとえば，片まひ児に頻繁にみられる脊柱側弯症では，脊柱が側方に軽く弯曲するだけではなく，上位の椎体が下位の椎体の上でそれぞれ回旋します．治療していない変形は急速に進行し，肺と心臓を囲む胸郭に歪みを生じさせ，悪化すると寿命を短縮させるかもしれません．CP 児の脊柱のマネジメントは，健常児の側弯症の場合とは異なるので，CP 児の脊柱に対する治療経験をもつ整形外科顧問医師*による治療が必要になります．その理由は，ほかにどのような影響を与えるかが完全に理解されないうちに，脊柱変形が急速に進行するからです．

*訳注：直接的な治療は行わず，画像や生理検査結果からクライエントに対して適切なアドバイスをする，あるいは適切な医師を紹介する医師．

短い骨（発育不全の骨）

脳性まひ以外（たとえば二分脊椎）の重症の運動障害をもつ子どもの四肢骨が若干短いことは珍しくはありません．片側だけに障害がある（片まひ），あるいは片側に他側よりも重い障害がある（非対称性の両まひ）CP 児にとって，脚長差は発育不全というだけの問題です．このような CP 児のほとんどは，歩行ができたり，あるいは歩行ができるだけの潜在能力をもっていたりします．脚長差は，活動を妨げ，外見を損ねます．しかしながら，非常に大きな脚長差が生じることはめったにありません．この発育不全の原因は，まだ完全には理解されていませんが，非効率な循環，あるいは廃用性によるものではありません（Holt 1961）．

予防，マネジメントと治療

ここでは，変形に対する予防と治療についてお話します．これは2つのセクションにわけられます．軟部組織の変形と股関節/脊柱です．軟部組織の変形は，股関節や脊柱の問題の原因の1つでもあり，双方には若干の共通部分がありますが，別々に考えるとより理解しやすくなります．

軟部組織（おもに筋肉と腱）

A型ボツリヌス毒素（ボトックス）

一時的に筋緊張が亢進したまひ筋に使用されるA型ボツリヌス毒素は，過去約15年間で脳性まひを対象とした治療法として十分に確立されました．状態によっては，それほどの効果は望めない（Cosgroveら 1994）とのエビデンスもいくつか報告されていますが，短縮した筋肉を伸長する目的でストレッチすると，運動することやある姿勢をとることが容易になります（Glanzmanら 2004）．ボトックスは，次に紹介する方法と併用して，あるいは術前の評価として行われることがあります．CP児に対するボツリヌス療法は，第27章でより詳細に述べます．

徒手的ストレッチ

一般的に，徒手でストレッチをすること，あるいは子どもの身体を動かしながら個々の筋肉と関節を全可動域で動かすことは，年少の子どもと介護者にとって楽しいことです．これらは，理学療法検査に関する項目で説明したようにわかりやすい運動が多いですが，どのようにすると全関節可動域でより安全に子どもの身体を動かすことができるかを担当理学療法士に尋ねましょう．力ずくで行ってはいけません．筋緊張が亢進した筋肉には，無理やりに行うのではなく，持続的にストレッチをしましょう．

では，どれくらいの頻度で，どんなときにストレッチをするのでしょうか？　もちろん毎日行いますが，“どんなときに”というのは，子どもの年齢によって異なります．年少の子どもであれば，おむつ交換と入浴のたびに動かすことができ，それは自然に遊びの一部となるでしょう．しかし，年長の子どもは拒否することもあります．家族全員で分担してストレッチをしましょう．非常に早い時期からストレッチを始めると，それは面倒な仕事ではなく，生活の一部となるでしょう．ストレッチを楽しく行うと，次の3つの利点があります．

1. 筋肉，腱，関節を十分に伸長することができます．
2. 自分では十分に動けない子どもには，筋肉をリラックスさせたり，快適にさせたりします．そして気持ち良くなると，子どもは，安心できたり，筋痙攣を起こさなくなったりするかもしれません．
3. ある運動の可動域が変化した，あるいは同一方向への運動に不快を訴えた場合，介護者が担当理学療法士に報告することができます．

キャスト固定

長いキャスト（石膏または登録商標された材料で作製されており，さまざまな形状にすることができます）で硬い腱と筋肉をストレッチすることができます．正しい肢位で，皮膚を過剰に圧迫しないで，適切な強さで，ストレッチをするためには経験が必要です．最初のキャスト固定は2，3日から2週間継続して行われます．そして，圧力が一部分に集中していないことと，可動域が改善したかどうかを確認したあと，可動域が改善した肢位で次のキャスト固定が行われます．これらは連続して数回行われるかもしれません．うまく矯正ができると，良好な肢位を保持するための装具が作製されます（Phillips, Audet 1990）．

ポジショニング

ポジショニングは，特定の筋肉を長時間伸長す

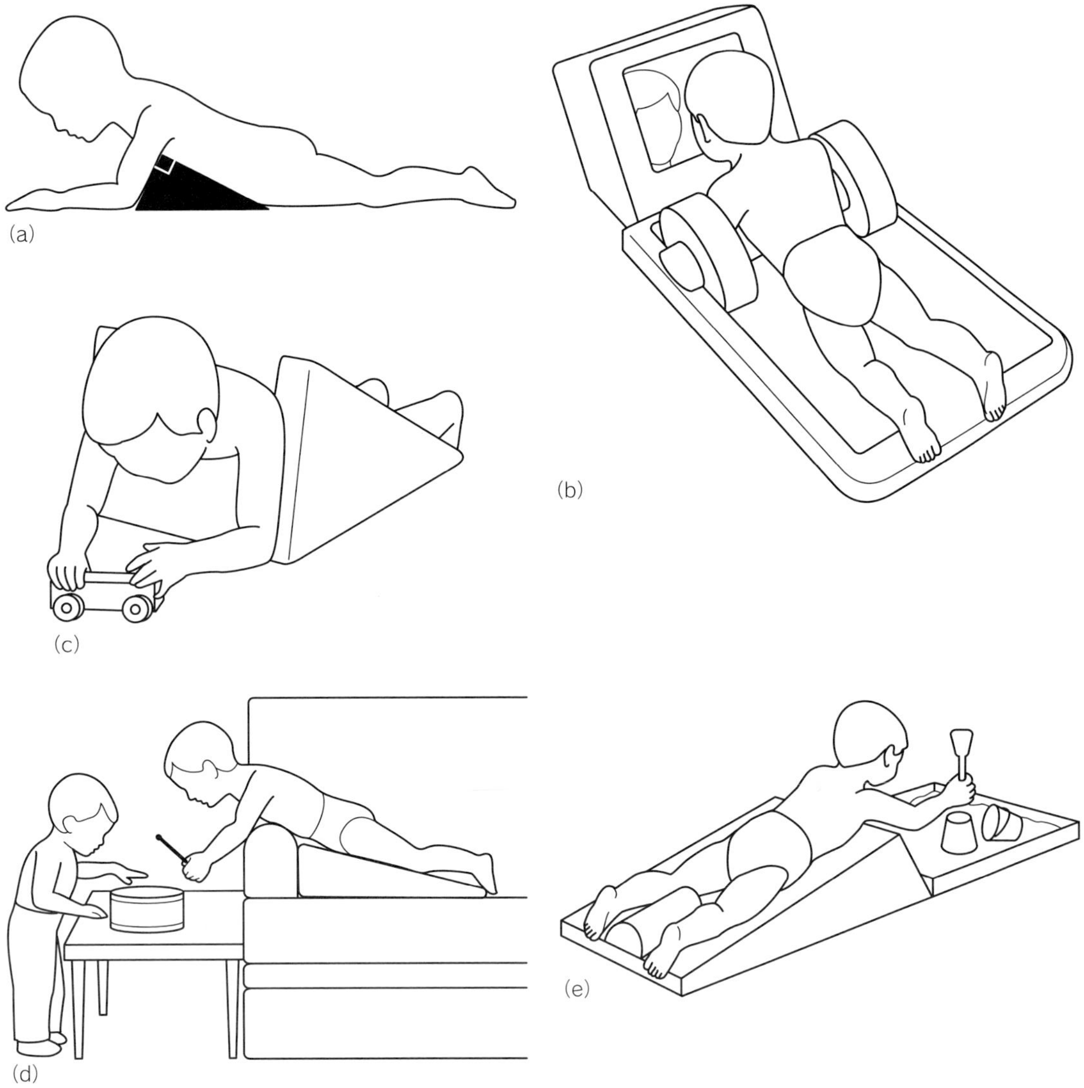

図 25.14 さまざまな楔状の腹臥位保持装置を用いると，脊柱は好ましい肢位をとれるようになり，頭部をコントロールすること，上肢をサポートすること，手の使い方がより上手になります．

る目的で，治療開始時から行われます．その方法は変わりつつありますが，古くに確立したアプローチ法です．持続的ストレッチは，CP 児の年齢，重症度，その問題によって多くの方法と状況を選択できます．ポジショニングは，変形予防だけでなく，さまざま社会的・機能的状況を造り出すためにも行われます．

1. 腹臥位保持装置

座位をとれない子どもは，腹臥位保持装置を用いると遊ぶことができ，それはより良い姿勢の発達を促します（図 25.14）．

2. 側臥位保持装置

容易に側臥位になる子どももいますが，多くはサポートを必要とします．ときには，重力の影響でできた脊柱の側屈を修正するために，弯曲したパッドが必要です．股関節の肢位を部分的に修正することもできます（図 25.15）．

3. 椅子

歩けない子どものほとんどは不安定な座位をとり，体幹と頭部が好ましくない肢位になると，腕と手が十分に使えなくなるため，変形が起こります．脊椎

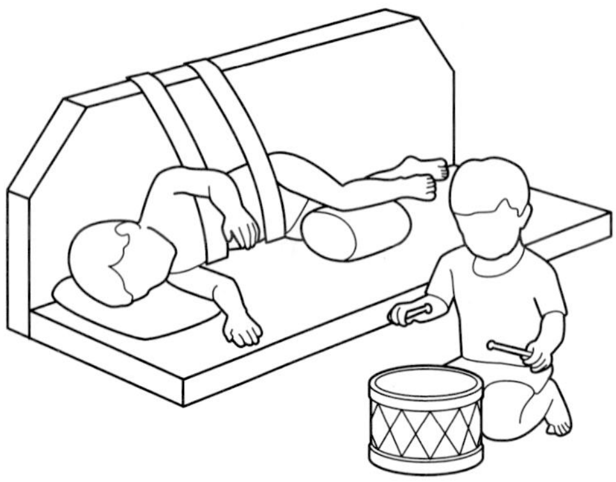

図 25.15 側臥位保持装置を使用する子ども.

と頭部が好ましい肢位をとるためには，修正された安全な基底面が必要です．どれくらいのサポートと固定が必要になるかということについてはさまざまで，その評価と製作には熟練度が求められます．子どもは成長するので，機器は定期的に調整する必要があります．股関節と脊柱の装具は調整が難しいかもしれません（Bower 1990）が，それらを使用すると，ほとんどのCP児で姿勢を矯正することができ，家具を修正する必要がなくなるかもしれません．

フットレストや床に着く足部が安全な基底面を形成するようにシートの高さを正しく調整し，必要に応じて，足部をフットレストに固定する必要もあります．骨盤が正しい肢位にあるか，足部がフットレストから常にずり落ちていないかといった下肢の検査も必要です．

車いすのテーブルまたはトレイを処方することもありますが，これらはほとんど十分なサポートにはなりません．子どもがしっかりと正しく座っていて，さらにサポートが必要なときにだけ，トレイまたはテーブルを使用するとよいでしょう（**図 25.16**）．

4. 立位保持装置

サポートなしで立たせると，遊ぶときにまっすぐな立位をとって打ち解けた交流ができない子どもの多くは，足関節を底屈，膝関節を軽度屈曲，股関節を軽度屈曲・内転・内旋します．サポートは，姿勢のコントロールのために，そして安全な基底面を作るために必要で，一部の子どもは専用の立位保持装置をもつことが理想です．どんな立位保持装置でも子どもを拘束することがありますが，それは，典型的で好ましくない姿勢を予防し，股・膝関節の屈筋を適度に，内転筋を軽く伸長して，下肢に荷重できる立位姿勢をとる機会を与えてくれます（**図 25.17**）．

5. 装具（スプリント）

一般的に，装具は，コントロールする身体部位の名称でよばれます．たとえば，短下肢装具はAFO（ankle and foot orthosis）で，膝装具はKO（knee orthosis）です．装具は，身体のほかの部分がより効率的に動くように，軟部組織を伸長すると同時に，関節を適切な肢位にポジショニングします．“身体をより正しく使用する”とは，変形を予防しながらほかの筋肉を伸張して強化するという意味です．最も一般的にコントロールされる部位は，足関節と足部（日中または夜間），膝関節（夜間，屈曲を防止），股関節（日中または夜間），脊柱（日中または夜間，歩行できないCP児が対象）と手関節（日中または夜間，屈曲を防止）です．

AFOは，歩行・座位時または夜間に，無理のない範囲で足部を正しい肢位に保持します．その形状と構成素材は，目的などによって異なります．歩行時に使用されるAFOは，夜間装具としてはふさわしくありません．矯正できない足関節の変形に対して外科的にアキレス腱延長術を行った場合，装具は，術後の関節を正しい肢位に保持するために用いられることがあります．足関節の肢位は歩行時の基礎となるため，AFOは，底屈運動を制限して，より効率的な踵接地ができるように作製されます．足関節の底屈位拘縮は，効率的な歩行を妨げるだけでなく，座位で，とくに何かに向かって手を伸ばす際に，足部が基底面の一部分になることも妨げます．

機能の向上を目的に装具を用いる場合，コントロールする関節の肢位は，必要となる運動（たとえば，AFOでは膝と股関節の運動）によって異なります．硬い組織を伸長することが目的でも，不快に感じないように耐えうる範囲内で行い，決して最大限に伸張しないほうがよいでしょう．筋肉と腱が不快を感じない，耐えうる範囲内の伸長であっても，効果は得られます（Tardieuら 1988）．装具に関する詳細な情報については，第26章を参照してください．

6. 夜間のポジショニング

形状化されたマットレスや，モールド，パッドは，過剰に活動する筋群を軽く伸長した肢位で保持し，睡眠中に非対称な姿勢をとらないようにします（Goldsmith 2000，Pountneyら 2001，Hankinson，Morton 2002）．一般に，股関節軽度外転位で，骨盤を左右対称に，背中をまっすぐにすることがまず重要となります．このように姿勢をコントロールすることに耐えられない家族と子どもがいる反面，多くの子どもたちはこの姿勢で気持ちよく眠ります（Goldsmith 2000）．そして，変形を予

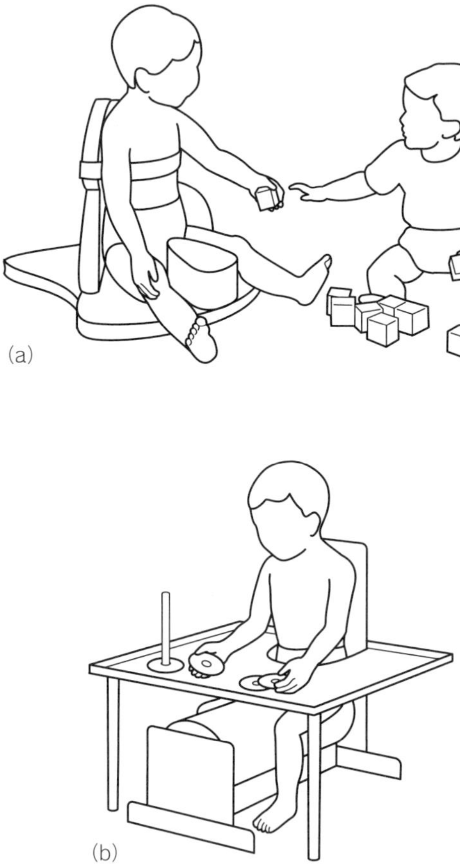

図 25.16　さまざまな椅子に座る子ども.
(a) コーナーシート (Corner seat).
(b) ロールシート (Roller seat).

防することが身体的マネジメントの目標になる可能性がある重度の障害児を対象とした有益なエビデンスは多くあります．足関節と足部の肢位をコントロールする (AFO)，または膝関節伸展を保持する (KO) 熱可塑性の夜間装具は多く用いられますが，適切に適合すること，とくに膝関節と足関節/足部をコントロールする (KAFO) ことは難しく，しばしば足関節よりも膝関節に効果的です．片側に AFO，他側に KO を装着せて，夜間に左右を交換する方法は効果的なことが多く，子どもにも受け入れられやすいでしょう．子どもが睡眠中に突然動いて顔面に当たることがあるので，上肢装具は，柔らかくて軽量なものでなければいけません.

筋力増強練習

痙縮を増強するかもしれないとの考えから，近年まで，痙縮のある筋肉に対する筋力増強練習は

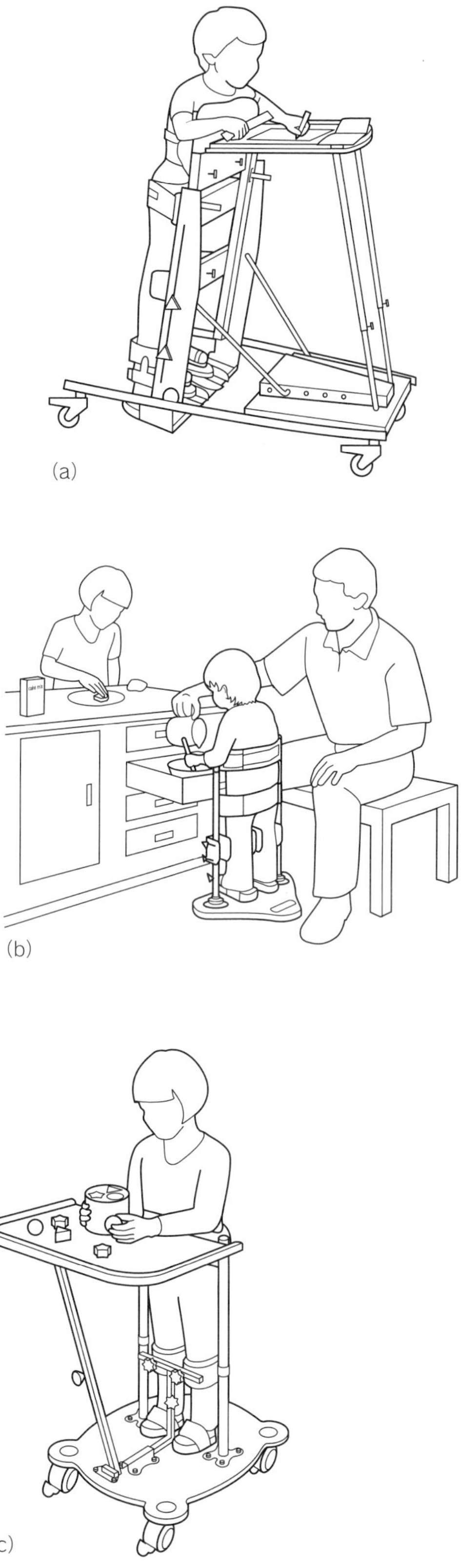

図 25.17　異なる 3 種類の立位保持装置.

推奨されていませんでした．1930年代，イギリスで最初の脳性まひ治療ユニットを創立した(1942年) エイレーネー・コリス (Eirene Collis) とともに，フェルプス (Phelps) は筋力増強練習を推奨しました (Slominski 1984)．しかし，より神経生理学を基本とした治療方法の出現によって用いられなくなり，いつしか消え去りました．ですが，痙縮がある筋肉は弱い筋肉でもあり，筋力を増強することが障害を悪化させるという考えには正当な理由がありません．過去約10年間において，この考えは見直されつつあり (Darrahら 1997，Wiley, Damiano 1998，Schindlら 2000，Doddら 2002)，筋力増強練習はふたたび多くの治療プログラムに取り入れられています．がかみ歩行 (crouched-leg gait) をする子どもは，股関節と膝関節の伸筋が非効率に活動するため，健常者よりもより一層の努力が必要で，多くは疲労を起こしやすくなります．筋肉を増強することには，ダイナミックな姿勢を改善し (Damianoら 1995)，筋肉がより健常に近い活動ができるようになるという利点があります．

股関節，股関節と骨盤，骨盤と脊柱

股関節

股関節の適切な発育には，大腿骨骨頭 (大腿骨の最上端にあるボール) が生後数年のあいだに寛骨臼 (骨盤にあるソケット) にしっかりと入り込む必要があります (**図 25.13c**)．大腿骨を外転すると，より適合性が高まるので，股関節を常時内転位にしないことが重要かつ基本的な治療の1つとなります．幅広いおしめのようなものを股間に挟むこと，内転筋を伸長すること，臥位保持装置，座位保持装置，または装具を使用すること (Bower 1990)，立位保持装置 (しかし，多くの立位保持装置はおそらく，効果があっても，十分に外転することはできません) を使用することが，年少の子どもに対するマニュアルハンドリングとして行われます．一部の子どもたちでは，内転筋が硬くなることや，股関節が亜脱臼することはおそらく避けられないでしょう．そして，内転筋の作用を抑制する治療 (たとえばボツリヌス療法)，あるいは手術 (一般には筋腱延長術) が行われ，股関節外転位を保持するスプリントなどを用いて矯正した肢位を保持するフォローが必要になります．

たとえ早期のX線画像では問題がなくても，約30カ月間は反復してフォローするべきです．X線画像が比較できるように，いつも同じ肢位で子どもを撮影します (それを確実に実行するのは，しばしば介護者の仕事になります)．

股関節と骨盤

骨盤の傾斜と回旋は脊柱の非対称性を招くので，非対称的な股関節の変形は，最も深刻な問題を起こすかもしれません．たとえば，座位で骨盤は内旋した股関節側に偏移するので，体幹は正面ではなくどちらか一方を向きます (**図 25.2b**)．このような座位姿勢を修正する方法の1つは，パッドで膝を前方から後方に押して，骨盤をコントロールすることです (**図 25.18**)．この方法は，股関節が脱臼していない場合にだけ行うことができます (Scrutton 1978，Pountneyら 2001)．

骨盤と脊柱

骨盤と脊柱は臥位でコントロールすることが必要かもしれませんが，大きな問題は座位で起こります．治療の目的が変形予防だけの重症の障害児の多くは，絶対に座らせないことです．しかし，脊柱の姿勢コントロールだけが子どもの課題ではありません．人の人生には，社会性や移動など，より多くの重要なことがあり，問題が起こるとしても，座ることは生活するうえで必要です．関節可動域あるいはスパズムによる制限であるかどうかにかかわらず，股関節を十分に屈曲できない場合，骨盤は座位よりも臥位に近い状態になり，子どもの背中が垂直位になるように強制されると，

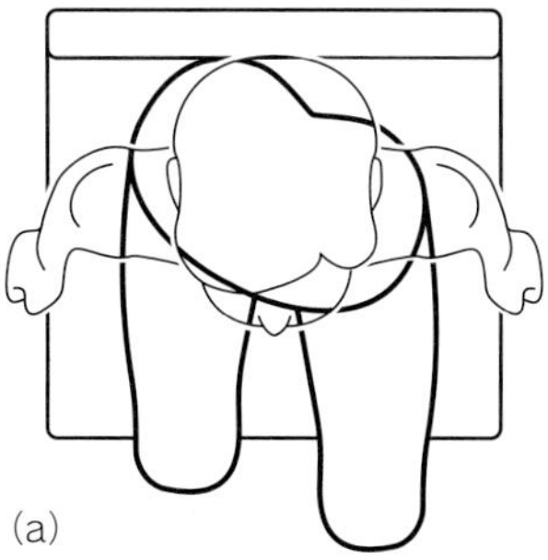

(a)

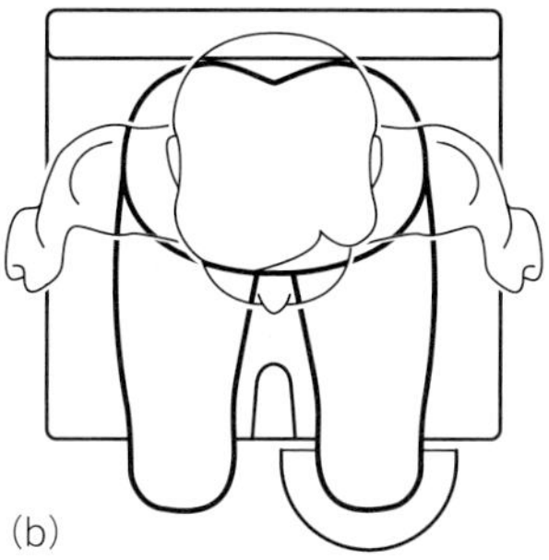

(b)

図 25.18 ウインドスエプト変形がある子どもの座位．(a) 未修正の座位．(b) 骨盤を後方に回旋させるために，膝を前方から後方に押すと，図のような対称的な座位姿勢に修正できるかもしれません．

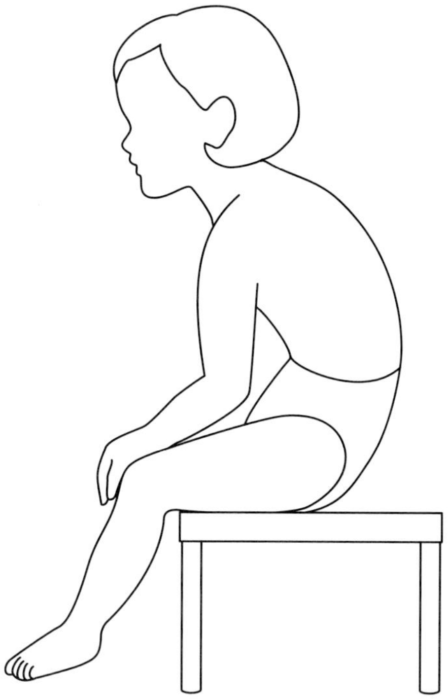

図 25.19 未修正の骨盤肢位での座位および脊柱姿勢．椅子に座る際に股関節を十分に屈曲できない場合，脊柱は代償運動を起こし，子どもは前方を見ようと頸部を伸展します．

脊柱は強い前方屈曲を強いられるでしょう（**図 25.19**）．あるいは，バックサポートを後方に傾斜させなければいけません．脊柱が屈曲すると，頸部が過伸展を強いられたり，子どもが頸部を屈曲して自分の膝ばかりを見るために，屈曲した脊柱と過伸展した頸部の筋肉が硬くなったりします．

一貫した方針で継続した矯正を行わないと，重度の障害児では，脊柱が側屈・回旋し，時間とともに脊柱側弯症が引き起こされます．軽症の側弯でも，いったん起こり始めると，脊柱の変形の悪化を防止するための十分なサポートを椅子上で行うことはできません．適切にフィットしたサポートタイプの体幹装具であればサポートすることが可能ですが，急激に成長する期間においては，ほとんどこのような方法では不十分です．脊柱を矯正・固定する手術は，長い時間を要し，手順も難しくなります．重症の脊柱側弯症をもつ多くのCP 児には筋緊張の亢進だけでなく不随意運動もあるので，この手順はさらに難しくなるでしょう．その反面，非常にうまくいくと，子どもの日常の世話は快適で簡単なものになります．これは，医療専門職や家族・子どもの一致した同意のもとで行われる，CP 児のマネジメントの1つです．股関節脱臼の予防と同様に，脊柱側弯症もできるだけ予防を行うことが基本です．臥位・座位での修正されたポジショニングや装具は，このような習慣性の非対称的な姿勢の予防・修正に必要かもしれません（Robson 1968，Fulford, Brown 1976，Letts ら 1984，Bower 1990，Pountney ら 2001，Hankinson, Morton 2002）．

介護者は重力に注意するべきです．それは決して止まることがなく，なくなることもありません．重力は，ゆっくりと，そして必ず変形を起こすので，決して習慣的に同じ姿勢をとらせないでください．

変形と歩行

姿勢による，あるいは固定した下肢の変形は，子どもの歩容を損ないますが，おそらくそれは外見上の些細な問題です．より重度の変形は，歩行速度を遅くさせたり，易疲労性を招いたりします．成長と体重増加は，それをさらに重症化させ，下肢は徐々に確実に衰えていきます．変形予防は私たちの第1の治療目的ですが，CP児が歩けるようになった，またはなりそうなときに，変形を悪化させるという理由で歩行させないことは間違っています．成長には，社会性のある自立した生活を営むことが必要です．歩けるCP児でも，ほとんどは“パーフェクト”には歩けません．私たちは，装具を処方したり，足関節や膝・股関節の腱延長術を行ったり，どのように踵接地するかを指導したりすることで子どもが上手に歩くことの手助けをします．ほかの利点もありますが，上手に歩くと，おそらく変形の進行は遅くなります．治療法は，歩行分析を参考にしながら決定することもあります．

歩行分析

過去約20年間で，コンピュータ分析技術は急激に進歩しました，そして，歩行中の子どもを撮影したビデオから膨大な量のデータを収集し，役立つ分析ができるようになりました．どのように子どもが歩くか，装具の着用あるいは外科的治療によって何が変化したか，などを分析できるように，コンピュータは3次元でモデルを作成します．同様に，コンピュータは治療前後の歩行を比較できるということでも重要です．

短い骨（発育不全の骨）

一般に，上肢長の左右差は下肢よりも大きくなります（Holt　1961）が，これは理学療法や医学的治療による矯正の適応にはなりません．前述した通り，歩行に影響する下肢長差は，一般には靴の補高で補います．外科的に矯正できますが，ほかの疾患とは違って下肢長差がわずかであることが多いので，CP児はめったにこの対象にはなりません．

捻転した骨

大腿や下腿の骨の捻転（膝または足部は内側に曲がります）は，ストレッチや運動によって矯正することはできません．強く捻転させて矯正すると，関節を痛めることがあります．必要であれば，回旋変形は外科的に矯正することができ，矯正することで歩行を改善できることがあります．

片まひ

ほとんどすべての片まひ児は，歩行可能であり，一般的にほとんど健常児と変わらない年齢から歩き始めます．しかし，たびたび，内反もしくは外反足を伴う，姿勢による，一時的，あるいは固定された尖足位で歩きます．片側の下肢のつま先位で歩くのは難しいことです．片側の下肢の実効長が長くなるので，遊脚期には足先を地面に引きずりやすくなり，立脚脚には基底面が狭くなります．したがって，一般的に，足関節と足部の肢位をより健常な肢位に近づけるためにAFOを用います．AFOで足関節を固定する角度は，子ども一人ひとりの問題によって異なります．しかしながら，いずれの場合でも，歩行中に，膝と股関節が健常児に近い運動を行えるようにすることが目的になります．しばしば足関節後面のアキレス腱が硬くなりすぎて，外科的な延長術が必要となります．それは，子どもにとってそれほど負担の大きい手術ではなく，高い成功率で歩容を改善することができます．しかし，この手術だけでは，背屈筋（足部を挙上する）は単独で十分に機能しないので，術後もたびたびAFOを着用します．痙直型片まひ児が，まひ側の下肢の膝と股関節を軽度屈曲しながら，尖足位の姿勢で数年間歩行すると，まひ側の膝と股関節の屈筋が短縮し，これらの筋肉に延長術が必要となります（膝関節に多いです）．これを防ぐためには，できるだけ早期に足部と足関節のより良い姿勢を獲得することが重要になります（Scrutton　2000 参照）．

両まひ

歩ける両まひ児の多くは，痙性まひまたは不随運動があるために，歩行を観察すると両側の片まひに見えることがあります．両側に障害があると，平衡を保つことと歩行がさらに困難になり，とくにかがみ歩行のような姿勢をとりやすくなる可能性が十分にあります．

典型的に，子どもは，尖足で，膝関節と股関節は軽度屈曲し，股関節は内転・内旋した立位をとり，歩行します（**図 25.20**）．これは好ましい歩行とはいえず，幾人かの子どもはより屈曲を強め，徐々に沈み込む歩容となります．このような子どもには，膝関節の伸展可動域を維持するために夜間装具の着用が勧められるでしょう．しかし，両まひ児に対するアキレス腱延長術は，片まひ児に対するものと違って，必ずしも簡単とは限りません．一側の延長術は成功しますが，両側に施行すると，膝関節と股関節を伸ばすことが難しくなる子どもがいます．重力は両まひにとって大きな敵になります．

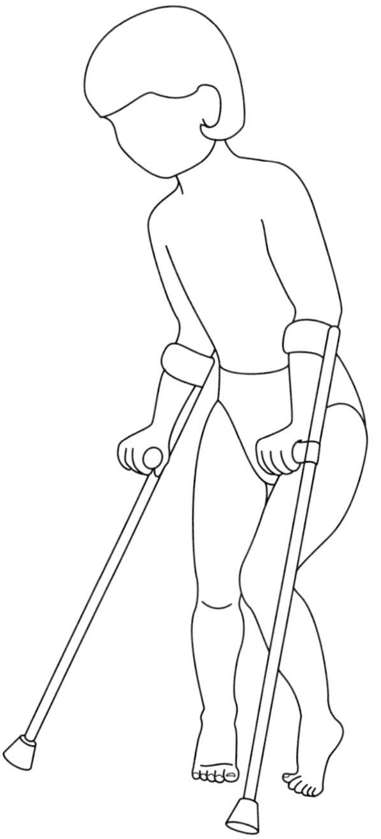

図 25.20　痙直型両まひ児の典型的な立位・歩行姿勢．軽度屈曲した膝と股関節は成長とともにさらに屈曲しやすく，尖足は支持基底面を狭くします．歩行は非常に重労働なものとなります．

膝関節と股関節の屈曲や，股関節の内転が起こりやすくなる問題が発生した場合は，頻繁に，膝の屈筋および股関節の内転筋の外科的な延長術が必要となります．変形を矯正すると自動的に歩行が改善するとは限らないので，著明な効果を得るには，賢明でタイムリーな決断が必要です．多くの外科医は，歩行分析から得られる多くの情報を十分に検討します．歩行分析および脳性まひを対象とした外科的治療の有効性に興味のある方は，追加図書にあげたジェームズ・ゲージ（James Gage）の著書（2004）を参照してください．

早期に獲得した効率的な歩行能力は，一般に成年期をとおして維持されます．外見が軽度屈曲位で不安定性が危惧される歩行をする子どもや，10代のあいだその能力をずっと維持することが難しい子どももいるでしょう．変形と体重の増加は，歩行能力を維持することにおいて大きな敵になります．

まとめ

本章の目的は，どのように成長・発達するのか，姿勢と重力は協同してどのように子どもの障害を悪化させるのか，健康関連従事者はどのように変形の進行を予防するのか，あるいは介護者の役割をどのように手助けできるのか，について説明をすることでした．ストレッチ，装具，持続的なキャスト固定，手術などの必要となる治療は，どちらかというと不快で，子どもと家族の私的な生活を妨げることがあります．だから，私たちは子どもをよりよくせず，変形と機能の損失をもたらし，生活を不快にする治療は勧めません．

私たちの行うCP児のマネジメントを医学的モデルと非難する人々は，むしろ社会的モデルを好みます．しかし，私は股関節脱臼，脊柱側弯症，およびほかの軟部組織の問題が子どもの社会性に与える影響について考え，好ましいモデルがどのようにこれらの問題を予防できるか，マネジメントできるかについて考えます．脳性まひは健康上の問題ですが，社会的影響あるいはCP児や家族への影響が大きい場合は医学的解決が必要です．

参考文献

Booth CM, Cortina-Borja MJF, Theologis TN. Collagen accumulation in muscles of children with cerebral palsy and correlation with severity of spasticity. Dev Med Child Neurol 2001；43：314-320.

Bower E. Hip abduction and spinal orthosis in cerebral palsy (an alternative to the use of special seating, lying and standing frames). Physiotherapy 1990；76：658-659.

Cooperman DR, Bartucci E, Dietricke E et al. Hip dislocation in spastic cerebral palsy：long term consequences. J Pediatr Orthoped 1987；7：268-276.

Cornall C. Splinting and contractures. Synapse 1992；April：50-54.

Cosgrove AP, Corry IS, Graham HK. Botulinum toxin in the management of the lower limb in cerebral palsy. Dev Med Child Neurol 2004；36：386-396.

Damiano DL, Kelly LE, Vaughn CL. Effects of quadriceps femoris muscle strengthening on crouch gait in children with spastic diplegia. Phys Ther 1995；75：658-667.

Darrah J, Fan JSW, Chen LC et al. Review of the effects of progressive resisted muscle strengthening in children with cerebral palsy：a clinical consensus exercise. Pediatr Phys Ther 1997；9：12-17.

Dodd KJ, Taylor NF, Damiano DL. A systematic review of the effectiveness of strength-training programs for people with cerebral palsy. Arch Phys Med Rehabil 2002；83：1157-1164.

Frank C, Akeson WH, Woo S et al. Physiology and the therapeutic value of passive joint motion. Clin Orthop Rel Res 1984；185：113-125.

Fulford GE, Brown JK. Position as a cause of deformity in children with cerebral palsy. Dev Med Child Neurol 1976；18：305-314.

Glanzman AM, Kim H, Swaminathan K et al. Efficacy of botulinum toxin A, serial casting, and combined treatment for spastic equinus：a retrospective analysis. Dev Med Child Neurol 2004；46：807-811.

Goldsmith S. Postural care at night within the community. Physiotherapy 2000；86：528-534.

Hankinson J, Morton RE. Use of a lying hip abduction system in children with bilateral cerebral palsy：a pilot study. Dev Med Child Neurol 2002；44：177-180.

Holt KS. Growth disturbances. In：Hemiplegic cerebral palsy in children and adults. Little Club Clinics in Developmental Medicine no. 4. MacKeith Press, London, 1961, pp. 39-53.

Kalen V, Bleck EE. Prevention of spastic paraplegic dislocation of the hip. Dev Med Child Neurol 1985；27：17-24.

Letts M, Shapiro L, Mulder K et al. The windblown hip syndrome in total body cerebral palsy. J Pediatr Orthoped 1984；4：55-62.

O'Dwyer NJ, Nielson PD, Nash J. Mechanisms of muscle growth related to muscle contracture in cerebral palsy. Dev Med Child Neurol 1989；31：543-552.

Paterson JMH. Cerebral palsy. In：Banta JV, Scrutton D (eds) Hip disorders in childhood. Clinics in Developmental Medicine No. 160. MacKeith Press, London, 2003, pp. 163-179.

Phillips WE, Audet M. Use of serial casting in the management of knee joint contractures in an adolescent with cerebral palsy. Phys Ther 1990；70：521-523.

Pountney T, Mandy A, Green E et al. Management of hip dislocation with postural management. Child Care Health Dev 2001；28：179-185.

Robson P. Persisting head turning in the early months：some effects in the early years. Dev Med Child Neurol 1968；10：82-92.

Schindl MR, Forstner C, Kern H et al. Treadmill training with partial body weight support in non-ambulatory patients with cerebral palsy. Arch Phys Med Rehabil 2000；81：301-306.

Scrutton DR. Developmental deformity and the profoundly retarded child. In：Apley J (ed.) Care of the handicapped child. Clinics in Developmental Medicine no. 67. MacKeith Press, London, 1978, pp. 83-

91.
Scrutton D. Physical assessment and aims of treatment. In：Neville B, Goodman R (eds) Congenital hemiplegia. Clinics in Developmental Paediatrics no. 150. MacKeith Press, London, 2000, pp. 65-80.
Scrutton D, Baird G. Surveillance measures of the hips of children with bilateral cerebral palsy. Arch Dis Child 1997；56：381-384.
Scrutton DR, Gilbertson M. Physiotherapy in paediatric practice. Butterworth-Heinemann, London, 1975.
Scrutton D, Baird G, Smeeton N. Hip dysplasia in bilateral cerebral palsy：incidence and natural history in children aged 18 months to 5 years. Dev Med Child Neurol 2001；43：586-600.
Sharrard WJW. Paediatric orthopaedics and fractures. Blackwell Scientific, Oxford, 1979.
Slominski AH. Winthrop Phelps and the Children's Rehabilitation Institute. In：Scrutton D (ed) Management of the motor disorders of children with cerebral palsy. Clinics in Developmental Medicine no. 90. MacKeith Press, London, 1984, pp. 59-74.
Tardieu C, Lespargot A, Tabary C et al. For how long must the soleus muscle be stretched each day to prevent contracture? Dev Med Child Neurol 1988；30：3-10.
Wiley ME, Damiano DL. Lower extremity strength profiles in spastic cerebral palsy. Dev Med Child Neurol 1998；40：100-107.
Williams PE, Catanese T, Lucey EG et al. The importance of stretch and contractile activity in the prevention of connective tissue accumulation in muscle. J Anat 1988；158：109-114.

追加図書

Damiano DL, Abel MF. Functional outcomes of strength training in spastic cerebral palsy. Arch Phys Med Rehabil 1998；79：119-125.
Damiano DL, Dodd K, Taylor NF. Should we be testing and training muscle strength in cerebral palsy? Dev Med Child Neurol 2002；44：68-72.
Gage JR. The treatment of gait problems in cerebral palsy. Clinics in Developmental Medicine no. 164/5. MacKeith Press, London, 2004.
Graham HK. Mechanisms of deformity. In：Scrutton D, Damiano D, Mayston M. (eds) Management of the motor disorders of children with cerebral palsy. Clinics in Developmental Medicine no. 161, 2nd edn. MacKeith Press, London, 2004, pp. 105-129.
Horstmann HM, Bleck EE. Orthopaedic management in cerebral palsy. Clinics in Developmental Medicine no. 173/4. MacKeith Press, London, 2007.
Morris C, Dias LS (eds) Paediatric orthotics. Clinics in Developmental Medicine no. 175. MacKeith Press, London, 2007.
Scrutton D, Damiano D, Mayston M (eds) Management of the movement disorders of children with cerebral palsy, 2nd edn. Clinics in Developmental Medicine no. 161. MacKeith Press, London, 2004.
Watt J, Sims D, Harckham F et al. A prospective study of inhibitive casting as an adjunct to physiotherapy for cerebral-palsied children. Dev Med Child Neurol 1986；28：480-488.
Williams PE. Use of intermittent stretch in the prevention of serial sarcomere loss in immobilised muscle. Ann Rheum Dis 1990；49：316-317.
Williams PE, Goldspink G. Connective tissue changes in immobilised muscle. J Anat 1984；138：343-350.

第 26 章

26

装具と脳性まひをもつ子ども

Christopher Morris

章の内容

装具（orthosis）は，ときにブレースまたはスプリントとよばれる，身体のいろいろな部位に着用する，個人のために作られた医療器具です．Orthoはギリシア語で“まっすぐにする”という意味で，簡単に説明すると，装具は，外部から身体に力を加えて四肢と脊柱の関節をまっすぐに保持します．現代の装具は，基本的な概念はそのままで，伝統的な金属・革素材よりむしろポリプロピレンのような軽量プラスチックから作られています．身体に生じる力と環境（とくに重力），身体の相互作用から作り出される力の影響を研究する科学は生体力学とよばれます．脳性まひをもつ子ども（以下，CP児）では，痙縮や，弱い筋肉，重力の影響が作り出すアンバランスな力によって四肢と脊柱の変形が悪化しやすくなります．さらに，筋肉は，付着する長管骨の長さに比例して伸びることが難しく，成長する骨格は，関節可動域を制限する原因となり，変形を一層悪化させます．CP児は，身体の姿勢と運動を適切に調整できないので，変形が生じると活動が制限されるかもしれません．変形予防を目的とした体幹をサポートする装具を用いると，より活動しやすくなるかもしれません．しかし，装具が邪魔になって，ずり這い移動，排泄，更衣などの活動が困難になることもあります．したがって，装具を使用する利点と欠点を慎重に評価することがたびたび必要となります．

用語

装具の名称とその説明の仕方においては，よく混乱が生じます．最も単純で一般的な名称は，装具が覆う身体の部位でよばれ，これらはたびたび頭字語で略されます．下肢では，短下肢装具（ankle foot orthoses：AFOs）は，足関節と足部を覆います．長下肢装具（knee ankle foot orthoses：KAFOs）は，さらに膝関節も覆います．そして骨盤帯長下肢装具（hip knee ankle foot orthoses：HKAFOs）は，股関節よりさらに上位に及びます．同様に，体幹のための胸腰仙椎装具（thoracolumbar sacral orthoses：TLSOs）は，頸部以外の脊柱のすべてを覆い，しばしばジャケットとよばれます．上肢には，手関節装具（wrist hand orthoses：WHOs）または肘装具（elbow orthoses：EOs）が用いられます．装具のデザインの違いを区別する必要がある場合，この簡単な呼び方は明らかに複雑になります．“ダイナミック”のような用語と同様に，装具を最初に使用した人や場所，あるいは商業的な製品名がよく用いられます．

装具の処方と作製の過程

義肢装具士は，装具の設計・作製・装着を専門とする，臨床的にトレーニングされた医療専門職です．装具を処方すべきかどうかは，家族と相談しながら，子どもの身体的なマネジメントプログラムにかかわる医療専門職のチームによって決定されることが望ましく，明確な治療ゴールが確認できたときに装具は処方されます．CP児の一般的な治療ゴールとは，変形を予防すること，座位または立位で活動できるようにすること，歩行の効率とパターンを改善することです．これらのゴールを達成するための生体力学的目標は，ある特定の関節では運動の範囲を制限し，全体的な安定性を改善することです．装具を処方する必要性は，脳性まひの重症度およびまひの範囲と，それに関連する問題にどの程度配慮するかによって異なります．

目的が一致すると，義肢装具士は，装具を設計・作製するために適切な測定をし，ときにはギプス包帯で採型も行います．すべての装具は，身体を支持するパーツ（各パーツを連結する構造物と子どもの身体に装具を固定するベルト）で構成されます．義肢装具士は，装具の適合性を十分にチェックし，家族には，装具の適切な使用方法と手入れについて指導します．意図した生体力学的効果と全般的な治療ゴールが達成されているかどうかを，チームで定期的に評価する必要があります．装具が安全に，そして適切に機能できるように修理が必要かどうかを確認するために，2，3カ月ごとにチェックするべきです．装具は着用しないと機能しないので，CP児の装具にはいかなる問題が起きてもすぐに対応してくれ，また丁寧に連絡をとってくれるサービスが必要です．優良な小児の装具製作所では，その日のうちに簡単に修理と調整を行うことができます．ぴったりフィットした装具で摩擦が発生しないよう調整するのは難しいこともありますが，一般的に，義肢装具士は，プラスチックを熱して再形成したり，あるいは適切なパッドを付け加えたりして簡単に対処します．子どもは，生後約10〜18カ月のあいだに大きく発育して，ほとんどの装具が着用できなくなります．装具がどのようにCP児に役立ったかを再調査してから作り替えるべきです．

装具以外の多くの治療が身体的管理計画として検討されます．装具療法を補うために，または中止するために，代わりにこれらの治療を行うことがあります．一人ひとりの身体的マネジメントのプログラム計画に家族中心型アプローチを導入する専門家は，処方した治療とともに，より子どもや家族に受け入れられるようです．したがって，健康管理チームは，家族とうまく調和がとれていなければいけません．家族を全般的にサポートするだけでなく，家族と協同で働き，介入の目的と介入によって期待できる結果についての適切な情報も提供するべきです．

下肢装具

CP児における最も一般的な下肢の問題は，ふくらはぎの筋肉の痙縮や硬さ（**図26.1**）によって足関節と足部が底屈位になる尖足拘縮，またはつま先立ち肢位になることです．これは，足部を過剰に内側（外反足）または外側（内反足）に回転させ，たびたび，足関節と足部の柔軟な構造を変化させます．ふくらはぎの筋肉の痙縮や，筋長が肢長に対して相対的に短くなること，またはその

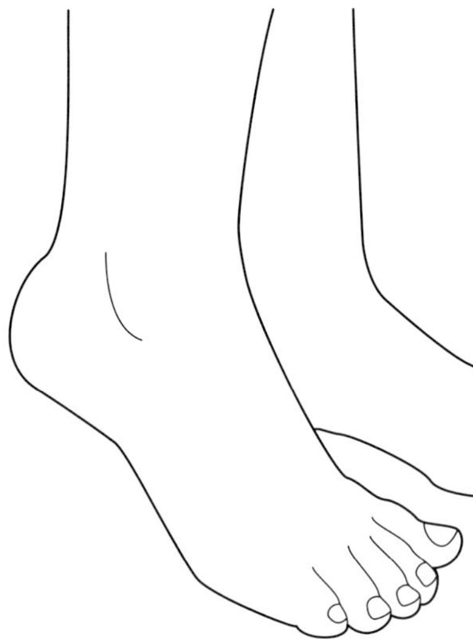

図 26.1　足関節底屈位あるいは尖足.

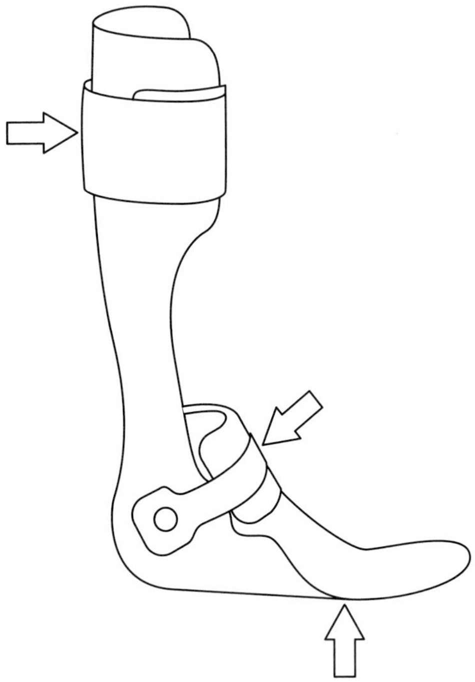

図 26.2　足関節底屈位の予防のために AFO にかかる応力.

両者によって足関節の運動の範囲が減少すると，後足部や中足部の固定された変形は悪化します．AFO は，足関節の運動を制限するため，あるいは下垂足を防ぐために用いられることがあります．矯正力は，前足部下方および下腿後方からと，ストラップによって，足の甲から協同作用します（図 26.2）．したがって，ストラップをしっかりと留めることが重要です．義肢装具士は，ストラップを留めたときの適度な緊張がわかりやすいようにしばしばマークを付けます．足部が装具にしっかりと収まることが重要なので，装具を着用するときは，足関節と足部がより柔軟になるように膝関節を十分に屈曲しなければいけません．AFO を装着する一連の流れを図 26.3 に示します．

柔軟性のある足関節と足部の変形は，キャストを使って固定と矯正ができます．ぴったりフィットした AFO と矯正ストラップを用いても，その肢位は維持することができます．固定された変形は，最も矯正できた姿勢で保持されなければいけません．痙縮によって起こる足関節と膝関節の変形には，痙縮を弱めるために A 型ボツリヌス毒素の筋肉注射が効果的かもしれません．そのとき，装具療法を継続しやすいように，足関節可動域の改善を目的とした持続的なキャスト固定が短期間は併用されます．子どもは，AFO を着用しても，一般のお店で購入した靴を履くことができます．装具で下肢全体をサポートするので，軽量で滑らない靴であれば，特別なものは必要ありません．しかし，固定された足関節と足部の変形が重症の場合は，普通の靴を合わせることは難しく，オーダーメイドの靴が必要になるかもしれません．

医学的介入では，何時間 AFO を着用しなければならないかが課題になります．ふくらはぎの筋肉を伸張した肢位で 6 時間/日以上保持すると筋肉の短縮を予防できる可能性があると報告した研究が 1 編だけあります．装具もまた，CP 児の機

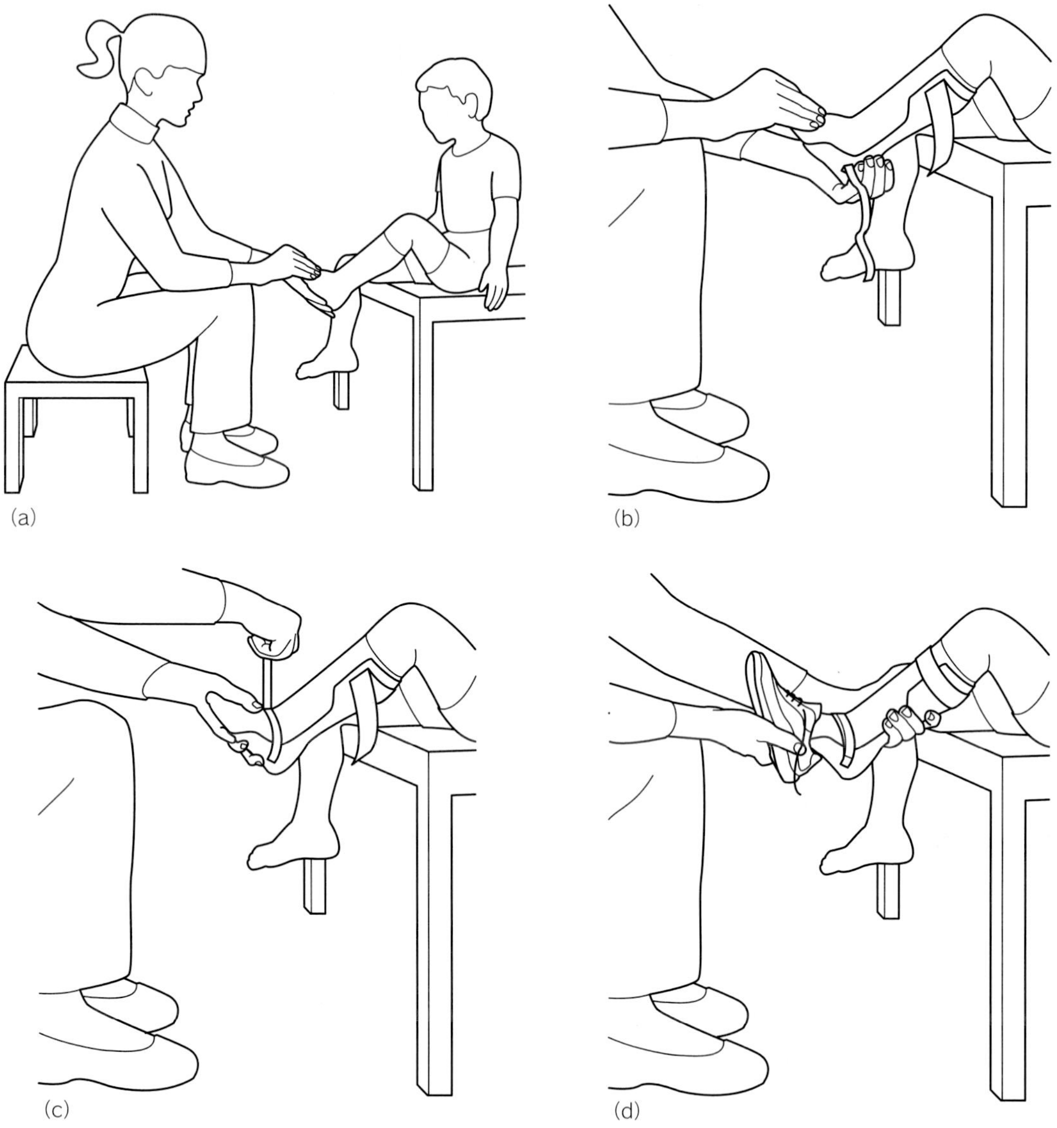

図 26.3　AFO 着用の手順.
(a) リラックスした座位で膝を十分に屈曲すると，足部はより修正しやすくなります.
(b) 足部の修正と膝の屈曲を保持しながら，後方から AFO をあてます.
(c) AFO の中に足部を入れ，まず踵部のストラップをしっかり留めます.
(d) 次に，下腿部のストラップを留め，普通の靴を履かせます.

能向上を目的とする場合は，必ず日常的活動中に着用されなければいけません．しかし，運動範囲の維持がおもなゴールである場合は，昼夜，またはどちらかを選択して着用することを勧める医療専門職もいるでしょう．装具を着用しても普段の睡眠パターンを妨げないのであれば，夜間にだけ着用するべきです．CP 児がテレビを観ているあいだや，読書中はより簡単に着用でき，夜間と同様の効果が得られます．膝関節の伸展と同時に足関節の背屈位を保持するために鋼製素材の AFO を用いると，ふくらはぎの筋肉をより強力に伸張できます．学齢に達した子どもは，一般に，自宅ではなく学校で，活動を制限しない適切な時間帯に装具を着用します．学校が休みの日に装具を着用することはストレスになりえますが，数週間着用しないと足関節の運動可動域が低下し，学校が再開されたときにAFOの着用に耐えられなくなることもあるので，家族や子どもと話し合う必要があります．

機能を向上させるために足関節の運動を制限するのは常識に反しているようにも思います．しかし，CP児の装具療法の有効性に関する最近のレビューでは，底屈運動を制限することは歩行効率を改善すると結論づけられています．AFOを用いて底屈運動を制限すると，立位・歩行時の安定性が向上し，足部のポジショニングができて，遊脚期につま先を引きずらなくなります．それによって，エネルギー効率を高め，歩幅の延長と歩行速度の改善を認めます．歩けない子どもにとって，座位保持装置上で下肢の重さの一部をフットレストで支え，足関節と足部の好ましい肢位を保持することは，快適な姿勢をとることにつながります．

完全に運動を制限する（硬性または半硬性AFO）こともあれば，部分的な運動はできるようにAFOに継手を付けて設計されることもあります．継手付AFOを着用すると，階段昇降と坂道歩行が容易になるでしょう．しかし，過度に膝と股関節を屈曲して，かがみ姿勢になるかもしれません．とくにふくらはぎの筋肉に硬さがある場合，または膝と股関節の筋肉に痙縮がある場合は，継手の可動性によるメリットがなくなることがあります．かがみ姿勢をとる傾向がある場合は，立位・歩行時に，膝関節の伸展を補助することがAFOを着用する目的となります．その場合のAFOの足継手は，かがみ姿勢を防止するために非常に強固でなければいけません．下肢の整形外科的手術後に，一時的に筋肉が弱化する可能性があるときも同様です．

個人用に作成された足底板が"歩行時の筋緊張を低下させる"というエビデンスは，とくにありません．したがって，底屈運動を制限しない足装具を処方しても，歩行効率を改善する効果はほとんど得られないようです．しかし，足装具は，移動の自立のために歩行時の偏りの改善が必要な子ども，または後述する手術後に問題が解決した子どもに効果的なことがあります．

足先を内側（トゥ・イン）に向けて歩く子どももいれば，外側に向けて歩く子どももいます．これは，2本の下肢の長骨である大腿骨と脛骨の捻転変形が組み合わさって起こります．装具を使用すると，下肢の捻転が若干コントロールできることがあります．HKAFOに，柔軟で弾力性のあるケーブル，あるいは下肢に巻きつけるように腰部バンドからAFOに弾性構造のストラップを取り付けると，トゥ・インが改善することがあります．しかし，歩行が容易になるよりも，むしろ装具が大きくてかさばって邪魔になることがあるのもまた事実です．固定された大腿骨の捻転が股関節内旋の原因となる場合，これらの問題は，装具でもコントロールできないことがたびたびあります．子どもの足部と下肢をまっすぐにアライメントする手術が必要かもしれません．歩行時に，より障害の軽度な下肢がリードする際に起こる骨盤の回旋は，神経学的問題の1つで，装具療法では改善できません．

体幹装具

一般に脊柱は，腰椎から胸椎部で，前方から後方にわずかに弯曲しています．側方への弯曲は，脊柱側弯症といいます．脊柱の側弯は，子どもが無理に座位姿勢をとらされたとき，重力の影響によって悪化します．ハムストリングスが硬い場合，座位では腰部弯曲が減少し，骨盤が後方に傾斜します（ときどき仙骨座りとよばれます）．体幹装具のTLSOを採型するときは，子どもをベッドまたはキャストフレームに横たわらせ，重力の影響による変形を取り除くことが理想です．プラスチック体幹装具またはTLSOは，着用中，脊柱カーブを減少させ，座位保持能力を向上させるかもしれません．座位保持能力が低い子どもの体幹の過剰な前方屈曲や脊柱後弯もまた，体幹装具のTLSOで防止できるかもしれません．体幹装具を着用する時間に関する一致した見解はいまだ明らかでなく，近年では，24時間中23時間はまっすぐな姿勢をとるべきであるとだけいわれています．どのように治療しても，TLSOでは，時間とともに進行する脊柱変形を予防することは難しく，大きな側弯が発生したのなら，子どもの脊柱を内側から安定させるような手術が必要になるかもしれません．

股装具

股関節の発育が不十分なCP児がいます．とくに歩けない子どもでは，股関節の発育が損われます．大腿骨の骨頭は，一般的には骨盤の臼蓋にぴったりとはまります．臼蓋の発育が不十分，あるいは痙縮のある筋肉が骨頭を適切な位置から引き離しているかもしれません．そしてそれは，股関節の動きと荷重を制限します．装具を着用すると，股関節をより適切に位置づけ，周囲の筋肉を伸長することができます．歩けない子どもでは，重心の位置をコントロールし，体幹を1つのかたまりとして安定性を高めるTLSOと，安定した基底面を提供する股関節外転保持付体幹装具（hip abduction spinal orthosis：HASO）を組み合わせることができます．HASOを着用すると，子どもは，車いすの代わりに普通の椅子に座ることができます．しかし，それは車いすの代わりにはなりません．

市販のスワッシュ（standing, walking and sitting hip：SWASH）装具は，後方に弯曲した連結バー，骨盤帯，大腿カフから構成されます．スワッシュ装具の股継手は，股関節が屈曲すると大腿が開いて座位の安定性を高めます．股関節を伸展すると，両側の大腿のあいだはわずかに狭まりますが，スワッシュ装具を着用すると，立位・歩行時に下肢が交差（はさみ状になること）しにくくなるでしょう．装具には，両下肢を引き離し，保持する効果がありますが，筋肉の痙縮を緩和するボツリヌス療法と併用することで進行する股関節偏移の自然経過を改善できるという十分なエビデンスはまだありません．座位や排泄の際に痛みを伴う，あるいは活動が制限される場合，外科的な股関節形成術が必要かもしれません．全身的なキャスト固定による弊害を予防するために，後療法では装具を用いるかもしれません．手術後の一定期間使用される装具のなかで最も融通性が高いのは，股関節を選択した位置に固定できる，あるいは徐々に大きく動かすことができるような，調整可能な股継手付装具です．

上肢装具

上肢のコントロールと協調性が障害された子どもでは，手の巧緻性が阻害されたり，肘，手関節，または手指の運動の範囲が低下しているかもしれません．上肢の装具療法の原則は下肢と同様で，痙縮あるいは硬さのある筋肉を伸張することです（ときには，ボツリヌス療法と持続的キャスト固定を併用します）．鋼製素材の装具が，肘関節伸展の運動の範囲を維持するために一定期間使用されます．手関節装具（Wrist Hand Orthoses：WHOs）は，手関節をより機能的な肢位でサポートできるかもしれません．片まひ児のように片手がまひで障害されている子どもは，両手を使えるようになったり，車いすやほかの補助具を使用する際に手で操作することが容易になるかもしれません．布製の手袋を使った実験研究がいくつか報告されています．しかし，これは主流な治療法ではありません．単に手関節や，手指，母指をストレッチすることだけが装具療法の目的であるならば，巧緻性が阻害されないように，安静時だけ装具を着用するべきです．

まとめ

ゴール達成に，どの程度装具の効果があったかを評価した臨床研究はほとんどありません．その理由の１つとして，ほかの治療方法の効果と混同されてしまうことがあげられます．決定的なエビデンスがないので，医療専門職は，さまざまなタイプの装具，またはそれ以外のさまざまな治療法を選択します．複数の専門家のアドバイスは一致しないこともあり，家族を困惑させる原因になるでしょう．子どもが行える運動は少しでも制限したくないと考えるセラピストもいますが，装具は，子どもと環境の相互作用を活性化し，無益な運動を制限することで確実に活動制限を改善させる手助けをするでしょう．また，装具は，家族の生活スタイルと変化する優先事項のあいだでバランスがとれた効果が得られるべきです．まずは試す価値はあると思いますが，明らかな効果がなく，継続して使用する価値がない場合もあります．

追加図書

Journal of Prosthetics and Orthotics in 2002 freely available on http://www.oandp.org/jpo/Library/2002_04_150.asp.

Morris C, Dias I(eds). Paediatric orthotics. Clinics in Developmental Medicine no. 175. Mackeith Press, London, 2007.

第 27 章

27

痙縮

Daniel S Roy・John F McLaughlin

章の内容

痙縮は「筋肉を伸張する速度を速めるとさらに増加する高い筋緊張状態である」と特徴づけられます．脳と脊髄のあいだの運動コントロールが遮断される結果，筋緊張が高くなります．痙縮は，脳の奇形または外傷のために起こった可能性がある，運動コントロール障害の1つにすぎません．痙性まひは，多くの医学的な状態で出現し，脳性まひをもつ子ども（以下，CP児）の約85％に認める特徴と考えられます．痙縮は，すべての子どもに治療が必要とは限りません．亢進した筋肉の緊張による痛み，機能障害，ポジショニングの問題，介護困難がある場合に，痙縮の治療が考慮されます．現在ではさまざまな治療法を選択できますが，ある治療法が，すべての子どもにとって適応になるわけではありません．本章では，経口薬，髄腔内バクロフェン投与療法，選択的後根切断術（selective dorsal rhizotomy：SDR）とボツリヌス毒素注射による痙性まひの治療について復習し，痙性まひの合併症に対する整形外科的治療法について紹介します．

経口投薬法

痙性まひの治療に用いられる経口薬には，バクロフェン，ジアゼパム，チザニジン，ダントロレン，ガバペンチンがあります．経口薬は，痙性まひの治療のなかで最も非侵襲的ですが，どれも根本的な問題は治療できません．筋肉がより太くなると，痙縮がより強くなり，それぞれの経口薬は時間とともに効果がなくなります．そして，それぞれには，服用を制限させる副作用が起こる可能性があります．服用制限があっても，痙性まひの治療のために，常に経口薬が必要な子どももいます．

バクロフェンは，最も頻繁に処方される痙性まひ治療薬です．その化学構造は，γ-アミノ酪酸（GABA）に似ています．化学物質は，健常な場合はほかのシグナルに対する神経の反応を阻害し，痙縮を軽減させます．バクロフェンは，消化管からすばやく吸収され，2～3時間以内に血中ピーク濃度に達します．服用量の約3分の1は血中タンパク質と結合し，生体には作用しません．バクロフェンは，生体から素早く排泄されるので，1日約3回に分けて投与する必要があります．バクロフェンは脊髄に到達しないと効果を発揮することができません．この薬物は，血中から髄液へ十分に吸収されないので，痙性まひの治療には比較的多くの投薬量が必要になります．投薬量を増やすと，鎮静状態（セデーション）や，便秘，嚥下障害，錯乱状態といった最も一般的な副作用が起こる可能性が高くなります．すでにてんかん発作をもつCP児ではその頻度が高まるかもしれません．一般的には，ゆっくりと投薬量を増やして，数週後に減らすと副作用は防げる，あるいは最小限にできることがたびたびあります．また，投薬量は，2.5～10mg/日から開始し，効果的な治療を得るために徐々に増やして，20～90mg/日を維持することが必要です．一部の痙性まひは，バクロフェンで何年間も管理できますが，時間とともに効果が減少する患者もいます．バクロフェンは，禁断症状（動揺や幻覚など）を防止するために，1～2週間以上かけて徐々に中止しなければなりません．

ジアゼパムは，一般的に痙性まひの治療に使用されます．ジアゼパムは，バクロフェンと同様に，中枢神経システムのなかでその効果を発揮します．ジアゼパムは，GABAに対する感度を高めることで作用すると考えられます．この高められた感度もまた，セデーションのような副作用を引き起こします．服用が非常に長期間に及んでも，1日に必要な投薬量を複数回に分けることで副作用を最小限にできます．投薬量は，子どもの体重をもとに，一般的には0.5mg/日から開始し，3～7日ごとに徐々に最大20mg/日まで増やします．ほとんどの子どもは，1日に5mgを3回服用すると適切な効果が得られます．服用から2，3カ月後に，投薬量の調整が必要となるジアゼパムへの耐性を起こしたCP児が報告されています．さらに投薬量が多すぎ，薬物依存を起こす場合は，徐々に減らす必要があります．バクロフェンとジアゼパムには相乗効果があるかもしれないというエビデンスもあります．それは，1種類の薬物を多量に服用するよりも，少量でも2種類を服用するほうがはるかに大きな副作用を起こしやすいということを意味します．

チザニジンは，比較的新しい痙性まひ治療薬で，1996年に米国で成人を対象に承認されました．チザニジンは，バクロフェンやジアゼパムと同様に，中枢神経系において，筋肉を刺激する中枢神経系化学物質を調整することでその効用を発揮すると考えられます．バクロフェンやジアゼパムとは異なり，子どもへの処方に関する報告はありません．服用者の約半数に副作用であるセデーションが起こるので使用が制限されます．めまいや，口腔乾燥症，血圧低下も引き起こします．この薬物は，肝臓の作用によって体内から排出されるので，定期的な血液検査で肝機能をチェックします．この服用によって，2，3症例の重篤な肝損傷が報告されています．チザニジンの処方は，一般的には1～2mgを1日4回から開始し，必要に応じて2～6mgを1日4回に増やします．

ダントロレンは，筋肉に直接作用し，安静時の筋緊張を弱め，痙縮を軽減します．この直接的な作用は筋力低下を招くので，痙縮が軽減されたことで得られる利益は打ち消されるかもしれません．そして，多くの子どもは，服用しても機能的な改善が得られません．ダントロレンは，チザニジンと同様に肝臓を害することがあり，肝機能をモニタリングするために定期的な血液検査が必要です．子どもに肝機能障害が発生するリスクは，青年または成人よりも少ないようです．20歳以下の死亡例は報告されていません．ダントロレンのほかの副作用としては，セデーション，倦怠感，嘔吐，下痢が報告されています．しかし一般に，これらは少しずつ軽減されます．主要な目的が鎮痛効果である場合，ダントロレンはほかの薬物で効果がなかった子どもにだけ処方したほうがよいでしょう．ダントロレンの初回投与量は，体重をもとに決定し，4～7日ごとに，1日4回の最大投与量に達するまで増していきます.

ガバペンチンは，おもにてんかん発作の治療薬です．痙縮を軽減する効果も認められ，あまり副作用はみられないようです．投薬量の範囲は50～400mgで，1日2～3回で十分でしょう．これらの薬物療法による利益と副作用に関してはさらなるデータが必要です.

ボツリヌス療法

ボツリヌス療法は近年，急速に，四肢機能を阻害する痙性まひに“試みる”治療法として確立されました．この毒素は，19世紀にボツリヌス菌中毒の原因として特定されました．ボツリヌス毒素は，神経と筋肉のあいだの化学的伝達を永続的に遮断し，筋肉の弱化またはまひを起こすたんぱく質性の細菌です．1993年に精製したA型ボツリヌス毒素が痙性まひの治療に使用できることが発表されました．今日では，強い痙縮の軽減や，除痛，機能と外見上の問題を改善するためにボツリヌス毒素が用いられます．ボツリヌス毒素は，ほかの痙性まひの治療を受ける子どもにも併用できます．ボツリヌス毒素は，注射された筋肉を一時的に弱化させます．ボツリヌス治療を行う際は，介入のタイミング，ターゲットとする筋肉，適切な注入部位，調合した投与量を決定することが重要となります.

一般的にボツリヌス療法は，歩行を容易にしたり手を使いやすくしたりするために，運動の範囲を改善する，介助を簡単にする，あるいは疼痛を緩和するといった，特定された機能的な利益と的を射たゴールが決定したときに，高い筋緊張の子どもに適応となるというのが一致した見解です．この治療は，2～6歳児の上肢あるいは下肢の問題と，それより年長の子どもの上肢の問題にのみ適応となります．固定した拘縮，骨変形，関節不安定性，多数の筋肉にまたがる痙性まひをもつ子どもでは，この治療法から得られる利益は少ないようです．1歳以下の子どもでは，特定の機能的ゴールを決定しがたいために，ボツリヌス療法は臨床においてほとんど実施されていません．この治療を実施するタイミングは，子どもの症状や，医師とセラピストの経験，親の希望をもとにした臨床決定となります.

どの筋肉をターゲットに治療するかを決定するために多くのさまざま検査が実施され，ほとんどの医師は，臨床検査と経験をもとにターゲットとする筋肉を選択します.そして，子どもの機能の改善と，親が報告する有益な効果および問題を客観的に評価しながら，介入効果をチェックをします.

現在，承認され，市販されているA型ボツリヌス毒素製剤にはボトックスとディスポートの2種類が，B型ボツリヌス菌製剤にはミオブロックがあります．これらには類似する臨床的効果がありますが，製造方法が異なるために推奨される投薬量はまったく異なります．それぞれの製剤には，それ以上の効果がほとんどなくなる服用反応のピーク（a peak dose response）をもとに投薬量の上限が決められています．投薬量が多すぎると，機能を阻害する局所的筋力低下や全身性の副作用が引き起こされるので，最大の投与量の決定は，望ましい反応を観察しながら行うこともあります.

この治療では，少量の毒素を複数の筋肉に注射します．注射する部位と投薬量は，筋肉のサイズと痙縮の重症度によって異なります．即時的な副作用には，どんな筋肉注射をしても起こる可能性のある注射部位の疼痛・発赤・腫脹があります．注射による疼痛は，局所麻酔クリーム，静脈内鎮静法，または弱い全身麻酔薬で緩和できるでしょう．期待できる効果は，一般的には注射後12～72時間以内に認められ，2～3週間後にピークに達します．新しい神経芽細胞が形成されたり，神経が回復したりするために，ブロックの効果は3～6カ月以内に消失します．ボツリヌス療法では，副作用はほとんど報告されていません．一般的には，限局して注射された筋肉に強すぎる効果が現れること，あるいは全身に波及することがあります．その副作用としては，頻繁な転倒や，全身の倦怠感，まれな一時的な尿失禁と便失禁が報告されています．嚥下障害のある子どもでは，その影響が全身に波及すること，あるいは頸部筋への直接注射によって呼吸状態がさらに悪化することがあります．適切な処置をしても，ボツリヌス療法の効果があまり認められない場合もあります．

髄腔内バクロフェン投与療法

体内埋め込み型ポンプを用いて，脊髄に直接バクロフェンを持続投与すると，痙性まひを治療できます．これは，髄腔内バクロフェン投与療法とよばれます．副作用を起こさない範囲で，脊髄神経に対して効果が発揮できる量のバクロフェンを経口投与するのは無理でしょう．髄腔内バクロフェン投与療法は，脊髄液に薬物を直接注入するので，この限界が回避でき，経口投与量の50～100分の1で，筋緊張に対する効果がかなり高まります．バクロフェンは，髄液に持続的に注入されているあいだは，血中では確認できません．髄腔内バクロフェン投与療法は，疼痛と著明なこわばりがある，粗大運動能力分類システム（Gross Motor Function Classification System：GMFCS）IVまたはVの重度の子どもに最も多く行われます．四肢の痙縮が重度でも，体幹が弛緩状態（低緊張）にあり，頭部のコントロールが劣る場合は，この効果が望めないかもしれません．

髄液への薬物投与に対して適切な反応が起こるかどうかを判定するために，子どもを評価します．1回以上の注射で薬物を髄液に投与して，反応を見ます．望ましい反応を認めた場合，だいたいウエストあたりの高さの腹部の皮下に，アイスホッケーのパックほどのサイズ（訳注：直径約7.5cm）のポンプを埋め込む，約1時間の外科的手術を行います．チューブは，ポンプより腹部から背部に回るように皮下に留置され，その先端は，椎骨のあいだから脊髄周囲の空間に挿入されます．髄液漏出のリスクを最小限にするために，術後は最長で3日間の安静臥床をとらせ，ゆっくりと日常の生活に復帰させなければいけません．多くの子どもは，マネジメントが必要なある程度の疼痛を経験しますが，そのほとんどは退院時までに最小限となるでしょう．

薬物による副作用を最小限に抑えるために，作動したポンプから，一般的な経口投与の100分の1の低用量のバクロフェンをゆっくり少量ずつ髄液に送り込みます．最適な投与速度に達するまで10～15％ずつゆっくりと速めます．一般的に主治医は，特別な小型コンピュータ機器を用いてポンプを検査します．ポンプに対してプログラミングをすることができるので，バクロフェンの投薬量は，子ども一人ひとりのニーズに合わせていつでも簡単に調節できます．ポンプのサイズと子どもに必要となる投与量に応じて，最低2～4カ月間分の十分な薬物がポンプの中に入っています．薬物は，特別な針や，注射器，ポンプの補充口に針を挿入するときのガイドを含む補充キットを用いて，約15分間で簡単に補充することができます．ポンプは，寿命が約5～7年の電池式です．それ以上経過した古いポンプは外科的に交換されるべきです．流体圧力で動く単純なポンプもありますが，電池式ポンプのように融通性のあるプログラミングはできません．

髄腔内バクロフェンポンプの埋め込みには，出血や感染などの外科的リスクが伴います．感染が起こると，機器は一時的に取り除かれるのが一般的です．外科的手術を必要としない合併症としては，嘔気や，頭痛，めまい，眠気，筋力低下などがあげられます．これらは一時的なもので，ほとんどが支持療法によって改善します．薬物依存による副作用は，投与速度を遅くすると改善します．さらに重症で，髄腔内バクロフェンの過剰投与によるまれな合併症として，呼吸障害や可逆的昏睡などが報告されています．現状では，生命を危うくする可能性はありますが，髄腔内バクロフェン投与療法の過量投与が報告されたすべての子どもは回復し，ふたたびポンプを使用しています．ポンプの信頼性は非常に高いのですが，バクロフェンを脊髄へ送るチューブが抜けるあるいは破損すると，その効果が薄れてしまうことがときにあります．ポンプ内の薬物がなくなることは決して許されません．クモ膜下腔内へのバクロフェン注入が突然途絶えたら，すぐに重度な痙縮が再発するかもしれません．このとき，筋スパズムが非常に強くなるので，筋組織は破壊され，有害な化学物質は血中へ流出します．ポンプの故障が認識されない場合，あるいは適切に取り扱われない場合は死にいたります．

選択的脊髄後根切断術

選択的脊髄後根切断術（selective dorsal rhizotomy：SDR）は，痙性まひを軽減し，機能を向上させるもう1つの治療法です．SDRは，脊髄回路を遮断して，運動神経を興奮させる刺激を少なくすると考えられます．SDRは，切断された神経根から刺激入力を受けとる筋肉の痙縮を永続的に取り除くことが期待される外科的治療法です．SDRは，下肢の痙縮だけを減弱させるため，上肢には適応となりません．しかし，SDRを単なる外科的手技と考えるのは間違いで，最大の効果を得るためには，術後に集中した厳しい理学療法を行う必要があります．評価は，SDRの効果的な方法を決めるのに必要で，経験豊かな医療専門職のチームが求められます．そしてそこに，親子が参加します．

外科的治療の特質と永続的な効果から考えると，SDRはすべてのCP児にとって良い選択肢になるとは限りません．一般的に，SDRの恩恵を受けるのは，3～10歳の痙直型両まひ児，あるいはGMFCS Ⅲの四肢まひ児です．SDRは痙縮だけを治療するので，子どもの問題の原因が本当に痙縮なのかどうかを確認する必要があります．重度な脊柱側弯症は，手術時のリスクを高め，手技を難しくします．そして，固定した拘縮があると，十分な手術効果が得られにくくなります．また，重度な視覚障害児の場合では，機能的な効果が限られるかもしれません．子どもとその家族は，術後の理学療法プログラムに実際に参加しなければいけません．術前の準備では，神経外科医は，痙性まひの範囲と分布を把握するために評価を行います．

この手順として，まず全身麻酔下で背骨を形成する個々の椎骨を露出するために脊柱に沿って皮切します．神経外科医の好む術式によって異なりますが，最初の皮切の長さは2～8椎体に及びます．脊髄から出る神経を露出させるために，それぞれの椎骨の一部分を切除します．露出されたそれぞれの神経はタグ付けされ，電気刺激テストを行いながら，感覚神経である後根を一対の運動神経である前根から切り離します．その後，外科医は，どの細い神経根を切断すべきかを決定するための検査をします．一般的に，第1腰椎から第1仙椎までの後根-神経根組織の約50％を切断することが推奨されています．

術後の数日間，子どもは，疼痛と筋スパズムを経験する可能性があり，一般的には，術中に直接創に留置されたチューブから強力で多量の鎮痛剤が投与されます．一時的な排尿障害のために，術後2，3日間は膀胱カテーテル法が必要なこともあります．また，術側下肢に一時的にピリピリ感やしびれを経験することもあります．すべての子どもは，術後3～4日間はうつ伏せで，多くは意識の低下と傾眠状態を示します．術後約10日で抜糸し，その後，車いすへの移乗が許可されます．

術後理学療法は，ベッドサイドから始まります．多くの子どもは，わずか1カ月後に術前と同じ活動に復帰できますが，理学療法は，数カ月間継続されます．具体的な理学療法は，数週間の入院患者のためのプログラムから，週数時間の外来患者のためのプログラムまでさまざまな範囲に及びます．これらの治療プログラムはすべて筋力強化と歩行練習が中心で，親が介助しながらのストレッチと活動性を高めることが追加されます．

SDR を受けたほとんどの子どもでは，ほとんどすぐに痙縮が軽減し，その効果も永続的に継続しますが，機能的能力は術後 6～9 カ月にかけて徐々に改善します．機能的能力が必ずしもよくならない場合や，外科的手術に関連するリスクと重篤な副作用がある場合は注意が必要です．一時的に感覚の変化が起こることがたびたび報告されています．膀胱機能の障害，過度な筋力の弱化，バランス障害がまれに起こります．さらに，痙縮が減弱すると，術後の機能改善を制限するほかの運動障害が現れるかもしれません．SDR によって痙縮の影響で起こる問題をうまく解決できても，股関節と腰部の問題が進行しなくなる，あるいは将来的に整形外科手術を受ける必要がなくなるわけではありません．実際はまれに，この手術がこれらの障害を悪化させることもありますが，治療を行った場合と行わなかった場合の問題の発生率を報告した医学的文献による正確な情報は十分ではありません．小児期から成人期にいたる SDR の長期的な効果も，いまだ明らかにはなっていません．

整形外科的治療

最高の理学療法，装具療法，薬物治療を行っても，筋肉の痙縮と骨格の成長が結びつくと関節拘縮や脱臼が起こるかもしれません．一般的に，発育する子どもの四肢の骨長は，生後 4 年間で 2 倍に，4 歳から成人になるまでにさらに 2 倍になります．痙性まひをもつ子どもでは，成長するあいだに，筋肉を骨に付着させる腱が短くなりすぎ，それが関節可動域を制限します．時間の経過とともに，筋肉の痙縮が引き起こす異常なストレスは，骨の形状を変化させ，最終的に固定した変形を招きます．整形外科手術の目的は，痙縮のマネジメントの目的（疼痛の軽減，機能の維持・改善）と同じです．筋骨格系に対するどんな手術でも，筋肉の弱化と固定による一時的な機能低下を引き起こすため，完全に機能を回復するためには後療法が必要となります．

整形外科的手術の真の“わざ”とは，技術的スキルよりもむしろ，最も適した時期に手術を行うことと後療法にあります．外科的治療が必要かどうかの決定は，すべての医学的決定と同様に，子どもを評価することから始まります．一般に，医師が子どもを診察する時間は非常に短いので，理学療法士，および親と子ども自身の意見が重要となります．一般的に，子どもの病歴と身体機能を評価します．この時点で X 線撮影が必要かどうかは医師が判断します．普通のスピードと遅いスピードで再生ができる，子どもの正面と側面から撮影したビデオは，医師が問題を明確にし，最適な治療法を決定する際に役立ちます．ビデオや，筋肉の電気的活動，床反力，エネルギー消費量を同時に記録できるコンピュータ化された歩行分析は，いくつかの施設で行われています．このような歩行分析装置はいつでも利用できるわけではないので，おそらく複雑な症例にだけ必要となるでしょう．歩行分析は，医師または外科医が判断する際，さらなる情報を提供してくれる 1 つのツールです．この科学的分析に費やす時間と経費に値する十分な情報が得られるかどうかは議論の余地があります．一般に，急を要する問題がない限り，手術を勧める前に，専門的な知識と脳性まひ治療の経験をもつ小児整形外科医が，一度以上子どもを診察し，親と子どもをよく知るほかの医療専門職の話を注意深く聞きます．子どもは麻酔に耐えられるか，順調に回復するか，手術で起こりうる変化が利益となる状態かを確認するために，てんかん発作や，呼吸系疾患，栄養状態などのほかの健康状態を確認する必要がたびたびあります．

子どもの筋肉のなかで最も大きく，最も強い股関節の筋肉の痙縮は，股関節脱臼を引き起こすことがあります．股関節脱臼は，筋肉の痙縮に起因し，できるだけ早期に整形外科的な治療が必要となる筋骨格系の障害の1つです．また，腱の短縮（拘縮），手部と足部の骨の変移（変形），骨の好ましくないねじれ（捻転）なども起こしやすくなります．これらの問題に対処するために，腱延長術，腱移行術，腱解離術，骨の切離（骨切り術），関節癒合（関節固定術）などを併用することがあります．整形外科的治療だけでは決して，根底にある神経学的問題は解決できません．すべての術中には出血，感染症，麻酔による合併症が起こる可能性があります．一般的に，外科的処置を行う時期はできるだけ遅らせ，手術時のリスクを減らすために複数の処置を同時に行います．

これらの手術のなかで最も合併症が少ない腱延長術では，外科医は，対象となる腱を露出し，縦方向に腱を2分し，1本のより長い腱を作るためにそれぞれの腱の半分を合わせ，最後に縫合します．この手術は，一般に，1本の腱につき約30分を要します．術後，運動の範囲が改善する回復中は，筋肉と腱の短縮を予防するために，筋肉を伸長した位置で固定します．筋肉は，新しい長さに適応するために，最初は弱化するかもしれません．この手術に特有の合併症は，腱が弱くなることです．

腱移行術は，一般的に，手関節や，膝，足関節の変形矯正を目的に行われます．この処置では，骨付着部から腱を切り離し，新たな部位にその腱を固定します．一般的に1本の腱につき必要な手術時間はわずか45分ですが，筋力の違いと筋肉の収縮連鎖のために，この手技はより複雑です．術後数週間は，キャストまたは装具で固定することを事前に家族に知らせておくべきです．移行した新しい腱の位置が効果的に作用するための練習は，何カ月にも及ぶかもしれません．

腱解離術はおそらく，整形外科的治療のなかで最も簡単です．痙縮のある筋肉が骨に付着する腱を切離することもあります．この手術は，基本的に，子どもの機能的な可能性を最大に高め，処置する筋肉の運動が必要とならない子どもに適応となります．

痙性まひが長期間に及ぶと骨の変形や不安定性が引き起こされ，より複雑な手術が必要となります．骨切り術は，一般的に，関節，骨盤，足関節，足部に行われます．この処置では，骨を切断し，適切なアライメントになるよう再接合します．機能を向上させること，役立つ運動の可動範囲を増やすこと，装具の着用や車いすの使用を簡単にすること，あるいは外見を良くすることができます．正しいアライメントに矯正された骨は，新しい位置を保持するために，骨癒合が完了するまで，9～12カ月間は金属プレートとスクリューで固定されます．一般的に，この手術は1時間以上を要し，術後は装具とキャスト固定が必要です．患者がいったん回復すると，金属プレートとネジは，最初の術創から抜釘することができます．一般的に，抜釘は外来で行われ，子どもは2日以内には本来の活動を再開できます．

関節癒合と関節固定術は，前述した処置を1種類以上行ったが効果が得られなかったとき，あるいはすでに体重を支持することができない不安定性や変形がある関節に適応となります．文字通り，この手術では，骨をお互いに永久に接合します．一般的に脊柱，足関節，手関節と母指の変形で適応となります．関節癒合で使用した金属器具は永久に残したままにします．

とくに，脊柱側弯症または脊柱の弯曲に注意が必要です．この問題は，子どものときには気づかれないことが多いのですが，脳性まひの特質である異常な神経学的運動コントロールに起因するので，早い時期から進行しています．脊柱側弯症は，一般に，思春期の早期から目立ち始め，急激に成長する青年期で急速に悪化する可能性があります．ホルモンの分泌は最終的には大脳で調整されるので，この急激な成長は，CP 児では，健常児と比較して早い時期あるいは遅れて起こるかもしれません．脊柱側弯症は一般に，体幹の運動コントロールとバランスに問題のある CP 児に起こります．そのほとんどは，GMFCS IV または V に属します．現時点では，脊柱側弯症の予防法は不明です．家族と医療専門職は，しばしば十分な治療を行わなかったと罪悪感を覚えますが，現在行われているどんな治療にも脊柱側弯症を予防できるといったエビデンスはありません．薬物療法，個人に合わせた車いす上でのポジショニング，SDR，および積極的な理学療法のすべてが有効ですが，脊柱側弯症を防ぐことは不可能です．オーダーメイドの体幹ジャケットは，子どもが両手を使うことができる快適な身体の肢位を維持する手助けができる反面，呼吸力を弱める，あるいは皮膚を傷つける原因になるかもしれません．外科的矯正は複雑になりますが，多くの経験を積んだ熟練の外科医と麻酔医，術後管理を行う看護師，理学療法士，栄養士，医学問題と疼痛をマネジメントする医師などによる実践的なチームよって行われた場合は非常に効果があります．脊柱側弯症の矯正は決して緊急に行うものではなく，子どもと家族が成功を確信できるよう特別なサポートが必要かもしれない期間を含めると，回復には 6～12 カ月間をかけた慎重な計画が必要なこともあります．非常にストレスの多いほかの外科手術からの恩恵を受けていない子どもや，重度の脳性まひから多くの合併症を経験する子どもがいます．一般に，家族は脳性まひのストレスやそれに関連したほかの健康上の問題が子どもの生活の質にどのように影響するかを最もよく知る人たちです．

役立つウェブサイト

American Academy for Cerebral Palsy and Developmental Medicine：http://www.aacpdm.org

CanChild Centre for Child Disability Research：http://www.fhs.mcmaster.ca/canchild/

Information from the National Library of Medicine：http://www.medlineplus.gov

KidsHealth, Nemours Foundation：http://www.kidshealth.org/parent/medical/brain/cerebral_palsy.htmMedlinePlusHealth

National Institute for Neurological Disorders and Stroke：http://www.ninds.nih.gov/disorders/spasticity/spasticity.htm

Scope：Major British charity serving people with CP：http://www.scope.org.uk

United Cerebral Palsy：Major US charity serving people with CP：http://www.ucp.org/

WeMove Worldwide Education and Awareness for Movement Disorders：http://www.wemove.org/spa/

第28章

28

脳性まひの補完代替医療

Mark Bower

章の内容

がん，または脳性まひ者に対する治療の分野で働く専門家のあいだで，補完代替医療（complementary and alternative medicine：CAM）に関する詳細な見解はありません．脳性まひの診断に直面した両親は，自分自身と子どもの人生が脆弱な段階にあるとして，心にぽっかりとした空洞を感じることがあるかもしれません．その空洞は，補完医療や，代替医療，インチキ医療で埋めることができます．

患者とその介護者は，一般的に，脳性まひの治療経験があり，従来の治療を行っている医療機関に紹介されます．しかし，多くの患者と介護者らが，補完的・代替的な治療を探していることはとても驚くことです．患者とその介護者の満たされていない感情的欲求は，型破りな治療法の増加の原因となります．

これには2つの重要なことがあり，CAMとは何であるのか，また開業医らが治療法の多くに大きな疑念を抱いている理由を提案していることを理解すべきです．

CAMって何でしょう？

「コクラン共同計画」は，英国の疫学者のアーチー・コクランにちなんで名づけられた，ヘルスケアの介入効果について正確かつ実証済みの情報を公開することを目的とした，1993年設立の国際的な非営利団体です．コクラン共同計画は，臨床試験や治療法の研究から，事実を調査し，根拠あるレビューを作ります．コクラン共同計画によれば，CAMとは「与えられた歴史的期間の特定の社会・文化の政治的および支配的な医療制度とは別の，あらゆる保健システム，方法，および実践とそれらの理論や信念といった癒しを基本とした広範な領域」です．このように，オーソドックスな従来の医療が政治的に有利ですが，CAMはこの組織外の実践であり，多くが保健医療を指導したりするような大学や病院とは切り離されています．CAMの分野では，たとえば鍼治療は，“代替医療”ではなくなり，“従来医療”に組み込まれる傾向にあります．確かに，それはむしろ“代替医療”より，“補完医療”という言葉のように，医療制度との協力です．代替医療と補完医療は，しばしば同義的に使用されますが，2つの用語には違いがあります．代替医療は，従来の治療の代わりに使用されているのに対して，補完医療は，従来の治療と組み合わせて使用されています．

脳性まひにはどのようなCAMが使用されているのでしょうか？

補完的代替医療センター（NCCAM）は，米国の国立研究所である衛生研究所（NIH）の機関であり，CAMの使用について大規模な研究を行っています．CAMは，(1) 生物学を基礎とした治療，(2) エネルギー療法，(3) 生体と身体に基づく実践，(4) マインド-ボディ療法，(5) 包括的医療システムの5つの領域に分類されます．

生物学を基礎とした治療

この治療では，従来の医療で使用されているものとは違う用量ですが，ハーブや，特殊な食事療法，ビタミン類のような，自然界に存在するものを使います．従来の多くの薬は天然に由来するものであるということを忘れてはいけません．たとえば，ボトックスは，脳性まひをもつ子ども（以下，CP児）の痙縮を軽減するために使用されていますが，もともとはボツリヌス中毒として知られる重症な食中毒の原因となる細菌のボツリヌス菌です．CP児に使用されている生物学に基づく代替医療としては，アミノ酸療法があります．ホフロフ教授の理論に基づけば，アミノ酸療法は，その方法を認識したり，もっともらしい生物学的な機序を設けたりすることをせずに，言語と科学の権威を利用している疑似科学の典型的な例です．この治療にどのような効果または副作用があるのか，評価しようとして発表された研究は1つもありません．

エネルギー療法

これらのアプローチは，磁場またはbiofields（支持者が取り囲み，人体に浸透すると信じられているエネルギー）のようなエネルギー分野を利用しています．バイオセラピーの一例としては，CP児の脳の酸素を増加させせると考えられている高圧酸素療法（HBOT）があります．これは，大気圧よりも最大3倍に加圧したダイビングベルと似た高圧室にて，100％の酸素状態で呼吸をするというものです．1セッションの長さ，周波数，およびセッションの数には規定はありませんが，一般的に1～2時間行います．HBOTの最初の状態は，事例報告による代替医療でした．その後，最初のパイロット研究が行われ（Montgomeryら 1999），HBOTは補完的な治療法であると考えられるようになりました．その結果，十分にコントロールされた2つの無作為化比較試験が，CP児におけるHBOTの効果を評価するために実施されました．しかし，どちらにおいてもHBOTには効果がないということが示されました（Colletら 2001，Hardyら 2002）．これは米国の保健省（McDonaghら 2003）が主催したエビデンスのシステマティックレビューの結果です．また，HBOTには利益がない代わりに害もないとみなすべきではありません．耳，呼吸，および神経学的な副作用がHBOTの研究において報告されています（Nuthallら 2000，Colletら 2001）．

電気刺激療法（TES）では，一般に，痙縮によって障害された筋肉とは反対の作用の筋肉を働かせるために，選択した筋肉の上の皮膚にわずかな電気ショックを与えます．TESは，子どもが眠っている状態で，痙縮とのバランスをとるために刺激された反対の作用の筋肉を強化するために行います．TESは，ノルウェーにおいて，痙直型の両側まひの下肢機能の改善に効果があるのがどうか，無作為クロスオーバー試験から研究されました．研究の結果から，あらゆる目的，筋力，また歩行能力の測定が可能な指標において，TESには効果がないことがわかりました（Sommerfeltら 2001）．それでも多くの親たちは，TESが，子どもたちを援助すると信じています．この非現実的な効果は，CAMユーザーの一般的な見解であり，「少なくとも私たちは何かをしており，私は子どものために何かをしている」という感情的満足の結果としての注目と投入量の増大に関連しているかもしれません．

生体と身体に基づく実践

この治療は，操作や身体部分の動きに基づいており，CP児に対する理学療法として広く使用されています．CP児への従来の治療法の多くは，物理的な治療法であり，水中運動（ハイドロセラピー）や，武術の練習，太極拳，乗馬療法のような補完的な運動に関連した治療法です．多くは，筋力との協調性を促しますが，それらすべてが評価されているとはいえず，多くは，従来の医療によって紹介されて科学的に評価された楽しい娯楽です（McGibbonら 1998，Bendaら 2003）．

しかし，ほかの疑わしい代替医療として，宇宙空間での筋萎縮を防ぐために，1970年代初頭にロシアの宇宙飛行士が使用したAdeliスーツを元にした，Adeliスーツ療法があります．スーツのようなストレートジャケットには，運動中の別の筋群に加えられる圧力を調整するコードによって最大に圧力が混入されています．Siemionowa教授が特許を取得し，非常に広く利用されていますが，スーツへの評価，またはCP児に対する安全性の評価といった，科学的に信頼できる評価はありません．

マインド-ボディ療法

この治療法では，身体的な機能・症状に影響を与えている心の活動を強化するように計画された多くの技術が使用されています．集団指導療育（CE）は，運動能力を向上させ，一般生活の多くのことを自立させるように設計された，運動障害のある子どもに対する（物理的・社会的・感情的・学術的）発達学習のプログラムです．CE，1940年代に，ハンガリーのアンドレアス・ペトー博士によって開発され，現在では多くのヨーロッパの施設に設立され，さらに増えています．CP児を対象としたCEの研究に対するメタ分析は，発表されたすべての研究を含め，米国脳性麻痺・発育医療学会議（AACPDM）によって実施されています．全部で20の統計的に有意な結果のうち，10がCEグループに良い結果，10が対照群（Darrahら 2004）に良い結果でした．報告書は，現在の研究文献にはCEの使用に決定的な根拠がないと結論づけています．このようにCEの効果を支持するような研究がないにもかかわらず，CP児の家族と友人は，この高価で効果の証明されていない治療法に対して莫大なお金を支払っています．

包括的医療システム

代替医療の理論と実践のこれらすべての体系は，従来の西洋医学の医療より以前のアプローチにたびたびさかのぼります．1つの例は，中国の伝統的な鍼治療です．

鍼治療

鍼治療は，2000年以上も前に中国で始まりました．鍼治療は，20世紀初めに，ジョンズ·ホプキンス大学のチーフスタッフで，その後オックスフォード大学の医学部教授となった，最も有名なカナダ人医師のウィリアム·オスラーによって使用されました．ここ最近の鍼治療の人気は，1970年代のニクソン米大統領の中国訪問にまでさかのぼります．細い針によるツボへの刺激は，チャネルまたは経絡に沿って臓器のあいだを循環する

「気」のエネルギーを制御するとされています．12のおもな経絡は，12の主要な機能，身体，鍼ポイントの“臓器”に対応し，これらに沿って配置されています．鍼治療の鎮痛作用は，従来の生理学的モデルによって説明することができ，鍼治療は内因性オピオイドを放出させるとされています．吐き気や急性的な痛みに対しては，その効果を支持する説得力のある根拠があります．慢性疼痛に対する鍼による治療的根拠は，安全性が低いこと，また肥満や，禁煙，耳鳴りに有効である可能性が低いことを示しています．多くの他条件に対して，利用可能な根拠は，臨床決定を導くには不十分です．

鍼治療は，重大な有害性がきわめて少ない，資格をもつ専門家の手による比較的安全な治療です．上記のような制限にもかかわらず，100万件の鍼治療が国民健康（医療）保険事業（NHS）内で提供されており，英国では，ほかのすべての補完医療と組み合わせて毎年260万ポンド〔訳注：約4億4,600万円（2014年6月1日現在のレートで換算）〕のコストと推定されています．さらに200万件の鍼治療が，毎年，民間で行われています．

多くの有益な事例報告によれば，鍼治療は，CP児のケアに広く使用されてきました．最近の舌鍼に関する無作為化比較試験は，香港の33名のCP児を対象に行われており，その結果は高評価としてインパクトファクター3の医学雑誌に掲載されています．この試験では，鍼治療をした場合と，しなかった場合の結果を，広く使用されている2つのスケール，つまり粗大運動能力尺度（GMFM）と子どもの能力低下評価法（PEDI）にて評価しています．

短期間の鍼治療コース後に，有意な運動機能の改善が認められました（Sunら　2004）．代替医療方法を試みたことによって得られたその評価から，代替医療による新しいアプローチは，従来医療に受け入れられるようになりました．それは，鍼治療が，効果が不明である代替医療よりも，CP児の全体的なマネジメントのなかに受け入れられた補完医療になったためです．

誰がCAMを利用するのでしょうか？

英国では毎年，人口の20％程度の人がCAMを利用しており，これは従来の医療への失望として解釈されています．一方で，米国での利用は40％，ドイツでの利用は60％です．ドイツのCAMには非常に長い歴史があり，実際に最初のホメオパシーを紹介したのはドイツ人医師のサミュエル・ハーネマン（1755～1843）でした．補完代替医療の最高峰には，認知された専門機関での代替医療（たとえば，鍼，カイロプラクティック，漢方薬，ホメオパシー，オステオパシー），補完医療（たとえば，アレクサンダーテクニック，アロマセラピー，バッハやそのほかの花エキス，マッサージ，カウンセリングなどのボディワークセラピー，ストレス療法，催眠療法，瞑想，リフレクソロジー，指圧，癒し，マハリシアーユルヴェーダ治療，栄養医学，ヨガ），専門機関のない代替医療があり，確立された従来からある健康ケア〔たとえば，人智学的医学，アーユルヴェーダ医学，中国の漢方医学，東洋医学（Tibb），自然療法と伝統的な中国医学〕，そしてついにはほかの“新時代”の代替分野（たとえば，クリスタル療法，ダウジング，虹彩学，運動学やラジオニクス）も含まれています．調査によると，CP児の約3人に2人が，従来の治療法よりもCAM（Hurvitzら　2003，Sandersら　2003）を利用しているとのことです．

CAMの最悪の形―インチキ医療

“quack”（インチキ）という言葉は，17世紀にquicksilverまたはmercuryのスペルが変わって生まれたquacksalver（にせ医者）という言葉に由来しています．おそらくそれは，有害であると認識されるまで，特定の療法として使用されていました．疑似科学は，方法を認識せずに，言語と科学の権威を利用しています．それは被害者として，証明または反論できないか，提起できないような主張を生みます（科学者は真実を隠している）．インチキを合理的に定義すると，「何かを販売している疑似科学者」，そして，「国民を欺く皮肉な疑似科学者であるにせ医者」です．それは，多くのお金が医療研究よりも，毎年の健康詐欺に費やされているといった，貪欲さと愚かさという悲しい人間の産物なのです．

インチキ医療では，困っている人が聞きたいと思うことについて話をするので，説得力があります．また，脳性まひのにせ医者は，ほとんど失敗をしません．患者の状態が悪くなったときは，「すぐに私のところに来ていたら…」というような手口で誘います．しかし，専門家は，インチキ医療が医療の誠実さと告知について練習することの大切さを教えていることを理解すべきです．インチキ医療の人気は，しっかりと傾聴し，関心と愛情を示す能力によるものです．また，インチキ医療は，患者自身の健康管理として自発的な役割を与えて患者を励まし，脳性まひを患う人たちに力を与えています．

インターネットは脳性まひのインチキ医療をさらに安易に推奨しているように感じます．Web上にある多くの健康情報は，科学的根拠に基づいた高品質なものですが，オープンアクセスにより乱用されています．起業家は，Web上では何でも市場となりうるという価値を認識しているため，脳性まひの詐欺的な治療を推進するために利用しています．「脳性まひの治療法」という言葉で検索をしたところ，脳性まひの治療法はないという事実，またCAM療法が筋肉の痙縮の制御や協調運動の改善のために脳機能を改善することを科学的に実証できていないという事実にもかかわらず，0.07秒で575,000件も見つかりました．

CAMの利用による心配

医師の多くは，CAMの使用を非常に心配しています．心配しているのは，患者が無資格の治療者によって診られること，診断の遅れや失敗の危険性があること，従来の治療法を中止・中断すること，効果のない治療法に無駄なお金を使うこと，治療による悪影響があることなどについてです．また，医療の科学的な学校教育は，多くの医師に，行動の妥当なメカニズムが利用できないこれらの治療法の価値への疑問を示しています．現在，英国のCAMの専門家は，明確な規則がないのをいいことに，好き勝手に実践しています．従来の医師と補完的なセラピスト間による協力と尊重は，患者のケアを改善するために役立つ可能性があります．

CAMについて両親，介護者および医療専門家へのアドバイス

両親とCP児の介護者は，CAMの治療法を勧める人たちにどのように対応すべきでしょうか？説明したように，多くのCAMは，CP児に対する有効性がまだ示されていないか，有害であるかのどちらかです．また，CAMは，NHSや健康保険制度などの健康システムのなかでは非常に高価で，CP児のための資金を供給されることはほとんどありません．このように警告しても，親は，CAMの提唱により，過大なプレッシャーを受けるかもしれません．親は，CAMについての助言を医学の専門家に求めてはいけないと感じている可能性があります．医学の専門家とそのアプローチの結果への不満によって，親は，CAMを模索するよう促されます．親や介護者は，批判的な意見を支持する根拠や任意の提案されたCAMの費用について考える必要があり，コクラン共同計画のような独立したエビデンス評価者の助言を求めてもよいのです．同様に，保健医療の専門家には，

代替医療を利用している親や介護者への共感を伴った反応が重要です．結局私たちは，それが，CP 児の親と介護者に CAM を模索することを奨励していた従来の医療の失敗であると認識する必要があります．肺炎の子どもの親たちは，抗生物質による医学的治療がほとんど成功するため，CAM をほとんど求めません．もし私たちの CP 児への治療がうまくいっているのであれば，CP 児の親たちも CAM を必要としないのではないでしょうか．

参考文献

Benda W, McGibbon NH, Grant KL. Improvements in muscle symmetry in children with cerebral palsy after equine-assisted therapy (hippotherapy). J Altern Complement Med 2003；9：817-825.

Collet JP, Vanasse M, Marois P et al. Hyperbaric oxygen for children with cerebral palsy：a randomised multicentre trial. HBO-CP Research Group. Lancet 2001；357：582-586.

Darrah J, Watkins B, Chen L et al. Conductive education intervention for children with cerebral palsy：an AACPDM evidence report. Dev Med Child Neurol 2004；46：187-203.

Hardy P, Collet JP, Goldberg J et al. Neuropsychological effects of hyperbaric oxygen therapy in cerebral palsy. Dev Med Child Neurol 2002；44：436-446.

Hurvitz EA, Leonard C, Ayyangar R et al. Complementary and alternative medicine use in families of children with cerebral palsy. Dev Med Child Neurol 2003；45：364-370.

McDonagh M, Carson S, Ash J et al. Hyperbaric oxygen therapy for brain injury, cerebral palsy, and stroke. Evid Rep Technol Assess (Summ) 2003；85：1-6.

McGibbon NH, Andrade CK, Widener G et al. Effect of an equine-movement therapy program on gait, energy expenditure, and motor function in children with spastic cerebral palsy：a pilot study. Dev Med Child Neurol 1998；40：754-762.

Montgomery D, Goldberg J, Amar M et al. Effects of hyperbaric oxygen therapy on children with spastic diplegic cerebral palsy：a pilot project. Undersea Hyperb Med 1999；26：235-242.

Nuthall G, Seear M, Lepawsky M et al. Hyperbaric oxygen therapy for cerebral palsy：two complications of treatment. Pediatrics 2000；106：E80.

Sanders H, Davis MF, Duncan B et al. Use of complementary and alternative medical therapies among children with special health care needs in southern Arizona. Pediatrics 2003；111：584-587.

Sommerfelt K, Markestad T, Berg K et al. Therapeutic electrical stimulation in cerebral palsy：a randomized, controlled, crossover trial. Dev Med Child Neurol 2001；43：609-613.

Sun JG, Ko CH, Wong V et al. Randomised control trial of tongue acupuncture versus sham acupuncture in improving functional outcome in cerebral palsy. J Neurol Neurosurg Psychiatry 2004；75：1054-1057.

付録 1

健常な運動の子どもにおける感覚運動発達の初期の5段階に関する概要

この概要の目的は，脳性まひをもつ子ども（以下，CP 児）の機能的活動を自立へと援助する際に，そのような活動スキルの基礎となる感覚運動発達の理解が役に立つということを示すことにあります．

子どもの発達の基本を理解すると，異常な姿勢や運動が将来の運動獲得を妨げること，また典型的な動きの健常児と CP 児の動きの違いを理解しやすくなります．本書で説明してきた時期の子どもの感覚運動発達には，ほかにも起き上がり座位，座位からの立ち上がり，立位から歩行など多くの段階がありますが，ここでは発達の初期段階のみとし，仰向け，うつ伏せ，座位，手の巧緻動作を基本として，それらとオーバーラップしている視覚，聴覚，話す能力の発達について説明します．

生後すぐの子どもは屈曲姿勢でいます．この段階では，頭が正中線（すなわち真ん中）にあることはまれで，うつ伏せのとき，呼吸をするために頭を横にすること以外に，自分で頭部をコントロールすることはありません．いつも上肢は屈曲しており，手は軽く握っています．全身運動は，急に起こりますし，決まった形ではありません．子どもは，光や大きな音には，まばたきかモロー反射で反応しますが，刺激そのものの意味はわかっていません．

第 1 段階

運動発達における最初の重要な段階は，正中線指向と頭部のコントロールの開始です．この2つは，子どもにとって，最初は目で見て，次には手で探索するといった，環境との接触を可能にします．

寝返り

子どもは，初めてある姿勢からほかの姿勢へと動くとき，仰向けからどちらかの方向に寝返りをします．子どもは，寝返りをしているとき，よく両手を合わせています．寝返りの運動は，頭を回すことから開始し，そのあとに体幹がついてきます．のちに，子どもは，全体の動きを自分で行うようになります．

視覚，目と手の関係の開始

子どもは少しずつ見るものを選ぶようになります．お母さんがベッドの周りを動いていると目で追い，自分の顔から約 15～30 cm のところにぶら下げてあるおもちゃなら，目で 180° 追うことができます．子どもは，声がけに振り向いたり，笑ったりするようになります．また，抱っこしてほしいときは笑いかけたり泣いたりして，人の注意を引くことも覚えます．

図 A. 1 は，第 1 段階の子どもが仰向けになっ

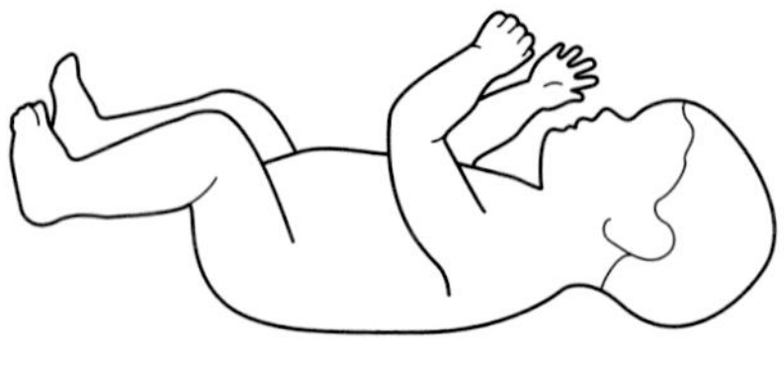

図 A. 1　この段階の子どもは，仰向けに寝ていることが多いです．頭はいつも真ん中にあります．子どもは両手を胸の上で合わせて，見つめています．触覚と視覚の組み合わせは，自分の身体を探索する最初のステップです．最初は，手を口にもっていくことは偶然に起こりますが，そのうち手を吸うことが目的となり，そのあとは，唇や，頬，舌を指で触れて調べるようになります．左右両方の目が協調的に動くようになり，母親の顔を夢中になって見るようになりますが，初めは母親との距離が 150 mm のときだけです．

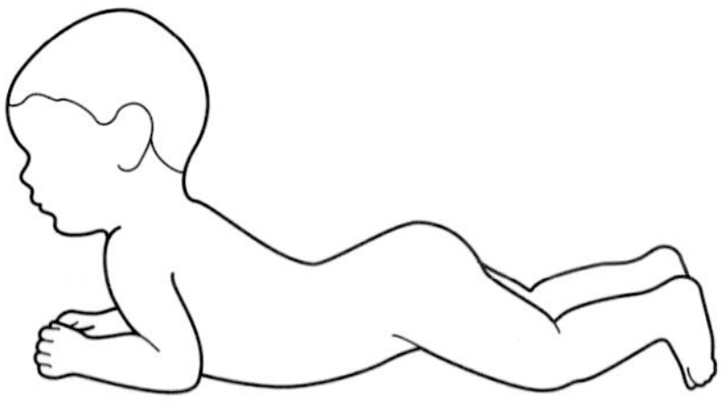

図 A. 2　頭部のコントロールは子どもがうつ伏せのときに発達し始めます．脊柱の上部が伸展することにより，肩と上肢を前に出せるようになります．体重は前腕にかかっており，それが上半身を持ち上げることを助けます．両手はまだ握ったままです．いままでは，うつ伏せでいると骨盤が浮いていましたが，この時期は，骨盤が床に接地しています．股関節と下肢は少し屈曲して開いており，足は背屈しています．

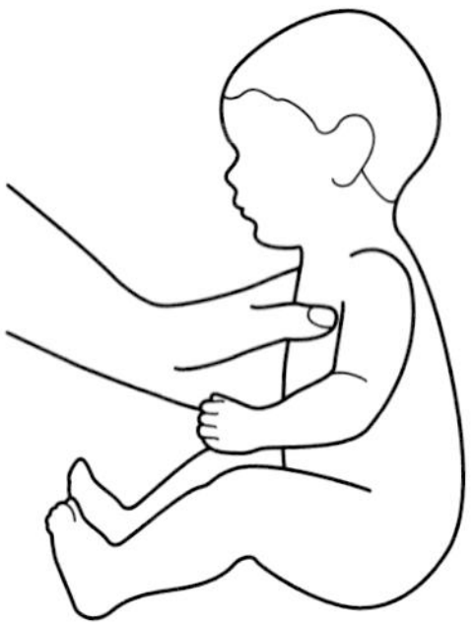

図 A. 3　この段階の子どもは，座位のときに支えが必要です．頭をまっすぐ保持しているのはわずか数秒間です．脊柱は，腰部を除いてまっすぐ伸ばしています．座位で頭を保持できるようになっても，座位での身体を支えてあげなければいけません．四肢は屈曲・外転しており，足は背屈しています．

ているところです．

図 A. 2 は，第 1 段階の子どもがうつ伏せになっているところです．

図 A. 3 は，第 1 段階の子どもの座位姿勢です．

第 2 段階

運動発達における次の重要な段階は，手足の伸展・外転の開始であり，全身の伸展に屈曲・外転運動が一緒に起こります．子どもはいろいろな姿勢で，この伸展の練習をしますが，同時に屈曲の活動もできます．

視覚，目と手の協調性の開始

子どもは，目で物をとらえることはできますが，手を伸ばして把持することはできません．子どもは興奮して，両足でキックしたり，両腕をばたつかせたり，手を開いたり握ったりすることで，何かを欲していることを表現します．初めは，両腕を曲げて身体のそばで動かします．発達してくると，物を追ったり，物に手を伸ばしたりしながら，手を開いたり閉じたりしますが，まだ物を把持したり，操作したりすることはできません．注目すべき点は，子どもが物を把持しようとして腕を意識的に動かすことです．

あるものを子どもの顔の前で左から右にゆっくりと動かすと，子どもは目で追うことができます．ガラガラを手に置いてあげると，強く把持します．ガラガラをちょっとだけ見ることはできますが，しばしば腕を適当に動かすことで自分にぶつかり，大声で泣きます．この段階では，自分で物を手から放すことはできません．ガラガラは，

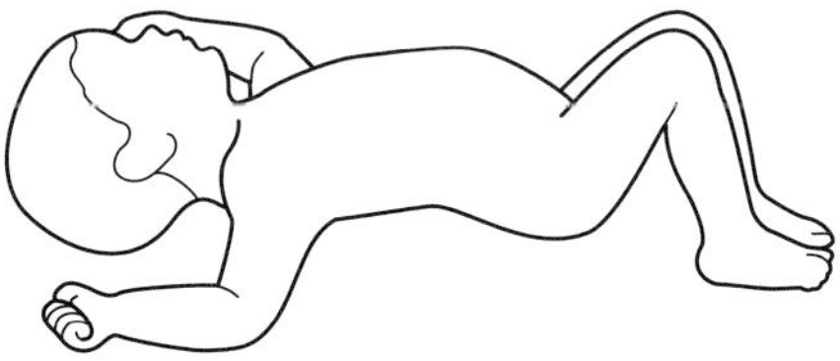

図 A.4　子どもは仰向けでいるあいだ，身体を伸ばす練習をします．肩甲骨は後退して，上肢は曲がり，手は軽く握っています．足は床に接地して，お尻を少し持ち上げるなどします．そのうち子どもは，背中を床に押しつけるようになります．子どもは肩が後退していますが，頭を前の方向に持ち上げることができます．

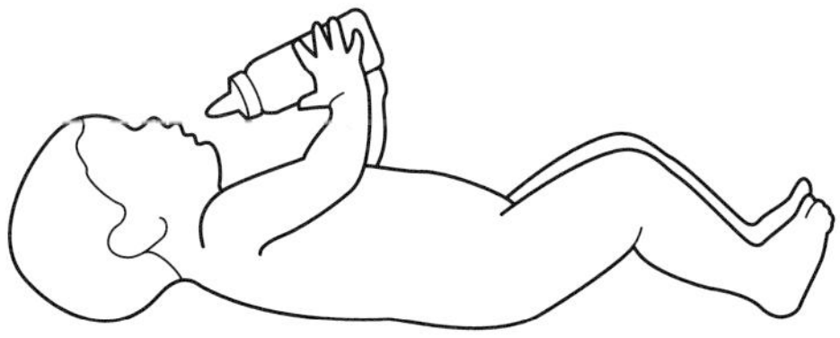

図 A.5　仰向けでは身体を伸ばしていることが多いですが，子どもは，身体の前に，両手で哺乳瓶を持ってくるようになります．この段階では，手を見たり，手を口にもっていったりする練習をします．

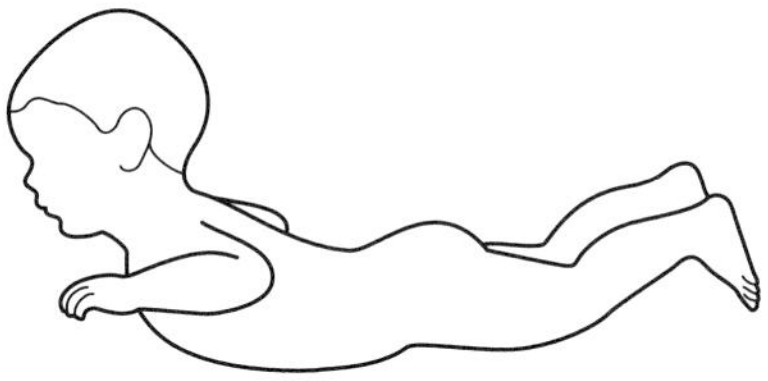

図 A.6　頭を高く上げることにより，腰部も含めて，身体が伸展するようになります．子どもは上肢を曲げたり，身体の横に伸ばしたりすることで床の支持から離すため，“お腹で泳ぐ”ように見えます．下肢は持ち上がり，伸展・外転していますが，足関節は背屈したままです．

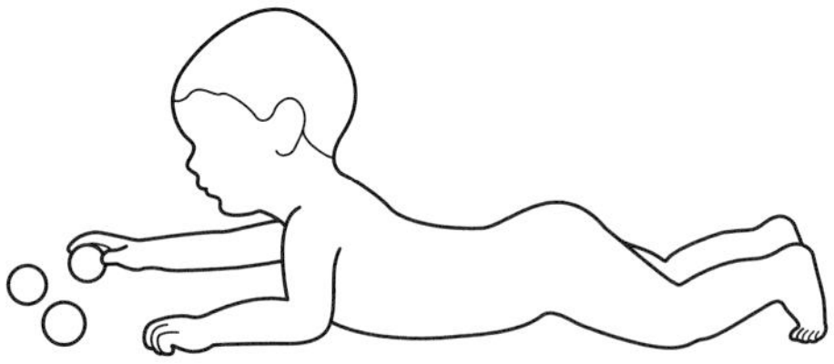

図 A.7　この段階では，子どもは前腕で体重を支え，おもちゃを触るために手を伸ばします．足は背屈しており，つま先で床を押しています．このあと，子どもは這うときにも同様の足の使い方をします．

形や音がいろいろありますので，この段階で目と耳の発達を促すためには良い遊び道具です．

聴覚と言語

子どもは大きな音にすぐに反応し，動きながら声を出したり，ほかの人が出した音のほうに答えたりします．声の抑揚の変動に合わせて，声のレパートリーが増えて，たとえば，怒りの音を表出します．子どもは唇のあいだで舌を震わせ，また喃語（なんご）が出てきて，「ムムム」，「ダダダ」という音を作るようになります．

図 A.4，5 は，第２段階の子どもが仰向けになっているところです．

図 A.6，7 は，第２段階の子どもがうつ伏せになっているところです．

図 A.8 は，第２段階の子どもの座位姿勢です．

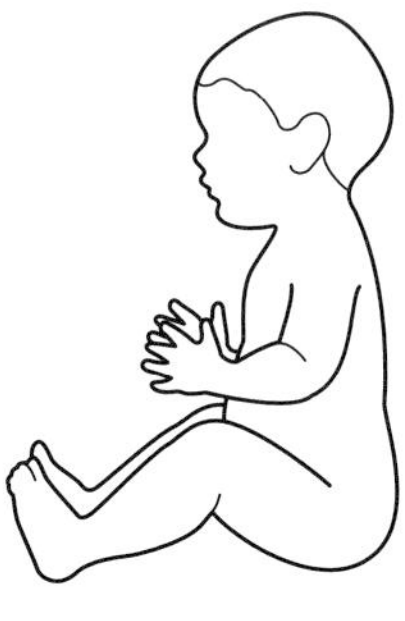

図 A.8　子どもの頭は，腰部の伸展を含めて身体がまっすぐに伸展し，すでに安定しています．上肢は屈曲・外転し，肩甲骨は後退していますが，図のように前に出すこともできます．下肢は屈曲・外転，足は背屈しています．この発達段階では，座るときに股関節を屈曲するのが難しいことがあります．子どもは背中を後方に押しつけて楽しむので，座るときにはサポートが必要です．

第 3 段階

子どもは屈曲した状態から伸展した状態となり，また頭部のコントロールは大変良くなります．この時期は，全身の運動のパターンが変化する重要な段階で，四肢の強い伸展・外転の時期といえます．いままでの四肢の動きは肩関節と股関節で優位に動いていましたが，この段階では，肘関節と膝関節の活発な運動がみられます．ただし，上肢の発達は下肢の発達よりも進んでいます．

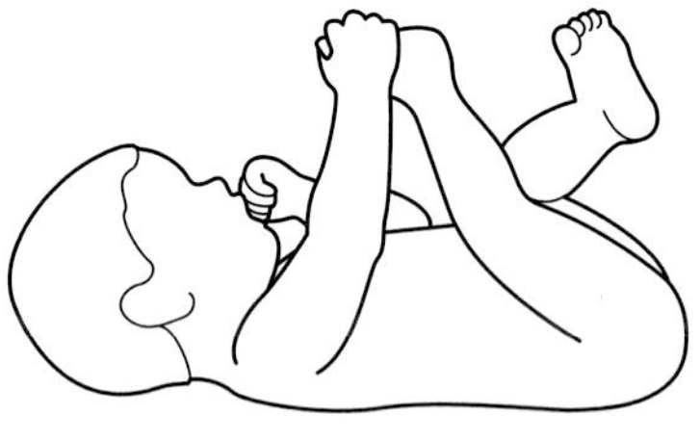

図 A.9　この段階の子どもは，自分が望んだ結果を得るために動作を行うようになります．子どもは，母親が抱っこしようとする際に，両手を伸ばしてきます．また両手を伸ばす際，足は伸ばしたままで股関節を屈曲しており，この姿勢は座位から立ち上がるときや，足を前に投げ出して座るときに利用されるようになります．抱っこの際に手を伸ばす行動は，物を把持する能力などと同じです．子どもは初めて自分の足を見つけて，見て，触って，足を把持したりすることで，その能力を統合し，自分の足が動いていないときや動いているときを見ながら，認識していくようになります．さらに足を口にもっていくことで，自分の足への認識を高めていきます．

寝返り

うつ伏せから仰向けへの寝返りができ，全身の回旋と伸展を含んだ動きもあります．この動きは，最終的には，立ったり歩いたりするときに不可欠なものとなります．

視覚と手の操作

頭部のコントロールがとても良いので，子どもはあらゆる方向に目で物を追うことができます．また，子どもは，小さなものをじっと見つめることもできます．いままでは，鏡で自分を見ると戸惑っていましたが，この時期では，自分に気づいて鏡に手を伸ばしたり，鏡を叩いたりします．自己の探索行動は，足への認識が高まることによって，さらに続いていきます．

この段階では，物を見て，手を伸ばして，触って，手全体で把持するようになって，物の探索が始まります．操作はまだ未熟なので，いろいろなものをすぐに口に持っていきます．口には，味，形，硬さのような情報の提供に重要な役割があります．

子どもは，手指の細かい動きはできませんが，手をパタパタさせたり，両手で物を集めたりします．たとえば，25 mm（1 インチ）の木製のキューブを把握する前に，手全体を大きく広く広げる必要があります．この把握は手掌把握といい，手のひら全体を使います．手関節の動きはますます上手になっていきます．25 mm の積み木を 2 つ持って，手で持ち替えることもできますが，1 個を落としてもあまり気にしません．大きなものは両手で持ちますが，すぐに口に持っていきます．この段階では，木製のスプーン，積み木，カップなどのようなもののほうが，ぬいぐるみのようなものよりも望ましいでしょう．

聴覚と話し言葉

この段階の子どもは，音のする方向に向くことはできますが，頭上からの音には戸惑いがみられます．また，子どもは，大声で笑ったり，くすくす笑ったり，音を奏でるように声を出したりしながら反応します．子どもの連続的な声は，話し言葉の前兆といえます．たとえば喃語である「プププ」，「ススス」という音を繰り返します．

図 A.9 は，第 3 段階の子どもが仰向けになっているところです．

図 A.10 は，第 3 段階の子どもがうつ伏せになっているところです．

図 A.11 は，第 3 段階の子どもの座位姿勢です．

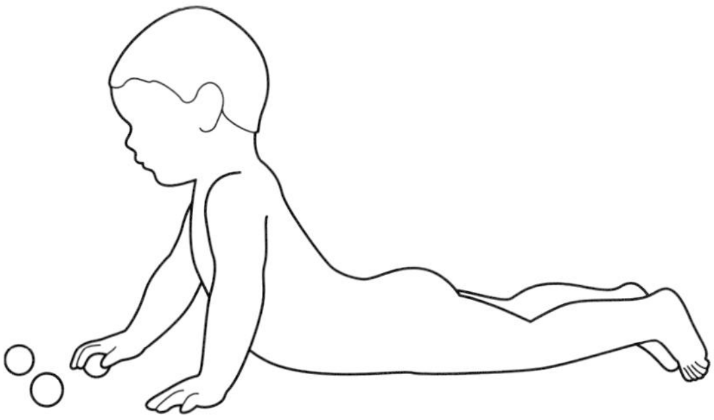

図A.10　子どもは，うつ伏せで背中をまっすぐ伸ばして頭を高く上げるだけではなく，数週間前には握っていた手を，身体を支えるために，開いた状態で使用するようになります．両手を支持に使用していても，すぐに片手で支えて，もう片方の手で，前や後ろにあるおもちゃに手を伸ばすことができるようになります．

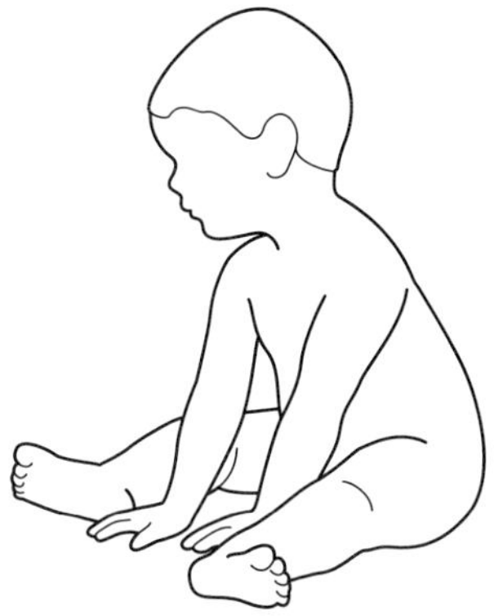

図A.11　子どもは，両下肢を開いて前に投げ出し，足関節を背屈して座っています．座位バランスはまだ難しく，後方に倒れることもあります．側方への座位バランスが不十分であるため，横へ倒れることもよくみられます．座位のときには手で支えていますが，まだ前で支えることしかできません．

第４段階

まさに，回旋する能力が十分にコントロールされた発達の段階といえます．回旋はいままで寝返りのときにありましたが，ここでは，仰向けで物に手を伸ばすときや，片方の腕で支えているうつ伏せでもう片方の手を後方に伸ばすときに，身体の回旋がみられるようになります．この段階では，両側や前方を手で支えるようになり，自発的な回旋，体幹のコントロール，および座位バランスが現れます．

寝返り

いままでは，寝返りをすると姿勢が崩れていましたが，この段階では，協調された方法で，仰向けからうつ伏せに寝返りをします．

視覚と手の操作

すでに説明しましたが，子どもが物に対して手を伸ばして把持する活動は，その活動をしているときのバランス能力と見る能力に関係します．ですから，この段階では，全身を過剰に動かしたり，おもちゃを取ろうとしてバランスを崩したりしても，あまり驚くようなことはありません．このあと数カ月で，このような動作は消失していきます．

操作する機能は，この段階で急速に発達し，把握は洗練されていきます．たとえば，それぞれの手で１つずつ四角いおもちゃを把持したり，一方の手からもう一方の手へと持ち替えたり，２つのおもちゃをぶつけたりすることができます．子どもは，箱からおもちゃを取り出すようになりますが，小さなおもちゃではつまみ上げようとしても失敗します．子どもが大きなものを床に落とすことはおもちゃを放すための基本的な運動ですが，この時期は，一度落としたものには興味を示しません．

話し言葉

子どもは怒っていたり，おなかがすいていたりするときに「ンンン」と声を出して表現したり，抑揚のある音を続けて出して，話し言葉の真似をしたります．

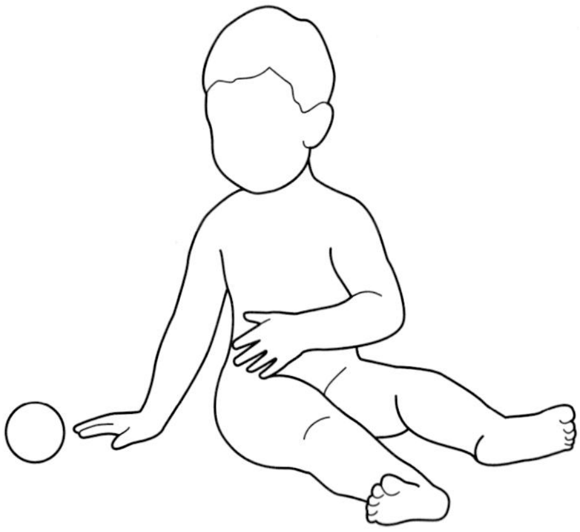

図 A. 12　子どもは，座位のときに片手で支えるようになり，身体を回旋させながら座るようになります．うつ伏せでお腹を中心にして回ったり，手で後方に押して，後ろに進んだりしますが，足は動かしません．下肢よりも上肢を優位に動かします．そのあと，四つ這い移動で前に進むようになると，下肢の動き，とくに足先がよく使われるようになります．

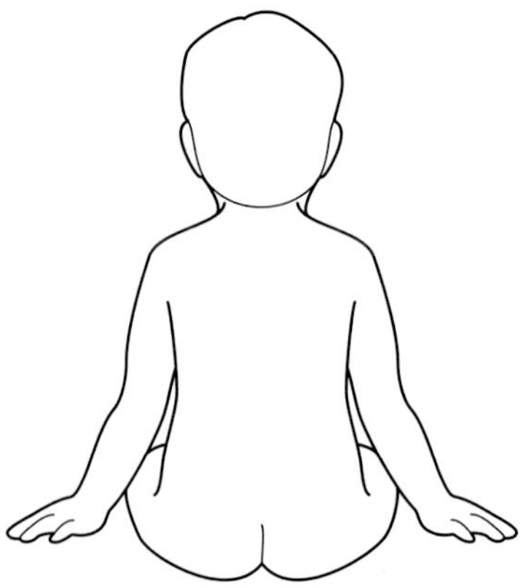

図 A. 13　支えのない座位は短時間であれば可能ですが，1 分以上は難しいです．子どもは，身体を支えるために，身体を前のほうに曲げています．体幹のコントロールと座位バランスが発達してくると，側方での手の支持を学習していきます．上肢で支え，最初は手を軽く握っていますが，そのうち体重を支える準備として開いてきます．

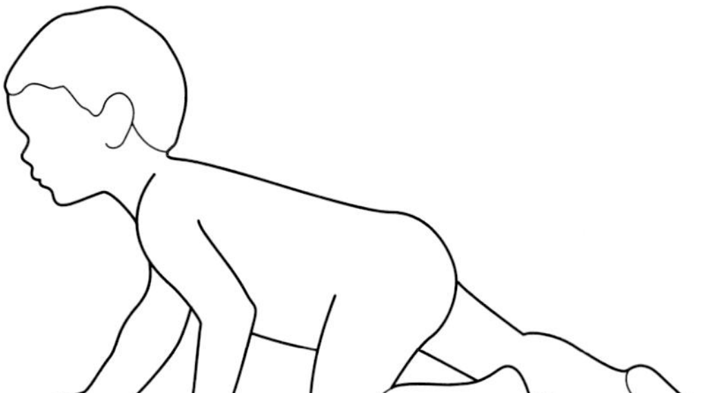

図 A. 14　この時期の動きは重要です．うつ伏せで遊ぶのは短時間となり，子どもは四つ這い移動の準備として，身体を揺らすなどして四つ這いになろうとします．四つ這い移動には，バランスと足の交互運動が必要です．

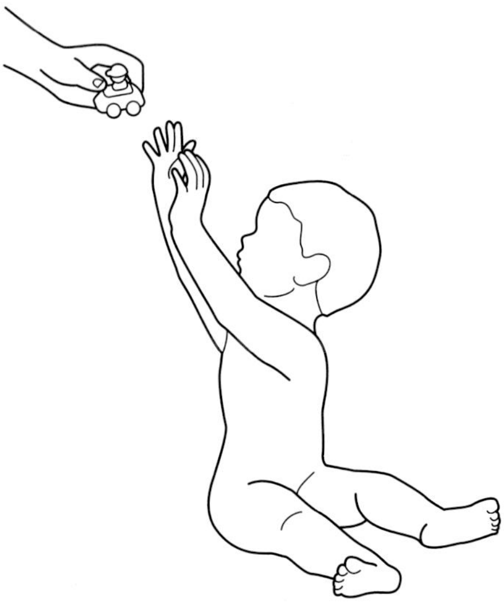

図 A. 15　上肢の後方保護伸展反応が始まります．座位バランスは良好で，手の支えは不要です．図のように，体幹を回旋させたりお尻で回ったりして，おもちゃを見たり，把持したりします．

図 A. 12 は，第 4 段階の子どもが座位からうつ伏せに動き始めたところです．

図 A. 13 は，第 4 段階の子どもの座位姿勢です．

図 A. 14 は，第 4 段階の子どもの四つ這い移動です．

図 A. 15 は，第 4 段階の子どもの座位姿勢で，後方と上方へ身体を回旋させながらおもちゃに手を伸ばしています．

第５段階

最後の発達段階は，バランスの獲得と，バランスを必要とする姿勢での体重移動の開始です．この時期の多くの活動は，座位から始まります．動き回ることは，この時期の子どもには重要な機能です．それは，環境，環境と子どもの関係を探索する機会といえます．

仰向け

この時期，仰向けで寝ていることは非常にまれですが，仰向けでいるときは足をまっすぐに伸ばし，少し開いています．

目と手の発達

この時期では，手指の分離した運動ができるため，指先で物を探索したり，人差し指で物を突っついたりします．物を操作するときには，親指と人差し指が重要な役割をします．小さな物を拾ったり，いろいろと調べたりします．この段階では，手の操作はより発達していますが，子どもはまだ手から物を放すことができません．ですから，物を何かに押しつけるなどして，それを放そうとします．遊びは目的をもったものになり，長い時間集中して遊ぶようになります．また，物の永続性を理解し，おもちゃを落としたときに，それがどこにあるか探すようになります．

言語

子どもは，コミュニケーションとして意味のある言葉を発したり，「ダメ」と「バイバイ」を理解したり，大人の咳の真似をしたりして楽しむようになります．

私は，いままでの感覚運動発達の最初の５つの段階の説明が，親や介護者が，目と手の器用さの発達，聞くことと話すことの発達に関連する粗大運動発達の役割を理解するうえで役に立つことを願っています．これは，粗大運動発達が異常となったり脱落したりしたときにCP児にみられる困難さへの理解を，親や介護者に促すでしょう．

付録 2

健常児の粗大運動発達

年齢	臥位	座位	立位
0～6 カ月	仰向け (頭を上げて保持し，両手で身体を持ち上げる) うつ伏せから仰向けへの寝返り	介助を必要とする座位 両手で前方支持した座位	介助による足底での立位
6～12 カ月	仰向けからうつ伏せへの寝返り 四つ這い移動	自立した座位 座位で回ったり，手を伸ばしたりする 座位のバランス反応	手で支えた立位
12～24 カ月		座位から，また座位への姿勢変換 座位で倒れそうになっても戻る能力	独歩
2～4 歳			ボールを蹴る ジャンプする

付録3

脳性まひをもつ子ども（CP児）に使用されている運動発達と運動機能の妥当性のある測定（アルファベット順）

アルバータ乳幼児運動発達検査法（Alberta Infant Motor Scale：AIMS）

（Piper, Darrah　1994）

年齢範囲：出生～18カ月

実施時間：10～20分

評価方法：うつ伏せ，仰向け，座位，
立位での随意的動作の観察と分析

入手先：Saunders Elsevier，UK
医歯薬出版，日本

ベイリー式乳幼児発達評価表（Bayley Scales of Infant and Toddler Development 3rd ed）

（Bayley　2005）

年齢範囲：1～42カ月

実施時間：30～90分

評価方法：「精神尺度」「運動尺度」「行動評価尺度」の領域を観察し実施する

入手先：Harcourt, UK

粗大運動能力尺度（Gross Motor Function Measure：GMFM66, 88）

（Russellら　2002）

年齢範囲：出生～16歳

実施時間：30～60分

評価方法：運動の観察

1. 臥位と寝返り．
2. 座位．
3. 四つ這い移動と膝立ち．
4. 立位．
5. 歩行，走行とジャンプ．

入手先：MacKeith Press, UK／医学書院，日本

Movement ABC-2 test

（Henderson, Sugden　2007）

年齢範囲：3～6歳

実施時間：20～30分

評価方法：観察

1. 手の器用さ．
2. ボールを扱う能力．
3. 静的と動的なバランス．

入手先：Harcourt, UK

子どもの能力低下評価法 (Paediatric Evaluation of Disability Inventory：PEDI) （Haleyら 1992）

年齢範囲：6カ月～7歳
実施時間：45～60分
評価方法：質問と報告

1. セルフケア，移動と社会的機能.
2. 介護者の負担.
3. 改変.
 (a) 環境
 (b) 機器

入手先：Harcourt, UK／医歯薬出版，日本

Peabody 発達運動スケール (Peabody Developmental Motor Scale 2nd ed) （Folio, Fewell 2000）

年齢範囲：出生～6歳
実施時間：45～60分
評価方法：観察

1. 粗大運動指数（大きい筋肉のシステム）.
 (a) 反射（出生～11カ月）
 (b) 静的な身体コントロール
 (c) 移動
 (d) 物の操作性（投げる，捕る，蹴る）
2. 巧緻運動指数（小さい筋肉のシステム）.
 (a) 把持
 (b) 視覚運動の統合

入手先：Harcourt, UK

WeeFIM （Msallら 1994）

年齢範囲：7歳以下の精神年齢であるすべての人
実施時間：30分
評価方法：観察

1. セルフケア，括約筋のコントロール，移乗と歩行.
2. コミュニケーションと社会的認知における認知的能力.

入手先：The Centre for Functional Assessment Research, Uniform Data System for Medical Rehabilitation, 232 Parker Hall, Sunny South Campus 3435 Main Street, Buffalo NY 141214-3007, USA

参考文献

Bayley N. Bayley Scales of Infant and Toddler Development, 3rd edition. Harcourt Assessment, TX, 2005.

Folio MR, Fewell RR. Peabody Developmental Motor Scale, 2nd edition. Therapy Skill Builders, TX, 2000.

Haley SM, Coster WJ, Ludlow LH et al. Paediatric Evaluation of Disability Inventory (PEDI). New England Medical Center Hospitals, Boston, 1992.

Henderson SE, Sugden DA. Movement Assessment Battery for Children, 2nd edition (Movement ABC-2). Harcourt Assessment, TX, 2007.

Msall ME, DiGaudio K, Duffy LC et al. WeeFIM. Normative sample of an instrument for tracking functional independence in children. Clinical Pediatrics 1994；33：431-438.

Piper M, Darrah J. Alberta Infant Motor Scale Score Sheets (AIMS). Saunders, Philadelphia, 1994.

Russell DJ, Rosenbaum PL, Avery LM, Lane M. Gross Motor Function Measure (GMFM 66 and 88). MacKeith Press, Cambridge, 2002.

付録 4

Gross Motor Function Classification System (GMFCS) を使用した 0～5 歳児への介入計画
（認知，行動と感覚的な特徴が，これから提案するものに影響される可能性があります）

レベル	活動	介入のアイデア
1～2 歳		
Ⅰ	両手を使用するために手を離して座る 座位になったり，座位からほかの姿勢になったりする 四つ這い移動，つかまって立つ 家具につかまって歩く 18 カ月～2 歳：独歩	すべての活動が，スピード，バランス，協調性の向上を促進する機会になる可能性がある
Ⅱ	床の上に上手に座るが，手の支持が必要かもしれない うつ伏せで這うか，四つ這い移動する 家具につかまって立つか，ステップをする可能性がある	両手を使用して座位を保持したり，四つ這い移動をしたりする機会
Ⅲ	腰へのサポートがあれば床での座位が可能 寝返り うつ伏せで前に這う	適切な椅子の提供 床に手で支持した独り座りをする機会や，座位からつかまって立ち上がる機会
Ⅳ	頭部のコントロールが可能 床に座るためには身体のサポートが必要 うつ伏せから仰向けへの寝返りはできるが，仰向けからうつ伏せへの寝返りは難しい	適切な椅子の提供 適切な入浴介助用具の提供 寝返りをするような機会
Ⅴ	うつ伏せや座位で，重力に対して頭部や体幹をコントロールすることができない 寝返りには介助が必要	適切な椅子の提供 適切な入浴介助用具の提供 頭部のコントロールを良くする機会
2～4 歳		
Ⅰ	独歩	階段昇降をする機会
Ⅱ	1 人で床に座っていられるが，手を使うとバランスを保持することが難しいかもしれない 座位になったり，座位からほかの姿勢になったりする 安定したものにつかまって立っていられる 手足を交互に使って四つ這い移動する 家具につかまって移動する 移動補助具を使って歩行する	移動補助具の提供 立位・歩行などを自立してできるような機会

III	割り座にて座位保持 手と膝を使っての四つ這い移動 短距離であれば，立って歩けるかもしれない 移動補助具を使って歩けるかもしれないが，方向を変えるときに介助が必要	移動補助具の提供 補助具を使ってつかまっての立ち上がり，伝い歩き，移動，歩行 屋外での自走式車いすと入浴介助用具についての評価
IV	手で支持した姿勢での床での座位 寝返りとうつ伏せで這う 手足を交互に使わずに四つ這い移動する	家庭用・外出用車いすの提供 スタンディングフレームの提供 手で支持した座位と床移動をする機会 電動車いす，階段昇降機などの評価
V	1人で動くことができない	家庭用・外出用車いすの提供 電動車いす使用の可否や階段昇降機の評価
4～6歳		
I	社会的な歩行（お出かけなど） 階段昇降	
II	手を使わずに椅子に座ることができる 床座位や椅子から立ち上がることができるが，安定したものにつかまって押したり引いたりするかもしれない 屋内・屋外を独り歩きできる 片側手すりを使って階段を上る	移動補助具はできるだけ使用しないようにする 片側手すりでの階段昇降 凸凹のある場所や，人がたくさんいる広いスペースで歩行する機会
III	一般的な椅子に座ることができるが，骨盤や体幹のサポートが必要 移動補助具を使って歩ける 階段昇降には，大人の介助または両側手すりが必要	両側手すりでの階段昇降 一般的な椅子や車いすへ/からの移乗 縁石や段差の昇降 屋外での自走式車いすの練習
IV	体幹のコントロールに適応した椅子に座る 座位になったり，ほかの姿勢から座位になったりするためには介助が必要 短距離であれば，大人の介助または歩行介助用具を使って歩けるかもしれない	電動車いすの練習 必要に応じて，屋内・屋外での車いすの自走練習 移乗する機会
V	変化なし	必要であれば電動車いすの練習

付録 5

セラピストが使用する用語集
（各章で使用されている用語を説明します）

頭部のコントロール	頭の動きをコントロールする能力
亜脱臼	股関節が完全に脱臼しているのではなく，部分的に脱臼している状態
アテトーゼ	筋肉の緊張が予期できない変化をして，姿勢コントロールの障害を引き起こす不随意運動
萎縮	筋肉が萎えること
一側性	片側に関すること
移動	空間を動くための推進手段
ウインドスエプト変形	横たわっているときに一側の股関節が内転し，片側骨盤が挙上・回旋している状態．座らせると，片側の下肢が短く見える
運動感覚	運動を知覚する能力
回外	手のひらが上を向くような前腕の動き
回旋	肩甲帯と骨盤帯のあいだで起こる運動のこと．頭または四肢の運動では起こらない
外転	身体の正中線から離れる四肢の運動
回内	手のひらが下に向くような前腕の運動
外反	足底が外側に向いている状態．外返し．足の回内位．扁平足
片まひ	身体の片側が障害されたときの運動障害を説明する専門用語
感覚運動の統合	四肢の運動は，その強さ，スピード，周波数を変更するために，脳に刺激（メッセージ）を送る
眼振	眼球の持続的な振動
機能	食事やトイレ動作のような，日常生活の課題を行う能力
協調	ほかの身体部位と一緒に活動している筋肉の活動の調整
筋緊張	安静時と動いているときの筋肉の張力の状態は，正常状態であれば無意識に調整されている．重力の引っ張る力に対抗して直立姿勢を保持できるくらい強いが，運動を妨げるほど強くはない．
筋緊張亢進	筋肉の増加した張力（高緊張，痙縮）
筋緊張低下	筋肉の低下した張力（低緊張，フロッピー）
空間の概念	身体活動の理解は，環境にあるものとの関係を基準にしている．たとえば，上と下，上のほうと下のほう，前と後である
屈曲	身体各部位を曲げること
クローヌス	痙縮のように筋緊張が亢進している筋肉が，突然伸ばされたときに起こる震える動き
痙縮（筋緊張亢進）	筋肉が同時収縮している状態（こわばり）

形態知覚	全体を作っている各部分のパターンを見る能力
言語	1．内言語は，自分で考えたり話したりするために使用される 2．受容言語は，話されていることを理解する能力 3．表出言語は，言葉，ジェスチャー，適切な文字や記号を使用して，自分の考えをほかの人に伝えようとする能力
原始運動	生後早期の活動
構音障害	神経筋障害により発音が困難であること．話し言葉は，遅く，不明瞭で，単調である
交互運動	上肢と下肢にみられる交互動作
拘縮	軟部組織（筋肉，腱など）が永久的に硬くなった状態
巧緻運動	把持したり放したり，書字やはさみの使用などの手と指の運動のこと
咬反射	子どもが，唇，舌，歯ぐきに触れられたときに起こす口を閉じる反射
後弯	脊柱の上部が丸くなっていること
固執性	運動と会話，またいずれかの必要のない繰り返し
固縮	非常に固まった姿勢
骨盤の傾斜	1．前傾は腰椎の伸展（反り返ったような背中） 2．後傾は腰椎の屈曲（丸い背中）
固有感覚	筋肉，関節，前庭系からの情報．身体の位置や動きについての情報を与える
ジェスチャー	コミュニケーションをとる際に行う動作
視覚記憶	見たものを記憶して再現する能力
視覚の組織化	目で見て，その配置を理解する能力
色覚認知	色彩の色の相と彩度についての認知と識別
四肢まひ	四肢のすべてに障害がある場合に使用される専門用語
姿勢	身体の位置や，身体各部位の関係性，姿勢を変えるときの位置
姿勢筋緊張	活動するための筋肉の潜在力．ある特定の地点での筋肉の張力は，運動や姿勢の変化に応じて継続的に変化する
姿勢の安定性	抗重力機構であり，私たちがある姿勢からほかの姿勢に動く際に，なめらかで，制御された協調的な身振りをするのに不可欠なこと
失語	言語の障害または欠損
失調症	安定していない．四肢または体幹に起こる可能性がある．動作に時間ががかり，段階付けたり，方向付けたりすることが困難であること
失読症	書かれたものを理解したり再生したりする能力が欠損しているために，読むことが困難であること
失認	感覚刺激の関連性を認識することができないこと．つまり，見たもの，聞こえている音，触っているものの性質がわからない知覚の障害
自発運動	子どもが行う，意図的・自発的な動き
集中力	興味をもって課題を理解しようとすること
重力	重力の引っ張る力は，見ることはできないが，誕生してからのあらゆる運動に影響を与えている
熟練した活動	ある指定された課題の達成のための行動の計画
手指把握	親指とほかの指で把持すること
手掌把握	手掌と，2 本もしくはそれ以上の手指で把持すること
自律反応	平衡・防御反応と立ち直り反応
身体像	自分の身体認識．身体像は，運動の発達と認知的な熟練に重要な役割がある
身体認識	身体の知識のこと．自分の身体の相互関係や別の部位との関係のこと
伸展	身体各部位を伸ばすこと

随意運動	意図的に行う運動のこと
ステレオタイプ	ある事象に対して同じパターンでしかできないこと
尖足	ふくらはぎの筋肉や軟部組織の短縮により，つま先で歩行すること
前庭器官	内耳にあり，平衡バランス，姿勢，特別な見当識に影響する
足底面	足の裏
側方性	たとえば，身体の両側
側弯	脊柱の弯曲 （脳性まひをもつ子どもには，長いCカーブがみられる）
粗大運動技能	座位，四つ這い移動，歩行のような，頭や上肢などの身体全体の動作と姿勢
側屈	身体（体幹）を横に曲げること
体幹	四肢を除いた身体のこと
体重移動	重力に抗して自分の体重を移動する能力のことで，歩行のように四肢が動きやすいように体幹を調整すること
対称性	身体の左右が等しい状態
立ち直り反応	空間における頭の正常な位置や体幹との関係を維持するようにする自動的な反応．たとえば，身体を動かしたとき，顔は垂直に，口は水平になる
他動的	他人によって動かされること
チアノーゼ	酸素不足の血液循環により皮膚が青く変色すること
知覚行動	内部刺激や外部刺激から受ける感覚の組織化と解釈の過程．聴覚，触覚，前庭感覚，運動感覚．
遅滞	身体または知能の発達が遅れていること
知能	周囲の状況を含む世の中のことを理解することができる認知・学習能力
中耳炎	中耳の炎症
聴覚	聞く能力に関連すること
聴力検査	聴覚の状態を測定すること
底屈	足部を下のほうに向けること
伝音性難聴	遮断または感染による難聴
内転	身体の正中線のほうへ近づく四肢の運動
内反	足底が内側に向いている状態．内返し．足の回外位
認知	身体運動の過程よりも学習過程を含む
脳性まひ	小児期早期に起こる脳の非進行性の損傷による，運動と姿勢の障害
背臥位（仰臥位）	背中を床につけた状態．仰向け
背屈	つま先を下肢のほうに向けて持ち上げること
発達尺度	さまざまな発達領域における，異なるスキルが達成される平均年齢のことであるが，幅の違いがある
話し言葉	言葉の音を作り出し，言葉を結びつける過程
バランス	平衡を保持すること
反射	子どもの意図的な調整ができない姿勢と動作
反対側	反対の側のことを指しており，一般には上下肢に用いる
ハンドリング	子どもを支えたり動かしたりすること
非対称性	身体のある一側が他側と異なること
非対称性緊張性頸反射	顔を向いたほうの上下肢が伸展して，反対側の上下肢が屈曲する反射
病的	異常
ピンセット把握	小さいものを把持する際に，親指とほかの指で把持すること
腹臥位	お腹を下にした状態．うつ伏せ

不随意運動	随意的にコントロールできない運動
プロトラクション（突出）	身体のある部分が前に出ていること．たとえば，肩甲帯でみられる
平衡	バランスがとれている状態
変形	身体または四肢が異常な姿勢で固定されたこと
変動している筋緊張（動揺性）	筋緊張が亢進したり低下したりしている状態
保護反応	バランスを崩したときに頭と身体を守る自動的な反応．たとえば，転倒したときに，顔を守るために手で支えること
目と手の協調性	運動と視覚を協調させる能力
立体認知	物の形，大きさ，重さを認知する能力
立体認知障害	物の大きさや形，または素材を認識できない障害
リトラクション（後退）	身体のある部分が後方に引けていること．たとえば，肩甲帯でみられる
両側性	左右両側に関連すること
両まひ	上肢より下肢に重い障害がある状態を表す専門用語
連合反応	努力的に課題を行おうとすると筋緊張が増加する反応．身体のほかの部位で運動が起こることがあり，それは筋緊張が増加するために過剰な動きになる

索引

和文索引

あ

い

う

き

そ

た

な

に

ね

の

は

欧文索引

【監訳者略歴】
上杉雅之（うえすぎ まさゆき）
1988年　行岡医学技術専門学校（現・大阪行岡医療大学）卒業
同　年　高槻市立療育園勤務
2001年　佛教大学社会学部卒業
2006年　神戸大学大学院博士課程前期課程修了
2009年　神戸大学大学院博士課程後期課程修了
同　年　神戸国際大学リハビリテーション学部教授

脳性まひ児の家庭療育 原著第4版　ISBN978-4-263-21490-9

1970年 8月 20日　第1版第1刷発行（1st Ed.）日本語版翻訳出版権所有
1976年 1月 20日　第2版第1刷発行（2nd Ed.）
1999年 4月 20日　第3版第1刷発行（3rd Ed.）
2014年 9月 25日　第4版第1刷発行（4th Ed.）
2018年 1月 10日　第4版第4刷発行

編著者　Eva Bower
監訳者　上杉雅之
発行者　布川　治
白石泰夫
発行所　エルゼビア・ジャパン株式会社
医歯薬出版株式会社
発売元　医歯薬出版株式会社
〒113-8612　東京都文京区本駒込1-7-10
TEL.(03) 5395-7628（編集）・7616（販売）
FAX.(03) 5395-7609（編集）・8563（販売）
https://www.ishiyaku.co.jp/
郵便振替番号 00190-5-13816

乱丁，落丁の際はお取り替えいたします．　印刷・製本／日経印刷株式会社